DR. MEHMET OZ

ESSEN HEILT

Für alle Mütter, die schon immer gewusst haben,
dass gutes Essen alles richten wird

DR. MEHMET OZ

ESSEN HEILT

DER 21-TAGE-KICKSTART VOM ERNÄHRUNGSEXPERTEN AUS DEN USA

Übersetzung aus dem amerikanischen Englisch
von Claudia Callies

südwest

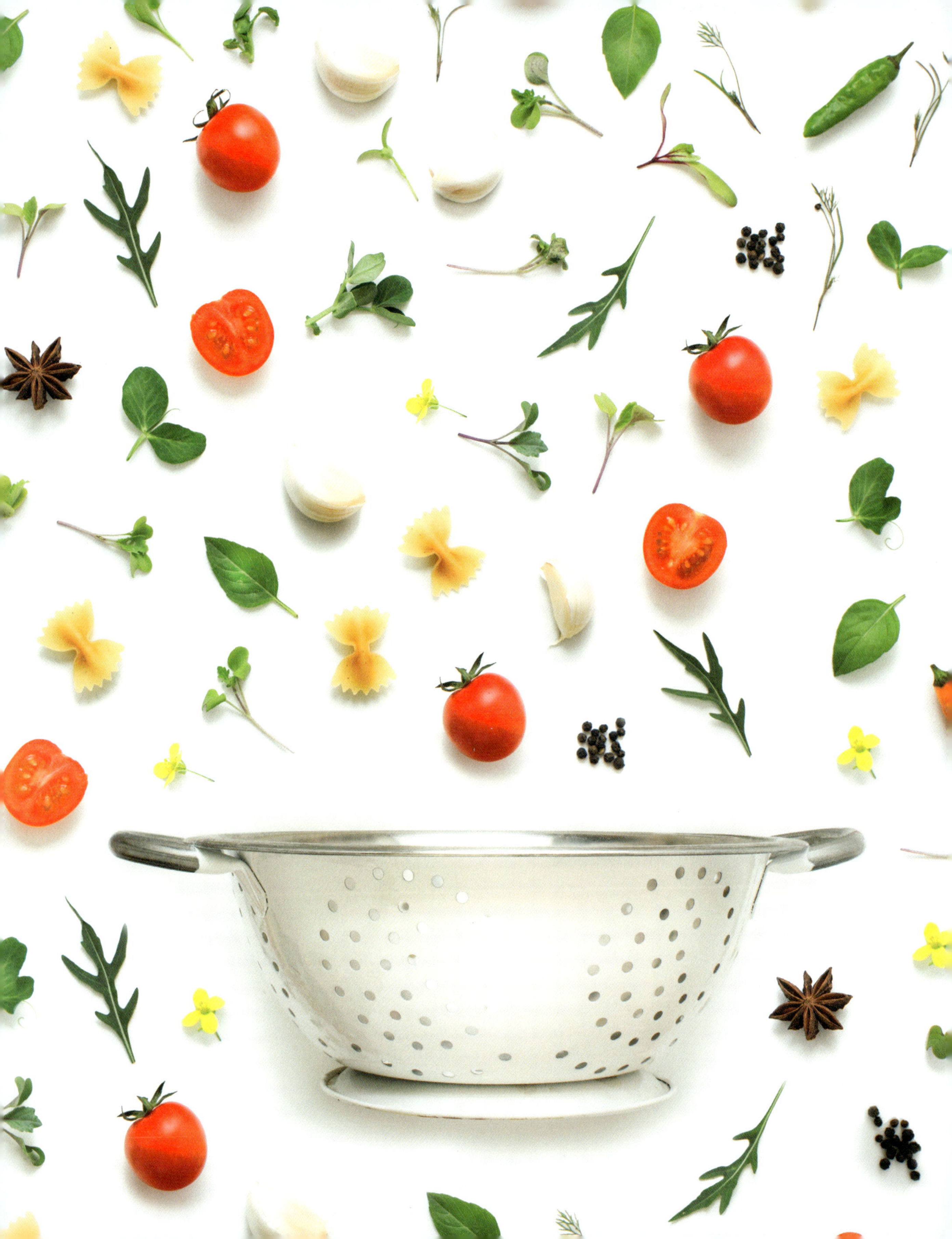

Inhalt

Teil 2: **H.I.L.F.E. durch Ernährung**

Teil 3: **Gesundes Essen: Genießen, lieben, leben Sie es!**

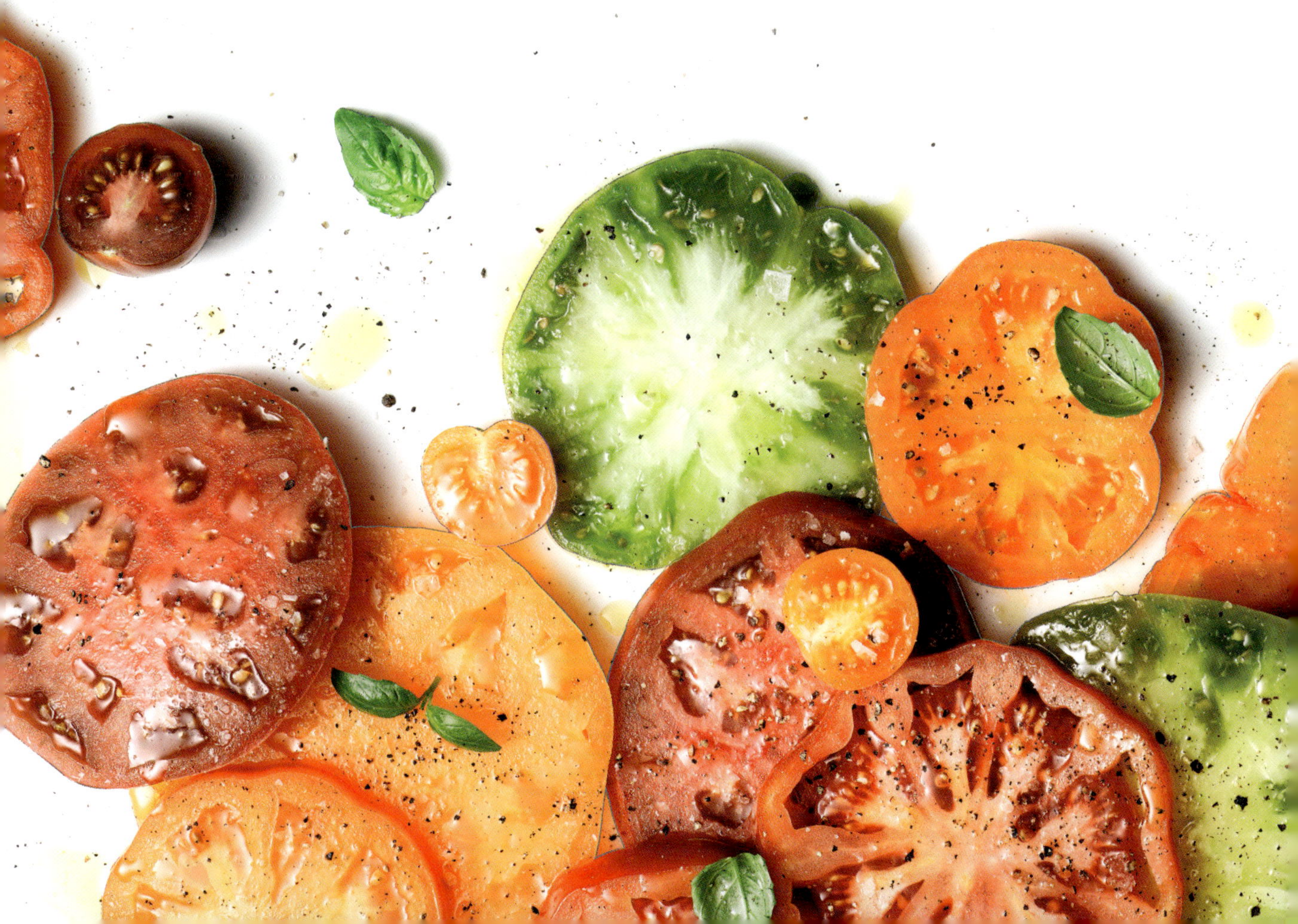

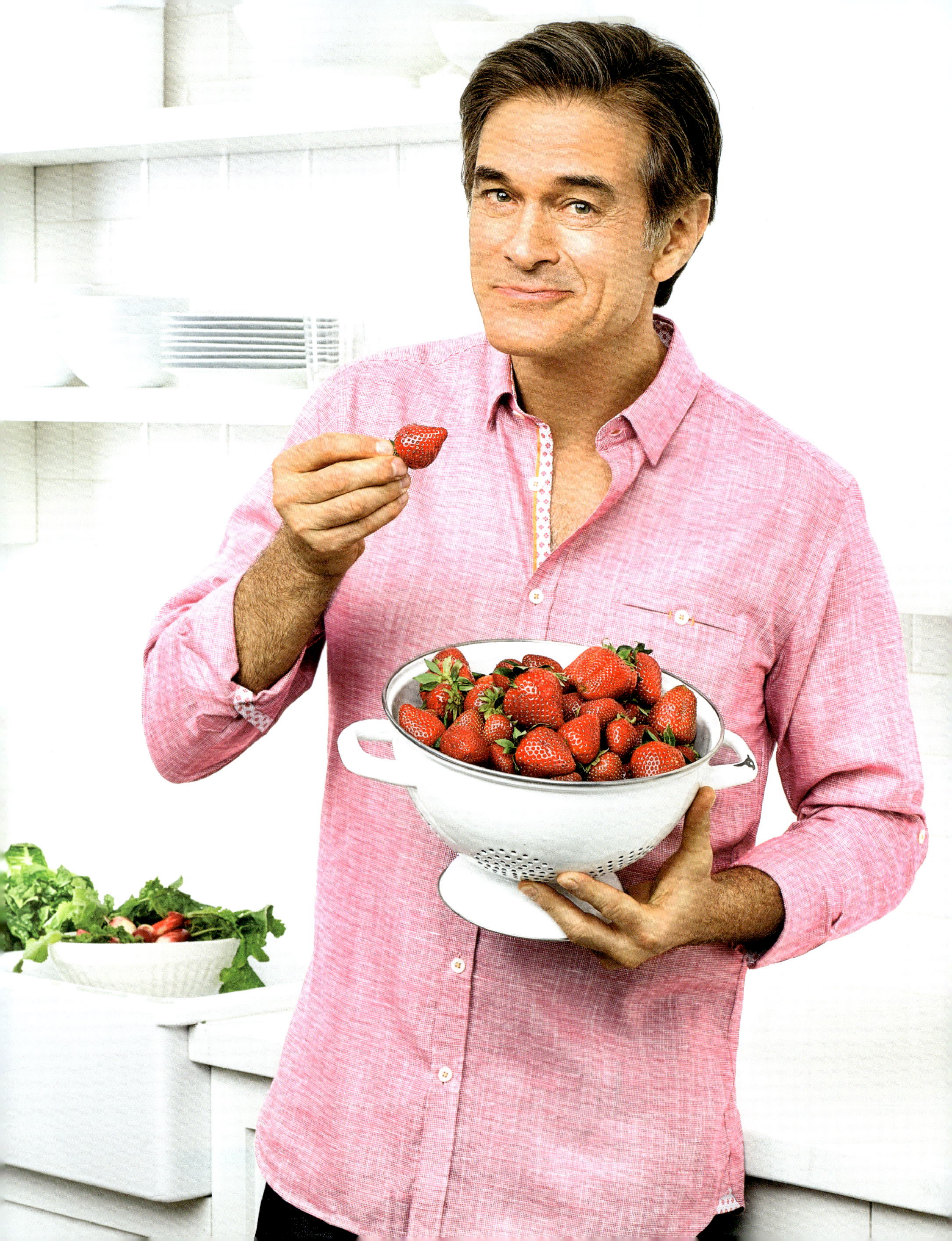

Einführung

Die Kraft auf Ihrem Teller

Wie Nahrung Ihren Körper heilt und Ihnen Energie schenkt

Genau hier, genau jetzt, halten Sie bitte kurz inne und erinnern sich, was Sie zuletzt gegessen haben – egal ob es gesund oder ungesund war, selbst gemacht oder Fertigkost, ein karges Gericht oder mit massenhaft Käse überbacken. Erinnern Sie sich, wie es aussah und wie es geschmeckt hat?

Und jetzt denken Sie nach: Wissen Sie, was nach dem Essen geschah? In groben Zügen wissen Sie sicher Bescheid: Ein Teil des Essens hat Ihren Körper bereits wieder verlassen und der Rest sich vielleicht an Bauch, Hüften oder Oberschenkeln angesetzt. Aber verstehen Sie darüber hinaus, wie Lebensmittel mit Ihrem inneren biologischen Universum interagieren, mit all seinen Geheimnissen und seiner ganzen Pracht?

Die Bestandteile jedes Bissens, den Sie essen, sind Passagiere auf einer Fahrt durch das magische Königreich, das aus Ihren Organen, Zellen, Geweben und verschiedenen Gefäßen besteht. Sie sind keine passiven Passagiere, die nur »Oh!« und »Ah!« rufen, wenn sie an den Attraktionen vorbeifahren (»Cool! Schau mal, wie sich der Dickdarm bewegt!«), sondern sie wirken bei den Abläufen in Ihrem Körper aktiv mit. Sie sind mitverantwortlich dafür, wie Sie sich fühlen, wie Sie leben.

Von allen Entscheidungen, die Sie bezüglich Ihrer Gesundheit treffen können, hat nichts größeren Einfluss als Ihre Ernährung. Nahrung kann Sie zermürben, aber auch Ihren Körper reparieren, gewissen Krankheiten vorbeugen und andere heilen. Dieses Buch habe ich geschrieben, um Ihnen dabei zu helfen, diese Kraft zu nutzen, und die Lektionen, die ich über Ernährung, Essen und Leben gelernt habe, mit Ihnen zu teilen. Ich fange mit meinen persönlichen Top 5 an.

Essen ist Medizin. Auf Italienisch und Spanisch heißt Apotheke *farmacia*. Nehmen Sie das als Eselsbrücke: Die besten Heilmittel der Welt werden auf Bauernhöfen (Farmen) angebaut und sind im Supermarkt zu kaufen. Bereiten Sie sie richtig zu, können sie in Ihrem Körper arbeiten. Die richtige Nahrung kann unter Umständen sogar Medikamente ersetzen und deren lästige Nebenwirkungen beseitigen.

Nahrung ist ein Radiergummi, der gesundheitliche Sünden in der Lebensweise ausbügeln kann.

Nahrung ist die Nabelschnur, die Ihnen Energie gibt und Ihr Leben verlängert. Die Wissenschaft weiß erst heute, was unsere Vorfahren bereits durch simples Ausprobieren herausgefunden haben. Jahr um Jahr werden immer neue Studien veröffentlicht, die den enormen Einfluss der Ernährung auf unsere Lebenserwartung bestätigen.

Essen ist heilig und hat die Menschen im Laufe der Geschichte immer wieder an einen Tisch gebracht, im wörtlichen wie im übertragenen Sinne. Wenn Sie gutes Essen mit guten Gefühlen verbinden können, werden Sie biologisch, spirituell und emotional reich belohnt.

Essen kann es richten, und ich zeige Ihnen, wie.

Ich zeige Ihnen, wie die Ernährung *Ihre* Lebensreise optimieren kann. Mein 21-Tage-Plan mit 33 Rezepten plus Snacks gibt Ihnen die Chance, Ihren Körper und Ihre Geschmacksnerven umzuprogrammieren. Ich werde Ihnen Wissen, Mittel und Strategien an die Hand geben, mit denen Sie Probleme lösen oder verhindern können. Die Ernährung kann viele große und kleine Gesundheitsprobleme lösen – von Übergewicht bis zu Herzproblemen oder Ihrer Abwehrkraft gegen Infektionen.

Ich nenne diesen Ansatz »Weg vom Superfood«. Der Begriff »Superfood« ist heutzutage in aller Munde und suggeriert, dass es Lebensmittel mit magischen Eigenschaften gäbe, die die Gesundheit wiederherstellen können. Das ist aber eine Legende. Ich würde Ihnen nicht einmal eine Liste der »Top-20-Super-Lebensmittel« anbieten, denn eine gesunde Ernährungsweise lässt sich nicht auf so wenige Produkte reduzieren. Stattdessen stelle ich eine Ernährungsphilosophie vor, die eine ganze Reihe heilsamer Vollwertnahrungsmittel umfasst, darunter Hunderte von Gemüse- und Obstsorten, Eiweiß- und Fettquellen, Gewürzen, Kräutern, Tees und vieles mehr. *Alle* sind Superfoods, die für Ihren Körper arbeiten. Wenn Sie sich für eine solche Kost entscheiden, profitieren Sie von ihren Vorteilen und zugleich davon, dass alles Ungesunde gar keinen Platz mehr auf Ihrem Teller hat. Es geht nicht darum, nur noch bestimmte Dinge zu kaufen, sondern um eine regelrechte Superfood-Lebensweise.

Im Laufe meines Lebens habe ich immer wieder erlebt, wie sich Menschen aufgrund veränderter Ernährung auch selbst veränderten. Für mich gilt das ganz genauso. Werfen wir einen Blick auf meine Kindheit, damit Sie verstehen, was ich meine.

In vielen Küchen gibt es eine Krimskramsschublade, gefüllt mit Gummibändern, Lippenpflegestiften, Batterien, aus Zeitschriften gerissenen Rezepten und allem Möglichen.

Auch in meiner Kindheit gab es in der Küche so eine Schublade. Allerdings war sie nur mit Süßigkeiten gefüllt. Ich sehe sie heute noch vor mir. Meine Mutter füllte sie laufend nach wie einen Benzintank. Sie war niemals leer. Übrige Halloween-Bonbons? Ab in die Schublade. Eine Handvoll Minzepastillen aus der Apotheke? Rein in die Schublade. Im Supermarkt spontan gekaufte Schokolade, Lutscher vom Friseur, ein Kaugummi aus der Manteltasche … Alles wanderte dort hinein.

Die Schatzkiste war bestückt, und meine Aufgabe war es, sie zu leeren. Kein Wunder, dass ich als Kind viele Löcher in den Zähnen hatte. Immer wenn ich von der Schule nach Hause kam, naschte ich etwas Süßes. Ich war sozusagen darauf abgerichtet: Das Anbieten von Futter löst Speichelfluss aus, worauf in meinem Fall die Selbstfütterung erfolgte. Ich wünschte, ich könnte sagen, dass das meine schlimmste Ernährungsunsitte war.

Aber in der fünften Klasse wurde es noch schlimmer, und die Auswirkungen sollten sich bald zeigen. Ich verliebte mich Hals über Kopf, und das Objekt meiner Begierde waren sogenannte Fluffernutter-Sandwiches aus Weißbrot, Erdnussbutter und Marshmallow-Creme, die noch heute in Schulen angeboten werden und bei den Schülern sehr beliebt sind. Ich aß jeden Mittag mehrere dieser klebrigen Dickmacher und dachte mir nichts dabei, bis eines Nachmittags in der sechsten Klasse ein Lehrer in der Cafeteria auf mich zukam und sagte: »Mein Gott, du bist aber ein dicker Junge geworden.«

Damals verstand ich noch nicht das Geringste von Ernährung, ahnte aber instinktiv, dass es wohl vor allem die geliebten Fluffernutters waren, die mich so aufgebläht hatten.

Nach diesem Vorfall begann ich mich etwas mehr dafür zu interessieren, was bestimmte Nahrungsmittel bewirken können. Aber erst als mich die Footballmannschaft am College als Mitglied aufnahm, wurde Ernährung wirklich ein Thema. Wir lernten, wie Ernährung und Leistungsfähigkeit zusammenhängen, welche Kost den Muskelaufbau fördert, was wir in den Stunden vor einem Spiel essen sollten, wie wichtig genug Flüssigkeit ist und so weiter.

Die Trainer warnten uns davor, dass unsere anstrengende Arbeit auf dem Sportplatz umsonst wäre, wenn wir die falschen Entscheidungen in der Mensa träfen. Eigentlich war es ganz leicht zu verstehen: Im Fitnessraum Gewichte zu stemmen ist wichtig, hilft aber nur, wenn man die Finger von den Süßigkeiten lässt.

All diese Informationen machten mir erstmals bewusst, wie Fitness und Gesundheit mit Ernährung zusammenhängen. Die Botschaft: Ein guter Footballspieler lernt nicht nur Spielzüge und trainiert hart, sondern führt seinem Körper das zu, was er braucht, um optimale Leistung zu bringen. Das scheint mir eine Wahrheit zu sein, die für uns alle im Stadion des Lebens gilt.

Als ich dann mein Medizinstudium aufnahm, erwartete ich, dass ich alles Nötige lernen würde, um richtig zu diagnostizieren und hoffentlich heilen zu können. Ich besuchte Seminare in Pharmakologie, Histologie, Physiologie, Pathologie und jeder anderen -ologie, die man sich nur vorstellen kann.

»Ernährologie« gab es aber leider nicht. Keine Kurse oder Materialien zum Thema Ernährung. Als Studentensprecher hörte ich mir an, was meine Kommilitonen wollten, und wir waren uns einig, dass es Vorlesungen über die Auswirkungen von

Nahrungsmitteln auf die Gesundheit geben müsste. Es gab zwar welche über unterernährte Bevölkerungsgruppen auf der ganzen Welt, aber wir drängten darauf, mehr darüber zu erfahren, wie Vitamine und Nährstoffe in Verbindung mit den körpereigenen Systemen wirken. Zu dieser Zeit gab es dazu noch nicht viele Daten, und so begann ich, mich näher mit der Forschung über Lebensmittel zu beschäftigen. Um herauszufinden, wie sich Nährstoffe auf den Körper auswirken, verabreichten wir freiwilligen Probanden Vitaminspritzen direkt ins Blut.

Später, als Herzchirurg und Professor für Chirurgie an der Columbia University, erkannte ich vollends, wie direkt Ernährung mit Gesundheit und Genesung zusammenhängt. Ja, wir konnten viele Probleme mit unseren Skalpellen und Operationstechniken beheben. Wir wurden trainiert, mit Werkzeug aus Stahl zu heilen.

Aber dieser Ansatz allein war nicht entscheidend für unsere Erfolge. Als wir zum Beispiel an Patienten forschten, die künstliche Herzen erhielten, zeigte sich, dass man ihren Genesungsverlauf jeweils am besten vorhersagen konnte, wenn man ihre Ernährung vor und nach der Operation betrachtete. Es überraschte uns festzustellen, dass die Ernährung ein ebenso wichtigster Faktor ist wie die Komplexität der Operation oder die Art der eingesetzten Apparate und ein ebenso wichtiger Indikator für das weitere Wohlergehen der Patienten.

Allmählich ging mir ein Licht auf: Unsere Bemühungen in der Chirurgie zahlen sich langfristig nicht aus, wenn die Leute danach wieder ein Leben mit Hamburgern und Donuts führen. Ich erinnere mich an eine junge Frau, deren Arterien verstopft waren und die deshalb einen Bypass brauchte. Nach dem Eingriff, sobald sie wieder essen konnte, brachte ihr Mann ihr Fast Food ans Krankenhausbett. Das machte mich betroffen. Unwissentlich half er dabei, die Arbeit, die wir geleistet hatten, zunichtezumachen. Ich habe aber auch Gegenbeispiele erlebt, nämlich Patienten, die Operationen und andere Behandlungen vermeiden konnten, nur indem sie ihre Ernährung umstellten.

Inzwischen hatte ich als Gastgeber der *The Dr. Oz Show* und Gründer des Magazins *Dr. Oz The Good Life* viele einzigartige Gelegenheiten, Wissen zu sammeln und auszutauschen. Unser Team hat rund 1000 Artikel veröffentlicht und etwa 1500 Shows mit insgesamt über 10.000 Beiträgen produziert, viele davon über die sich ständig verändernde Ernährungswelt. Ich habe einige der führenden Denker der Ökotrophologie interviewt – von Universitäten wie Harvard, Pennsylvania und Stanford ebenso wie von führenden Kliniken des Landes wie der Cleveland Clinic, Mayo Clinic und meiner eigenen, des NewYork-Presbyterian Hospital.

Ich sehe es als meine Aufgabe, meine Ideen und die Gedanken anderer in allgemeinverständlicher Weise zusammenhängend darzustellen. Ich möchte die besten Ideen und Verfahren verbinden, auch wenn sie aus verschiedenen Quellen stammen.

Meine Informanten sind übrigens nicht immer nur Wissenschaftler; ich habe auch mit Sportlern, Prominenten und Normalbürgern gesprochen, die experimentiert und Ernährungsstrategien gefunden haben, um ihre Leistung zu verbessern, eine Krankheit zu bekämpfen oder abzunehmen. In meiner Show und in meinem Magazin haben wir von den

Kämpfen und Erfolgen dieser Menschen im Alltag gehört und gelesen, in dem Kinder, Partner, Kollegen und Chefs Aufmerksamkeit fordern und wo laufend neue Versuchungen lauern.

Meine wichtigsten Lehrer jedoch waren meine Frau Lisa und ihre Eltern. Sie erzogen und belehrten mich entscheidend in Sachen Ernährung.

Als ich die damals 23-jährige Lisa kennenlernte, lebte ich vor allem von Steaks und Kartoffeln, während Lisas Familie vollkommen andere Dinge bevorzugte. Lisas Vater Gerald Lemole war ebenfalls Herzchirurg und so berühmt, dass sein Name in dem Quizspiel *Trivial Pursuit* vorkam. Meine künftigen Schwiegereltern lebten also ganz und gar nicht auf einem Bauernhof, aber sie ernährten sich vorwiegend von naturnahen Produkten. Sie bauten eigenes Obst, Gemüse und Kräuter an und kauften den Rest bei Bauern in der Region. Sie stellten Heiltees her. Sie aßen ausschließlich Vollkornbrot und Essener Brot. Ich hingegen kannte überhaupt nichts anderes als Weißbrot aus Weizenmehl; sie zogen Mehl aus Körnern vor, von denen ich noch nie gehört hatte.

Es war wunderbar, von meiner Familie in eine ganz neue Ernährungsform eingeführt zu werden. Und ich verliebte mich nicht nur in die Küche der Lemoles, sondern auch in ihre ausgeprägte Esskultur. Die Familienmitglieder versammelten sich am Esstisch und lasen einander während der Mahlzeit sogar aus Büchern vor. Bei uns zu Hause war beim Essen immer der Fernseher gelaufen.

Die Lemoles waren ihrer Zeit zweifellos weit voraus, denn sie verbanden instinktiv Ernährung mit Gesundheit. Es war faszinierend zu sehen, wie sie die Nahrung ganz selbstverständlich als Jungbrunnen und Vitalitätsquelle nutzten. Ihre sechs Kinder waren so gut wie nie krank. Sogar ihre Haustiere schienen gesünder zu sein als andere.

Auf dieser Basis gründeten Lisa und ich unsere Familie. Im Folgenden werde ich Sie in unsere Familienküche mitnehmen, nicht nur, um Rezepte weiterzugeben, sondern auch, weil die Küche das

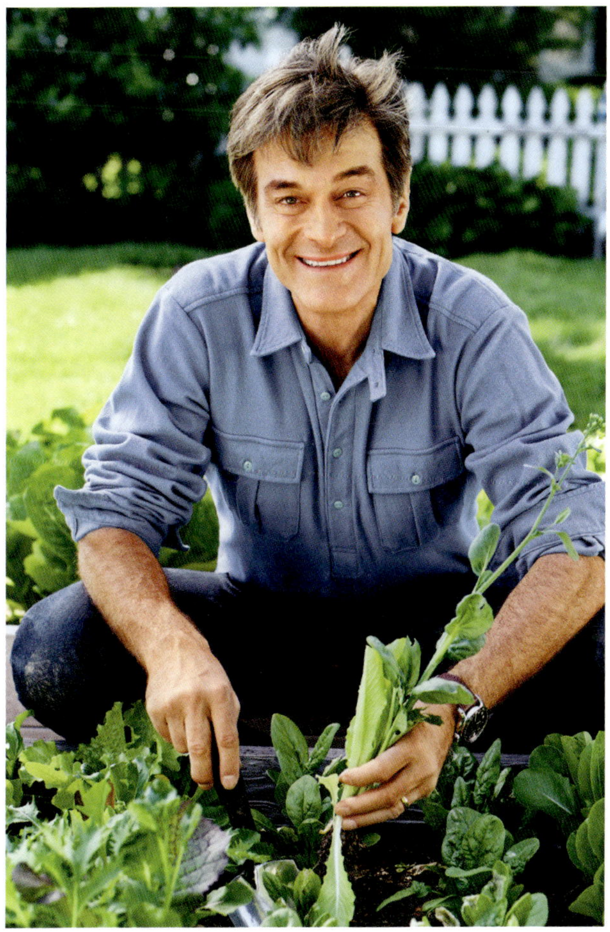

Frische Feldfrüchte wie das Gemüse im Garten von Lisas Eltern sind eines der besten Geschenke des Sommers. Essen Sie so viel davon wie möglich.

Kraftzentrum unseres Hauses ist. Hier werden große und kleine Momente gefeiert und Probleme diskutiert und gelöst. Ich würde mich freuen, wenn das bei Ihnen ebenfalls so wäre. Machen Sie Ihre Küche zu einem Ort des Glücks und der Zufriedenheit!

Mein Leben und die Wissenschaft haben meine Überzeugungen zum Thema Ernährung geprägt und dazu, was sie gesundheitlich in Ordnung bringen kann und was nicht. Die folgenden sieben Prinzipien dienen als Grundlage für vieles von dem, was Sie in diesem Buch lesen werden.

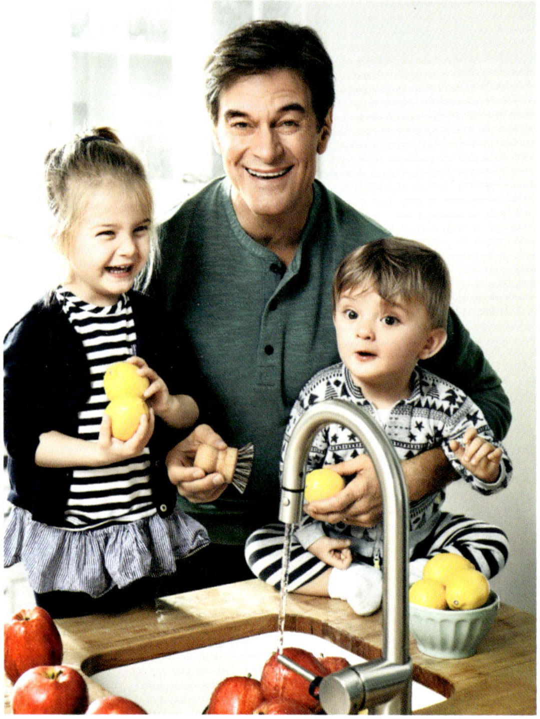

Die Kücheninsel ist der Ort, an dem wir alle zusammenkommen, um zu lachen, uns auszutauschen und Mahlzeiten vorzubereiten. Sogar unsere Enkel, Philomena und John, helfen mit.

Essen kann eine Antwort sein, aber nicht die einzige. Es gibt unzählige Beweise dafür, dass Nahrungsmittel eine ganz entscheidende Rolle für die Funktionsfähigkeit unseres Körpers spielen. Probleme mit Gewicht, Herzkrankheiten, Müdigkeit und viele andere Beschwerden lassen sich mit der richtigen Ernährung abmildern oder sogar beseitigen; dazu mehr im nächsten Kapitel. Ich muss aber auch sagen: Essen heilt nicht alles. Wir wissen nicht allumfassend, welche Effekte welche Produkte haben können. Und auch wenn gewisse Lebensmittel wirklich Superkräfte haben, gibt es viele Krankheiten und Leiden, bei denen chirurgische Eingriffe oder Medikamente unumgänglich sind. Auf sich selbst aufzupassen bedeutet oft, die neuesten medizinischen Entwicklungen zu nutzen. Eine Hüftgelenksarthrose lässt sich kaum mit Lachsbrötchen beheben, aber eine Hüftoperation dürfte helfen. Trotzdem kann die richtige Ernährung helfen, Beschwerden vorzubeugen, zu lindern oder zu heilen und sich damit medizinische Eingriffe zu ersparen. In einem gewissen Ausmaß kann man tatsächlich mit Essen heilen. Erstaunlich, nicht wahr?

Viele Faktoren beeinflussen die Gesundheit, allen voran die Ernährung. Viele Parameter spielen für die Gesundheit eine Rolle, zum Beispiel Genetik, Bewegung, Stress und Lebensgewohnheiten. Ihre Nahrungsmittelauswahl verstärkt einige dieser Faktoren und gleicht andere aus. Alles zusammen entscheidet über Ihr Wohlbefinden. Ich konzentriere mich hier auf die potenzielle Kraft von Nahrungsmitteln; von anderen Einflüssen wird weniger die Rede sein. Trotzdem kann man die Ernährung natürlich nicht isoliert von anderen Faktoren betrachten.

Das Ziel ist nicht Tempo, sondern Gewohnheit. Es geht mir darum, wie man mit der Ernährung seinen Körper bei seiner Gesundung und Gesunderhaltung unterstützen kann. Patentlösungen und Wunderwaffen werden Sie vergeblich suchen. Es ist eben nicht so, dass Sie nur eine Schüssel Walnusskerne essen müssen und dann sofort gut gelaunt sind oder dass fünf Grünkohlsmoothies täglich Ihnen zu einem löwenstarken Herzen verhelfen. Wenn Sie aber Ihre Ernährung langfristig auf Lebensmittel umstellen, die Ihnen guttun, können Sie langsam, aber sicher körperliche Schäden rückgängig machen und erhalten so die Chance auf ein rundum gesundes Leben. Im Inneren des Körpers, auf der biologischen Ebene, macht sich eine Ernährungsumstellung relativ schnell bemerkbar. Und es kann durchaus sein, dass Sie sich auch schon sehr bald besser *fühlen* werden.

Nutzen Sie Ihren Körper als Labor. Einige der Beweise, die ich Ihnen vorstellen werde, basieren auf überprüften wissenschaftlichen Studien. Die wichtigsten Untersuchungen über Ernährung basieren jedoch auf Statistiken über die Bevölkerung, und man kann daher aus ihnen nicht schließen, dass X die *Ursache* für Y ist, sondern nur, dass es eine *Beziehung* zwischen X und Y gibt. Für Sie heißt das: Viele Ernährungsinformationen sind aufschlussreich, aber Sie müssen auch ein wenig experimentieren, um zu sehen, wie *Ihr* Körper reagiert. Es gibt keine für jeden perfekte Kost, doch es gibt wichtige Prinzipien, die sich für viele bewährt haben.

Wir können uns auch an Gemeinschaften orientieren, die sozusagen Experimente durchführen, einfach dadurch, wie sie leben. Ich habe zum Beispiel manche Weltgegenden aufgesucht, in denen die Menschen ungewöhnlich alt werden. Die Erkenntnisse aus diesen Populationen können uns Hinweise auf Lebensmittel geben, die noch nicht vollständig von der traditionellen Forschung erfasst sind.

Mein grundlegender Ansatz ist es, die besten verfügbaren Nachweise für meine Familie und Freunde zu »übersetzen« und dabei immer darauf hinzuweisen, dass sie ihren Körper als eine Art Minilabor betrachten müssen. Probieren Sie dieses und jenes aus und nehmen Sie gegebenenfalls Anpassungen vor – mit anderen Worten: Experimentieren Sie, um herauszufinden, was für Sie funktioniert.

Mein Ziel? Ich will Ihnen eine praktische Anleitung geben, damit Sie ein Basiswissen darüber entwickeln, was und wie Sie essen sollten und warum das wichtig ist. Obwohl wir alle im Wesentlichen gleich konstruiert sind, funktionieren wir nicht gleich. Wenn Sie Ihren Körper gut kennenlernen, können Sie sich das aussuchen, was Ihnen hilft, sich besser zu fühlen, gesund zu leben und, wenn nötig, etwas zu heilen.

Sie kommen nur weiter, wenn Sie Ihre Komfortzone verlassen. Der kluge Kopf Frank Zappa sagte einmal: »Der Verstand ist wie ein Fallschirm. Er arbeitet nur, wenn er geöffnet ist.« Deshalb bitte ich Sie, sich für eine neue Ernährungsweise zu öffnen und Ihre Essgewohnheiten zu überdenken. Und vielleicht kosten Sie mal wieder Dinge, von denen Sie glauben, dass Sie sie nicht mögen.

Im College teilte ich mir das Zimmer mit einem 1,96 Meter großen Hünen, einem Mitglied der Basketballmannschaft. Eines Nachts stöberte er in unserem Kühlschrank, entdeckte eine Banane und fragte mich ernsthaft, wie Bananen denn schmecken. Ich traute meinen Ohren nicht: Hatte dieser ausgewachsene Mann noch nie eine Banane gegessen? Er sagte, dass er sich erinnere, die Frucht als kleines Kind mal versucht zu haben, und damals habe sie ihm nicht geschmeckt. So habe er nie wieder eine probiert, obwohl er wusste, dass Kalium nach einem intensiven Training dem Körper beim Regenerieren hilft. Nach viel gutem Zureden brachte ich ihn dazu, die Banane zu kosten. Und siehe da, von da an aß mein Kommilitone täglich Bananen. Häufig probieren Leute etwas nur einmal und dann nie wieder. Gehen Sie mit mir auf eine gastronomische Reise auf neuen Wegen zu neuen Attraktionen. Vielleicht werden Sie Ihre Welt um Dinge erweitern, die Sie noch nie erwogen haben.

Gesundes Essen muss nicht langweilig sein. Heutzutage wird Spaß beim Essen oft mit Portionen in Schubkarrengröße gleichgesetzt, und ein Fernsehabend ist undenkbar ohne einen Eimer Chips. Nach gängigen Klischees von gesundem Essen dagegen darf man sich nur vier Nüsse und eine Karotte gönnen. Im Laufe der Jahre habe ich versucht, die verbreiteten Vorstellungen über gesunde Ernährung zu verändern, und das war nicht leicht. Glauben Sie, dass Essen gut für Sie sein *und* gut schmecken kann? Wenn ja, haben Sie bereits einen großen Schritt in die richtige Richtung getan.

Heilsame Nahrungsmittel helfen auch unserem Planeten. Wenn Ihr Körper sprechen könnte, würde er Ihnen sagen, dass Sie so essen sollten, wie es hier beschrieben ist, dass Sie also Nahrungsmittel tanken, die nachhaltige Energie liefern und Ihr biologisches Gleichgewicht aufrechterhalten. Und wissen Sie was? Wenn der Planet eine Stimme hätte, würde er Ihre Entscheidung bejubeln. Das liegt unter anderem daran, dass Sie weniger rotes Fleisch essen werden, was Sie kaum bemerken werden angesichts der köstlichen pflanzlichen Lebensmittel, die Sie auf Ihrem Teller finden. Jedes Mal, wenn wir tierisches Eiweiß durch etwas auf dem Boden Gewachsenes ersetzen, tun wir der Umwelt einen Gefallen. Laut einer aktuellen Studie könnten wir die Hälfte der im Pariser Abkommen zugesagten Treibhausgasreduktionen oder mehr erreichen, indem wir regelmäßig Rindfleisch durch Bohnen ersetzen. Es ist so einfach, die Umwelt zu schonen und zugleich seinen Körper zu verjüngen.

Eine Hauptzutat Ihrer Mahlzeiten: Lachen! Eine Kernbotschaft dieses Buchs lautet: Lieben Sie nicht nur die Lebensmittel, sondern auch die Menschen, mit denen gemeinsam Sie sie essen sollen! So lassen Sie Ihre Mahlzeiten zu Erlebnissen werden. Machen Sie so oft wie möglich Mahlzeiten zu einem Anlass, Ihre Beziehungen zueinander aufzubauen und zu stärken und etwas über das Leben zu lernen. Dies gilt vor allem auch, falls gesundes Essen für Sie eine eher lästige Pflicht ist. Wenn Sie am Esstisch keine Freude empfinden und die Speisen bei Ihnen keine Glücksgefühle auf der Zunge und im Bauch auslösen, dann stimmt etwas nicht. Ich möchte das in Ordnung bringen – damit das Essen bei Ihnen wieder alles ins Lot bringen kann.

Dies ist kein Kochbuch, obwohl Sie darin viele tolle Rezepte finden werden. Es ist auch kein Diätbuch, obwohl mein Ernährungsplan Ihnen beim Abnehmen helfen wird, wenn das notwendig sein sollte. Dies ist auch kein Lehrbuch, obwohl ich hoffe, dass Sie viel lernen werden. In gewisser Weise ist *Essen heilt* etwas wie ein Eintopf, der all diese Komponenten enthält.

Das Buch umfasst drei Teile:

Teil 1: Die Grundlagen. Ich erkläre Ihnen, wie Lebensmittel mit Ihrem Körper interagieren, und zwar im Guten wie im Schlechten. Anhand der beschriebenen biologischen Prinzipien werden Sie meinen 21-Tage-Plan verstehen. Außerdem gebe ich Ihnen alltägliche Tricks und Strategien zu Ihrem Essverhalten an die Hand, denn mir ist klar, dass es nicht das Gleiche ist, etwas zu *wissen* und etwas in die Praxis *umzusetzen*. Abschließend widme ich einige Seiten den spirituellen Aspekten des Essens und welche Rolle diese bei der Heilung spielen. Um das Beste aus Ihren Mahlzeiten herauszuholen, sollten Sie die biologischen, praktischen und emotionalen Elemente der Ernährung kennen. Mein Abriss über alle drei Elemente hilft Ihnen, die Biologie Ihres Körpers zu verstehen, intelligent einzukaufen oder zu bestellen und Ihre guten neuen Gewohnheiten zu automatisieren.

Teil 2: H.I.L.F.E. durch Ernährung. Dieser Teil behandelt einige häufige und gefürchtete Krankheiten und beschreibt die wichtigsten Ernährungsstrategien, mit denen Sie Leiden beheben, lindern oder vorbeugen können. Sie können natürlich nur die Abschnitte über Ihre eigenen Krankheiten lesen, aber ich empfehle Ihnen die vollständige Lektüre dieses Teils, damit Sie einen Gesamteindruck erhalten, wie Essen als Medizin wirken kann.

Teil 3: Gesundes Essen: Genießen, lieben, leben Sie es! In diesem Abschnitt erfahren Sie, wie Sie Ihr Ernährungs-Know-how in die Tat umsetzen können. Das Programm beinhaltet den 21-Tage-Plan mit 33 Rezepten und Snacks, eine dreitägige Reinigungskur und Strategien für dauerhaft gesundes Essen. Mit mehr als 100 Rezepten und Ideen können Sie den Plan täglich verwirklichen, auch wenn Sie auswärts essen. Sie beginnen Ihren Heilungsprozess, indem Sie sich gegen eine Vielzahl von Gesundheitsbedrohungen stärken. Und, was vielleicht am wichtigsten ist: Sie werden Spaß daran haben.

Im ganzen Buch finden Sie immer wieder Passagen zum Thema Essen, die Sie zum Lächeln und/oder Staunen bringen sollen. Ich will Sie nicht auf eine Quizshow vorbereiten, aber Sie werden bald merken, wie interessant und bereichernd es sein kann zu erfahren, wie Nahrung angebaut und zubereitet wird und wie sie sich auf unser Befinden auswirkt. Ich möchte einige der coolen Fakten mit Ihnen teilen, die ich über Kaffee, Geflügel, Wein, Obst und mehr gelernt habe, denn wenn Sie über die Herkunft und Zubereitung von Nahrungsmitteln Bescheid wissen, verstehen Sie, warum Ihre Entscheidungen wirklich einen Unterschied ausmachen. Außerdem wird das Essen so interessanter.

Bevor wir anfangen, stelle ich Ihnen eine Frage: Wie sieht Ihre Version der Süßigkeitenschublade aus? Egal wie, ich möchte auf jeden Fall, dass Sie sie ausräumen. Denn wir werden eine neue Schublade einrichten und sie mit nahrhaften Inhaltsstoffen, einfachen und leckeren Gerichten und einer neuen Denkweise über die wirkungsvollste und angenehmste Medizin füllen, die die Natur zu bieten hat.

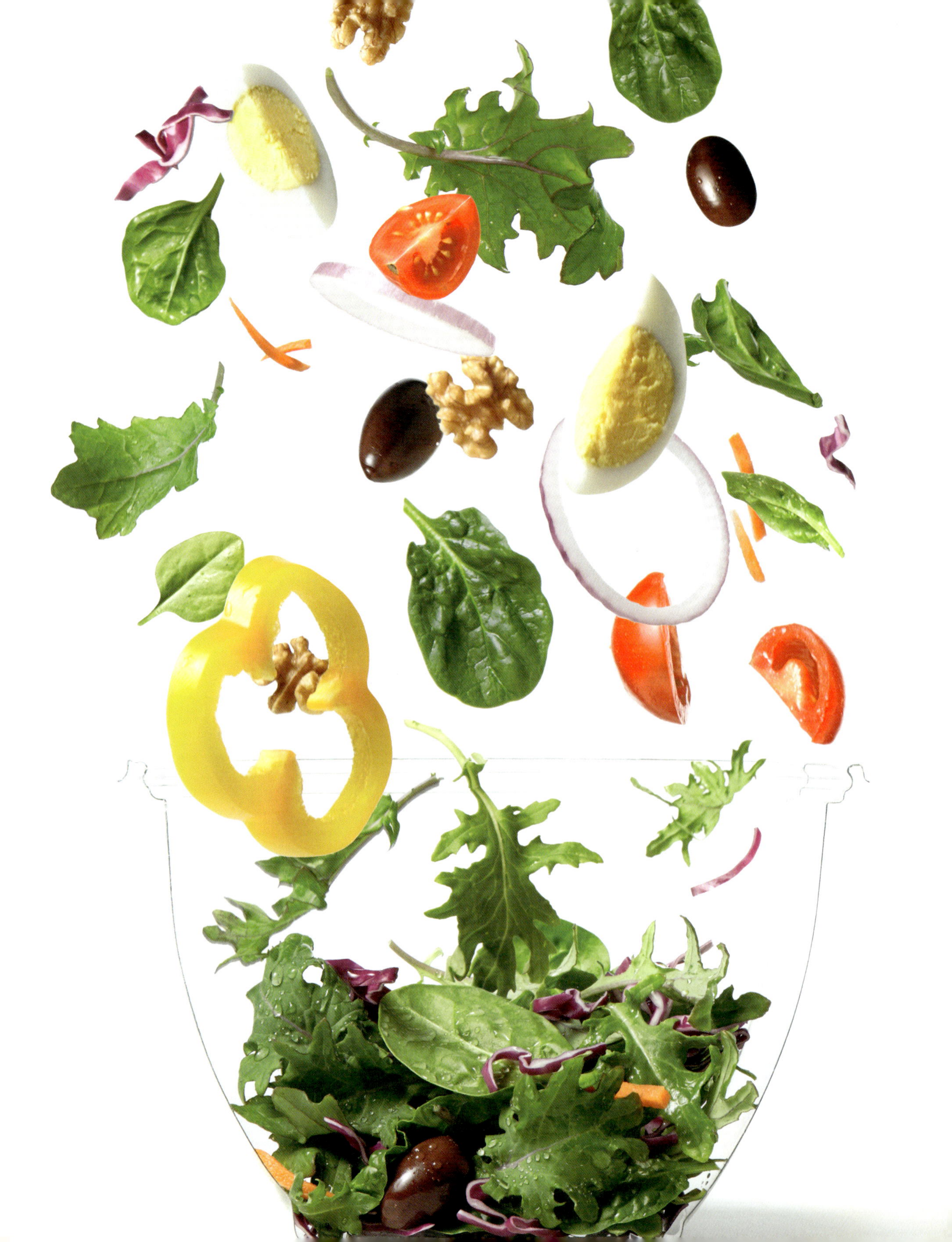

TEIL 1

Die Grundlagen

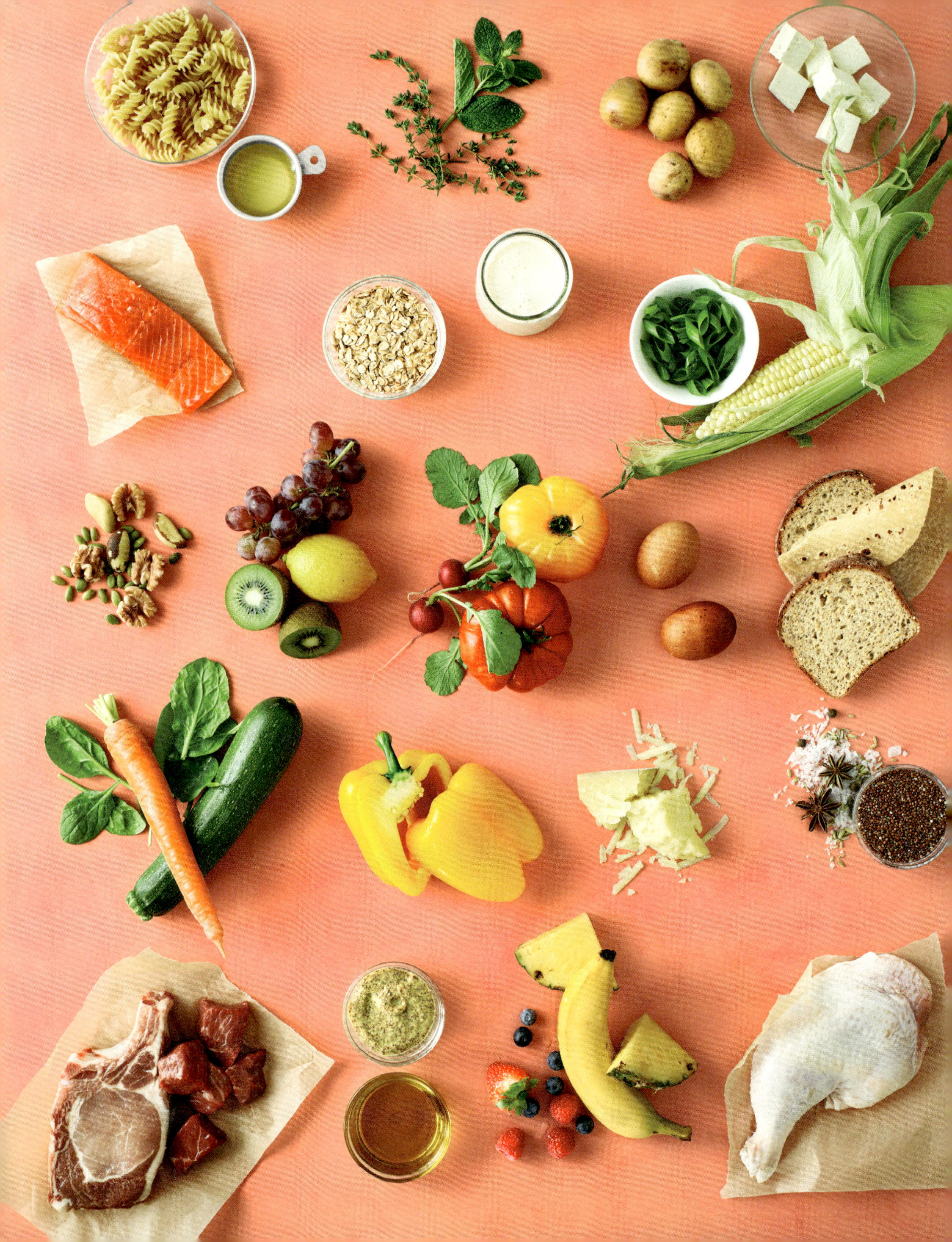

1.

Was Ernährung bewirkt

Mahlzeiten können heilen wie eine Medizin oder aber Chaos im Körper anrichten – wenn Sie erfahren, was in Ihrem Körper vor sich geht, werden Sie vermutlich die Finger von Junkfood lassen

In der heutigen Zeit ist die medizinische Trickkiste voll wie nie: Wir lassen Roboter Operationen durchführen, transplantieren Herzen und ersetzen Gelenke, wir lasern Hornhäute, um das perfekte Sehvermögen wiederherzustellen, entfernen verdächtige Hautflecken und bauen Prothesen sogar für Sportler. Wissenschaft und Medizin haben sich zusammengetan, um die Dauer und Qualität unseres Lebens zu verbessern. Ich bin stolz darauf, dass ich einen kleinen Teil dazu beigetragen habe, aber ich bin ein überzeugter Anhänger von patientennahen, einfachen Lösungen. Wenn es um Lebensmittel geht, möchte ich, dass Sie sich selbst schlaumachen und sich Ihre eigene medizinische Lizenz aneignen, eine Lizenz zur Stärkung Ihres Körpers durch das effektivste Mittel, das Ihnen zur Verfügung steht.

Wie gesagt bestand meine Ernährung in der Kindheit vor allem aus Fleisch, Kartoffeln, Eiscreme und anderen Süßigkeiten. Als ich meine Essgewohnheiten umgestellt hatte, änderte *ich* mich! Ich hatte mehr Energie und Ausdauer und bessere Laune, litt nicht mehr an Erkältungen und anderen Beschwerden. Es machte Spaß, ein gesundes, vitales Leben zu führen, anstatt sich klebrige Marshmallows einzuverleiben.

Das ist *meine* Geschichte. Aber Tausende von Menschen haben entdeckt, dass gar keine besonderen Methoden nötig sind. Man kann sein Wohlbefinden in hohem Maße dadurch steuern, wie man sich ernährt. Von den vielen Gästen, die in meiner Show über ihre Umstellung gesprochen haben, sind manche besonders bemerkenswert, zum Beispiel eine Frau namens Jenny, die mir erzählte, dass sie einst über 220 Kilo gewogen hatte. Manchmal aß sie an einem Tag sechs Portionen Nudeln. Vieles konnte sie mit ihren Kindern nicht unternehmen, und sie wurde wütend, wenn ihre Familie versuchte, ihr zu helfen. Ihre Erleuchtung kam, als sie ein Foto von sich mit ihrer Tochter sah und weinen musste. In diesem Augenblick erkannte sie, dass sie eine »doppelte Frau« war, die ein »halbes Leben« lebte.

Bald darauf begab sie sich auf eine neue Nahrungsreise und änderte, was und wie viel sie aß. Ihr Mann und ihre Schwiegermutter unterstützten sie. Sie hatte zwei Ziele: 100 Kilo abnehmen und endlich wieder Fahrrad fahren können.

Sie verringerte ihre Portionsgrößen und ersetzte generell schädliche Lebensmittel durch heilende. Sie fand heraus, dass ihr gesunde Nahrung gut schmeckt und Energie gibt, ihr Gewicht reduziert und ihre Seele beruhigt. Es dauerte mehrere Jahre, aber schließlich klappte es endlich wieder mit dem Fahrradfahren. Und sie hatte mehr als 130 Kilo abgenommen. Applaus!

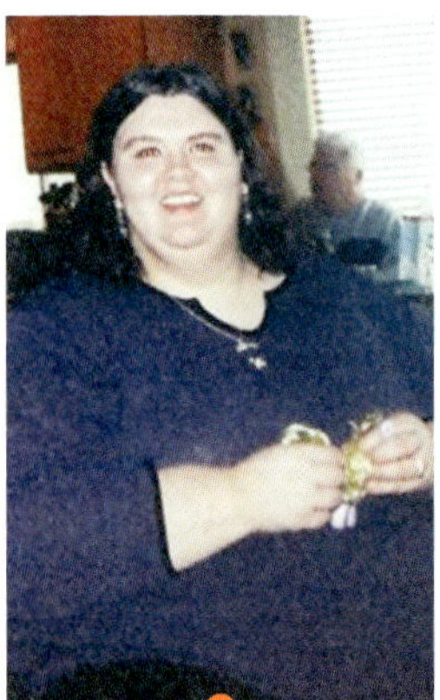

Jenny mit ihrem Höchstgewicht von 230 Kilo …

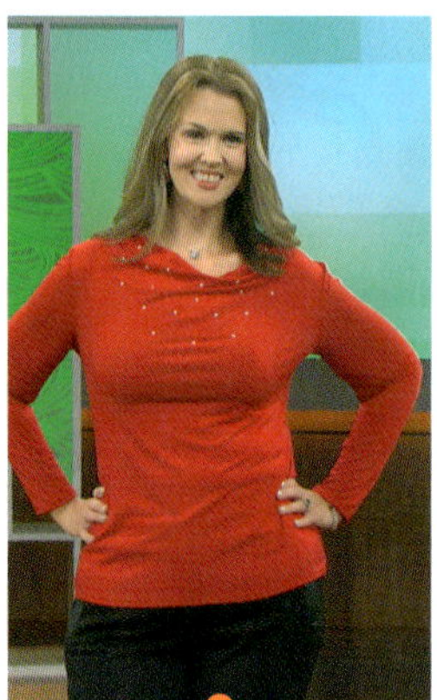

… und nachdem sie 140 Kilo abgenommen hatte

Jennys Geschichte ist sicher extrem, doch wir alle können etwas daraus lernen: Ernähre dich anders, und du veränderst deinen Körper. Es kann einige Zeit dauern, aber auf dem Weg dorthin werden Sie mehr Energie und ein Glücksgefühl verspüren, und die Erfolge werden sich in Form eines stärkeren, fitteren, gesünderen Lebens bemerkbar machen.

Verlockungen, Stress und verschiedene andere Hürden stehen im Widerspruch zu unseren Vorsätzen, uns gesund zu ernähren. Aber Ihr Körper verdient es, dass Sie ihn achten. Und das können Sie tun, indem Sie gesunde, köstliche Mahlzeiten genießen. Der erste Schritt ist zu lernen, wie die Nahrung in Ihrem Körper funktioniert, sodass Sie verstehen, wie sie Ihren Körper reparieren kann. Verstehen motiviert zu Veränderungen.

Was wir uns an Energie zuführen, bemisst man quantitativ in Kilokalorien oder umgangssprachlich Kalorien, kurz kcal. Die Kalorienzahl besagt, wie viel Energie uns ein Nahrungsmittel zur Verfügung stellt. Die Nahrung wird verarbeitet und die Energie im ganzen Körper verteilt. Zu wenige Kalorien? Das ist so, als wollte man mit leerem Benzintank fahren: Es geht nicht. Zu viele Kalorien? Nun, Sie wissen bereits, dass es das ist, was zur Gewichtszunahme in Form von Fettablagerung führt. Aber ich will nicht, dass Sie jede Kalorie zählen und zwanghaft Ihre Kalorienaufnahme überwachen. Mir ist es viel lieber, wenn Sie darauf achten, *was* Sie essen.

Es ist nämlich nicht so, dass eine Kalorie wie die andere ist. Sie alle interagieren in Ihrem Körper auf eine Art und Weise, die entweder schädlich oder heilend sein kann. Vergleichen wir zum Beispiel die 100 Kalorien von ca. 30 Gramm gegarten schwarzen Bohnen mit denen von 25 Stück Geleebohnen. Die schwarzen Bohnen enthalten alle möglichen Stoffe, die gut für Sie sind, etwa Ballaststoffe und Proteine. Ihr Körper baut sie bei der Verdauung ab, nimmt die Nährstoffe auf und setzt sie sinnvoll ein. Die Süßigkeit dagegen – reiner Zucker – weist kaum Nährwert auf. Ihr Gehirn ist auf der Suche nach Nährstoffen, nicht nach Kalorien. Wenn Sie ihm nur leere Kalorien geben, wird es Sie veranlassen, den Kühlschrank nach Nährstoffen zu durchsuchen. Wenn Sie aber von vornherein genug Nährstoffe zu sich nehmen, verlangt es keine weiteren Kalorien.

Unsere Nahrung besteht grundsätzlich aus drei Makronährstoffen: Proteine (Eiweiß), Kohlenhydrate (Zucker) und Fett. Die meisten Lebensmittel sind eine Kombination aus allen dreien. Bei manchen Lebensmitteln überwiegt einer dieser Makronährstoffe ganz klar, und bei Proteinen und Kohlenhydraten (weniger bei Fett) wird dies auf dem Etikett gerne betont.

Im nächsten Kapitel werde ich die einzelnen Makronährstoffe näher behandeln, damit Sie sehen, wie sich minderwertige und hochwertige Lebensmittel unterscheiden. Hochwertige verhelfen Ihnen nämlich dazu, länger und gesünder zu leben. Während Sie mehr darüber erfahren, sollten Sie die folgende goldene Regel im Hinterkopf behalten: **Je naturbelassener Ihre Nahrung ist, desto besser wird es Ihnen gehen.**

Essen Sie gegrillten Fisch, keine Fischstäbchen. Ziehen Sie Orangenschnitze einer Orangenlimonade vor. Je mehr Verarbeitungsprozesse ein Nahrungsmittel *außerhalb* Ihres Körpers durchlaufen hat, desto größer ist die Wahrscheinlichkeit, dass es die Prozesse *innerhalb* Ihres Körpers stört.

Nachdem Sie sich entschieden haben, was von der Gabel in den Mund wandert, trifft das Essen im Körper wieder auf eine Gabel, nämlich eine Weggabelung, denn bei der Verdauung gibt es drei Möglichkeiten: Ihr Körper wird die Nahrung verwerten, beseitigen oder einlagern.

Verwerten: Ihr Körper wandelt die aufgenommenen Kalorien in Glukose (Zucker) um, die in Ihrem Blut zirkuliert. Die Glukose wird durch mehrere Bahnen geschleust. Das Hormon Insulin transportiert Glukose in Ihre Zellen, um Energie zu liefern, die alles in Gang hält. Etwas Glukose geht zu Ihren Muskeln, ein anderer Teil hilft, das Gehirn auf Touren zu bringen, und so weiter.

Beseitigen: Ihr Körper weiß, dass er etwas von dem eliminieren muss, was er nicht (sofort) braucht, und zwar durch unsere Abfallsysteme. Nachdem Festes und Flüssiges durch Magen und Darm verdaut worden sind, wandert ein Teil des Überschusses nach unten und nach außen.

Einlagern: Ihr Körper ist intelligent und verfügt über ein System zur Speicherung eines Teils der Glukose. Aus früheren Zeiten der Menschheitsgeschichte, als es noch keine Supermärkte gab, weiß er, dass Sie eventuell nicht immer energiespendende Nahrung zur Hand haben, und hält deshalb einiges in Reserve. Ihr Körper speichert diese zusätzlichen Kalorien als eine Substanz, die Glykogen genannt wird. Dieser Reservetank ist mit etwa 300 kcal nicht sehr groß, aber praktisch, denn Glykogen ermöglicht dem Körper, weiterzufunktionieren, auch wenn die letzte Mahlzeit länger her ist. Die Probleme fangen an, wenn Sie mehr essen, als Ihr Glykogentank aufnehmen kann. Der Überschuss wird dann in Form von Fettzellen gespeichert. Ein Überschuss von etwa 3500 kcal ergibt ein Pfund Fett. Wenn Sie zum Beispiel zwölf Kilogramm Übergewicht aufweisen, haben Sie ca. 87.500 kcal als Fett gespeichert.

Um die Wirkung von Nahrungsmitteln wirklich zu verstehen, muss man die chemischen Wechselwirkungen im Körper betrachten. Beginnen wir mit zwei wissenschaftlichen Szenarien; einem, in dem das Essen der Bösewicht ist, und einem anderen, in dem das Essen Rettung bringt.

Der Körperschädling

Für dieses Szenario brauchen wir einen Schurken, in diesem Fall eine unheilvolle Mahlzeit mit dem Auftrag, Ihren Körper zu sabotieren. Es gibt viele mögliche Übeltäter, die diese Rolle spielen könnten; Sie finden sie in jedem Fast-Food-Restaurant. Ich wähle hier ein typisch Menü in Form eines Cheeseburgers, einer großen Portion Pommes, eines Softdrinks wie Cola und eines Eisbechers.

Selbst wenn Sie denken, dass Sie so gut wie nichts über Ernährung wissen, haben Sie sicher schon gehört, dass Mahlzeiten wie die gerade erwähnte oft im Zusammenhang mit Gewichtszunahme, verstopften Arterien und generellem Körperversagen genannt werden. Es gibt sogar Fast-Food-Läden, die ehrlich genug sind, das Kind direkt beim Namen zu nennen. Sie bieten riesige Burgerplatten mit dem Namen »widow maker« (Witwenmacher) oder »911« (die amerikanische Notrufnummer) an. Ich erkläre Ihnen noch detailliert, dass diese Bezeichnungen zutreffen! Solche Monsterportionen enthalten alle möglichen bösen Sachen, die uns schaden: von schlechten Fetten über raffinierten Zucker bis hin zu grausigen Chemikalien. Also geben wir dem Schurken unseren eigenen Namen: der Körperschädling.

Was macht den Körperschädling zu einem so perfiden Bösewicht? Er lockt Sie zuerst an und wen-

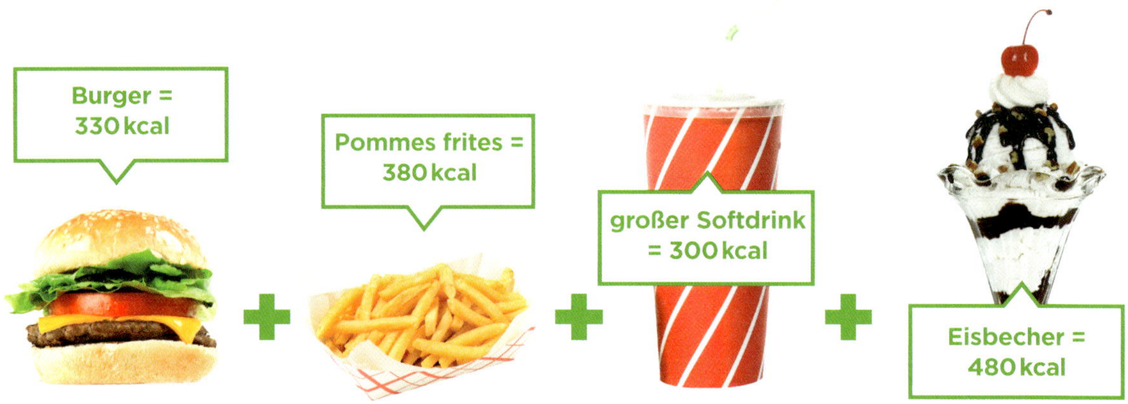
Burger =
330 kcal
Pommes frites =
380 kcal
großer Softdrink
= 300 kcal
Eisbecher =
480 kcal

= 1490 kcal in einer einzigen Mahlzeit!

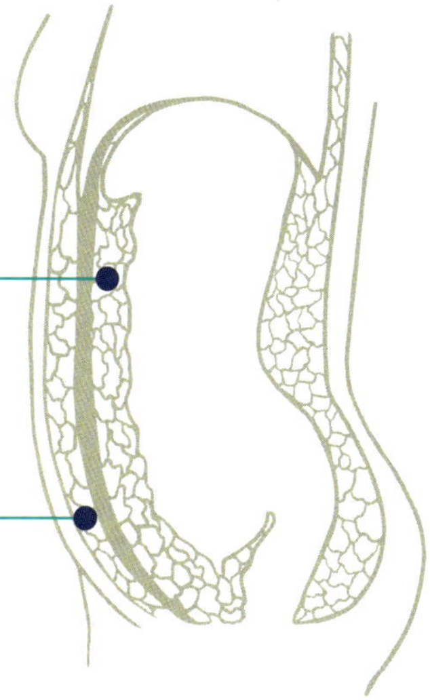

det sich dann gegen Sie. Die Verlockung liegt vor allem im guten Geschmack. Fett sorgt für ein angenehmes Mundgefühl, und Zucker erfreut die Zunge und den Geist, wirkt also aufs Gehirn ganz ähnlich wie die Droge Crack. Wenn Sie die Zähne in den Burger versenken, fühlen Sie sofortige Befriedigung. Aber während der Körperschädling Sie mit seinem Geschmack und seiner Konsistenz verzaubert, erweist er Ihnen in Wirklichkeit einen Bärendienst. Betrachten wir einmal, was geschieht, wenn ein solcher **Körperschädling** durch Ihr biologisches Universum wandert:

Er wird als Fett eingelagert. Eine Körperschädlingsmahlzeit enthält oft über 1500 kcal, was mehr Kraftstoff ist, als die meisten Menschen für einen ganzen Tag brauchen. Ihr Körper wandelt diese Kalorien in Blutzucker um und speist sie in den Blutkreislauf ein. Weil die Menge viel zu groß ist, beschließt Ihr Körper, etwas davon für magere Zeiten zurückzulegen. Durch einen komplexen chemischen Prozess wandelt er die Glukose schließlich in Fett um. Ihr Körper entscheidet je nach genetischer Programmierung, ob dieses Fett am Bauch, an den Hüften, Oberschenkeln oder am Rücken gespeichert wird; normal ist eine Kombination aus allen vier Regionen. Überschüssiges Fett strapaziert die Systeme Ihres Körpers, was zu Herz- und Arterienproblemen beitragen kann. Die gefährlichste Art wird tief im Bauch eingelagert, das sogenannte Viszeralfett. Warum ist es so schädlich? Fett setzt Toxine und Stresshormone frei. Da der Bauch sich so nah an Ihren lebenswichtigen Organen befindet, können die Toxine diese Organe schädigen.

Er erhöht Ihr Diabetesrisiko. Ihre Bauchspeicheldrüse produziert Insulin, das als Transportvehikel arbeitet und die Glukose dorthin bringt, wo sie hinmuss. Aber wenn Sie Ihr System mit Glukose überfluten (in Form von zu viel Nahrung und Einfachzucker, der nicht sofort verbraucht wird), kann Ihr Körper angesichts des Überangebots nicht immer genug Insulin produzieren, um Schritt zu halten. Das führt zu einem Zustand namens Insulinresistenz. Das bedeutet: Es gibt kein Vehikel mehr, das die Glukose im Körper transportiert. Die überschüssige Glukose hängt herum, die gestrandeten Zuckermoleküle schweben durch Ihr System und suchen eine Beschäftigung. Zu Diabetes Typ 2 kommt es, wenn zu viel von diesem zirkulierenden Blutzucker vorhanden ist (offiziell definiert als 126 Milligramm pro Deziliter). Etwa 9 % der Deutschen haben Diabetes, vermutlich etwa 25 % Prädiabetes (definiert als 100–125 mg/dl). Die überschüssige Glukose beschädigt Blutgefäße und Organe und schädigt Ihren Körper, was auch zu dem Problem beiträgt, um das es im nächsten Abschnitt geht.

Er beschädigt und verstopft Ihre Arterien. Von allen Verbrechen, die ein Körperschädling begeht, ist das Aufrauen Ihrer Arterien das schlimmste. Dieser Schaden ist mit Bluthochdruck und anderen Herz- und Arterienerkrankungen, aber auch mit lebensbedrohlichen Erkrankungen wie Herzinfarkten verbunden. Ihre Arterien bestehen aus mehreren Schichten; die äußere Schicht schützt die inneren. Der Körperschädling, der es zu verantworten hat, dass all die überschüssige Glukose im Umlauf ist, hinterlässt seine Spuren an den Innenwänden der Arterien in Form von Kerben und Kratzern (Tabakrauch wirkt sich übrigens ähnlich aus). Ihr Körper bemerkt dies und tut sein Möglichstes, um das Innere der Arterie vor weiteren Schäden zu schützen. Er deckt deshalb die Wunde mit einem Schorf ab, so wie er es auch bei anderen Verletzungen tut. Aber das einzige Pflaster, das Ihr Körper hat, ist Cholesterin. Einige Lebensmittel (darunter der Cheeseburger) führen zu einem erhöhten Gehalt an LDL-Cholesterin (das schlechte Cholesterin), das in die Kerben und Schnitte in der Arterienwand eindringt und sich

Prädiabetes

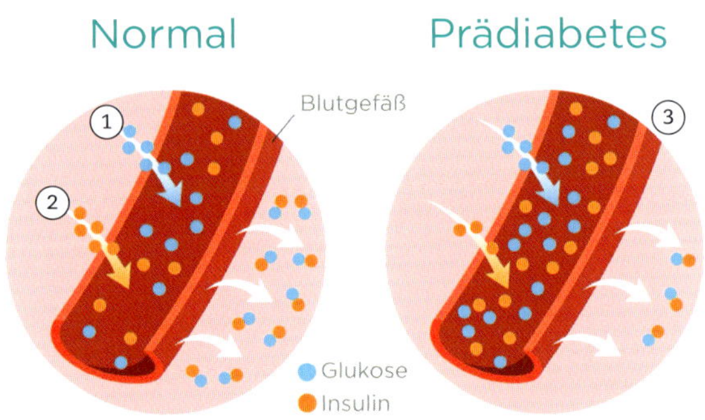

1. Ihr Verdauungssystem zerlegt Kohlenhydrate in Moleküle, darunter Glukose, die durch die Darmwand in Ihr Blut gelangen. Glukose in Ihrem Blutkreislauf wird als Blutzucker bezeichnet.
2. Wenn Ihr Blutzuckerspiegel steigt, gibt die Bauchspeicheldrüse Insulin in den Blutkreislauf ab. Es regt die Körperzellen an, Blutzucker aufzunehmen, sodass dieser im Körper für die Energiegewinnung genutzt werden kann.
3. Wenn Sie Prädiabetes oder Diabetes Typ 2 haben, produziert der Körper nicht genug Insulin oder kann es nicht richtig verwenden, und so können die Muskelzellen nicht genug Zucker aus dem Blut aufnehmen. Die übrigen Zuckermoleküle bauen sich in Ihrem Blut auf und schwimmen im System herum wie Vandalen, beschädigen Blutgefäße und Organe und erhöhen Ihr Risiko für Herz-Kreislauf-Erkrankungen, Schlaganfall, Nierenerkrankungen, Blindheit und Amputationen.

Freunde und Feinde der Arterien

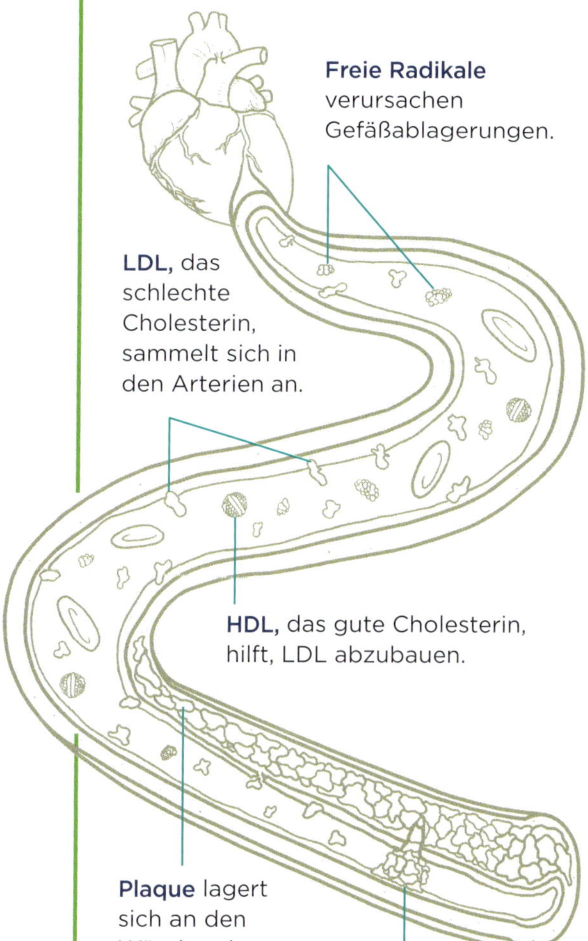

schließlich in Gefäßplaque verwandelt. Durch diese Ablagerungen besteht die Gefahr, dass der Blutfluss in der Arterie unterbrochen wird, und genau das verursacht Herzinfarkte, Schlaganfälle, Nierenprobleme, Impotenz und vieles mehr. Erinnern Sie sich? Der ganze Prozess beginnt damit, dass sich wegen übermäßigen und falschen Essens eine Menge Blutzucker im Körper akkumuliert hat. Und er wird dadurch verstärkt, dass zu viele LDL-»Pflaster« vorhanden sind, die aus gesättigten Fetten in Nahrungsmitteln wie rotem Fleisch stammen. Wenn Sie regelmäßig Körperschädlinge verzehren, ruinieren Sie Ihren Körper langsam, aber sicher.

Er erzeugt Aufruhr im Körper in Form von Entzündungen. Ihr Körper ist schlau genug, um Körperschädlinge und ihre Hooligan-Teams, die auf Ärger aus sind, zu erkennen. Er verfügt über Polizeikräfte in Form von Immunzellen, deren Aufgabe es ist, Schäden zu heilen und biologische Unruhen zu befrieden. Wann immer Ihr Körper in Mitleidenschaft gezogen ist – sagen wir, Sie verdrehen sich einen Knöchel oder schneiden sich in den Finger –, eilen Ihre Immunzellen herbei, um die Stelle zu schützen. Die Folge ist eine Entzündung. Sie ist das sichtbare Zeichen eines Kampfs: Der Knöchel schwillt an, die Hautwunde verkrustet. Die Immuneinsatzkräfte machen ihren Job und kehren dann ins Hauptquartier zurück, um auf ihren nächsten Einsatz zu warten.

Entzündungsprozesse finden auch tief im Körper statt und können dann mehr schaden als nützen. Wenn übermäßig viele Körperschädlingsmahlzeiten zu Ablagerungen in den Gefäßen führen, führt das dort zu Entzündungen, die das Risiko von Herzproblemen erhöhen. Und das Fett, das die Körperschädlinge an Ihren Hüften ablagern? Es löst ebenfalls Entzündungen aus. Fettzellen setzen Substanzen frei, die für nahe gelegene Organe toxisch sind. Auch dagegen kommen die Immuntruppen zum Einsatz, und das hat, Sie erraten es, wiederum Entzündungen zur Folge. Bei vermehrten Entzündungen schießen die Immunzellen über und setzen Ihren Körper laufend unter Stress. Chronische Entzündungen schädigen gesundes Gewebe, was zu Herzschäden, verminderter Gehirnleistung, Störungen im Magen-Darm-Trakt und vielen anderen Problemen führen kann.

Nach dem Verzehr fühlen Sie sich miserabel. Das ist kein klinischer Begriff aus der medizinischen Literatur, aber Sie wissen, was ich meine: Der Körperschädling mag Sie während der sieben Minuten, in denen Sie ihn verschlingen, vielleicht mit einem angenehmen Geschmack verwöhnen, dies wird jedoch bald von einem bleiernen Gefühl überlagert, das viele Stunden andauert. Sie werden bald das Bedürfnis haben, sich zu einem Nickerchen hinzulegen. Ihr Magen wird mit schlechten Fetten belastet, die lange Zeit brauchen, um verdaut zu werden, wodurch sich Ihr Körper träge und schwer anfühlt. Und dann gibt es noch den berüchtigten Blutzuckerabfall, der so zustande kommt: Der Körperschädling enthält hauptsächlich einfache Kohlenhydrate und raffinierten Zucker, die alle schnell in Glukose umgewandelt und in den Blutkreislauf eingespeist werden. Um die Glukose aus dem Blut in die Zellen zu bringen, kurbelt die Bauchspeicheldrüse die Insulinproduktion an. Der starke Anstieg

Vier Blutwerte, die Sie wissen sollten

Bluttests sagen Ihnen, was in Ihren Arterien passiert. Sie können Ihre Werte und Risiken durch Ihre Lebensmittel erhöhen oder senken. Lassen Sie Folgendes messen:

LDL-Cholesterin (ideal: weniger als 100 mg/dl): Ihr Körper produziert dieses wachsartige Fett auf natürliche Weise selbst, denn Ihre Zellmembranen und manche Ihrer Hormone benötigen es. Aber wenn Sie zu viel von den falschen Dingen essen, kann die Produktion über das hinausgehen, was gut für Sie ist. Deshalb nennen wir es das schlechte Cholesterin.

HDL-Cholesterin (optimal: mindestens 60 mg/dl): der Müllmann des Körpers. HDL transportiert Cholesterin zur Leber, die es dann ausscheidet. Viel Bewegung und die richtigen Nahrungsmittel helfen Ihrem Körper, mehr HDL zu bilden.

Blutzucker (ideal: weniger als 100 mg/dl): die Menge der zirkulierenden Glukose. Je höher der Wert, desto höher die Wahrscheinlichkeit von Entzündungen, Fettablagerungen und Schäden. Ein Blutzuckerwert von 126 mg/dl oder höher zeigt Diabetes an; ein Wert von 100–125 mg/dl Prädiabetes.

Blutdruck (ideal: unter als 120/80 mm Hg): Je höher der Blutdruck, desto mehr Schaden kann beim Blutdurchlauf an Ihren Arterienwänden entstehen. Hoher Blutdruck hinterlässt kleine Narben an den empfindlichen Arterienwänden, die zu Ablagerungen und Entzündungen einladen. Außerdem muss sich Ihr Herz mehr anstrengen, um den hohen Druck zu bewältigen, was es mit der Zeit schwächen kann.

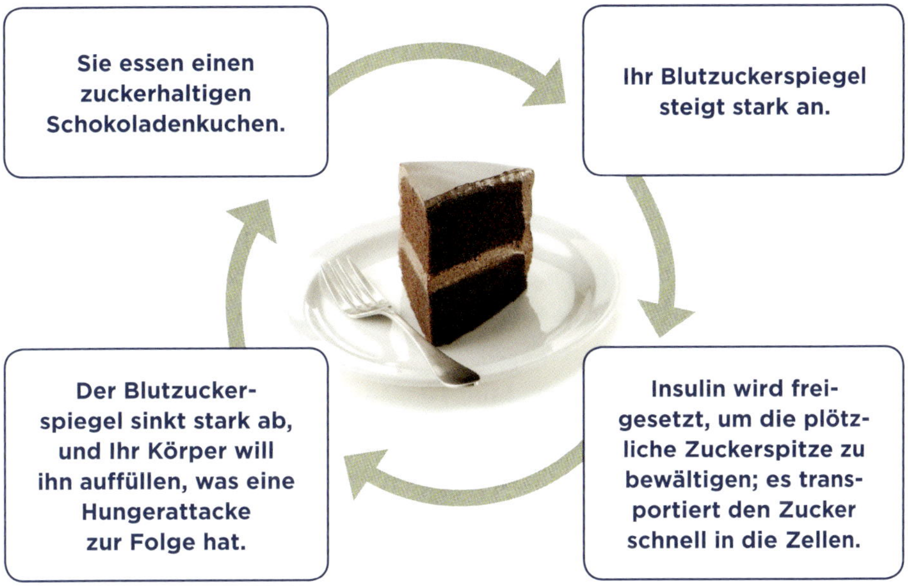

des Insulins bringt viel Blutzucker in die Zellen, die das einlagern, was sie erst einmal nicht verbrauchen. Und plötzlich findet Ihr Gehirn dann kaum noch Zucker im Blutkreislauf, was bei Ihnen Energieabfall und Müdigkeit auslöst.

Er ist verantwortlich dafür, dass Sie immer noch mehr essen wollen. Ihr Gehirn, das den abrupten Zuckerabfall spürt, sendet Ihnen eine Botschaft: »Hey, iss etwas, um den Blutzuckerspiegel zu erhöhen!« Sie empfinden dies als Verlangen, schnellstmöglich einen Snack zu verschlingen, am liebsten einen möglichst süßen. Der hilft Ihnen dann vielleicht vorübergehend, aber nach einem solchen Junkfood-Snack mit geringem Nährwert und hoher Kalorienzahl beginnt der Kreislauf von vorne. Jede weitere Dosis von Einfachzuckern durchläuft den gleichen Prozess wie oben beschrieben und verursacht noch mehr Energiehochs und -tiefs, Fetteinlagerung und Potenzial für geschädigte Arterien. Das ist fahrlässige Körperverletzung!

Sie kennen all diese Abläufe schon lange, einfach weil Sie sie *spüren*. Es ist aber auch wissenschaftlich erwiesen, dass Körperschädlinge schlechte Laune, Stress, Müdigkeit und vieles mehr verursachen. Vieles davon wird durch die Einbrüche und Spitzen im Blutzuckerspiegel verursacht. Es gibt jedoch noch einen Grund: Wenn Sie Ihren Magen mit Nahrungsmitteln füllen, die den Körper enttäuschen, lassen Sie keinen Platz für nützliche Lebensmittel, die den Körper den ganzen Tag über mit Energie versorgen.

Der Körperheiler

Sie haben gerade einen starken Feind kennengelernt, der Ihre biologischen Abläufe negativ beeinflussen kann. Die Folgen: geschädigte Arterien, erhöhte Entzündungswerte, überflüssiges Fett – pfui Teufel!

Stellen wir uns jetzt eine gesündere Mahlzeit vor. Eine ganze Reihe von Nahrungsmitteln wären geeignete Kandidaten, aber wir wählen ein saftiges Stück gegrilltes Hühnerfleisch mit einer würzigen

Salsa oder einer Mangosauce. Die Nebenrollen spielen eine große Portion Ihres Lieblingsgemüses, das mit etwas Olivenöl bepinselt und mit Knoblauch gewürzt ist, sowie eine Handvoll gebackene Süßkartoffelpommes. Eine Scheibe Avocado mit einem Spritzer Zitrone und 1 Prise roter Paprikaflocken kommt noch hinzu. Ein solcher Teller ist vollgepackt mit einer Fülle von Geschmacksrichtungen, sättigt Sie und liefert lebenswichtige Nährstoffe. Mit dieser Mahlzeit nehmen Sie nur 416 kcal zu sich! Wir nennen sie den Körperheiler. Er bewirkt eine Beruhigung der Körpervorgänge und hält das biologische Gleichgewicht aufrecht. Wie macht er das?

Er verlangsamt die Verdauung. Der Körperheiler enthält Nährstoffe, deren Aufspaltung lange dauert, was Ihnen hilft, Hunger zu vermeiden. Die Ballaststoffe in den Süßkartoffeln und im Gemüse verweilen länger im Magen als Nahrung mit Einfachzuckern. Damit sind Sie länger satt und werden vermutlich nicht zu viel essen und Ihren Blutkreislauf nicht mit Glukose überfluten. Keines der Körperheiler-Nahrungsmittel enthält Einfachzucker, verarbeitete Zutaten oder raffinierte Kohlenhydrate, weshalb sie nicht sofort in Glukose umgewandelt werden, sondern gemächlich durch Ihren Körper reisen, statt sofort den Shuttle in den Blutkreislauf zu nehmen. Während der langsamen Wanderung ist genug Zeit für die Verdauung der gesunden Fette, Proteine und komplexen Kohlenhydrate, die Sie mit der Mahlzeit aufgenommen haben.

Er hält den Blutfluss in Bewegung. Wenn Sie einen Körperschädling verzehren, schädigt überschüssige Glukose die Arterien, was die Entstehung von LDL-Cholesterin und Ablagerungen begünstigt. Die Bestandteile eines Körperheilers dagegen reduzieren Arterienschäden. In unserem Beispiel enthält die Avocado gesunde Fette, die den Aufbau von gesundem HDL-Cholesterin fördern. HDL fegt die klebrigen Cholesterinmoleküle weg. Anders als ein Körperschädling mit seinen Unmengen gesättigter Fettsäuren hat die Körperheiler-Mahlzeit kaum schlechte Inhaltsstoffe, die zum Aufbau von

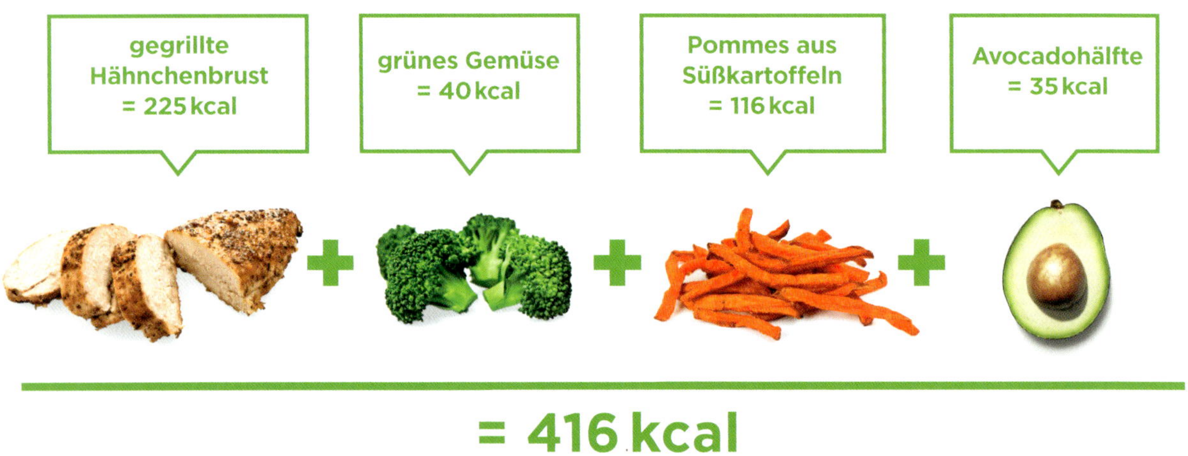

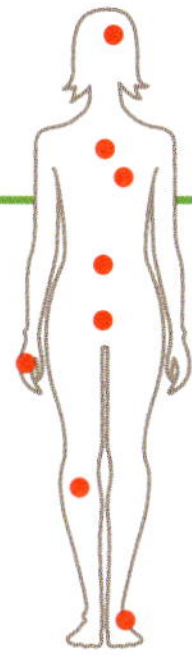

Wo Schmerzen und Entzündungen zuschlagen

Tückische Entzündungen stecken hinter vielen Beschwerden und Krankheiten.

↓

GEHIRN
Alzheimer, Gehirnnebel, Schlaganfall

↓

LUNGEN
allergisches Asthma

↓

HERZ
Gefäßablagerungen, Verhärtung der Arterienwände, Herzinfarkt

↓

DARM
Colitis ulcerosa, Morbus Crohn, Reizdarmsyndrom und die damit verbundenen Schmerzen und Blähungen

↓

HAUT
Akne, Rosazea, Schuppenflechte, Ekzem

↓

GELENKE
allgemeine Schmerzen und Arthritis

↓

ALLGEMEIN
Diabetes, Krebs, Müdigkeit, Schwermut

LDL-Cholesterin beitragen können, was zur Folge hat, dass das gesunde Cholesterin weniger Reinigungsarbeiten leisten muss.

Er beruhigt Entzündungen. Zu Entzündungen kommt es, wenn Ihr Körper versucht, irgendeinen Konfliktherd zu bekämpfen. Was passiert also, wenn es weniger Konflikte im Körper gibt, weniger Kerben in den Arterien, weniger Ablagerungen? Weniger Entzündungen treten auf! Wenn Sie eine ausgewogene Mahlzeit in vernünftiger Menge zu sich nehmen, muss Ihr Körper nicht kämpfen. Beruhigen Sie die Entzündung, beruhigen Sie eine ganze Reihe potenzieller Konflikte.

Er gibt Ihnen Pep und Schwung. Abgesehen davon, dass gute Lebensmittel Ihren Organismus stabilisieren und Krankheiten und Beschwerden weniger wahrscheinlich machen, wird der Körperheiler Ihnen einfach zu einem besseren Körpergefühl verhelfen. Warum? Weil eine ausgewogene Ernährung mit einer stetigen Zufuhr von Eiweiß, gesunden Fetten und langsam verdaulichen Kohlenhydraten dafür sorgt, dass Ihnen den ganzen Tag über gleichmäßig Energie zur Verfügung steht. Deshalb werden Sie weniger essen. Sie müssen nicht nach zuckerhaltigen Kohlenhydraten greifen, um sich aufzuputschen. Willkommen im neuen Kreislauf des Glücks! Sie essen, um sich wohlzufühlen, und das Wohlgefühl hilft Ihnen, gesund zu essen.

Der Körperheiler arbeitet wie alle Ernährungs-Superhelden: stark und leise. Im nächsten Kapitel werden Sie diese Helden kennenlernen und erfahren, wie Sie ihre Potenziale nutzen.

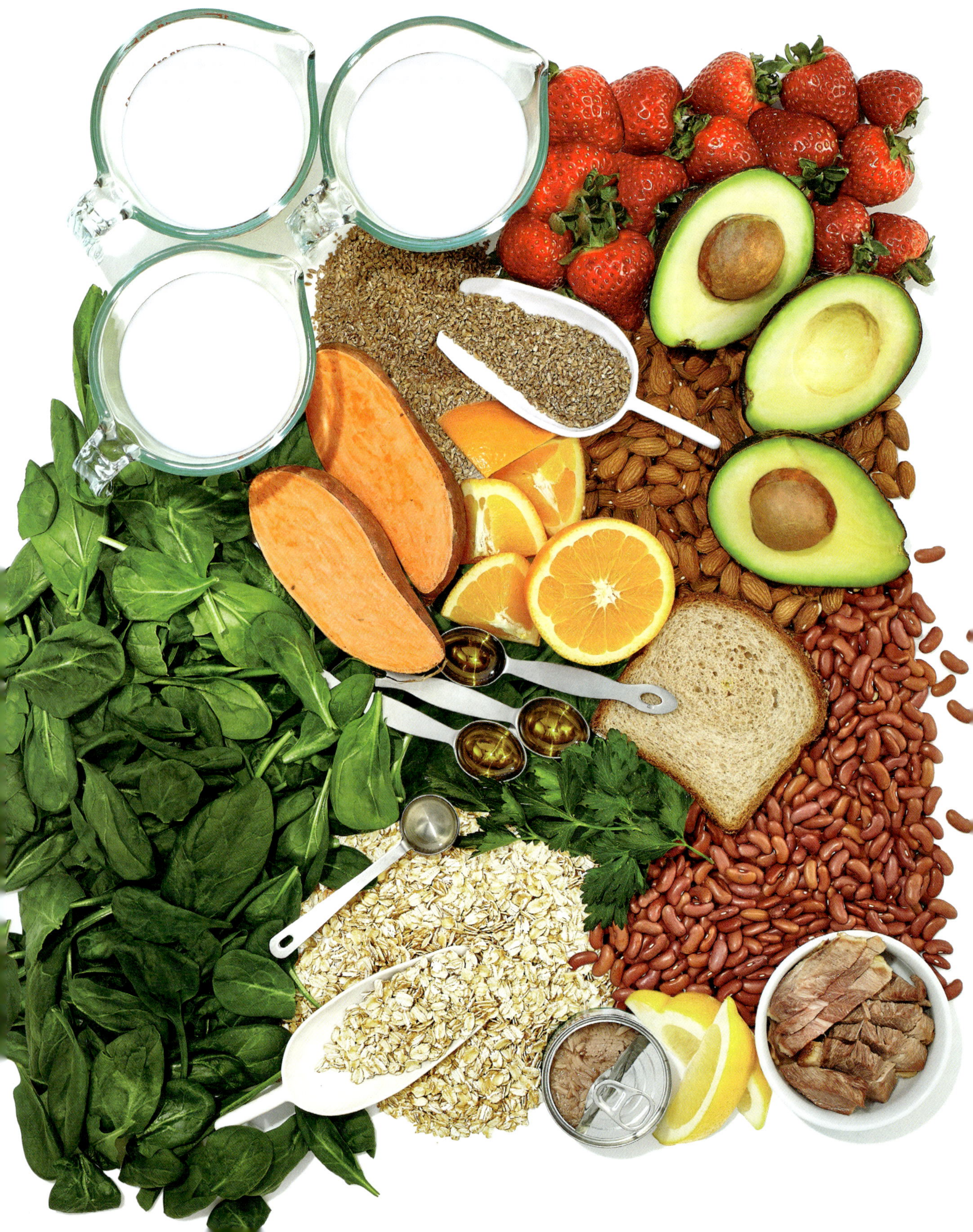

2.

Fünfmal Ernährungs-H.I.L.F.E.

Meine einprägsame Formel für ein längeres und besseres Leben

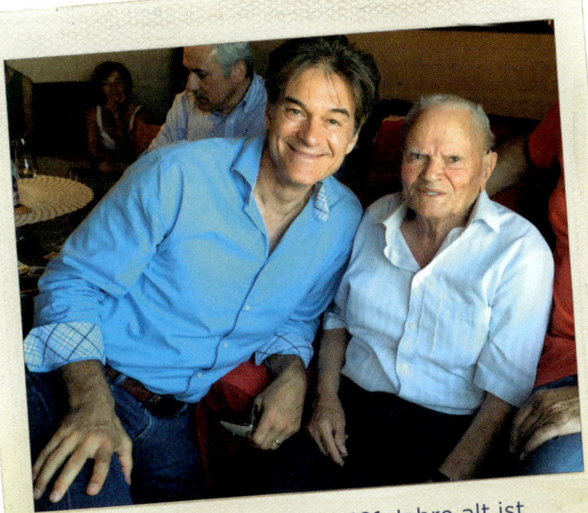

Luigi, der auf diesem Foto 101 Jahre alt ist, begeisterte mich mit seinem wachen Geist und seinem aktiven Leben.

Vor Kurzem lernte ich auf Sardinien den 101-jährigen Luigi kennen, der auf ein bewegtes Leben zurückblickt. In den 1940er-Jahren diente er zuerst unter Mussolini in der italienischen Armee und half nach dem Sturz und der Hinrichtung des Diktators der alliierten Armee, die Faschisten und Hitler zu besiegen. Ich bin mit ihm der Meinung, dass er stolz auf sein Leben sein kann. Für die meisten von uns fällt seine Jugend in graue Vorzeit, aber er konnte sich an alle Details genauestens erinnern. Er hatte einen äußerst wachen Geist.

Ich verbrachte einen fröhlichen Tag mit Luigi, während er im Haus und Garten hantierte, Treppen hinauf- und hinabstieg und Geschichten erzählte. Er war über ein Jahrhundert alt, sah aber nicht so aus, hörte sich nicht so an und bewegte sich nicht so, wie man sich das bei einem Hundertjährigen vorstellt.

Sardinien besuchte ich, weil ich mehr über die Lebensweise der am längsten lebenden Menschen der Welt erfahren wollte. Vor Jahrzehnten hat ein Mediziner namens Gianni Pes Sardinien als eine der weltweit fünf Regionen identifiziert, in denen die Menschen am längsten leben. Er nannte diese Gebiete »blue zones« (blaue Zonen), ein Begriff, den später Dan Buettner in dem Buch *The Blue Zones Solution* der Öffentlichkeit vorstellte. Die anderen vier Gebiete liegen in Griechenland, Japan (Inselkette Okinawa), Costa Rica sowie Kalifornien (Gemeinden der Siebenten-Tags-Adventisten). Eine Firma namens Blue Zones veranstaltet sogar Schulungen für maximale Langlebigkeit. Es ist ziemlich aufschlussreich, welche Gemeinsamkeiten in der Lebensweise die Bewohner dieser fünf blauen Zonen in allen möglichen Weltgegenden aufweisen. Die Hälfte davon betrifft soziale Aspekte: Die Menschen sehen einen Sinn und haben eine Aufgabe im Leben, verbringen Zeit mit denen, die sie lieben, und bekennen sich zu einem Glauben. All dies scheint ihnen dabei zu helfen, länger und gesünder zu leben. Die andere Hälfte? Das ist die Auswahl der Nahrung. Bewohner blauer Zonen verzehren viele Pflanzen, Bohnen und Fische und nur wenig Fleisch und Zucker. Und mit Ausnahme der Adventisten trinken sie täglich etwas Wein.

So isst Luigi, so essen seine Freunde, so essen die Menschen in der ganzen Region. Und das scheint ein Hauptgrund zu sein, warum sie so lange leben.

Die Menschen der blauen Zonen folgen sicher keinem Diätbuch, niemand gibt ihnen eine Anwei-

Eine perfekte Kombination

Eines meiner Lieblingsduos: Tomaten, mit Olivenöl angebraten. Diese magische, köstliche Kombination zählt zu den typischen Gerichten, die man in den blauen Zonen gerne isst. Sie ist reich an Antioxidantien, Olivenöl weist herzgesundes Fett auf, und Tomaten enthalten die Vitamine C, K und E sowie Folsäure, Kalium und Lycopin (der rote Farbstoff mit krebshemmenden Eigenschaften). Hier eine weitere Möglichkeit, die beiden Zutaten zu kombinieren: Eine Tomate entkernen und mit Quinoa, Spinat, Champignons und Knoblauch füllen. Etwas Olivenöl und Käse daraufgeben und bei 200 °C ca. 15 Min. backen.

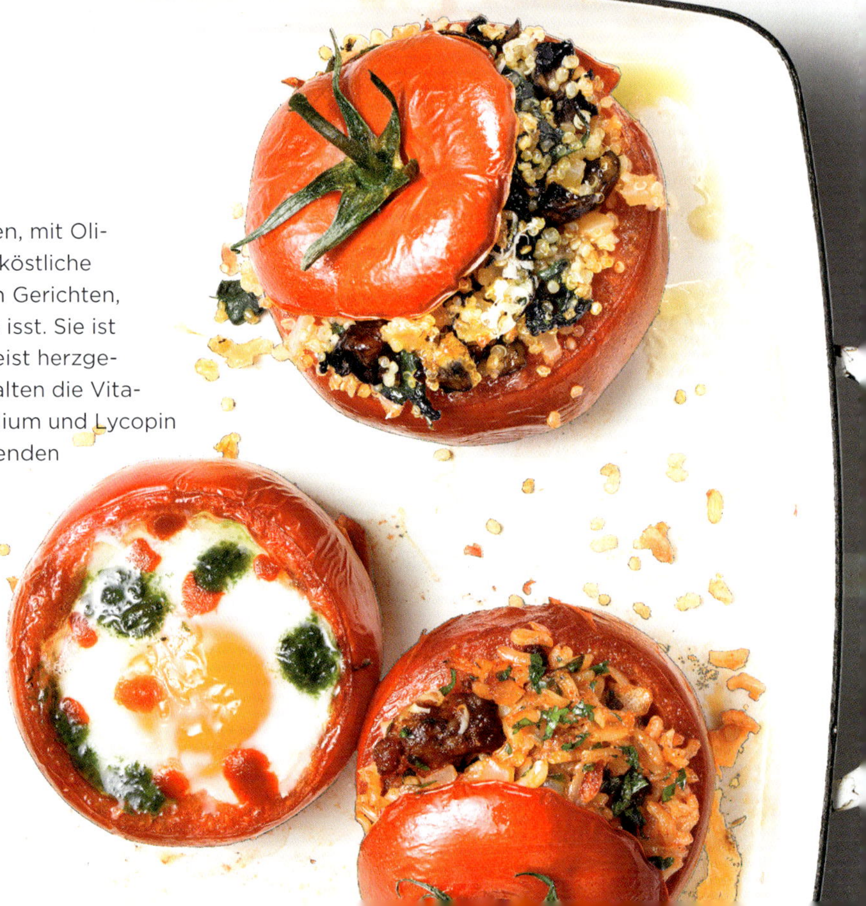

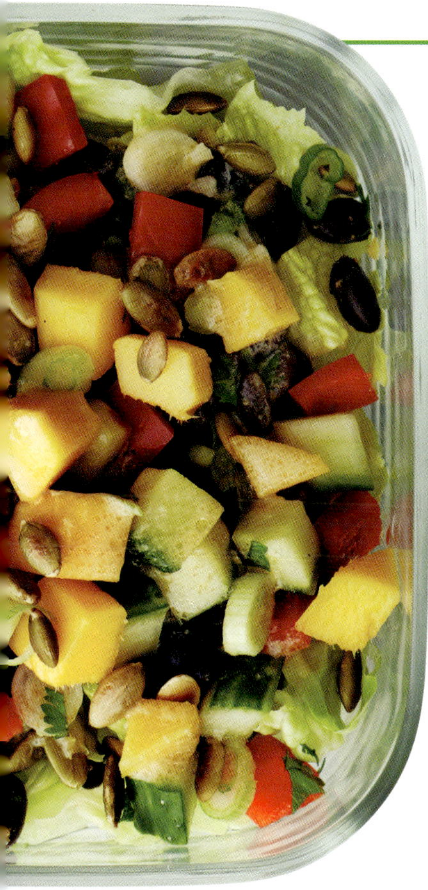

Packen Sie Ihre Mahlzeit ein, um sich keine überflüssigen Pfunde draufzupacken

Es geht nicht nur darum, *was* die »Blauzonier« essen, sondern auch darum, *wie* sie essen: kleine Portionen. Sie bringen ihr Essen seit jeher zur Arbeit mit, was der Größe der Mahlzeiten eine gewisse Grenze setzt.

Früher praktizierte ich diese Angewohnheit ebenfalls, ohne groß darüber nachzudenken. Bei meiner ersten Stelle an der Columbia University fuhr ich mit dem Fahrrad zur Arbeit. Das war viel einfacher, als mich mit dem Auto in den New Yorker Verkehr zu stürzen. Mein Mittagessen nahm ich mit. Und da ich es ja mit dem Fahrrad transportieren musste, packte ich mir nicht so viel ein. Kleine Portionen, zwangsläufig.

Die gesunden Essgewohnheiten der Blaue-Zonen-Bewohner haben sich automatisch herausgebildet. Sie leben eben so und vergeuden ihre Zeit nicht damit, sich zu überlegen, was sie morgens, mittags und abends essen sollen. Sich nur ein leichtes Essenspaket an einen Ort mitzunehmen, an dem es keine Verkaufsautomaten und keine Kantine gab, war naheliegend und bedeutete zugleich, dass die Mahlzeit leicht sein würde. Welch eine schlaue Angewohnheit!

Selbst zubereitetes Essen zum Mitnehmen ist ein köstlicher Genuss in einer automatisch begrenzten Menge.

sung oder ärztlichen Rat. Sie denken sowieso nicht viel übers Essen nach. Es ist Teil ihres Lebens – ein glücklicher Teil, aber nicht der einzige. Sie arbeiten, lachen, tauschen sich aus, essen und trinken. Sie organisieren ihre Tage rund um die Mahlzeiten, halten ihren täglichen Rhythmus ein, beschäftigen sich jedoch nicht zwanghaft damit, wozu unsere moderne Gesellschaft neigt.

Sie orientieren sich an der Weisheit ihrer Vorfahren, wenn es darum geht, was auf den Tisch kommt. Sie genießen ihren Wein, aber nicht mit dem Ziel, sich zu betrinken oder den Arbeitsstress zu betäuben. Sie haben vor langer Zeit herausgefunden, dass Tomaten und Olivenöl in einer Sauce gut harmonieren, und sehen keine Notwendigkeit, dieser einfachen und köstlichen Kombination etwas hinzuzufügen; heute weiß man übrigens, dass das Garen der Tomaten in Öl das in den Tomaten enthaltene wertvolle Antioxidans Lycopin optimal verfügbar macht. Diesen Anti-Aging-Trick gab es schon lange, bevor das Wort »Anti-Aging« erfunden war. Die Blauzonier komplettieren ihre Suppen und Nudelgerichte mit etwas Fleisch, stopfen aber nicht bei jeder Mahlzeit pfundweise Fleisch in sich hinein. Und sie geben diese Lebensweise von einer Generation zur nächsten weiter. Warum sollten sie etwas ändern, was so perfekt funktioniert? Die Ernährungsform, die diesen Menschen und ihren Vorfahren geholfen hat, steinalt zu werden, wird Mittelmeerdiät genannt.

Langlebigkeit ist einer der medizinischen Vorteile einer solchen »Superfood«-Ernährung. Die richtigen Lebensmittel sind wie hochoktaniger Kraftstoff, der die Effizienz und Funktion Ihrer diversen Körpermotoren verbessert, sodass diese weniger anfällig für Störungen sind. Erinnern Sie sich an all die Systeme, die ich in Kapitel 1 angesprochen habe? Gesunde Ernährung hilft, Ordnung ins chemische Chaos zu bringen, sodass alles gut funktioniert, und zwar für lange Zeit.

Gesunde Ernährung hat aus einem weiteren Grund einen heilenden Effekt: Auf chemischer Ebene wirkt sie etwa wie eine Schutzweste, die Sie vor vielen Krankheiten schützt. Ich will Ihnen ein Beispiel dafür geben: Als Allgemeinchirurg operierte ich einst einen Mann, der an Darmkrebs litt. Er war zwar nicht fettleibig, ernährte sich aber ungesund auf die typisch amerikanische Fast-Food-Art. Seine Krankengeschichte zeigte, dass er tendenziell an Verstopfung litt, was zum Teil erklärt, warum sein Krebs erst spät entdeckt wurde. Wegen der schlechten Ernährung hatte er schon immer nur sehr sporadischen Stuhlgang, und als der Dickdarmkrebs das verstärkte, fiel ihm das zuerst gar nicht auf.

Unser Team operierte ihn, schnitt den Krebs erfolgreich heraus und nähte seinen Darm wieder zusammen. Medizinisch gesehen war er nun geheilt und hätte noch lange leben können. Aber die Wunden des Mannes heilten nicht. Er starb einen Monat später, und zwar nicht am Krebs, sondern weil sein Immunsystem die Folgen der Operation nicht bewältigte. Als wir seinen Fall überprüften, erhärtete sich unser Verdacht, dass seine Ernährungsweise eine Rolle gespielt hatte: Zwei sehr wichtige Marker in seinem Blut, Albumin und Gesamtprotein, beides Indikatoren für eine gesunde Ernährung, zeigten, dass er Nährstoffdefizite und ein geschwächtes Immunsystem aufwies.

Wie Wein helfen kann

Wein ist eines der besten Beispiele dafür, wie das Pflanzenreich mit dem Tierreich, zu dem wir Menschen zählen, in Beziehung steht. Trauben, die unter harten Bedingungen angebaut werden, bilden mehr Resveratrol, das sie stärkt und ihnen hilft, die Umgebungsbedingungen gut zu überstehen. Wenn Sie mit Wein oder anderen Lebensmitteln, die es enthalten, Resveratrol aufnehmen (siehe Seite 110), verhilft Ihnen das ebenfalls zu mehr Widerstandskraft, weil die Anti-Aging-Wirkstoffe der Trauben auch in Ihnen wirken. Das ist keine Ausrede für grenzenlosen Weinkonsum; ich beschreibe nur die gesundheitlichen Vorteile von Wein. Während Sie meinen 21-Tage-Plan absolvieren, lassen Sie Alkohol sowieso ganz weg; danach ist ein Glas Wein pro Tag in Ordnung.

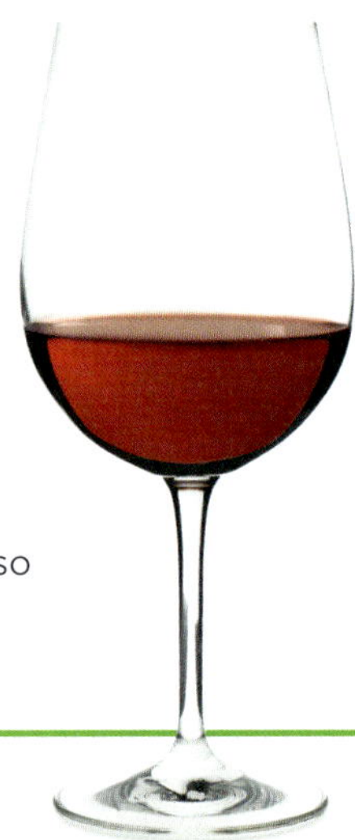

Wie man ein Lebensmitteletikett liest

Häufig verwirren Lebensmitteletiketten, statt zu informieren. Begriffe wie »fettfrei« und »gesunde Inhaltsstoffe« sind oft irreführend. Das ist weder Schlamperei noch Zufall, sondern vorsätzlicher Betrug. Ein fettfreies Produkt kann vor Zucker nur so strotzen, und in einem Produkt mit gesunden Inhaltsstoffen können sich haufenweise auch ungesunde verstecken. Außerdem ist es manchmal schwierig, die Zahlen in den Nährstoffangaben zu interpretieren. Beachten Sie deshalb folgende Dinge, wenn Sie ein Lebensmitteletikett lesen:

- Je weniger Zutaten, desto besser. Wenn Sie eine Zutat nicht kennen, stammt sie wahrscheinlich nicht von Mutter Natur.
- Berücksichtigen Sie nicht nur Kalorien, sondern auch die Größe einer Portion. Wenn auf einer Dose 100 kcal pro Portion angegeben sind, klingt das nach wenig, bis Sie sehen, dass die Dose, die Sie allein leeren wollen, 3,5 Portionen enthält.
- Achten Sie darauf, dass eine Portion maximal 4 g Zucker enthält. Das gilt insbesondere für zugesetzten Zucker. Auf Seite 61 finden Sie eine Liste aller Decknamen, mit denen die Hersteller verschleiern wollen, dass es um Zucker geht.
- Achten Sie außerdem auf die Angaben zu Natrium und Gesamtkohlenhydraten, vor allem, wenn sie aus Zucker stammen, und darauf, welchen Prozentsatz der täglich empfohlenen Menge eine Portion enthält.
- Fallen Sie nicht auf trickreiche Angaben wie »100 % naturrein« herein! Zucker ist selbstverständlich auch natürlichen Ursprungs. Das gilt für zahllose Gifte.

Eine gesunde Ernährung beugt nicht nur Krankheiten vor, sondern stärkt auch Ihren Körper, sodass er es bewältigen kann, wenn Ihnen etwas zustößt. In Krisen – vielleicht brechen Sie sich einmal ein Bein, entwickeln ein Herzproblem, was auch immer – muss der Organismus alle verfügbaren Kräfte aufbieten. Mit der richtigen Ernährung ist Ihr Immunsystem für solche Herausforderungen gerüstet. Ihre Armee will für Sie arbeiten. Lassen Sie uns herausfinden, wie man sie richtig verpflegt.

Vitamin-Power

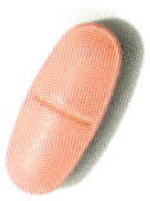

Im Idealfall sorgen Ihre Mahlzeiten für eine perfekte Ernährung, aber das Leben läuft nicht immer nach Plan, und manchmal ist es nicht möglich, die ideale Nährstoffzubereitung zu kreieren. Ich empfehle deshalb, täglich ein Multivitaminpräparat einzunehmen, um sicherzustellen, dass Sie die empfohlenen Mengen Vitamine und Mineralstoffe erhalten. Am gesündesten und wirksamsten sind jedoch die natürlichen Inhaltsstoffe der Nahrungsmittel.

Fünfmal Ernährungs-H.I.L.F.E.

Wahrscheinlich haben Sie eine grobe Vorstellung davon, was gesundes Essen ist und was nicht: Zwiebeln = gut; ein Haufen frittierte Zwiebelringe = lukrativ für die Ärzte. Bei anderen Lebensmitteln ist die Beurteilung weniger einfach, und angesichts der zigtausend Produkte ist es kompliziert zu entscheiden, was wir denn nun essen sollen.

Wenn Sie sich an meine goldene Regel halten – viel Pflanzliches essen, und zwar so, dass es noch halbwegs als Pflanze zu erkennen ist –, wird Ihnen das guttun. Darüber hinaus habe ich eine Herangehensweise ans Essen entwickelt, die ohne Kalorienzählen oder komplizierte Regeln auskommt. Solche Regeln machen nämlich nur Stress und vermiesen den Spaß am Essen. Ich will aber, dass Sie glücklich sind, weil Sie den Geschmack von nahrhaften Speisen lieben und weil Sie wissen, dass solche Nahrungsmittel Ihnen ein gutes Gefühl geben. Alles, was Sie in diesem Buch lesen werden, soll Ihnen eine Vorgabe dafür sein, wie Sie in Zukunft an das Thema Essen herangehen werden. Sie werden einen Ernährungs-Instinkt entwickeln, der Gesundheit und Heilung fördert. Sie werden spezifische Ernährungspläne kennenlernen, ich möchte aber auch, dass Sie sich auf unbekanntem Terrain wohlfühlen, indem Sie sich an einer Leitschnur orientieren. H.I.L.F.E. soll Ihre Devise sein, eine Fackel, die die manchmal verschlungenen Wege zu gesunder Ernährung beleuchtet. Also: Holen Sie sich H.I.L.F.E.

Heilsam: Fette

Ideal: Proteine

Lebenswichtig: Gemüse, Obst

Fitmacher: Kohlenhydrate

Extra: Zucker

Vielfältige H.I.L.F.E.

Die meisten Lebensmittel bestehen aus einer Kombination mehrerer Nährstoffe. Deshalb tauchen in meinem H.I.L.F.E.-System einige Nahrungsmittel mit Superkräften unter zwei Rubriken auf: Fische und Nüsse etwa enthalten sowohl ordentlich Proteine als auch viel gesundes Fett. Viel hilft in diesem Fall viel: je mehr Komponenten, desto vielfältiger die heilenden Wirkungen.

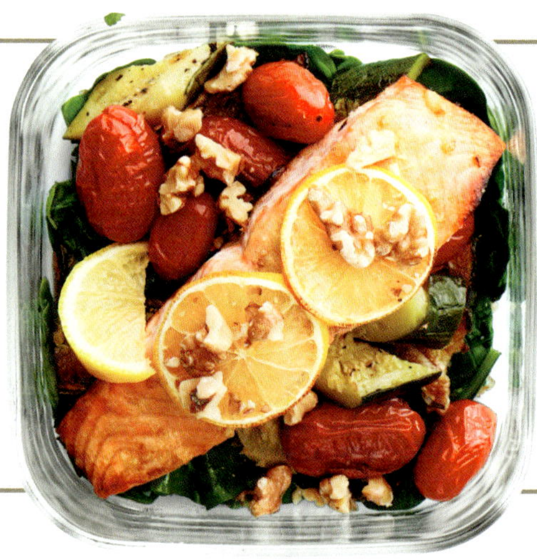

Heilsam: Fette

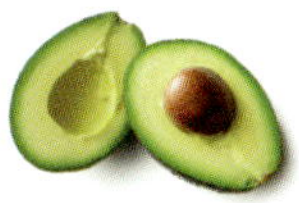

Avocados

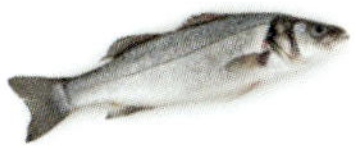

Fisch

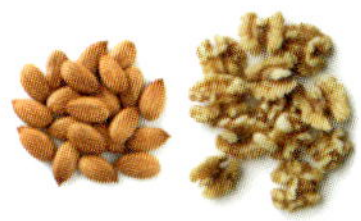

Nüsse (vor allem Mandeln und Walnusskerne) und Nussbutter

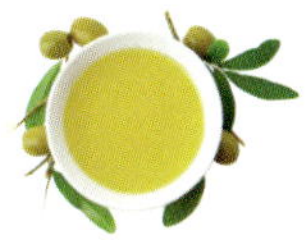

Olivenöl und andere Pflanzenöle

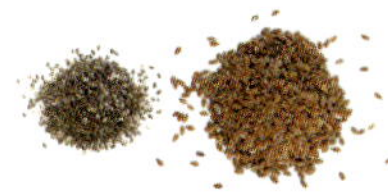

Kerne und Samen (Chia- und Leinsamen, Kürbis- und Sonnenblumenkerne, Sesamsamen)

Lange galt beim Thema Fett: »Willst du nicht fett sein, darfst du kein Fett essen.« Aber das ist falsch! Jeder Mensch braucht Fett. Es ist einer der drei Makronährstoffe, also eine Säule ausgewogener Ernährung. Unser Gehirn zum Beispiel besteht zu 60 % aus Fett. Um Ihr Gedächtnis und klares Denken zu unterstützen, müssen Sie deshalb Nahrungsfette zu sich nehmen. Der Körper greift den ganzen Tag über auf Fett als Energiespender zurück.

Es geht in Wirklichkeit darum, Fett aus den richtigen Quellen aufzunehmen, denn Nahrungsfette gibt es in vielen Formen. Was Sie wirklich brauchen, sind ungesättigte Fette, und die stecken in den Nahrungsmitteln im Bild oben.

Gesättigte Fette sind bei Zimmertemperatur fest wie Butter, und sie werden mit Herzkrankheiten in Verbindung gebracht. Rotes Fleisch enthält ebenfalls gesättigtes Fett und noch dazu L-Carnitin, eine Verbindung, die Arteriosklerose begünstigt. Kleine Mengen gesättigter Fettsäuren sind okay; Sie müssen also nicht den ganzen Tag über jedes Lebensmittel genauestens auf seine Fette hin analysieren. Maxi-

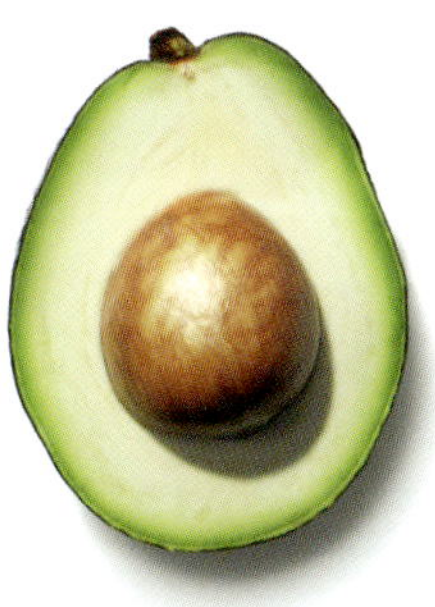

Das meiste Fett sollten Sie in Form ungesättigter Fettsäuren aufnehmen, die zum Beispiel in Avocados, Nüssen und Fisch stecken. Die American Heart Association empfiehlt, dass 25–35 % der zugeführten Kalorien aus Nahrungsfetten stammen sollten. Eine halbe Avocado mit ca. 12 g Fett hat knapp 120 kcal.

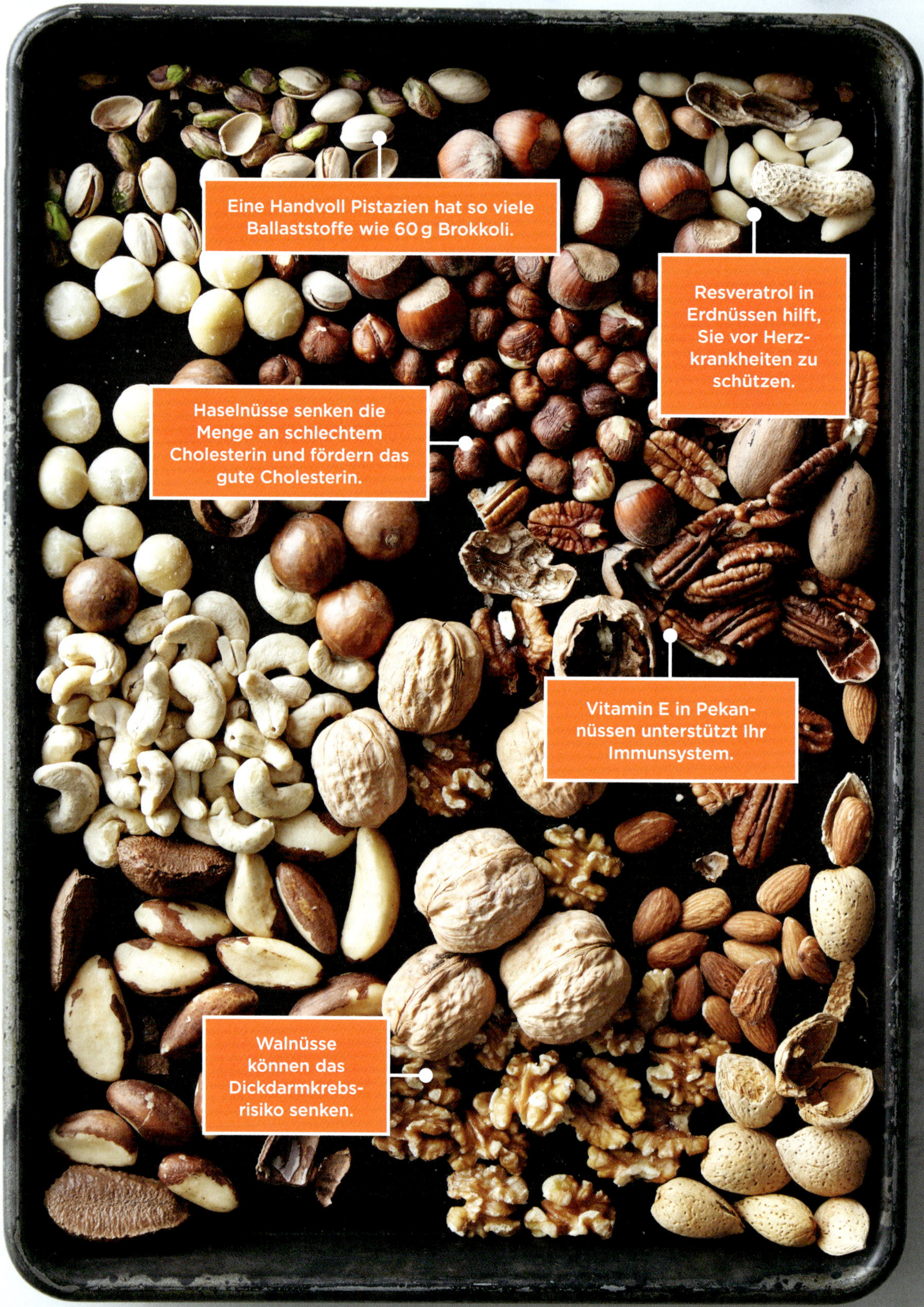
Eine Handvoll Pistazien hat so viele Ballaststoffe wie 60 g Brokkoli.
Resveratrol in Erdnüssen hilft, Sie vor Herzkrankheiten zu schützen.
Haselnüsse senken die Menge an schlechtem Cholesterin und fördern das gute Cholesterin.
Vitamin E in Pekannüssen unterstützt Ihr Immunsystem.
Walnüsse können das Dickdarmkrebsrisiko senken.

Keine harte Nuss: Jede Sorte Nüsse hat mehrere Vorteile und ist eine gute Quelle ungesättigter Fettsäuren.

mal 7 % der aufgenommenen Kalorien sollte von gesättigten Fetten stammen, was an einem Tag mit 2000 kcal Energiezufuhr 14 g entspricht.

Die berüchtigten Transfette sind in vielen verarbeiteten Lebensmitteln enthalten. Sie entstehen bei der Wasserstoffanlagerung an Pflanzenöl. Transfette sind eine große Gesundheitsgefahr, und zum Glück zieht die Nahrungsmittelindustrie sie allmählich aus dem Verkehr. In den USA besteht schon ein Verbot: Diese Fette dürfen nicht in Produkten enthalten sein, die es im Einzelhandel gibt, und im Jahr 2018 sollen sie ganz aus Lebensmitteln verschwinden. In Österreich und der Schweiz gelten Grenzwerte für Transfette in bestimmten Produkten, in der EU zumindest bei Säuglingsnahrung und Olivenöl. Deutschland hat leider weder Verbote noch Grenzwerte noch eine Deklarationspflicht. Meiden Sie nach Möglichkeit frittiertes Fast-Food, Instantsuppen, Fertigpizzen und Industriebackwaren, denn sie enthalten besonders viel Transfettsäuren. Lesen Sie die Etiketten: Die Angabe »gehärtete« oder »teilgehärtete Fette« bedeuten Transfette.

Alles in Butter?

Butter ist eine perfekte Zugabe zu Pfannkuchen und Kartoffeln und die Basis für selbst gebackene Kekse. Sie schmeckt einfach gut. Über Butter diskutiert die Wissenschaft besonders viel. Unter Beschuss geriet sie vor allem, weil sie mit Herzkrankheiten in Verbindung gebracht wird. Allerdings ist man inzwischen gnädiger mit ihr: Ungesättigte Fettsäuren, wie sie zum Beispiel Olivenöl reichlich mitbringt, sind zwar generell vorzuziehen, aber gegen geringe Mengen Butter ab und zu ist nichts einzuwenden. Darüber hinaus gibt es aber wohlschmeckende Alternativen als Zugabe zu allem möglichen, auch zu Gemüse, Kartoffeln, Fisch und Meeresfrüchten.

- Mischen Sie Zitronensaft, Olivenöl, Schnittlauch und Pfeffer.
- Mischen Sie Naturjoghurt, gehacktes Koriandergrün, Limettensaft und Paprikaflocken.
- Mischen Sie Sojasauce, Reisessig, frischen Ingwer und gehackten Knoblauch.
- Verwenden Sie statt Butter Ghee, bei uns besser unter der Bezeichnung Butterschmalz bekannt. Wenn Butter gekocht wird, trennt sich das reine Butterfett vom Milcheiweiß und -zucker. Das gelbe Fett, das Ghee, wird abgeschöpft. Da es kein Milcheiweiß enthält, ist Ghee auch für laktoseintolerante Personen geeignet. Man kann es stärker erhitzen als Butter und kann es daher auch zum Braten verwenden.

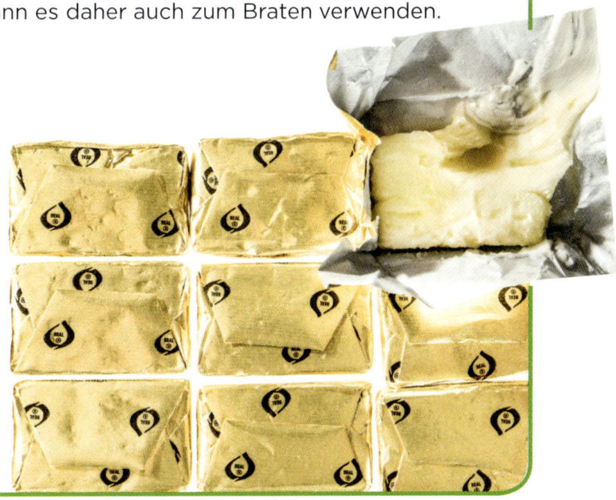

Wie Fett hilft: Nahrungsfette spielen eine ganz entscheidende Rolle für Ihre Gesundheit, vor allem wegen ihrer Wirkung auf die Durchblutung. Erinnern Sie sich an den Prozess, der Ablagerungen an den Blutgefäßwänden und Verstopfungen der Arterien verursacht (siehe Seite 26 f.)? Nun, nützliche Fette – ungesättigte – sorgen dafür, dass der Spiegel des schlechten Cholesterins (LDL) sinkt. Die anderen Fette – gesättigte und Transfette, wie sie in fetthaltigem Fleisch (fast jedes rote Fleisch), Vollfett-Milchprodukten, Butter und manchen Ölen enthalten sind – fördern die Bildung des LDL. Deshalb schreiben viele Diätformen die reduzierte Aufnahme gesättigter Fette vor.

Grundwissen Mayonnaise

Mayonnaise hat einen schlechten Ruf aus der Zeit, als fettreiche Lebensmittel komplett verteufelt wurden. Die Mayonnaisehersteller reagierten, indem sie den Fettanteil verringerten und dafür allen möglichen Nahrungsramsch hinzufügten, um den Geschmack zu verstärken. Aber Mayo enthält gute Omega-6-Fette, weshalb Sie ruhig auch weiterhin die Vollfettversion kaufen können. Um den größten Ernährungsnutzen zu erzielen, vermischen Sie sie mit einem Nahrungsmittel, das Omega-3-Fettsäuren aufweist, zum Beispiel Thunfisch. Übrigens können Sie sie selbst machen: Verquirlen Sie Eigelb und einen Spritzer Zitronensaft oder Essig und träufeln Sie währenddessen langsam etwas Öl dazu, sodass es mit dem Eigelb emulgiert. Abschließend mit 1 Prise Salz und/oder etwas Senf abschmecken. Auch fertig gekaufte Sorten mit kurzer Zutatenliste sind okay.

Fisch: nicht immer zum Anbeißen

Seien Sie sehr kritisch beim Einkaufen! Bei einigen Studien stellte sich heraus, dass im Handel angebotene Meeresfrüchte in 25–70 % der Fälle falsch deklariert waren. Etiketten für häufige Arten wie Kabeljau, Red Snapper und Wildlachs werden auch für Fische verwendet, die billiger und/oder weniger gut verkäuflich sind. So wurde zum Beispiel Torpedobarsch als Red Snapper bezeichnet und Escolar, eine Makrelenart, als Weißer Thunfisch; dies vor allem in Sushi-Lokalen. Er heißt auch Schlangen- oder Buttermakrele; sein wachsähnliches Fleisch kann beim Verzehr größerer Mengen zu Durchfall und Bauchkrämpfen führen. Sie als Verbraucher können nicht jedes Stück Fisch untersuchen, das Sie kaufen, aber einiges können Sie doch tun: Stellen Sie Fragen über die Herkunft der Fische. Wenn der Händler oder das Restaurant keine klaren Angaben zu den Fischen oder Meeresfrüchten machen kann oder will, lassen Sie die Finger davon. Auch ein verdächtig niedriger Preis kann bedeuten, dass es sich um einen falsch etikettierten Fisch handelt. Kaufen Sie, wann immer es geht, den ganzen Fisch. Sie können ja verlangen, dass er im Laden filetiert wird. Je stärker Fisch verarbeitet wird und je mehr Hände er durchläuft, desto mehr Möglichkeiten für Betrug.

Ein kürzlich veröffentlichter Bericht der World Heart Federation stellt eindeutig fest, dass gesunde Fettspender sowohl den Gesamtcholesterinspiegel als auch den Spiegel des schlechten Cholesterins senken, die beide zu Herzkrankheiten führen können. Bei einer Langzeitstudie der Universität Harvard in Zusammenarbeit mit der Cleveland Clinic wurden 125.000 Personen über einen Zeitraum von 30 Jahren regelmäßig untersucht. Bei den Probanden, die mehr gesunde Fette verzehrten, waren Herzkrankheiten viel seltener.

Fazit: Fett an sich ist nicht unbedingt schlecht für Sie, denn viele Nahrungsquellen enthalten die Art von Fett, die Sie brauchen. Außerdem trägt Fett dazu bei, dass Sie satt und zufrieden sind. Das Thema Fett kann verwirrend sein, weil Fett in vielerlei Formen in vielen Produkten vorkommt und weil sich die Ansichten darüber in den letzten Jahrzehnten gewandelt haben. Mit dem folgenden kleinen Leitfaden möchte ich etwas Orientierung bieten.

Fett: Freund oder Feind?

Freundliche Fette

Einfach und mehrfach ungesättigte Fettsäuren sind enthalten in Avocado und Avocadoöl; Maiskeimöl; Fischölen; Oliven und Olivenöl; Erdnusskernen, Erdnussbutter und Erdnussöl; Rapsöl; Nusskernen, Nussbutter und Nussölen; Distelöl; Kernen und Samen; Sesamöl und Sonnenblumenöl. Omega-3- und Omega-6-Fettsäuren sind Formen mehrfach ungesättigter Fette. Omega-3-Fette finden sich in fettem Fisch und manchen Nusskernen, Omega-6 in Samen, Nusskernen und den Ölen daraus. Wir nehmen tendenziell viel mehr Omega-6-Fettsäuren zu uns, aber Omega-3-Fettsäuren sind ebenfalls sehr wichtig für die Gesundheit.

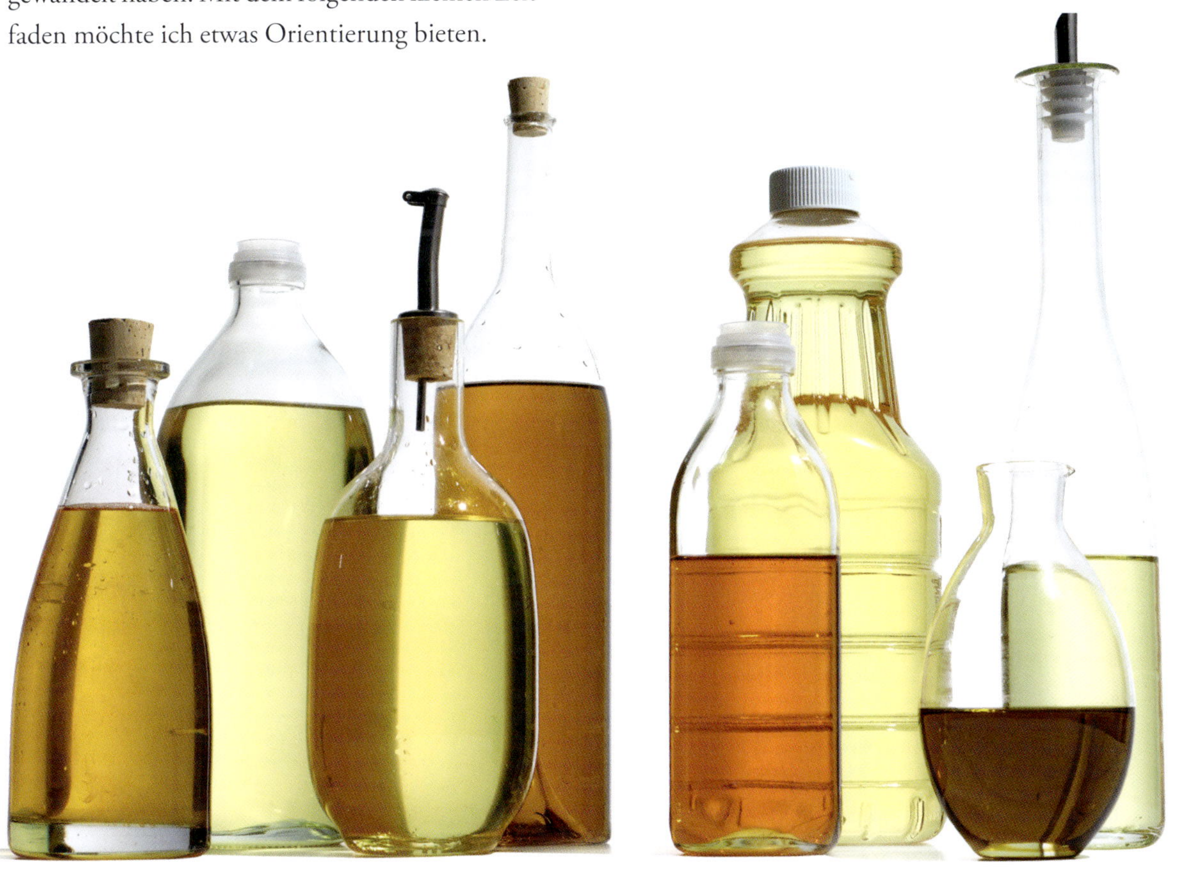

Ideal: Proteine

Bohnen und Hülsenfrüchte

Eier

Fisch und Meeresfrüchte

Fleisch: mageres Schweinefleisch und fettarmes rotes Fleisch (Filet, Keule, Hüfte, Kugel)

Hähnchen

Milchprodukte (Milch, Käse, Joghurt)

Nusskerne und Nussbutter

Tofu und Tempeh

Putenfleisch

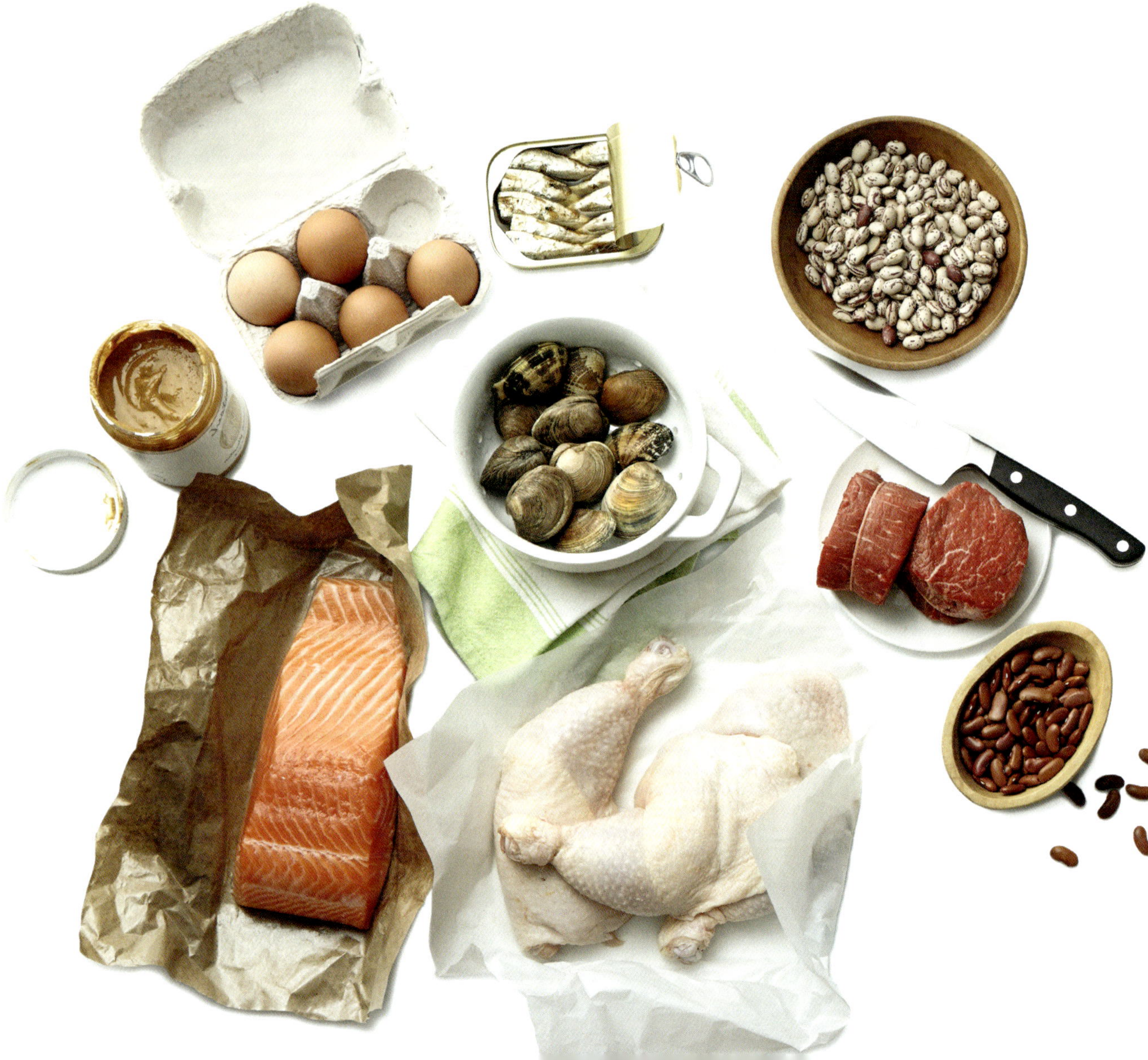

Diese Fette sind in Maßen okay

Gesättigte Fettsäuren sind zu finden in Butter, Geflügelhaut, rotem Fleisch und Milchprodukten. Gesättigtes Fett in Kokosöl und anderen Kokosprodukten scheint nicht die gleichen Nachteile zu haben wie gesättigtes Fett aus Tierprodukten; wahrscheinlich wegen seiner chemischen Zusammensetzung.

Diese Fette sind zu meiden

Transfette kommen in teilhydrierten Ölen und verarbeiteten Lebensmitteln vor. In den USA tritt 2018 endgültig das generelle Verbot von künstlichen Transfettsäuren in Lebensmitteln in Kraft. Schätzungen zufolge wird die Regelung rund 20.000 Herzinfarkte pro Jahr verhindern.

Proteine braucht Ihr Organismus, weil sie aus Aminosäuren bestehen, den Bausteinen auch Ihres Körpergewebes. Der menschliche Körper kann manche Aminosäuren selbst herstellen, aber primär werden sie mit der Nahrung aufgenommen. Vor allem, wenn der Körper sich noch in der Entwicklung befindet, also bei Kindern und Jugendlichen, oder wenn er unter Stress steht, müssen die Bestände immer wieder aufgefüllt werden.

Protein, von dem Sie im 21-Tage-Plan reichlich profitieren werden, liefert die Verbindungen, die Ihre anatomische Infrastruktur reparieren, pflegen und stärken. Es spielt auch eine wichtige Rolle beim Abwenden von Gewichtszunahme und all den Gesundheitsproblemen bei Übergewicht.

Soll man Putenfleisch- oder Veggie-Burger essen?

Burger mit Truthahn- statt Rindfleisch gibt es in den USA schon seit den 1930er-Jahren. In den 1970er-Jahren wurden sie immer beliebter wegen des damals verbreiteten Mantras »Fett macht fett«. Ist Putenfleisch ein guter Ersatz für rotes Fleisch? Vielleicht. Es liefert definitiv weniger Kalorien und gesättigte Fettsäuren, aber auch weniger Protein. Rindfleisch hat mehr von den gesunden Omega-3-Fettsäuren. Hackfleisch aus der Putenbrust ist bei Burgern die beste Option, aber solches Hackfleisch enthält oft auch dunkleres Fleisch und sogar Haut, was den Fettgehalt auf bis zu 20 % erhöhen kann. Lesen Sie also das Etikett, um sicherzustellen, dass Sie wirklich fettarmes Fleisch kaufen. Der Geschmack eines selbst gemachten Puten-Burgers kommt Ihnen vielleicht zunächst etwas fade vor, weil die industriell oder im Fast-Food-Lokal gefertigten Burger mit diversen Zutaten aufgepeppt sind, um sie schmackhafter zu machen. Sollten Sie nicht auf Rindfleisch-Burger verzichten können, dann essen Sie ab und zu einen, aber höchstens einen pro Woche. Die im Handel erhältlichen vegetarischen Burger sind leider meist auch stark verarbeitet und mit Geschmacksverstärkern versetzt. Wenn Sie einen wirklich gesunden Veggie-Burger kaufen wollen, achten Sie darauf, dass die ersten drei Zutaten auf der Liste der Inhaltsstoffe Gemüse sind. Auch ein Bohnen-Burger ist wegen der darin enthaltenen Proteine und Ballaststoffe eine gute Wahl. Wählen Sie einen, der nur schwarze Bohnen, Gemüse und Gewürze enthält.

Die beste Käsesorte

Meine Nummer eins auf der Käsehitliste ist schon lange Hüttenkäse. Er hat viel Protein und weniger Kalorien als Joghurt und kann auf sehr viele Arten zubereitet werden. Ich zum Beispiel mische mir gerne verschiedene Nüsse hinein. Nehmen Sie ihn mal als Aufstrich für einen Avocado-Toast oder rühren Sie einen Esslöffel davon in Rühreier.

Energiepulver

Das höchstwertige Protein ist das aus Vollwertnahrungsmitteln, aber wenn Sie gerne Smoothies trinken, ist auch der Zusatz von Proteinpulver eine akzeptable Option. Allerdings enthalten viele Sorten Zucker oder Süßstoffe. Wählen Sie deshalb nur solche, die pro Portion 14–21g Protein und weniger als 5g Zucker enthalten. Lassen Sie die Finger von Proteinpulver mit Kollagen, denn das ist nur ein billiger Füllstoff mit wenig Nährwert.

Milch-Fakten

Unter dem Einfluss von Tageslicht verliert Milch innerhalb von zwei Stunden 50–65% vom ihrem Vitamin-B-Gehalt. Für 4 l Milch braucht es übrigens rund 350 Spritzer aus dem Euter einer Kuh. Nur für den Fall, dass Sie das schon immer mal wissen wollten.

Was genau ist mageres Fleisch?

Mageres Fleisch enthält pro Portion im Gewicht von 130g höchstens 10g Fett, maximal 4,5g gesättigte Fettsäuren und weniger als 95mg Cholesterin. Besonders magere Fleischsorten sind Putenfleisch (helles oder dunkles Fleisch ohne Haut), Hähnchenbrust (ohne Haut), Schweinelende sowie rotes Fleisch aus Lendenstücken oder Oberschale.

Ein Steak ab und zu ist okay. Es sollte ein mageres, nicht zu großes Fleischstück sein. Das Amerikanische Institut für Krebsforschung empfiehlt, pro Woche nicht mehr als 500g rotes Fleisch zu essen, also 70g pro Tag.

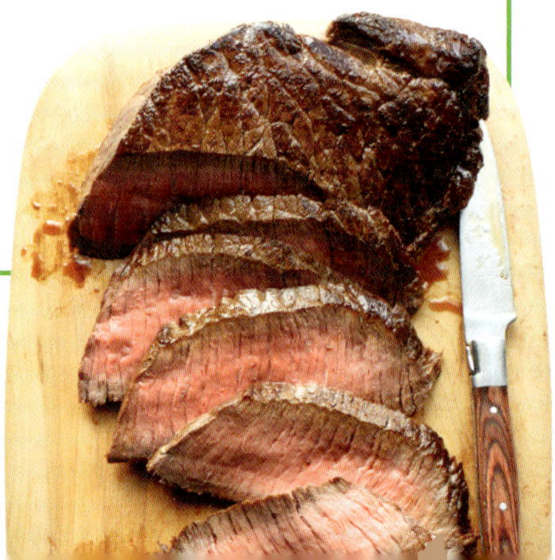

Warum? Erstens bändigt Protein den Hunger, weil der Körper es relativ langsam verarbeitet. Zweitens hilft Protein beim Aufbau von Muskelzellen, die für schnelleren Stoffwechsel sorgen. Muskelgewebe ist metabolisch anspruchsvoller als Fett. Ihr Körper verbrennt also mehr Kalorien, um die Muskeln zu ernähren, als um die gleiche Menge Fett aufrechtzuerhalten. Drittens wird Protein relativ ineffizient verdaut, sodass wir mehr Energie für seine Umwandlung in Kalorien aufbringen müssen als bei Kohlenhydraten und Fetten. Wir nehmen also bei gleicher Kalorienanzahl mit Proteinen de facto weniger Kalorien auf als mit Kohlenhydraten und Fetten.

Man kann zu viel Eiweiß essen. Das gilt für fast jedes Lebensmittel mit Ausnahme von bestimmten Gemüsesorten. Alles, was nicht gleich verwertet werden kann, wird als Fett gespeichert. Nicht ganz einfach ist es, den ganzen Tag über immer die richtige Art von Protein zu sich zu nehmen.

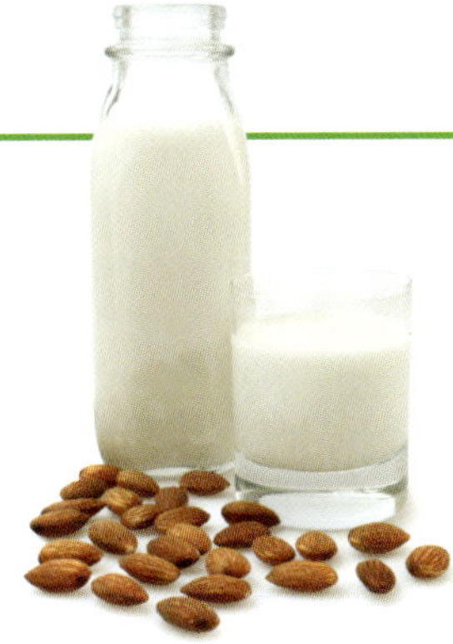

Milch ohne Muh

Wenn Sie Kuhmilch nicht vertragen, sollten Sie Alternativen kaufen: Schafs- oder Ziegenmilch oder pflanzliche Produkte wie Mandel-, Reis-, Hafer- und Sojamilch. Sie enthalten alle keinen Milchzucker (Laktose), auf den viele Menschen mit Blähungen und Durchfall reagieren.

Wie Proteine helfen: Wie ich schon erwähnt habe, wirken Makronährstoffe nicht isoliert. Man geht nicht zur Fleischtheke und holt sich eine Packung Protein. Sie kaufen ein Stück Fleisch, und dieses hat sowohl eine hohe Konzentration von Eiweiß als auch irgendeine Form von Fett, also zwei Makronährstoffe im Verbund. Was macht ein Protein »ideal«? Sie sollten auf jeden Fall Proteinlieferanten kaufen, die fettarm sind oder viel gesundes Fett enthalten. Was viel gesättigte Fettsäuren enthält, ist nicht gut für die Gesundheit und sollte nur selten verzehrt werden. Wie oben erwähnt, essen Luigi und seine langlebigen Kameraden zwar rotes Fleisch, aber sehr sparsam und nicht täglich. Generell sollte Fleisch gegrillt, gebacken oder gebraten, aber keinesfalls frittiert werden, da die Panade in der Regel gesättigtes Fett oder andere verarbeitete Zutaten enthält.

Neueste Daten besagen, dass der häufige Verzehr von rotem Fleisch, insbesondere von verarbeitetem wie Wurst und Speck, ein erhöhtes Risiko für Herzkrankheiten, Schlaganfälle und Krebs darstellt. Für Geflügel gilt das nicht. Laut einer Studie wird zu viel rotes Fleisch mit einem Anstieg des Brustkrebsrisikos um 22 % in Verbindung gebracht, während zwei andere Studien ergaben, dass Frauen, die viel pflanzliches Eiweiß (Samenkerne, Bohnen und Soja) aßen, ein um 30 % geringeres Risiko für Herzkrankheiten und ein um 18 % geringeres Risiko für Diabetes Typ 2 hatten.

All dies zeigt mehr als deutlich, wie wichtig es ist, dass wir unsere Lebensmittel ganzheitlich betrachten. Dass ein Produkt Protein enthält, heißt noch lange nicht, dass es ein perfektes Nahrungsmittel wäre, denn immer spielen auch die anderen Inhaltsstoffe eines Lebensmittels und die Art der Verarbeitung eine Rolle.

Das Problem mit rotem Fleisch rührt von dem oben erwähnten Stoff L-Carnitin her, der von bestimmten Darmbakterien in eine giftige Substanz namens Trimethylamin umgewandelt wird, welche die Bildung von Ablagerungen an den Blutgefäßwänden fördert (mehr dazu auf Seite 26 f.).

Milchprodukte mit ihren gesättigten Fettsäuren sind ein heikles Thema. Lange herrschte bei uns die Meinung vor, dass man unbedingt nur fettarme oder fettfreie Milchprodukte genießen sollte. Aber ein kürzlich in der Zeitschrift *Circulation* veröffent-

Warum Omas Hähnchen besser schmeckte

Wenn Ihnen ein heutiges Huhn nicht mehr so schmeckt, wie Sie es aus Ihrer Kindheit in Erinnerung haben, dann täuschen Sie sich keineswegs. In meiner Show haben wir einmal über die Gründe dieser Verschlechterung geredet.

Hühner – unsere Proteinquelle Nummer eins – werden vielfach nicht mehr tiergerecht auf Bauernhöfen im Freiland gehalten, wo sie Gras, Käfer und anderes natürliches Futter fressen. Stattdessen bleiben sie im Stall oder sogar in kleinen Käfigen und erhalten eine Futtermischung aus Mais, Sojabohnen und Mineralstoffen, damit sie schnell und billig wachsen. Natürlich wirkt sich das Hühnerfutter sich auf den Geschmack des Fleischs aus.

Der Anteil der Freilandhühner, die Auslauf und Platz zum Fressen und Picken haben, ist relativ gering; in Deutschland waren es 2012 nur rund 13 %. Ein Freilandhuhn ist im Alter von 14 Wochen nur etwa halb so schwer wie eines, das mit den üblichen Methoden im Stall gemästet und schon nach sechs Wochen geschlachtet wird. Abgesehen davon, dass Letzteres ethisch fragwürdig ist, schmeckt das Fleisch der naturnah aufgewachsenen Hühner viel besser.

Unbekannte Proteinquellen

Nicht nur Fleisch, Eier, Bohnen, Fisch und Nüsse liefern Protein. Wenn Sie sich die Nährwertangaben von Produkten ansehen, werden Sie feststellen, dass auch andere Nahrungsmittel proteinreich sind, so zum Beispiel:

Avocado
1 g pro Hälfte

getrocknete Tomaten
2 g pro 15 g

Vollkornbrot
4 g pro Scheibe

Vollkornnudeln
13 g pro 100 g

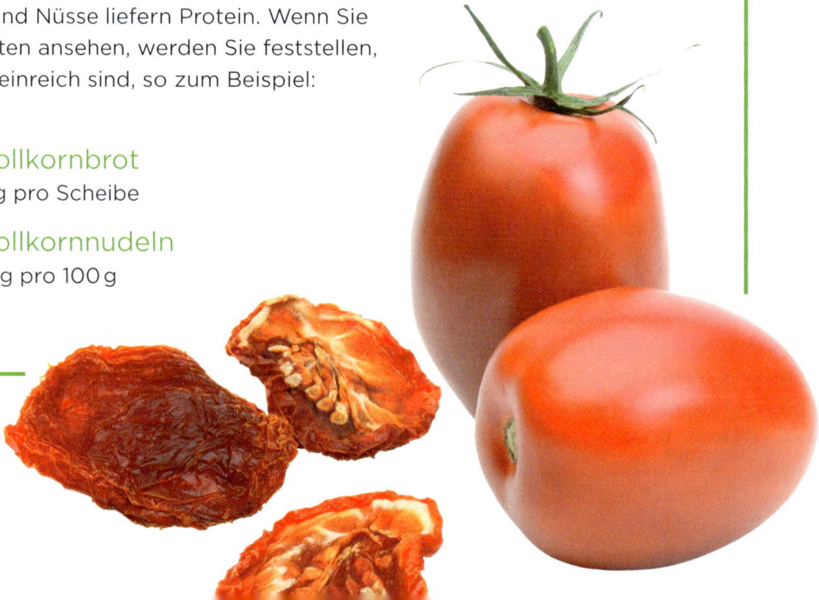

Lebenswichtig: Gemüse und Obst

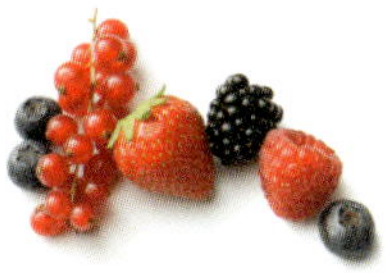

Beeren

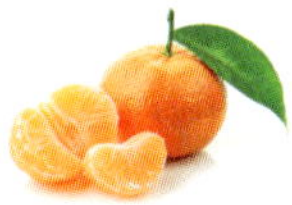

Zitrusfrüchte

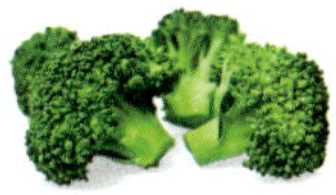

Kreuzblütler (etwa Brokkoli und Blumenkohl)

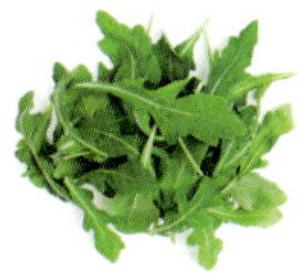

grünes Gemüse

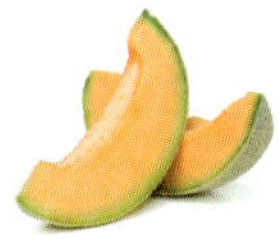

Melonen

Und so gut wie alles auf der Gemüseliste auf Seite 180!

lichtes Papier legt nahe, dass Menschen, die Vollfettprodukte essen, gesünder sind als diejenigen, die fettarme bevorzugen. Das liegt eventuell daran, dass die fettarmen den Gaumen nicht befriedigen und die Menschen dann umso mehr Zuckerhaltiges konsumieren. Wenn das Fett aus der Milch entfernt wird, bleibt hauptsächlich (Milch-)Zucker übrig, der die Hormone nachteilig beeinflusst. Vergessen Sie nicht, dass auch Fett in der Ernährung nicht ganz fehlen darf. Deshalb empfehle ich Milchprodukte mit 1,5 % Fett.

In diesem Buch werden Sie sehr häufig lesen, dass Sie mehr Gemüse und Obst essen sollen. Es tut mir leid, wenn ich mich ständig wiederhole, aber wenn Sie Gemüse und Obst eine Hauptrolle geben, so ist dies eine der allerwichtigsten Veränderungen Ihrer Ernährungsweise. Damit haben Sie einen großen Schritt in Richtung Heilung Ihres Körpers und Schutz vor Krankheiten getan.

Ich könnte viele Seiten lang Lobeshymnen auf Superfoods singen und tue das auch im ganzen Buch und in einem großen Teil des 21-Tage-Plans. Gemüse und Obst entsprechen voll und ganz meiner goldenen Regel: Wenn Sie es essen, sieht es immer noch etwa so aus, als hätten Sie es gerade geerntet, was übrigens auch für Nüsse und Samenkerne gilt, die Cousins von Gemüse und Obst. Sie bringen Ihnen die folgenden Geschenke mit:

- **Ballaststoffe:** eine gesunde Form von Kohlenhydraten. Ballaststoffe verlangsamen die Verdauung, wodurch Sie sich nach dem Essen länger satt fühlen. Auch Ihr Cholesterinspiegel und das Blutzuckermanagement profitieren davon.

- **Vitamine:** Diese essenziellen Mikronährstoffe müssen mit der Nahrung aufgenommen werden und gelten als äußerst gesundheitsfördernd. Gemüse und Obst stecken voller Vitamine, zum Beispiel der Typen A, B, C und E. Mit dem Alter steigt übrigens unser Vitaminbedarf.

- **Mineralstoffe:** Mineralstoffe (oft als Mineralien bezeichnet, was jedoch nicht ganz korrekt ist) bekommt der Körper ebenfalls aus der Nahrung. Ein paar Beispiele: Chrom aus Brokkoli hilft bei der Blutzuckerregulierung. Magnesium aus Rüben unterstützt Ihren Körper dabei, Stress zu bekämpfen. Zink aus Spinat hält Ihr Immunsystem stark. Kalium aus Papayas und Bananen beugt Muskelkrämpfen vor und hält den Blutdruck unter Kontrolle.

- **Antioxidantien:** Die Antioxidantien in vielen Gemüse- und Obstsorten sind wirksame Krankheitsbekämpfer. Sie gehen gegen sogenannte freie Radikale vor, Moleküle im Blut, die dazu beitragen, dass schlechtes LDL-Cholesterin die Arterien entzündet und Sie einem höheren

Die Wahrheit über Säfte

Säfte gelten allgemein als gesunde Getränke, denn sie werden ja aus Früchten hergestellt. Allerdings kann von »gesund« keine Rede mehr sein, wenn der Saft im Supermarktregal mehr Zucker enthält als eine Cola. Darüber können auch Schlagwörter wie »echt« oder »Frucht« oder »naturrein« auf dem Etikett nicht hinwegtäuschen. Lesen Sie deshalb unbedingt die Zutatenliste, bevor Sie einen Saft kaufen. Beachten Sie diese Empfehlungen:

- **Achtung, Zucker!** Lassen Sie den Saft im Regal stehen, wenn es sich bei einer der ersten drei Zutaten um ein Süßungsmittel handelt (auf Seite 61 finden Sie eine vollständige Liste). Aber selbst wenn ein Saft nicht zusätzlich gesüßt ist, müssen Sie mit 20 g natürlichem Zucker pro Glas rechnen. 0,2 l Traubensaft enthält zum Beispiel mehr Zucker als 700 g Trauben. Die ganzen Früchte sind Saft immer vorzuziehen, denn sie weisen Ballaststoffe auf, die Sie mit weniger Kalorien länger satt machen. Sollten Sie auf die flüssige Version nicht verzichten wollen, trinken Sie nur ein kleines Glas oder verdünnen Sie den Saft mit Wasser.

- **Wie wär's mit Gemüsesaft?** Gemüse- ist besser für Sie als Fruchtsaft, weil weniger Zucker drinsteckt. Wenn Sie die Wahl haben, entscheiden Sie sich für einen möglichst dunklen Saft. Dunkle Säfte enthalten oft Grünkohl, Spinat, Rüben, Tomaten und/oder Karotten und daher mehr Mineralstoffe und Vitamine als Säfte aus hellerem Gemüse wie Gurken und Sellerie.

- **Bereiten Sie Ihr eigenes Fruchtgetränk zu.** Füllen Sie im Sommer einen großen Krug Eiswasser und schneiden Sie etwas Obst hinein. Wenn Sie mehr Süße wünschen, können Sie auch einen Teelöffel Stevia unterrühren. Oder Sie kaufen einen fertigen Saft und verdünnen ihn mit der gleichen Menge Wasser. Auf jeden Fall sind Fruchtsäfte eine gute Möglichkeit, Verlangen nach Süßem zu stillen, ohne nach ungesunden Dickmachern zu greifen.

Risiko für plötzliche Arterienverstopfungen aussetzt. Antioxidantien tragen dazu bei, solche Entzündungen im Körper zu verringern. Die Farbe jedes Gemüses, das wir essen, stammt von speziellen Pigmenten, die die Pflanze vor dem Sonnenlicht schützen. Für die Orange- und Gelbfärbung von Gemüse und Obst sorgen zum Beispiel die Karotinoide, und diese sind Antioxidantien. Damit Sie in deren Genuss kommen, müssen Sie das Gemüse aber richtig zubereiten. Kochen laugt das Gemüse aus, und daher ist es oft am besten, es roh, gebraten oder gedämpft zu essen.

Wie Gemüse und Obst helfen: Es ist längst erwiesen, dass der Verzehr von Gemüse und Obst unseren Körper widerstandsfähiger macht. Eine kürzlich von der Harvard University und chinesischen Wissenschaftlern durchgeführte Auswertung von 16 Studien über fast eine Million Menschen ergab, dass Personen, die mehr Gemüse und Obst konsumieren (nur fünf Portionen pro Tag), ein geringeres Risiko für *alle* Todesursachen haben. Als Grund dafür gelten Vitamine, Antioxidantien und andere Inhaltsstoffe.

Hier will ich auf die beiden häufigsten Fragen eingehen, die mir zu Gemüse und Obst gestellt werden. Erstens: Enthält Obst nicht auch Zucker und, wenn ja, warum ist der nicht ungesund? Es stimmt, dass Früchte Einfachzucker enthalten, der Fruktose oder umgangssprachlich Fruchtzucker heißt. Problematisch ist Zucker aber nur in raffinierter Form, der Lebensmitteln zugesetzt wird. Es bleibt also dabei, dass es nicht ideal ist, wenn Sie Ihren Kaffee mit Zucker süßen und sich regelmäßig mit Zuckerbomben wie Eiscreme, Softdrinks und zuckrigen Backwaren belasten. Aber eine natürlich süße Wassermelone? Perfekt!

Gleichwohl rate ich generell eher zu Früchten mit weniger Fruktose, etwa Beeren, und weniger zu süßen Früchten wie Bananen, Trauben und Ananas.

Lauern Gefahren im Gemüse?

Wie schützen sich Pflanzen vor ihren Fressfeinden wie Insekten und Säugetieren – wie uns Menschen? Sie stellen chemische Abwehrstoffe her. Einer davon, Lektin genannt, ist in Schalen und Samenkernen enthalten. Lektin sorgt dafür, dass wir die Frucht nicht essen, bevor sie reif ist, damit die Pflanzen genügend Zeit haben, ihre jungen Samen fallen zu lassen, sodass diese zu einer neuen Pflanze heranwachsen können.

Und die Wirkung in uns? Einiges deutet darauf hin, dass Lektine Entzündungsreaktionen im Darm und Schädigungen der Darmzellen auslösen können. Vielleicht ist das der Grund, warum die Italiener für die Zubereitung ihrer Tomatensaucen instinktiv schon immer die Samen und Schalen der Tomaten entfernten. Das ist kein Grund, Gemüse und Obst zu meiden, sondern nur ein Detail am Rande. Tomaten lassen sich übrigens leichter schälen, wenn Sie sie zuvor ca. 30 Sek. überbrühen. Oder Sie spießen die Tomaten auf eine lange Gabel und drehen Sie über einer Gasflamme.

Bei Paprikaschoten lassen Sie die Haut schwarz anlaufen und dann die Schoten in einer Plastiktüte abkühlen. Danach löst sich die Haut ganz leicht.

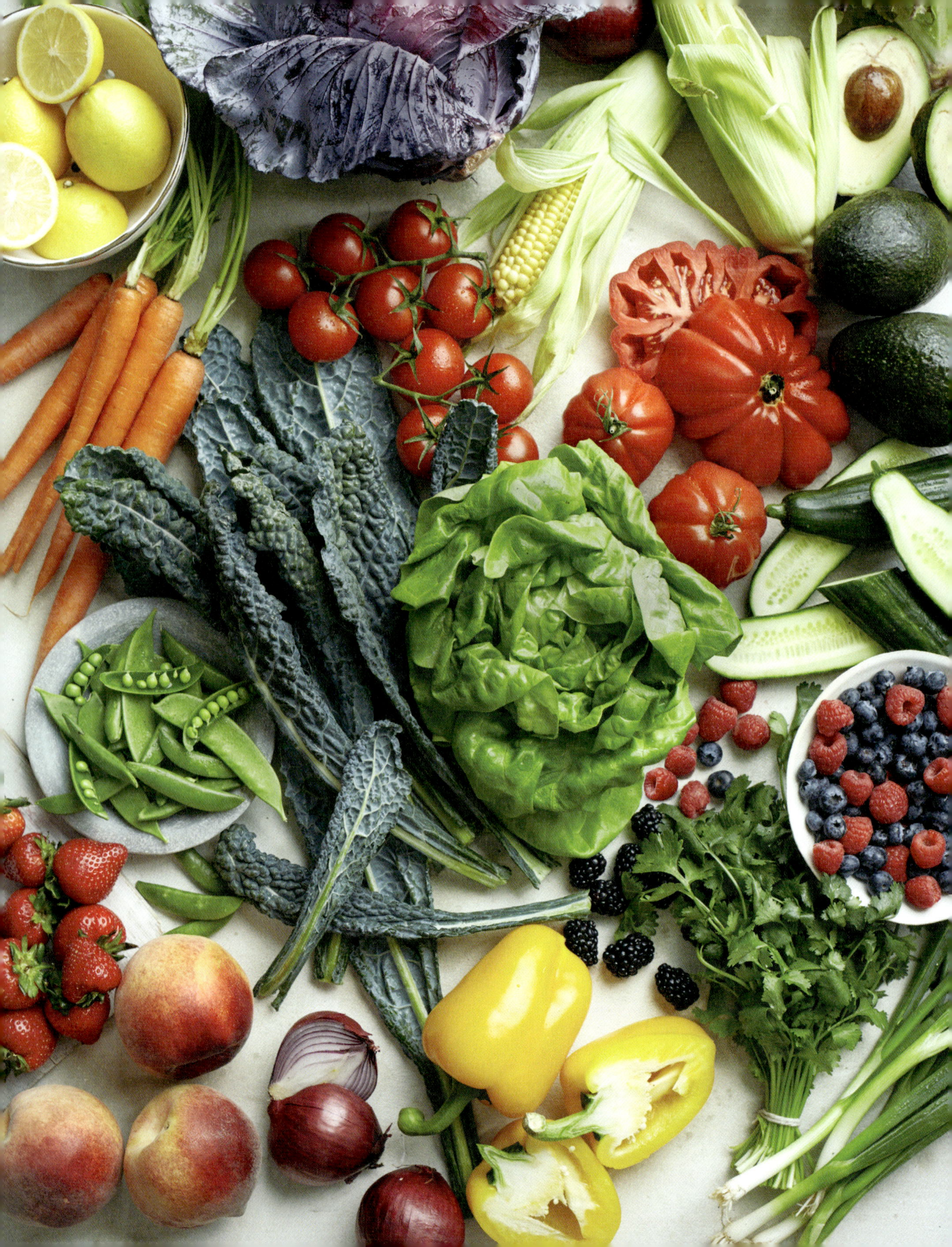

Für Letztere gilt einfach die bewährte Regel: Im Übermaß ist alles schädlich. Aber drei Portionen Obst am Tag sind ganz sicher gut für Sie und vor allem viel besser als andere Süßigkeiten. Die Ballaststoffe in den Früchten verlangsamen übrigens die Absorption des Zuckers und verhindern, dass plötzlich ein Schwall Glukose ins Blut gelangt.

Gemüse zubereiten

Bestimmte biochemische Verbindungen in Tomaten und Karotten werden erst beim Erhitzen aus den Zellwänden der Faserpflanzen freigesetzt. Das erleichtert es Ihrem Organismus, diese guten Inhaltsstoffe aufzunehmen. Zu ihnen zählen Lycopin aus Tomaten und Betacarotin aus Karotten.

Was Sie noch beachten sollten:

- Wenn Sie Gemüse kochen, lösen sich die meisten Vitamine im Wasser, weshalb Sie es besser braten oder dämpfen oder das Kochwasser mitverwenden sollten.
- Garen Sie Gemüse in großen Stücken, denn je kleiner Sie es schneiden, desto mehr von den gesunden Inhaltsstoffen geht verloren.

Die zweite Frage, die man mir stellt, ist ähnlich: Sollten wir stärkehaltiges Gemüse wie Kartoffeln und Mais nicht eher meiden? Das stimmt, denn solches Gemüse enthält große Mengen an Kohlenhydraten; aber wenn Sie nicht gerade Unmengen davon essen, sind sie eine gute Wahl. Sie bringen Mineral- und andere Stoffe, die gut für Sie sind, und erfüllen die goldene Regel: Sie sehen beim Verzehr ungefähr so aus wie bei der Ernte. Es ist also klug, sich der Mengen an Stärkegemüse bewusst zu sein, die man verzehrt (siehe dazu Seite 56 zum Thema glykämischer Index), aber ganz sicher sollten Sie sie nicht ganz weglassen; im Gegenteil. Bei einer bestimmten Art der Kartoffelzubereitung rate ich jedoch zu großer Zurückhaltung: bei Pommes frites. Sie werden mit viel Fett zubereitet, oft mit gesättigtem Fett. Essen Sie Kartoffeln gebacken oder

Der Veggie-Flüsterer

Wenn Sie sich mit gegartem Gemüse gar nicht anfreunden können, dann bereiten Sie sich Salate zu. Im Dressing sollte Essig nicht fehlen – nicht nur weil er weniger Kalorien als fertig gekaufte Sauce enthält (und keine künstlichen Zusatzstoffe!), sondern auch, weil er dazu beiträgt, den glykämischen Index von Lebensmitteln zu senken. Das bedeutet, dass der Essig Ihren Körper dabei unterstützt, Zucker besser zu verstoffwechseln, damit dieser weniger Schäden anrichten kann. Geben Sie etwas Olivenöl dazu, denn Öl hilft dem Körper bei der Aufspaltung fettlöslicher Vitamine. Sollte Ihnen Weinessig zu intensiv sein, verwenden Sie den milderen Apfelessig.

Mehr Gemüse und Obst. Zwei Blätter Salat auf Ihrem Sandwich oder ein paar Beeren in Ihrer morgendlichen Müslischüssel reichen nicht aus. Gehen Sie besser in die Vollen! Eine Ihrer Mahlzeiten sollte jeden Tag ein Salat mit grünen Blättern und anderen Gemüsearten sein. Wenn Sie dann noch morgens und nachmittags etwas Obst essen, sind Sie auf einem sehr guten Weg.

Fitmacher: Kohlenhydrate

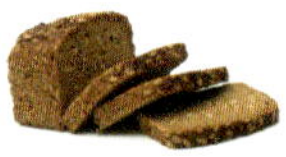

Brot und Nudeln aus 100 % Vollkorn

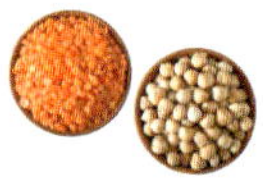

Bohnen und andere Hülsenfrüchte (etwa Linsen und Kichererbsen)

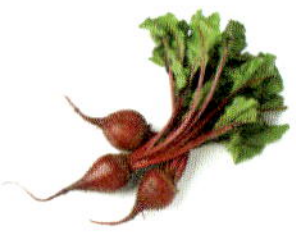

Gemüse und Obst

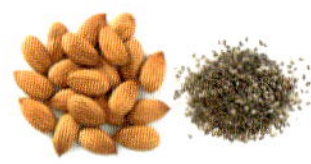

Nüsse, Samen, Kerne

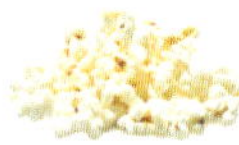

Popcorn (ohne Butter)

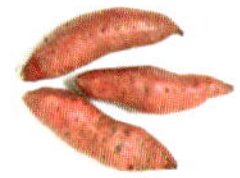

Süßkartoffeln und Jamswurzel

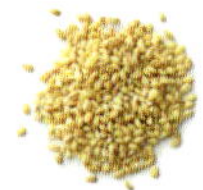

Vollkorngetreide wie Gerste, brauner Reis, Hafer und Quinoa

gebraten, mit Olivenöl beträufelt und mit Gewürzen bestreut als gesunde Beilage.

Fazit: Es ist kaum möglich, dass Sie zu viel Gemüse und Obst essen, auch wenn es natürlich immer Extreme gibt (mein Freund Mike Roizen von der Cleveland-Klinik erzählte mir einmal, dass Gemüse und Obst bei einer seiner Patientinnen zu einer Gewichtszunahme geführt hatte – bei 75 Portionen pro Tag ist das allerdings auch nicht weiter verwunderlich). Eine einfache Regel lautet, bei den Hauptmahlzeiten die Hälfte des Tellers mit Gemüse zu füllen und als Snacks zwischendurch und zur Befriedigung süßer Gelüste nur Obst zu genießen.

Viele Diätanhänger verteufeln Kohlenhydrate: *Die machen dick!* Sportler hingegen sagen: *Ich muss meinen Kohlenhydratspeicher aufladen!* Gleicher Nährstoff, unterschiedliche Sichtweisen. Was soll man also von Nudeln und Pfannkuchen halten?

Es geht hier nicht um alles oder nichts, also entweder Verzehr von Kohlenhydraten oder Verzicht darauf. Sie sollten erst einmal verstehen, was Kohlenhydrate sind und welche Funktion sie haben. Sie nehmen viele Formen an – Ballaststoffe sind eine und Zucker auch –, und davon hängt es ab, was sie im Körper konkret bewirken. Alle Formen von Kohlenhydraten dienen unmittelbar als Energiequelle. Wenn Ihr Körper das Gehirn, das Herz, die Muskeln und vieles mehr mit Kalorien versorgen muss, benötigt er schnell verfügbare Kohlenhydrate und wandelt sie in Energie um. So weit, so gut. Wenn Sie aber plötzlich zu viele schnell in Glukose umgewandelte Kohlenhydrate im Körper haben, besteht das Risiko, dass Sie sich den bereits in Kapitel 1 beschriebenen Gefahren aussetzen: Insulinprobleme, zu viel Zucker im Blutkreislauf, Fettansatz und anderes.

Also müssen wir die Kohlenhydrate in zwei Gruppen einteilen. Komplexe Kohlenhydrate sind diejenigen, für deren Aufschließen und Verdauen der Körper relativ lange braucht. Einfache Kohlen-

Weshalb Vollkorn besser ist

Vollkorngetreide enthält erheblich mehr Ballast- und Nährstoffe als raffinierte Kohlenhydrate. Das liegt daran, dass es den ganzen Kern enthält: die Kleie, das Endosperm und den Keim. Brauner Reis, Gerste, Quinoa und anderes Vollkorngetreide ist eine bessere Wahl als Lebensmittel aus raffiniertem Weißmehl wie Weißbrot oder helle Nudeln. Vollkorn wird langsamer verdaut, und die Ballaststoffe bewirken eine längere Sättigung.

Das übliche Weißmehl ist »totes« Getreide, dem viele der kraftvollen Teile des Korns fehlen. Wenn auf dem Lebensmitteletikett nicht »100 % Vollkorn« steht, lesen Sie die Zutatenliste genau; sie sollte eine möglichst geringe Anzahl der weniger empfehlenswerten Nicht-Vollkornprodukte (siehe unten) aufweisen.

Für Abnehmwillige sind ca. 50 g Getreide bei jeder Mahlzeit eine gute Faustregel.

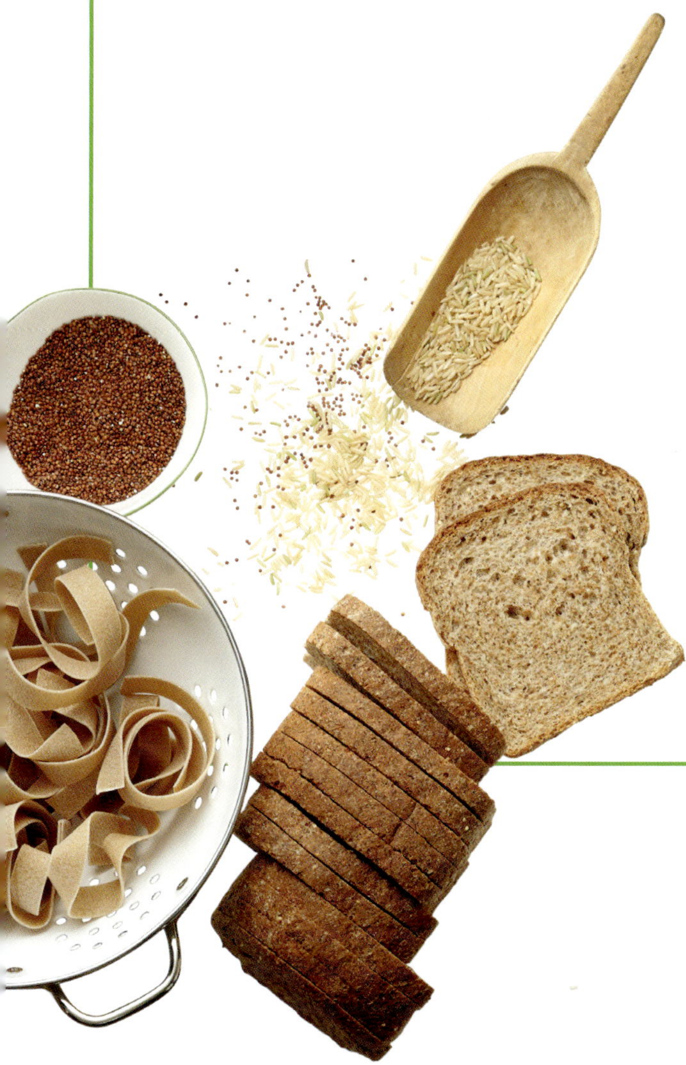

Vollkorn

brauner Reis
Buchweizen
Bulgur (Weizenschrot)
Hirse
Quinoa
Sorghum
Teff
Triticale
Vollkorndinkel
Vollkorngerste oder Gerstengraupen
Vollkornhaferflocken
Vollkornmais
Vollkornreis
Vollkornroggen
Vollkornweizen
Weizenkörner

Kein Vollkorn

angereichertes Mehl
entkeimtes Maismehl
Maisgrieß
Maismehl
Pumpernickel
Reismehl
Roggenmehl oder Roggen
ungebleichtes Weizenmehl
weißer Reis
Weizen
Weizenkeime (sind kein Vollkornprodukt, aber wegen ihres Gehalts an Vitamin E und Folsäure sehr gesund)
Weizenmehl

Der 30-Sekunden-Cracker-Test

Eigentlich rate ich davon ab, verarbeitete Cracker zu essen, denn sie haben in der Regel nicht viel Nährwert. Aber Sie können sie verwenden, um Ihren »Kohlenhydrate-Typ« zu bestimmen, also wie gut Sie Kohlenhydrate verdauen (manche Menschen nehmen schon zu, wenn sie nur einen Bissen Kohlenhydrate aufnehmen; andere essen jeden Morgen einen Bagel und halten ihr Gewicht trotzdem). Der Test wurde von Dr. Sharon Moalem, einem Genetiker, entwickelt: Sammeln Sie so viel Speichel wie möglich in Ihrem Mund. Nehmen Sie dann einen ungesalzenen Cracker in den Mund, schauen Sie auf eine Uhr mit Sekundenzeiger und fangen Sie an zu kauen. Wie lange dauert es, bis der Cracker leicht süßlich schmeckt, also anders als zu Beginn des Kauens? Sobald Sie die Geschmacksveränderung bemerken, spätestens aber nach 30 Sekunden, können Sie den Crackerbrei hinunterschlucken. Wiederholen Sie dies noch zweimal und berechnen Sie dann aus den drei Zeiten den Durchschnittswert.

Wenn dieser Wert 14 Sekunden oder weniger beträgt, tolerieren Sie Kohlenhydrate gut. 30 Sekunden bedeutet, dass Ihnen Kohlenhydrate eher schwer im Magen liegen. Liegt Ihr Wert dazwischen, sind Sie der mittlere Typ. Der Test zeigt, wie gut Ihr Körper Kohlenhydrate aufspalten kann, und gibt Ihnen einen guten Anhaltspunkt dafür, welche Rolle die Kohlenhydrate in Ihrer Ernährung spielen sollten.

Weniger Last ist besser

Der glykämische Index (GI) besagt, wie stark ein Lebensmittel den Blutzuckerspiegel erhöht. Ein niedriger Wert bedeutet, dass die Nahrung dem Blut Glukose in einer langsamen Rate zuführt; eine hohe Zahl heißt, dass sie die Glukose sofort in das Blut ablädt. Man vergleicht, wie stark der Blutzuckerwert nach der Aufnahme von jeweils 100 g von einem Nahrungsmittel ansteigt. Praktisch helfen diese Zahlen allerdings kaum, da man zwar wohl 100 g Brot isst, aber nicht 100 g Rucola. Deshalb wurde ein weiterer Messwert entwickelt: die glykämische Last (GL). Sie berücksichtigt die Portionsgröße und gibt ein realistisches Bild davon, wie sich eine normale Portion auf den Blutzuckerspiegel auswirkt. Produkt mit einem GL-Wert von weniger als 10 haben eine niedrige glykämische Last (günstig); Werte über 20 sind hoch und weniger gut.

Einige Beispiele:

Niedriger GL-Wert: Vollkornbrot, Äpfel, Haferflocken, Kichererbsen, Vollkornnudeln, brauner Reis, Joghurt

Hoher GL-Wert: Rosinen, Instanthaferflocken, helle Nudeln, weißer Reis, fettarmer Joghurt

Sie können die glykämische Belastung durch die Zubereitung verändern. Wenn etwa Kartoffeln nach dem Kochen abkühlen, senkt das den glykämischen Index. Dasselbe gilt für Reis, besonders wenn man ihn mit etwas Kokosfett kocht, denn das Fett bremst den Glukoseschub. Und al dente (bissfest) gegarte Teigwaren werden im Körper langsamer verarbeitet als weiche Nudeln.

hydrate sind diejenigen, die Ihr Körper fast sofort in Blutzucker umwandelt.

Woher wissen Sie, was was ist? Zu den Nahrungsmitteln, die reich an natürlichen komplexen Kohlenhydraten sind, gehören zum Beispiel Bohnen, reines Vollkorngetreide und Gemüse. Eher meiden sollten Sie dagegen Lebensmittel, denen Zucker zugesetzt ist oder denen ein Teil der Mineralstoffe fehlt, etwa Mehl, das nicht nur aus Vollkorngetreide gemahlen ist. Ein typisches deutsches Frühstück mit Weißmehlbrötchen und Marmelade enthält sehr viel von diesen einfachen Kohlenhydraten. Generell zählen alle stark verarbeiteten Kohlenhydrate wie Süßigkeiten, Chips und Kekse zu dieser ungesunden Gruppe.

Eine Möglichkeit, den Wert eines Kohlenhydrats zu bestimmen, besteht darin, den glykämischen Index (GI) zu ermitteln. Der GI-Wert zeigt Ihnen an, wie lange es dauert, bis Kohlenhydrate verdaut sind. Lebensmittel mit niedrigem Indexwert sollten Sie bevorzugen. Wenn Sie die GI-Werte vergleichen, sehen Sie schnell, dass Sie zum Beispiel eher Kichererbsen als gebackene Kartoffeln essen sollten. Das bedeutet nicht, dass Kartoffeln generell ungesund sind, aber die Kohlenhydrate der Kartoffeln werden relativ schnell verdaut, und eine längere Verdauungszeit ist im Endeffekt besser für den Körper. Mehr dazu finden Sie im Kasten links.

Wie Kohlenhydrate helfen: Über die Kohlenhydrate als Nährstoffe wird immer wieder diskutiert, aber es deutet vieles darauf hin, dass der Verzehr von Vollkorn gegen hohen Blutdruck und hohen Cholesterinspiegel und die damit verbundenen Krankheiten hilft. Beispielsweise wurde bei einer australischen Überprüfung der Studienlage im Jahr 2013 die Wirkung von Vollkornprodukten auf den

Gesundheitsfeind Weißbrot: Hände weg!

Weißbrot ist heute einer der größten Feinde der Gesundheit. Toast mit raffinierten Kohlenhydraten haben kaum Nährwert, eignen sich aber gut für Sandwiches, weshalb sie nach wie vor viel gekauft werden. Heutiger Weizen hat weder viel Geschmack noch einen hohen Nährstoffgehalt. Sogar manche Vollkornprodukte sind so verarbeitet, dass sie zu starke Insulinausschüttungen auslösen. Brot aus gekeimtem Getreide oder Essenerbrot ist hingegen besonders reich an Nährstoffen, schmackhaft und sättigend. Es bringt uns die komplexen Kohlenhydrate, die nachhaltige Energie spenden. Andere Brote, die Sie probieren sollten, werden aus verschiedenen Mehlsorten hergestellt, wie Tapioka, das aus der Yucca-Pflanze gewonnen wird, Kokosmehl oder aus glutenfreiem Teff- oder Kamutmehl.

Die erste Brotschneidemaschine wurde übrigens am Anfang des 20. Jahrhunderts von dem amerikanischen Erfinder Otto Frederick Rohwedder entwickelt. Schon 20 Jahre später verkauften die Bäckereien landesweit mehr geschnittenes als ungeschnittenes Brot.

Allerdings trocknen Brotscheiben schneller aus als ganze Brotlaibe, und so ließen Plastikverpackungen fürs Brot nicht mehr lange auf sich warten.

Extra: Zucker

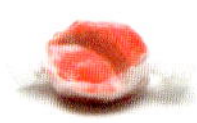 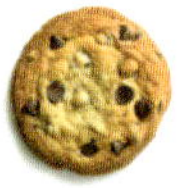 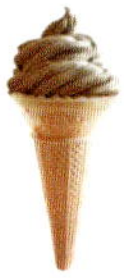

Gönnen Sie sich Zucker in kleinen Mengen, aber lernen Sie auch die Geheimwaffen kennen, die süße Gelüste auf gesunde Weise befriedigen.

Organismus untersucht und festgestellt, dass mehr Verzehr von Vollkorn mit weniger Herzerkrankungen, Dickdarmkrebs und Entzündungen einhergeht. Dieser Effekt könnte mit den Ballaststoffen, Mineralstoffen oder anderen Eigenschaften komplexer Kohlenhydrate zu tun haben.

Der andere Grund, warum Kohlenhydrate eine so große Rolle für die Gesundheit spielen, ist das F in unserem H.I.L.F.E.-Akronym: Fitmacher. Die Art der Kohlenhydrate, die Sie zu sich nehmen, hat großen Einfluss darauf, wie Sie sich fühlen. Der Verzehr von Einfachzuckern und Kohlenhydraten führt zu extremen Höhen und Abstürzen; komplexe Kohlenhydrate hingegen bremsen die Verdauung und Energieverteilung, sodass Ihr Motor den ganzen Tag leistungsstark und stabil läuft.

»Was tun Sie an Halloween, Dr. Oz?«, fragt man mich manchmal im Oktober. Meine Antwort: Ich tue das, was jeder tut. Ich habe und verschenke – *Schock!* – Süßigkeiten. Niemand schafft es, *immer* gesund zu essen, und es darf nicht vergessen werden, dass der schwelgerische Genuss von Lieblingsspeisen einen emotionalen Wert hat. Gelegentlich dürfen Sie sich also etwas gönnen, das nicht den ersten vier Buchstaben meines H.I.L.F.E.-Mottos entspricht.

Lebensmittel mit Zuckerzusatz – von Keksen bis zu Frappuccinos – stehen ganz oben auf der Schädlich-Liste. Zucker ist aber in Gewürzen, Desserts, alkoholischen Getränken und vielen verarbeiteten Lebensmitteln enthalten und deshalb allgegenwärtig. Der übermäßige Verzehr von Zucker ist heute eines der größten Ernährungsprobleme. Zucker löst viele biologische Prozesse aus, die Entzündungen, Herzbeschwerden, Fettablagerungen und vieles mehr verursachen. Der Durchschnittsdeutsche konsumiert rund 35 Kilo Zucker pro Jahr, und das ist einfach viel zu viel.

Wir brauchen Zucker als Energiespender, aber sehr wenige von uns sind aktiv genug, um sofort alle im konsumierten Zucker enthaltenen Kalorien zu verbrennen. Und dann werden sie als Fett gespeichert, wirken sich verheerend auf die Insulinausschüttung aus und senden das Energieniveau auf eine ganztägige Achterbahnfahrt.

Zucker wirkt wie ein starkes Medikament und sollte daher mit Vorsicht verwendet werden. Konsumieren Sie ihn nur ausnahmsweise, wenn Sie etwas bewusst genießen möchten, etwa zu einem besonderen Anlass. Damit gebe ich Ihnen keinen Freifahrschein für Zucker, sondern nur die Erlaubnis, sich ab und zu eine Süßigkeit zu gönnen, zum Beispiel bei einem köstlichen Mahl zusammen mit anderen Menschen, das von einem Dessert gekrönt wird. Probleme treten erst auf, wenn man zu viel von der »Droge« aufnimmt, wenn man sich auf sie verlässt, wenn der Körper pausenlos mit Zucker versorgt wird. *Das* ist es, was Chaos im Körper verursacht.

Zuckersucht ist eine ganz handfeste Sache: Hirnscans zeigen, dass stark gezuckerte Lebensmittel das Belohnungszentrum des Gehirns genauso stimulieren wie Kokain und Heroin. Wenn Sie laufend Zucker konsumieren, trainieren Sie Ihr Gehirn, immer mehr zu verlangen. Laborversuche mit Ratten haben ergeben, dass den Tieren als Belohnung für ein bestimmtes Verhalten süße Getränke lieber waren als Kokain. Im Laufe der Zeit werden wir desensibilisiert und brauchen immer noch mehr Zucker, um unsere Sucht zu befriedigen.

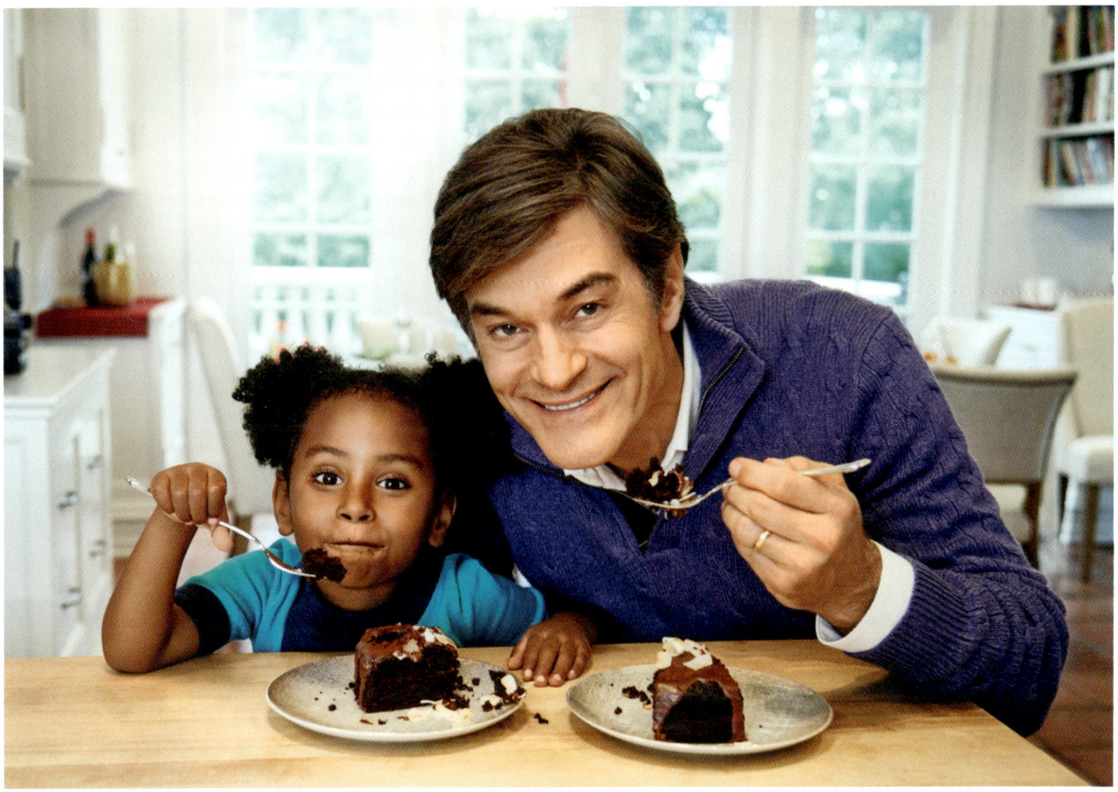

»Extra-Zucker« heißt für mich zum Beispiel, mit meiner Nichte Charlotte in den Ferien ein Stück Schokoladenkuchen zu verputzen.

Ihr Körper zahlt einen hohen Preis. Eine Metastudie der University of California ergab 2015, dass zu viel Zucker das Risiko steigert, Herzerkrankungen und Diabetes zu erleiden. Außerdem ist er ein Risikofaktor für Bluthochdruck und einen erhöhten Triglyzeridwert (ein Blutfett, das mit Herzkrankheiten in Verbindung gebracht wird). Verzehrt man ein Viertel mehr als die empfohlene Menge Zucker,

Problem Softdrinks, egal ob »light« oder nicht

Schon ein einziger Softdrink täglich erhöht bei einem Erwachsenen die Wahrscheinlichkeit von Übergewicht um 27 % und die eines Kindes um 55 %. Die Wahl einer Sorte mit Süßstoff löst das Problem nicht. Künstliche Süßstoffe verwirren das Gehirn: Sie stimulieren die Süßrezeptoren auf der Zunge und lassen das Gehirn einen Glukoseschub erwarten. Da dieser aber nicht kommt, erhält der Körper den Befehl, weitere Nahrung aufzunehmen, sodass Sie nach noch mehr Süßem verlangen. Außerdem stumpfen Süßstoffe den Gaumen ab und schmälern den Genuss von natürlich Süßem wie Obst. Das wiederum macht es wahrscheinlicher, dass Sie Ihre Süß-Gelüste mit kalorienreichen und übermäßig verarbeiteten Nahrungsmitteln befriedigen.

Noch ein Argument gegen Cola & Co.: Eine Studie ergab kürzlich, dass Softdrinks ein höheren Risiko für Schlaganfälle und Demenz mit sich bringen. Da lobe ich mir doch mein Glas Wasser mit Zitrone!

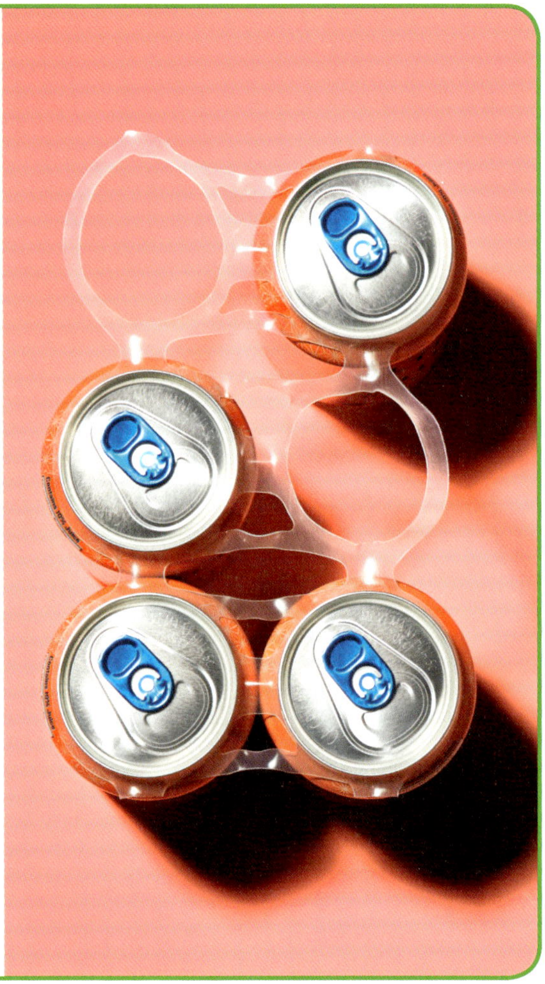

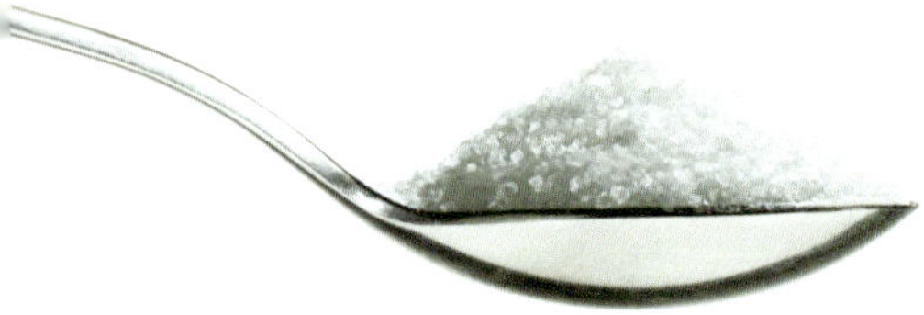

Frauen sollten gemäß der Empfehlung der American Heart Association und der Weltgesundheitsorganisation maximal 6 TL Zucker pro Tag zu sich nehmen. Für Männer werden maximal 9 TL empfohlen. Viele Menschen aber konsumieren mehr als doppelt so viel, Frauen durchschnittlich 15 TL täglich und Männer 20.

verdreifacht sich das Risiko, an einem Herzleiden zu sterben. Das liegt daran, dass der Zucker Schäden in den Arterien hinterlässt, was die Anfälligkeit für Herzinfarkte und Schlaganfälle erhöht.

Wie reduzierter Zuckerkonsum hilft: Da Einfachzucker so gut wie gar keinen positiven Nährwert hat, bitte ich Sie, während Sie meinen 21-Tage-Plan absolvieren, weitestgehend oder besser ganz darauf zu verzichten, damit Ihr Körper sich neu einstellen kann. Ihre Zuckerabwehrwaffe: Fett und Eiweiß kombinieren. Fett hält Sie gesättigt, und Protein gleicht Ihren Blutzucker aus, sodass Sie weniger

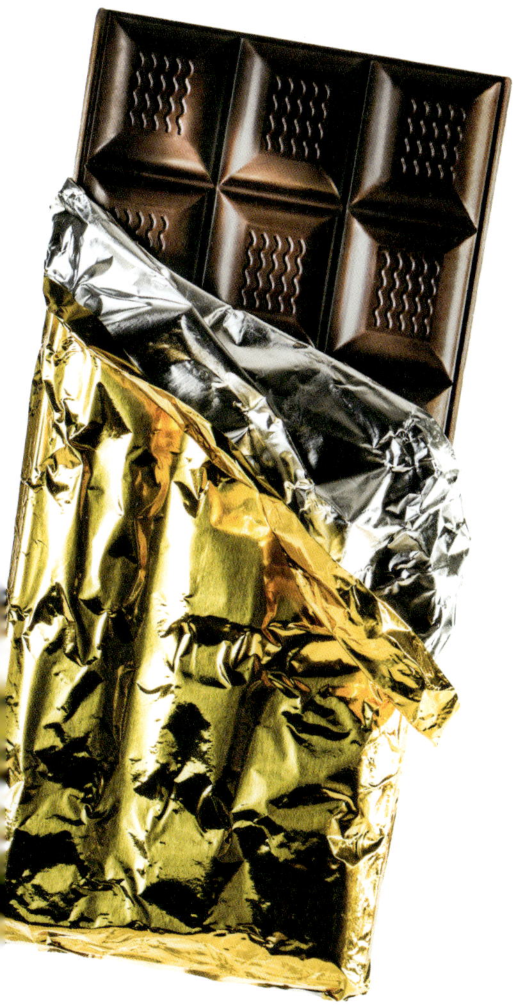

Decknamen für Zucker

Zucker verhält sich wie ein gesuchter Krimineller: Er verwendet allerlei Decknamen. Aber letztendlich verarbeitet Ihr Körper alle Formen von Zucker auf die gleiche Weise. Wenn Sie also die Menge des zugesetzten Zuckers in Ihrer Ernährung reduzieren wollen, müssen Sie die Lebensmitteletiketten auch auf folgende Bezeichnungen hin abchecken:

Agavendicksaft

brauner Reissirup

Fruchtsaftkonzentrat

Fruktose

Glukose-Fruktose-Sirup

Honig

Laktose

Maissirup

Maltose

Malzsirup

Melasse

Rohrzucker

Rohzucker

Saccharose

Sirup jeder Art

Traubenzucker

Zuckerrohrkristalle

Zuckerrohrsaft

Heißhunger nach Süßem haben. Nach 21 Tagen ohne die Droge wird Ihr Bedürfnis nach Zucker viel geringer sein als vorher. Ihre Vorliebe für Süßes geht zurück, und Superfood-Leckereien in Form von Obst werden Ihnen oft vollkommen ausreichen. Ein Löffelchen Honig, eine perfekt reife Erdbeere? Wow!

Wenn Sie den 21-Tage-Plan hinter sich haben und sich prinzipiell wieder Süßigkeiten gönnen dürfen, dann beschränken Sie sich dabei bitte auf ganz geringe Mengen und meiden Sie alle verarbeiteten Industrieprodukte! Auf der nächsten Seite finden Sie einige süße Alternativen, mit denen Sie die Naschkatze in sich zufriedenstellen und die Belastung durch Zucker niedrig halten können.

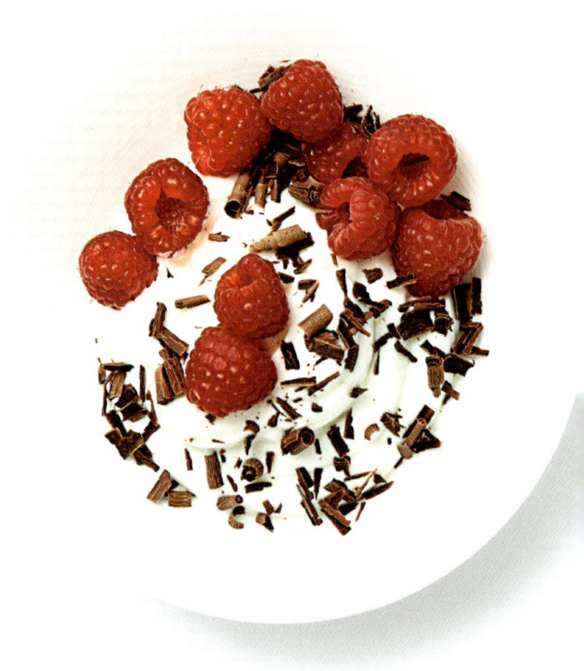

Ein Lob des Honigs

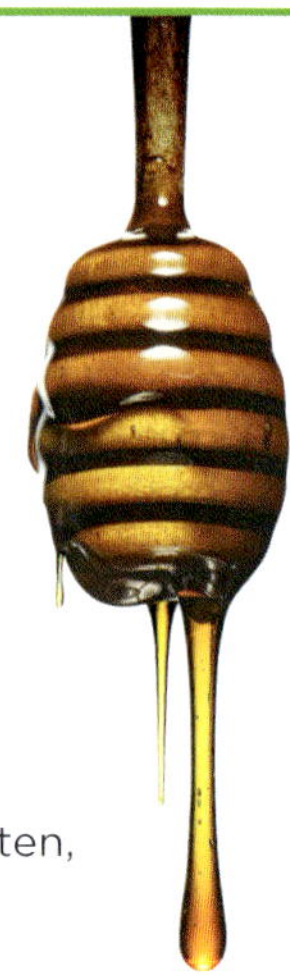

Honig ist eines der seltenen Nahrungsmittel, die nicht verderben. Archäologen fanden in den Gräbern ägyptischer Pharaonen Gefäße mit Honig, der immer noch essbar ist! Um ein Pfund des goldenen Materials zu produzieren, müssen die Bienen zwei Millionen Blumen besuchen. In manchen Teilen der Welt wird Honig zur Behandlung von Wunden verwendet, weil er die Zellen schützt und eindringende Bakterien abtötet. Meine Familie und ich sind im Besitz von drei Bienenstöcken, die ca. 32 kg Honig pro Jahr produzieren, sodass ich Mühe habe, Abnehmer für alles zu finden. Ein bisschen Honig statt Zucker bringt Süße und gesundheitliche Vorteile wie zum Beispiel:

Positive Wirkung auf den Blutzuckerspiegel: Diabetiker, die Zucker durch Honig ersetzten, hatten stabilere Blutzuckerwerte. Süßen Sie Ihren Tee oder Ihre Haferflocken damit.

Anti-Husten-Wirkung: Schwarztee mit Honig lindert Husten. Honig wirkt beruhigend im Rachenraum, während das Stimulans Methylxanthin im Schwarztee die Atemwege erweitert und hilft, den Husten zu lindern.

Behandlung von Brandwunden: Wegen seiner hohen Konzentration des Wirkstoffs Methylglyoxal wirkt Manuka-Honig antibakteriell, und Sie können ihn auf Brand- und andere kleine Wunden auftragen. Kaufen Sie nur Manuka-Honig mit einem UMF-Wert von über 10, der bedeutet, dass er sowohl medizinischen Nutzen hat als auch zum Verzehr geeignet ist.

Ihr geheimer Zuckervorrat

Ihr süßer Leckerbissen, wenn Sie mal wieder eine Dosis Zucker brauchen: Zartbitterschokolade mit mehr als 60 % Kakao. Dunkle Schokolade enthält Magnesium sowie Flavonoide, denen antioxidative Eigenschaften zugeschrieben werden. Flavonoide schützen die Gefäße und das Herz. Sie sind reich an Magnesium senken den Blutdruck, verbessern das Gedächtnis und heben die Stimmung. Außerdem sollen sie krebshemmend wirken. Da Schokolade mit mindestens 60 % Kakao aus Kakaobutter und nicht aus Palm- oder Kokosölen hergestellt wird, wirkt sie sich anders als diese beiden Öle nicht auf den Cholesterinspiegel aus. Essen Sie maximal ein Drittel einer Tafel dunkler Schokolade. Damit setzen Sie sich sozusagen einen süßen Schuss, ohne einen Zuckerrausch befürchten zu müssen, der das Bedürfnis nach immer mehr auslöst.

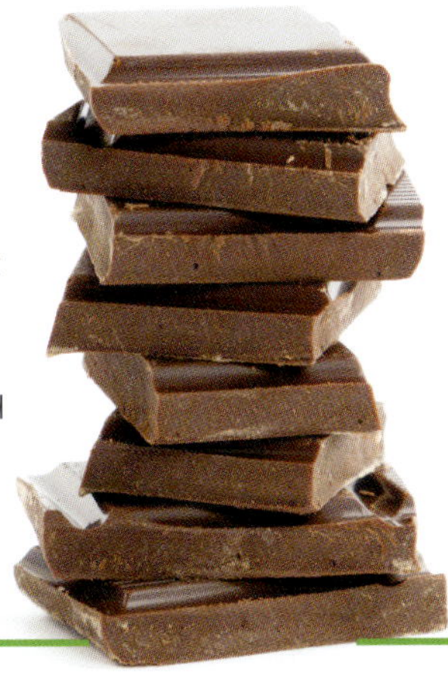

- Zartbitterschokolade (dunkle Schokolade), die mindestens 60–75 % Kakao enthält, ist süß, aber auch bitter genug, dass Sie nicht das Bedürfnis bekommen, gleich eine ganze Tafel zu essen. Noch besser kaufen Sie Schokolade mit 80 % Kakao oder Kakaosplittern.
- Eine Schüssel Naturjoghurt mit Beeren, Honig und ein paar dunklen Schokoladensplittern.
- Ein Smoothie aus ungesüßter Mandelmilch, einem Bällchen Mandelbutter, Joghurt und Schokoladenproteinpulver (Ihr gesunder Milchshake!).
- Gemischte Nüsse mit ein paar halbsüßen Schokoladenstückchen.
- Nur mit Gewürzen geröstete Nüsse.
- Geröstete Zimt-Kichererbsen: Gegarte Kichererbsen (aus der Dose) mit Wasser abspülen, abtropfen lassen und mit Olivenöl und Zimt bestreichen. Bei 190 °C im Ofen 25 Min. backen.

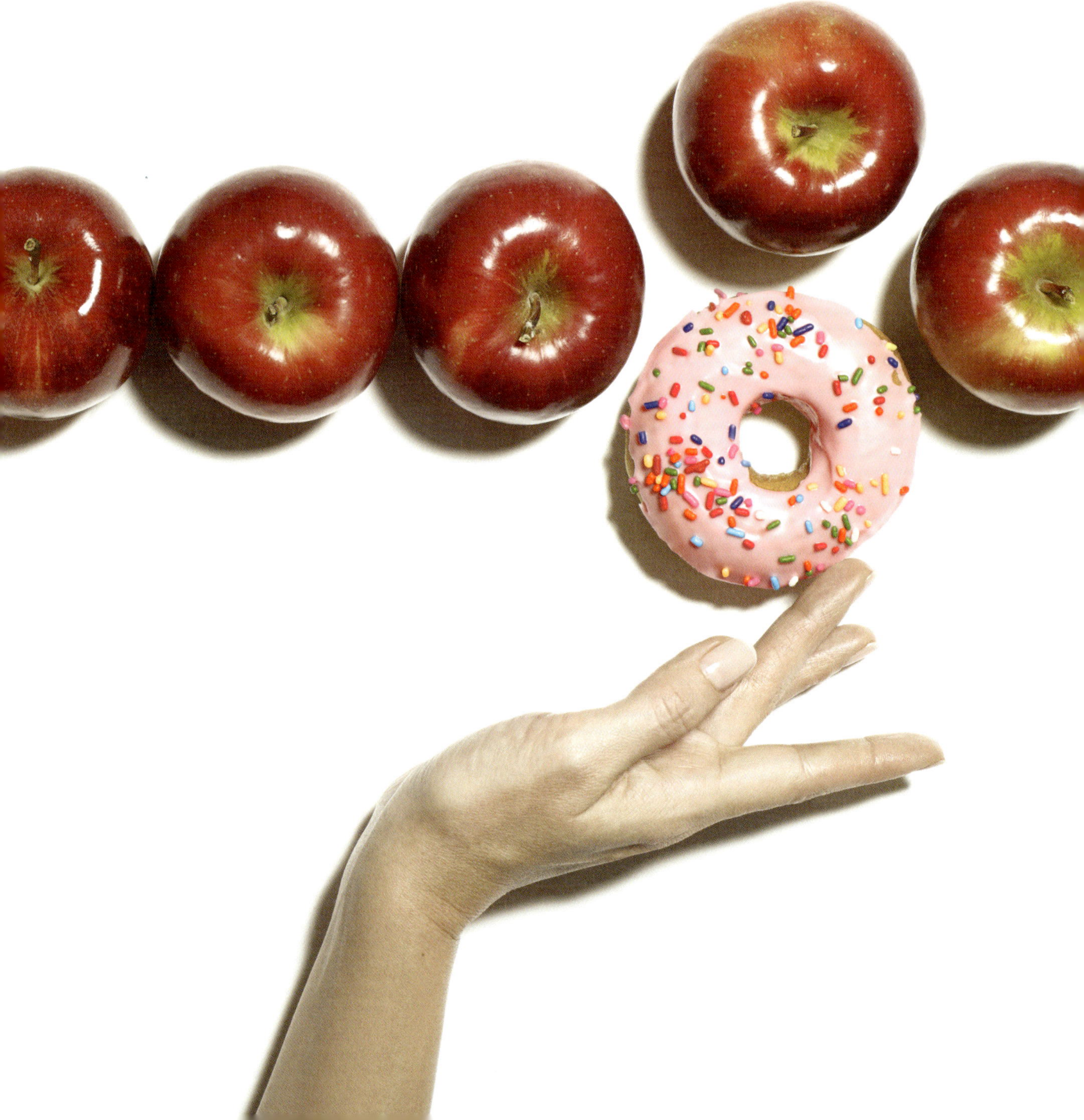

3.

Stärke durch Strategie

Widerstehen Sie Lust und Versuchungen, indem Sie Ihr Wissen anwenden

Nachdem ich mit Tausenden von Menschen gesprochen habe, die sich mit der richtigen Nahrungsauswahl schwertun, verstehe ich das Tauziehen, zu dem es jedes Mal kommt, wenn Sie etwas essen wollen.

Am einen Ende des Seils zieht Sie Ihr innerer Ernährungsberater, der Sie an all die H.I.L.F.E.-Nahrungsmittel erinnert, die ich im letzten Kapitel beschrieben habe, in Richtung einer köstlichen Gemüseportion und einer Hähnchenbrust mit leckerer Salsa; auf der anderen Seite zerrt Sie ein Bäcker oder Konditor in Richtung eines herrlich süßen Krapfens.

In solchen Momenten wird die Gewichts- und Gesundheitsschlacht entweder gewonnen oder verloren. Die Informationen, die Sie haben, reichen nicht immer aus, um Ihre Entscheidungen in die richtige Richtung zu lenken; ebenso wenig Ihre Motivation. Manchmal, egal wie klug, ehrgeizig, inspiriert oder sogar verzweifelt Sie sind, gewinnt das Stück Kuchen. Manchmal, wenn Sie hungrig oder traurig oder verrückt sind, können Sie dem Teller Spaghetti nicht widerstehen. Manchmal brauchen Sie Verstärkung, um Ihre besten Absichten zu unterstützen. Hier setzt die Strategie an.

Damit die H.I.L.F.E.-Nahrungsvorgaben funktionieren, müssen sie reflexhaft, ohne großes Überlegen, in die Praxis umgesetzt werden können. Ihr Ziel ist es, dahin zu gelangen, dass Sie sich gar nicht mehr mit Entscheidungen herumplagen, sondern einfach richtig essen, weil Sie sich daran gewöhnt haben und sich kaum noch etwas anderes vorstellen können.

Die perfekte Kühlschrankfüllung

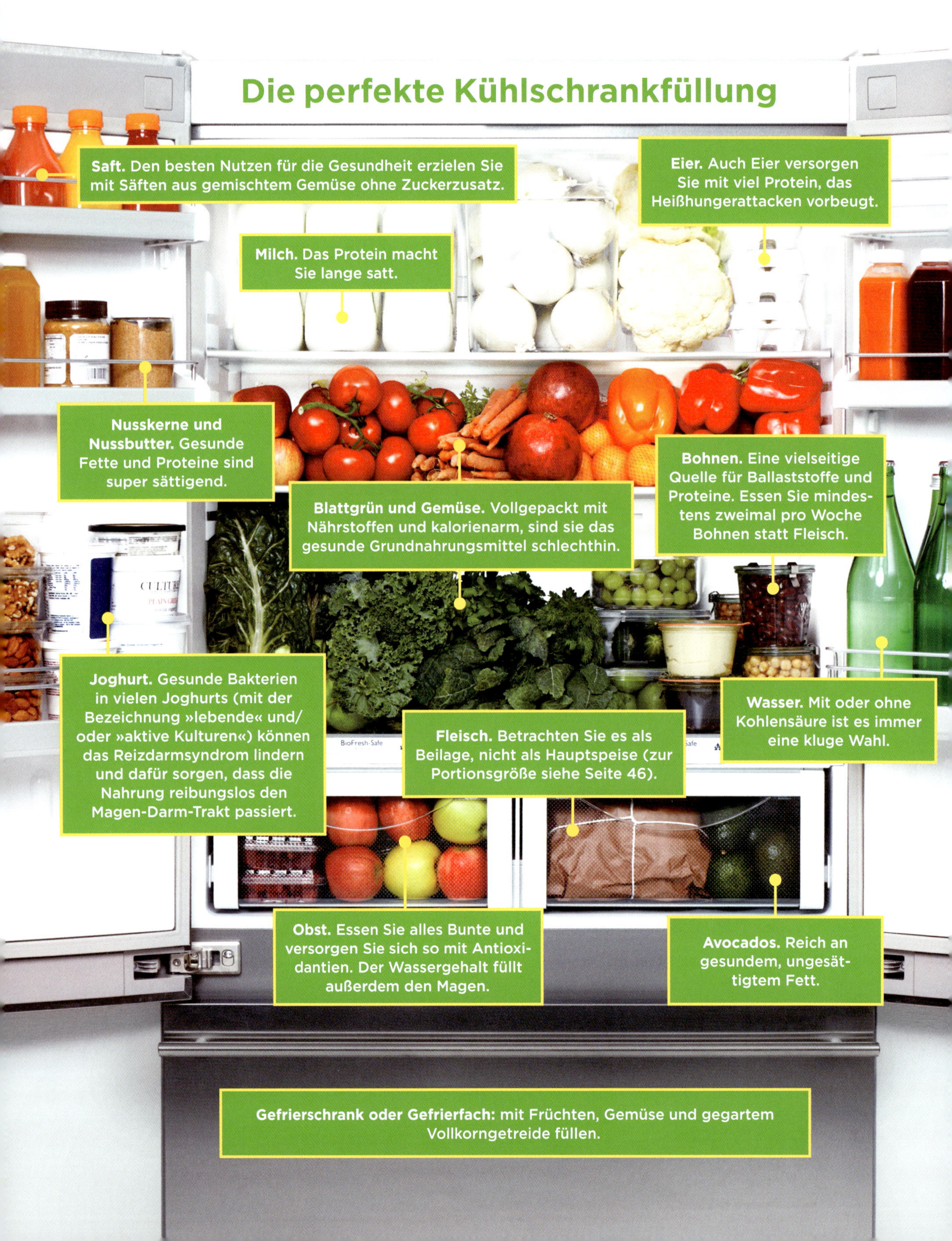
Saft. Den besten Nutzen für die Gesundheit erzielen Sie mit Säften aus gemischtem Gemüse ohne Zuckerzusatz.
Eier. Auch Eier versorgen Sie mit viel Protein, das Heißhungerattacken vorbeugt.
Milch. Das Protein macht Sie lange satt.
Nusskerne und Nussbutter. Gesunde Fette und Proteine sind super sättigend.
Bohnen. Eine vielseitige Quelle für Ballaststoffe und Proteine. Essen Sie mindestens zweimal pro Woche Bohnen statt Fleisch.
Blattgrün und Gemüse. Vollgepackt mit Nährstoffen und kalorienarm, sind sie das gesunde Grundnahrungsmittel schlechthin.
Joghurt. Gesunde Bakterien in vielen Joghurts (mit der Bezeichnung »lebende« und/oder »aktive Kulturen«) können das Reizdarmsyndrom lindern und dafür sorgen, dass die Nahrung reibungslos den Magen-Darm-Trakt passiert.
Wasser. Mit oder ohne Kohlensäure ist es immer eine kluge Wahl.
Fleisch. Betrachten Sie es als Beilage, nicht als Hauptspeise (zur Portionsgröße siehe Seite 46).
Obst. Essen Sie alles Bunte und versorgen Sie sich so mit Antioxidantien. Der Wassergehalt füllt außerdem den Magen.
Avocados. Reich an gesundem, ungesättigtem Fett.
Gefrierschrank oder Gefrierfach: mit Früchten, Gemüse und gegartem Vollkorngetreide füllen.

Dieses Kapitel hilft Ihnen, Ihre Essgewohnheiten zu ändern, und bestärkt Ihre positiven Entscheidungen. Sie werden schädliche Muster vermeiden und Tricks lernen, wie Sie Ihre neue Ernährungsform problemlos durchhalten können.

Strategie 1: Veränderungen Ihrer Umgebung

Wenn Sie bei Ihrer Ernährungsumstellung Erfolg haben wollen, sollten Sie es sich leicht machen, das Richtige zu tun. Ihre Umgebung spielt eine Schlüsselrolle: Bestücken Sie Kühlschrank, Gefrierschrank, Speisekammer, Küchenschränke und Schreibtischschublade mit gesunden Lebensmitteln, damit Sie eventuelle Hungergefühle oder Gelüste jederzeit schnell stillen können.

Wie oft entscheiden Sie sich für ungesunde Lebensmittel, nur weil gerade die Gelegenheit da ist? Das passiert zum Beispiel, wenn Sie die orangefarbene Schachtel sehen, die Sie dazu einlädt, etwas Knabberzeug einzuwerfen; die farbenfrohe Verpackung schreit: »Iss mich!« Es passiert, wenn Sie sich morgens nicht überlegt haben, was Sie mittags essen werden, und dann halt wieder zum Chinesen gehen, weil der am nächsten liegt und »All you can eat« zum Spottpreis anbietet. Allerdings kommen Sie die 3000 kcal und die Unmengen von Frittierfett, die Sie dort zu sich nehmen, letztlich doch teuer zu stehen. Damit will ich nicht sagen, dass Sie beim Chinesen nicht gesund essen könnten (siehe dazu Seite 266). Versuchungen sind Sie also jeden Tag ausgesetzt.

Ich habe viel von Forschern gelernt, die faszinierende Erkenntnisse zum Thema des gedankenlosen Essens gewonnen haben, etwa wie uns unbewusst Wahrgenommenes dazu bringt, mehr zu essen und eine schlechte Wahl zu treffen. Forscher der Cornell University konnten zeigen, welch großen Einfluss visuelle Signale darauf haben, wie viel wir essen, etwa bei einem Experiment mit »magischen« Suppentassen: Die Tassen wurden durch einen Schlauch im Boden immer wieder etwas nachgefüllt, wovon die Testesser aber nichts wussten. Im Vergleich zu den Probanden mit normalen Suppentassen aßen diejenigen mit den präparierten Tassen weit mehr, obwohl man allen gesagt hatte, sie sollten aufhören, wenn sie satt seien. Die Forscher haben auch Faktoren wie Lärm und Licht untersucht, um herauszufinden, wie sie Nahrungsentscheidungen beeinflussen. Sie stellten fest, dass viele Faktoren, die nichts mit Hunger zu tun haben, uns dazu bewegen, immer mehr und mehr zu essen.

Um solche Einflüsse zu durchkreuzen, brauchen Sie Planung und Ideen. Haben Sie einen Plan für die Momente, in denen Sie sich appetitmäßig auf dünnem Eis bewegen und am anfälligsten dafür sind, zu viel zu essen und/oder Ihr Blut mit schädlichen Stoffen zu fluten? Und haben Sie sich einfache Lösungen, mit deren Hilfe Sie gesund essen, naschen und sich verwöhnen können?

Stellen Sie sich Folgendes vor, und Sie verstehen, was ich meine: Es ist neun Uhr abends, Sie hatten einen harten Tag, die Küche ist aufgeräumt, und Sie können sich endlich zurücklehnen und Ihre Lieblingsserie angucken. Eine ruhige Zeit, Zeit für Stressabbau, Zeit für Sie selbst. Zeit, so denken Sie vielleicht, für eine Schüssel Vanilleeis mit Schokoladensplittern, das genüsslich im Mund zergeht. Drei Minuten später haben Sie diese Schüssel in der Hand, sitzen vor dem Fernseher, und schon

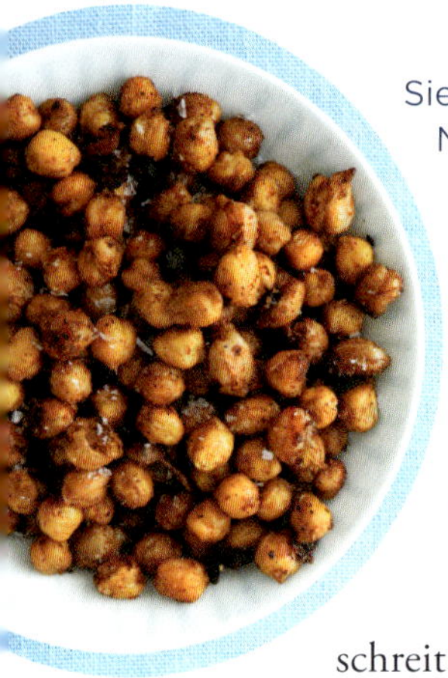

Sie sollten immer ein Tütchen Nüsse dabeihaben, wenn Sie auf Achse sind. Würzen Sie die Nusskerne vorher in Currypulver und/oder fügen Sie ein paar Kichererbsen oder andere Zutaten hinzu, haben Sie eine echte Leckerei dabei. Beachten Sie dafür das Rezept auf Seite 281.

schreit Ihr Insulinausschüttungsteam um Hilfe. Was passiert nun aber, wenn Sie nichts im Haus haben, was Eiscreme auch nur ähnelt? Sehr wahrscheinlich haben Sie einfach keine Lust, ins Auto zu steigen, zur Tankstelle zu fahren und sich dort etwas Süßes zu holen. Das ist es nicht wert. Stattdessen füllen Sie Ihre Schüssel mit dem, was Sie im Kühlschrank haben: mit Naturjoghurt, einem großen Löffel Beeren und ein paar Splittern dunkler Schokolade.

Meine Vorhersage: Die Serienepisode wird genauso spannend sein, der Abend aber erheblich gesünder. Bereiten Sie sich und Ihre Küche also für die Zeiten vor, in denen Sie sich Eiscreme einverleiben oder welchen Snack mit geringem Nährwert und vielen Kalorien auch immer. Indem Sie hochwertige Nahrung ihre Arbeit tun lassen, verändern Sie, was in Ihrem Körper vor sich geht.

Sobald Sie einmal angefangen haben, werden Sie wie von selbst Ihre Umgebung weiter optimieren. Kürzlich haben wir zu Hause Gemüse und Salat aus dem Gemüsefach ganz unten befreit. Sie waren dort einfach zu wenig sichtbar und oft nicht mehr ganz frisch, wenn wir uns an sie erinnerten. Obwohl wir ohnehin gerne Gemüse und Obst essen, machte diese Änderung einen großen Unterschied aus, denn von nun an fielen uns die gesunden Sachen im Kühlschrank sofort ins Auge.

Lisa macht eine wunderbare Brühe (Rezept auf Seite 308), die wir immer vorrätig haben. Sie ist großartig für Abende, an denen ich keine Lust auf ein richtiges Abendessen habe, aber *irgendetwas* essen will. Ein Teller Suppe ist dann perfekt. Ich bekomme Nahrung und fühle mich zufrieden, belaste meinen Magen aber nicht grundlos. Wenn keine Brühe da wäre, würde ich wohl mehr essen, als ich eigentlich will. Wir haben immer gesunde Dinge da, die sich schnell zubereiten lassen. Im Gefrierschrank sind Grundnahrungsmittel wie zum Beispiel Fisch, sodass wir nie länger als eine Stunde von einer Wohlfühlmahlzeit entfernt sind. Ich möchte lieber selbst über meine Gesundheit bestimmen, als das einem Pizzalieferanten zu überlassen.

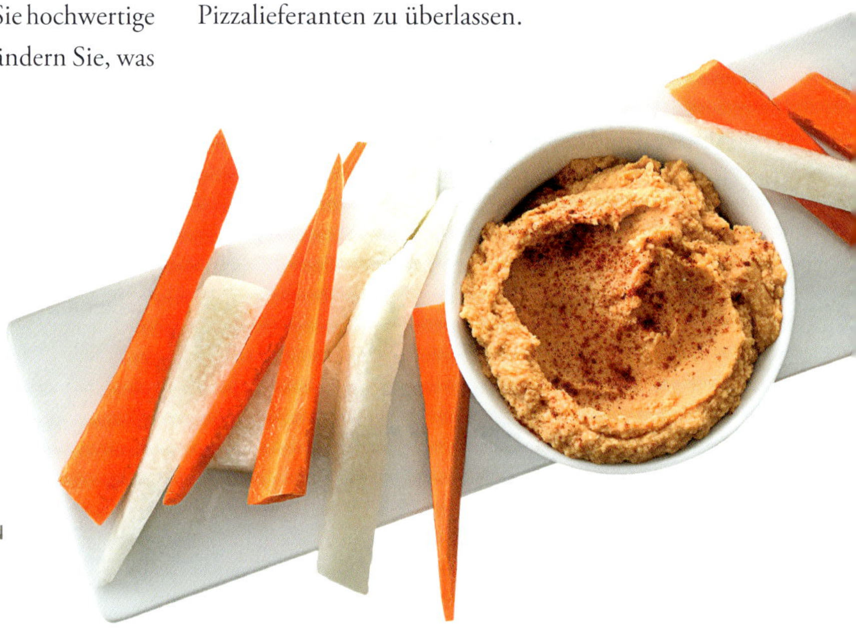

Würziger Hummus befriedigt den Hunger und den Gaumen. Das Rezept steht auf Seite 249.

Fünf Tricks gegen Verlockungen

- Räumen Sie Ihre Speisekammer aus. Verschenken Sie alle Fertigprodukte mit minderwertigen Zutaten. Die Einkaufsliste für den 21-Tage-Plan finden Sie auf Seite 189.
- Planen Sie Ihre Mittagessen für die Woche voraus und nehmen Sie sie von zu Hause mit.
- Planen Sie einen fixen Wochentag ein, an dem Sie Ihre Mahlzeiten für die Woche planen und vorbereiten. Kochen Sie eine größere Menge eines gesunden Gerichts, das Sie bei mehreren Mahlzeiten essen können. Nutzen Sie den Tag, um Gemüse zu zerkleinern und es dann als Snack oder Beilage im Kühlschrank zu haben.
- Wenn Sie Knabberzeug für andere Besucher vorrätig haben wollen, verstecken Sie es ganz oben oder unten im Schrank hinter anderen Dingen. Je schlechter solche Produkte zu sehen und zu erreichen sind, desto unwahrscheinlicher ist es, dass Sie sie hervorholen, wenn Sie Gelüste danach plagen.
- Bewahren Sie einen kleinen Beutel mit Nüssen in Ihrem Auto, Ihrer Handtasche oder Aktentasche auf, um für Hungerattacken gerüstet zu sein.

Neulich hatte ich mittags einen Termin. Schon morgens war ich sehr beschäftigt gewesen, bekam allmählich Hunger und fühlte mich unwohl. Aber den Termin musste ich wahrnehmen.

Zum Glück habe ich eigentlich immer Nüsse dabei und musste nur in die Tasche greifen und ein paar Stück futtern, um bis zum Mittagessen durchzuhalten. Ja, stimmt, ein Cupcake wäre mir lieber gewesen. Und wäre irgendwo eine Packung Kekse herumgelegen, hätte ich zugegriffen.

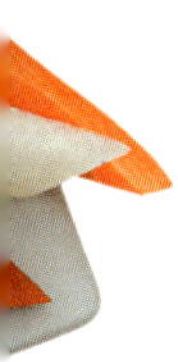

Wir leben nicht im luftleeren Raum und treffen Entscheidungen oft nicht danach, was wir wissen, sondern je nach Angebot. Das passiert laufend: Naschen beim Kochen des Abendessens; Chips vor dem Fernseher bis zum Umfallen; der Gang zum Verkaufsautomaten, weil sich um vier Uhr nachmittags der kleine Hunger meldet; Leeren der Schüssel, weil es sich nicht lohnt, einen kleinen Rest aufzubewahren. Solche sinnlosen und ungesunden Gewohnheiten fügen uns täglich Niederlagen zu. Um zu gewinnen, müssen wir neue Umgebungen und Erfahrungen und Reflexe schaffen, um uns die gesunde Freude zunutze zu machen, die Essen uns schenken kann.

Um einen knurrenden Magen zu beruhigen, essen wir, was wir sehen und was in der Nähe ist. Der Drang, den Hunger zu stillen, ist zu stark, um 30 Minuten zu warten, bis die Karotten und der Hummus auf dem Tisch stehen. Man muss also für Hunger und Versuchungen gewappnet sein. Deshalb ist es so wichtig, sich morgens gesunde Snacks einzupacken, damit Sie nach den guten Sachen greifen

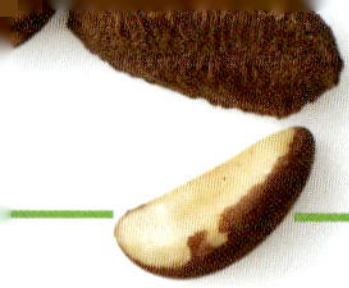

Der perfekte Snack

Nusskerne stecken voll von gutem Fett und sättigenden Proteinen, und einige Studien deuten darauf hin, dass sie entzündungshemmend wirken und so vor etlichen Krankheiten und Beschwerden schützen. Haben Sie also immer ein paar Nüsse dabei. Die Auswahl ist groß:

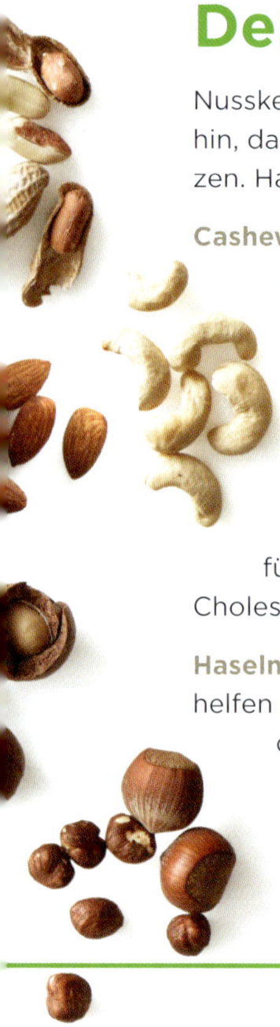

Cashewnüsse liefern Ihnen zwei Metalle: das immunstärkende Zink sowie Kupfer, das die Bildung roter Blutkörperchen verbessert – entscheidend für den Sauerstofftransport im Körper.

Erdnüsse, eigentlich Hülsenfrüchte, haben besonders viele Proteine in sich und sind eine hervorragende Quelle für Phytosterin, das zur Kontrolle des Cholesterinspiegels beiträgt.

Haselnüsse sind reich an Folsäure, die Ihnen helfen kann, starke Knochen aufzubauen und das schlechte Cholesterin abzubauen, während sie das gute vermehren.

Macadamianüsse sind zwar sehr kalorienreich, enthalten aber mehr von den guten einfach ungesättigten Fettsäuren als jede andere Nuss und sogar Avocados.

Mandeln können bei der Gewichtskontrolle helfen, die Herzgesundheit stärken und die Insulinresistenz verbessern. Und sie stärken den Anteil der guten Bakterien im Darm.

Paranüsse enthalten Selen, das die Schilddrüse und die Immunfunktion verbessern kann.

Pekannüsse weisen eine spezielle Art von Vitamin E auf, das Ihr Gehirn gesund hält und hilft, schlechtes Cholesterin abzubauen.

Pistazien verfügen über lebenswichtiges Kalium und viele Ballaststoffe.

Walnüsse enthalten sehr viel Linolensäure, die pflanzliche Version der Omega-3-Fettsäuren.

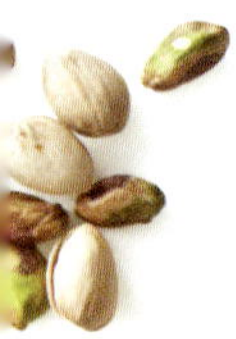

und nicht nach denen, die sich später am Tag negativ auf Blutzuckerspiegel und Energieniveau auswirken (Beispiele für gute Stressbekämpfungssnacks finden Sie zum Beispiel auf den Seiten 141 oder 247).

Strategie 2: mehr Ja, weniger Nein

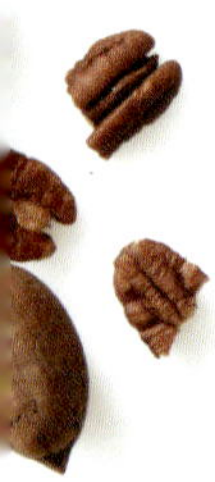

Ich spiele Volleyball in einer gemischten Gruppe mit Frauen und Männern. Ein Team, gegen das wir neulich spielten, wurde von seinem Betreuer angefeuert, der schrie und klatschte. Als das Team allmählich ins Hintertreffen geriet, schrie er immer lauter: »Nein, doch nicht so!«

Sie ahnen, wie es weiterging. Die Spieler machten kaum noch etwas richtig. Da sie nur hörten, was sie *nicht* tun sollten, war das alles, was sie tun *konnten*, und so verloren sie Punkt für Punkt.

Genau so funktioniert unsere Ernährungskultur. Laufend heißt es: *Hören Sie auf damit!* Hören Sie auf, Kuchen zu essen, zu naschen, Kohlenhydrate zu essen, von Fettuccine zu träumen …

Wir leben in einer Welt, die sich dem Gegenteil des Nike-Mottos verschrieben hat: Just *don't* do it.

Je mehr Sie eingehämmert kriegen, was Sie nicht tun sollen, desto eher werden Sie opponieren. Das liegt nicht unbedingt daran, dass Sie von Natur aus aufmüpfig sind, sondern daran, dass das Gehirn ein

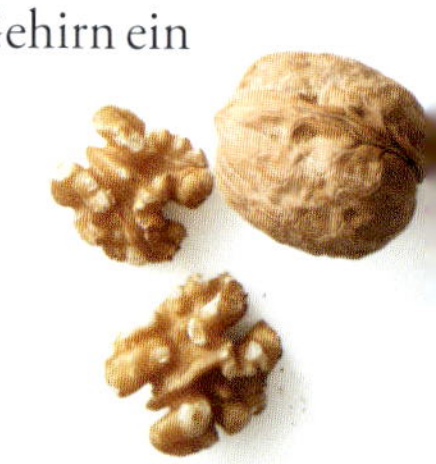

»Nein« nicht immer wahrnimmt. Wenn das Gehirn eines Kindes die Worte »Nicht rennen!« vernimmt, verarbeitet es das Wort »rennen«. Deshalb wäre es besser, dem Kind »Langsam gehen!« zu sagen. Indem Sie die Aussage ändern, bitten Sie das Gehirn, etwas zu *tun,* anstatt etwas *nicht* zu tun. Das Gehirn will generell etwas zu tun haben. Deshalb ist es der intelligentere Schritt, einen Stellvertreter für eine Gewohnheit zu finden, die man ändern möchte, ein Verhalten, das sie allmählich ersetzt.

Ihr Gehirn lernt neue Verhaltensweisen mit der Praxis. Es richtet die neurologische Verkabelung ein, damit es weiß, was für seinen Menschen am einfachsten ist. Das kann ziemlich dauern, aber letztendlich dreht Ihr Gehirn nur den Schalter um, und Sie handeln entsprechend. Wenn Sie schlechte Gewohnheiten durch gesunde ersetzen, legen Sie neue Pfade an und vergessen die alten.

Wie funktioniert das praktisch? Nehmen wir an, Ihre schlechte Angewohnheit ist eine Tüte Chips jeden Nachmittag gegen 17 Uhr. Sie sehnen sich nach dem Knabbern, nach Salz und Zucker, nach diesem Ritual des gefräßigen Entspannens.

Jetzt haben Sie aber dieses Buch bis hierher gelesen und möchten die Chips deshalb in Zukunft weglassen oder wissen immerhin, dass Sie das tun sollten. Was machen Sie nun, wenn spätnachmittags wieder die knisternde Tüte lockt? Der Trick, diesem

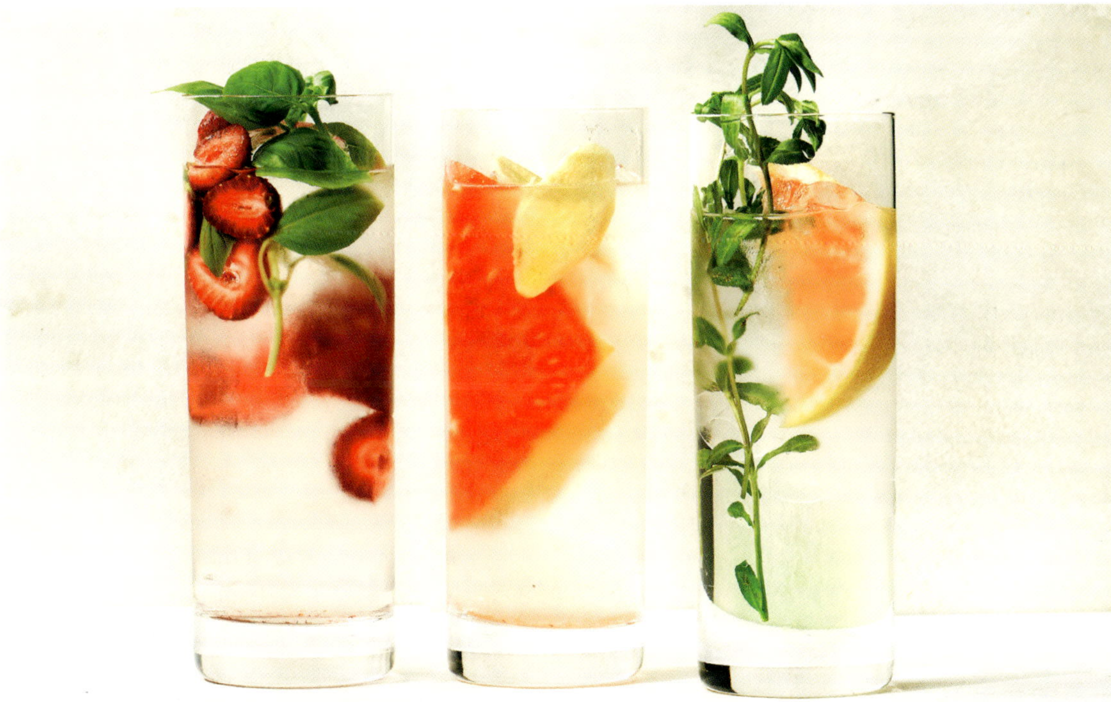

Trinken Sie ein Glas Mineralwasser mit Fruchtscheiben anstelle eines Softdrinks und sparen Sie damit zehn Würfel Zucker. Oder probieren Sie diese erfrischenden Geschmackskombinationen: Erdbeere und Basilikum, Wassermelone und Ingwer, rosa Grapefruit und Estragon.

Sog zu entgehen, besteht darin, einen adäquaten Ersatz zu finden. Füllen Sie eine Schüssel mit etwas anderem, das beim Kauen knirscht; vielleicht Popcorn, über das Sie etwas Meersalz oder Paprikapulver streuen. Setzen Sie sich in einen bequemen Sessel und mampfen Sie gemütlich vor sich hin. Ihr Magen und Ihr Gehirn sind zufrieden, und Ihrem Körper geht es mit dieser Variante besser. Sie müssen Ihre Gewohnheiten nicht plötzlich umkrempeln. Sie können mit einer Schüssel Karottenstangen und einer halben Schüssel Chips beginnen und dann im Laufe einiger Wochen die Menge die Chips kontinuierlich verringern.

Wenden Sie das gleiche Prinzip auf alle Lebensmittel an, die zu meiden sind. Softdrinks können Sie zum Beispiel durch Sprudelwasser mit Obstscheiben ersetzen; damit haben Sie etwas Süße und auch Kohlensäure.

Ein kleiner Trost beim Verzichten: Sie geben Ihre Favoriten ja nicht für immer auf. Bei besonderen Anlässen dürfen Sie sich durchaus mit etwas Süßem belohnen. Aber Sie trainieren Ihr Gehirn so, dass gesünderes Verhalten die Regel ist und ungesundes die Ausnahme. Wenn Sie eine Weile auf Ungesundes ganz verzichten, werden Sie merken, dass Sie gar kein so großes Bedürfnis mehr danach verspüren und nicht mehr so viel Willenskraft brauchen, um darauf zu verzichten.

Strategie 3: Passen Sie Ihre »Regeln« an

Wir müssen uns an Regeln anderer halten, in der Schule, bei der Arbeit, im Freibad … Da sollten Sie sich nicht auch noch sklavisch an irgendwelche Ernährungsregeln halten müssen. Stattdessen möchte ich, dass Sie Ihre Selbstkontrolle arbeiten lassen, denn Sie kennen Ihre persönlichen Schwächen am besten. Ihre persönlichen Lösungen werden sozusagen Ihr Nahrungsgrundgesetz, das Sie anleitet, wenn Entscheidungen zu treffen sind.

Übernehmen Sie von den folgenden Beispielen, was Ihnen hilfreich erscheint, oder lassen Sie sich davon inspirieren, Ihren eigenen Weg zu finden:

- Ich habe ein Faible für Süßigkeiten. Geben Sie mir Schokoladeneis, und ich bin so glücklich wie ein Kind in einer Eisdiele. Ich weiß es besser, habe aber keinen stählernen Willen – wie Sie vielleicht auch. Also habe ich mir zwei Prinzipien überlegt, nach denen ich lebe, wenn es um den Nachtisch geht. Nummer eins: Zu Hause gibt es keinen. Wir haben keine Süßigkeiten im Haus, also komme ich auch nicht in Versuchung, welche zu essen. Nummer zwei: Wenn wir als Familie auswärts essen, gönnen wir uns ein besonderes Dessert, aber nur eine Portion gemeinsam. Jeder von uns

Der einfachste Abnehmtrick aller Zeiten?

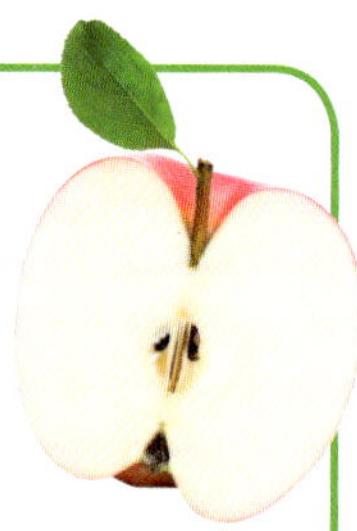

Wer Gemüse und Obst offen in der Küche stehen hat, weist einen geringeren Body-Mass-Index auf als die, die es so aufbewahren, dass man es nicht ständig sieht.

genießt einen oder zwei Bissen. Das genügt, um die intensive Süße ab und an zu genießen, aber nicht, um den Hosenbund kneifen zu lassen.

- Mein Spitzname könnte »König der doggie bags« (Beutel für Essensreste) sein, denn ich nehme alles mit nach Hause, was nach einer Mahlzeit übrig ist, selbst kleinste Mengen. Das liegt an meinen gesunden Schuldgefühlen beim Verschwenden von Lebensmitteln. Deshalb habe ich nun immer Beutel für Reste mit, damit ich im Restaurant keinen Druck verspüre, den Teller ganz zu leeren, obwohl ich satt bin.

- Wenn ich etwas in den Mund nehme, das ich richtig mag, und weiß, dass ich mich vielleicht nicht mehr lange zurückhalten kann, noch mehr davon zu verspeisen, suche ich gezielt nach einem kräftigen »Geschmackswechsler«. Ich lutsche ein Pfefferminzbonbon oder putze mir die Zähne, wenn möglich. Auf Partys esse ich eine Olive. Die schmecken stark genug, um das Mundgefühlhoch, das mir etwas Ungesundes auf dem Büfett bringen könnte, zu überlagern. Mit dieser Taktik blockiere ich meinen Iss-weiter-Reflex sofort.

Merken Sie, dass das keine wirklichen Regeln sind? Ich hätte auch einfach schreiben können: »Keine Desserts im Haus, nicht immer alles aufessen, nicht mehr als zwei Bissen ungesunde Süßspeisen«, aber ich glaube grundsätzlich nicht, dass solche Anweisungen viel helfen.

Finden Sie heraus, wann es Ihnen am schwersten fällt, gesund zu essen. Vielleicht naschen Sie beim Kochen oder essen die Reste auf dem Teller anderer auf, damit nichts umkommt. Identifizieren Sie Ihre Gefahrenzonen und stellen Sie Strategien für den Umgang damit auf. Fragen Sie sich: Wie kann ich es mir erleichtern, in solchen Situationen stark zu bleiben? Es geht um schlaue Systeme und Ablenkungen, die Sie stärken, statt Sie zu nerven.

Sie machen die Regeln: Mit diesem Trick behalten Sie die Kontrolle

Der einfache Austausch eines Worts kann zählen, wenn es um Verhaltensänderungen geht. Wenn Sie etwas aufgeben wollen, sagen Sie sich lieber »Ich tue nicht« als »Ich darf nicht«. Beispiel: »Ich esse keinen Kuchen« statt »Ich darf keinen Kuchen essen«. Letzteres klingt, als ob Ihnen jemand etwas verboten hätte, Ersteres sagt aus, dass Sie selbst entschieden haben, was Sie tun wollen oder nicht. So eine Änderung in der Wortwahl, fanden die Forscher heraus, vermittelt Ihnen das Gefühl, selbst die Kontrolle zu haben. Sie sind der Verantwortliche und nicht irgendein Diätplan. Das führt zum Erfolg!

Strategie 4: Einkaufen als Entdeckungsreise

Der Supermarkt ist ein verwirrender Zirkus der Angebote, der es Ihnen schwer macht, sich zwischen Marken zu entscheiden, Preise zu vergleichen, Etiketten zu entziffern und Versuchungen zu ver-

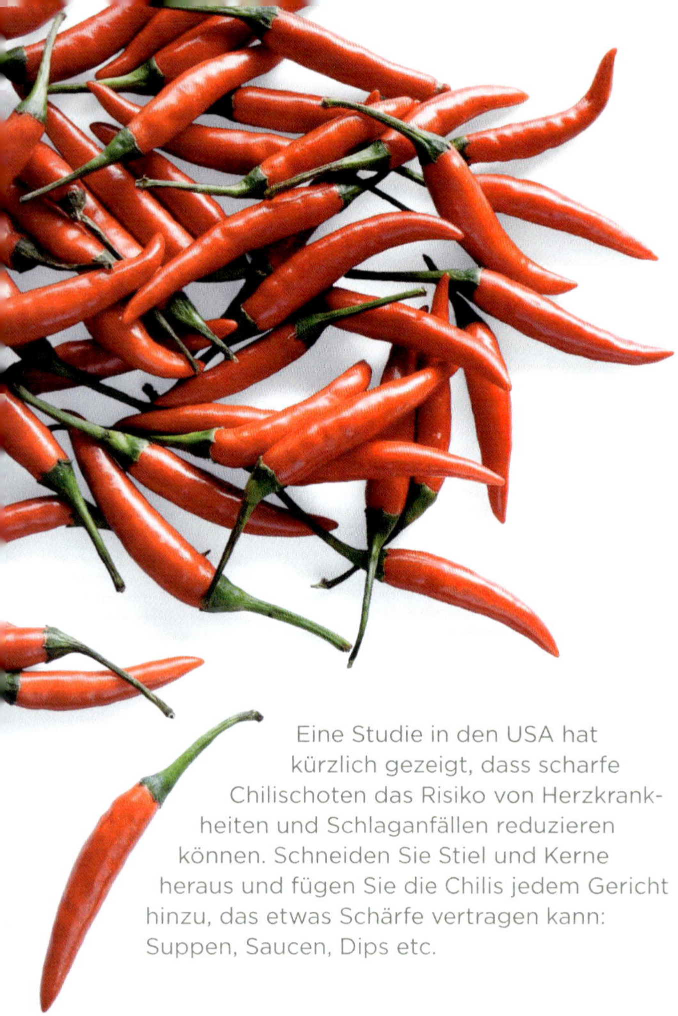

Eine Studie in den USA hat kürzlich gezeigt, dass scharfe Chilischoten das Risiko von Herzkrankheiten und Schlaganfällen reduzieren können. Schneiden Sie Stiel und Kerne heraus und fügen Sie die Chilis jedem Gericht hinzu, das etwas Schärfe vertragen kann: Suppen, Saucen, Dips etc.

meiden. Aber mit einem soliden Ernährungswissen können Sie die Sprache des Marketings durchschauen, H.I.L.F.E.-Nahrungsmittel finden und die kritischen Zonen im Supermarkt meiden. Die gesündesten Lebensmittel in einem Supermarkt, Gemüse und Obst, frische Meeresfrüchte und Fleisch, finden Sie in der Regel außen, während die weniger gesunden, verarbeiteten Produkte in den mittleren Gängen angeboten werden. Die beste Zeit zum Einkaufen? Nach einer Mahlzeit, damit Ihr Gehirn die Entscheidungen trifft, nicht der Bauch.

Wählen Sie Lebensmittel mit möglichst wenigen Zutaten auf dem Etikett. Je geringer die Anzahl, desto besser. Das ist eine einfache Regel, die Sie von Anfang an befolgen können, auch wenn Sie noch kein Ernährungsspezialist sind.

Die wichtigste Lektion: Einkaufen kann *Spaß* machen. Betrachten Sie es als Herausforderung und Abenteuer, nicht als lästige Arbeit. Erkunden Sie den Laden und entdecken Sie Neues: vielleicht eine für Sie unbekannte Art Nüsse oder Früchte

Fallen Sie nicht auf »natürliche Aromen« herein

Sind »natürliche« Aromen tatsächlich besser als künstliche? Ehrlich gesagt, unterscheiden sie sich kaum. Auch »natürliche« Aromen können chemische Substanzen enthalten. Der Hauptunterschied zwischen einem natürlichen und einem künstlichen Geschmack ist schlicht der Ursprung der Aromastoffe. Wenn wir auf einem Erdbeer-Joghurtbecher von »natürlichen Aromen« lesen, stellen wir uns unwillkürlich etwas Appetitliches vor. Die Aromen müssen aber nur aus *irgendeinem* pflanzlichen oder tierischen Material hergestellt sein, während künstliche im Labor entstehen. Die Stoffe können aber in beiden Fällen genau die gleichen sein. Und beide Arten dienen vor allem dem Zweck, Sie süchtig zu machen. Überaromatisiertes Essen stumpft die Sinne ab und lässt uns verlernen, wie natürliche Nahrung schmeckt. Ich meide alle zugesetzten Aromen, indem ich verarbeitete Lebensmittel eliminiere.

oder etwas von der Fischtheke, das Sie noch nicht kennen. Besuchen Sie Bauernmärkte und Läden, die exotische Spezialitäten anbieten. Experimentieren Sie mit gesunden Zutaten, die Ihren Speisen Pep geben und beim Kochen Freude machen. Außer der Entdeckerfreude winkt noch eine Belohnung: Eine Studie der Cornell University ergab, dass Frauen, die beim Essen experimentierfreudig waren und öfter Ungewohntes ausprobierten, im Durchschnitt weniger wogen als diejenigen mit einer konventionelleren Ernährungsweise.

Strategie 5: Notieren Sie sich das Essen

Wenn Sie sich vornehmen, Ihre Ernährungsweise zu ändern, oder sehen, dass die Waage einfach nie das anzeigt, was sie sollte, dann führen Sie doch ein Essenstagebuch. Das hat sich als effektive Taktik erwiesen. Zum einen werden Sie am Ende jedes Tages zur Verantwortung gezogen, wenn auch nur von Ihnen selbst, zum anderen überlegen Sie es sich zweimal, ob Sie eine Handvoll Gummibärchen einwerfen, wenn Sie wissen, dass Sie das danach protokollieren müssen. Sogar die paar extra Bissen hier und da bei der Zubereitung des Abendessens fügen Ihrer Bilanz Kalorien hinzu, und das macht Ihnen das Tagebuch bewusst. Zeichnen Sie jeden Bissen auf, hilft Ihnen das, solche Gewohnheiten abzulegen.

Auch Planung kann helfen. Schreiben Sie morgens auf, was Sie an dem Tag essen werden. Es ist wie ein Trainingsprogramm; man macht einen Plan und versucht, sich daran zu halten. Entscheidungen werden nicht mehr spontan getroffen, und Sie sehen den Tag als Ganzes.

Tagebuch und/oder Plan können Sie handschriftlich oder am Computer führen. Viele Apps machen es Ihnen leicht, Ihre Essensaufnahme täglich zu erfassen. Sie sollen aber nicht jede einzelne Kalorien zählen, sondern ein Bewusstsein dafür entwickeln, was Sie an einem Tag alles zu sich nehmen. Führen Sie diese Aufzeichnungen zunächst zwei Wochen lang. Vielleicht finden Sie Geschmack daran und machen es zur Gewohnheit.

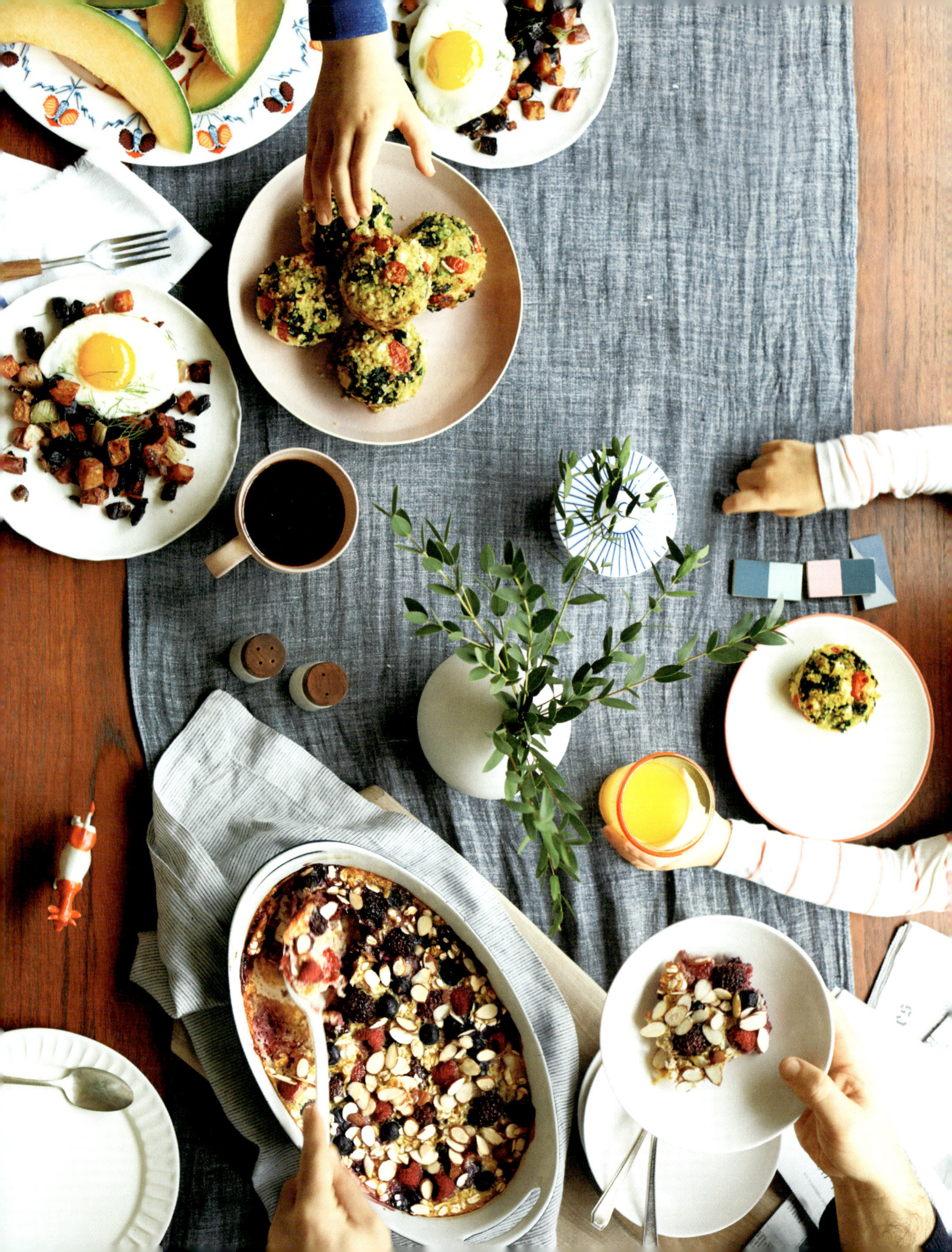

4.

Seelennahrung

Unsere Mahlzeiten können sehr viel mehr enthalten als nur Nährstoffe

Was ist das Zentrum Ihres Hauses? Oft ist es das Wohnzimmer. Es ist gemütlich, und alle halten sich gerne dort auf. Das Problem ist, dass so ein Zimmer dazu einlädt, sich aufs Sofa plumpsen zu lassen und dem Fernseher, Laptop oder Smartphone zuzuwenden. Es ist ja nichts falsch daran, sich zu entspannen, ein wenig zu arbeiten oder Emojis in die Welt zu schicken, aber dabei ist jeder nur mit seinem Gerät beschäftigt. Deshalb rate ich Familien, ihren Mittelpunkt in die Küche und ins Esszimmer zu verlegen und alle Geräte daraus zu verbannen. Am Esstisch können sich die Augen auf andere Augenpaare konzentrieren statt auf Bildschirmpixel. Und es sollte auch nicht so ein, dass nur eine Person das Essen zubereitet und alle anderen auf ihre Tastaturen einhacken und auf Displays herumwischen.

Was, denken Sie, wird passieren, wenn Sie die Küche und den Esstisch zum Zentrum Ihres Hauses machen, um das sich alles dreht? Das Familienleben wird beschwingter und füllt sich mit gemeinsamem Reden, Lachen und Tun. Die Mahlzeiten werden zu einer Quelle familiärer Energie. Egal wie groß oder klein die Küche ist. Egal ob die Zubereitung der Mahlzeit 20 Minuten oder eine Stunde dauert. Egal ob Ihr Zuhause zwei oder zehn Personen umfasst.

Lisa und ich haben beschlossen, unsere Küche zum Ort des Austauschs von Ideen, Geschichten, Fragen, Problemen und Gelächter zu machen. Zuerst nur zwischen uns beiden, später zwischen allen Familienmitgliedern, auch wenn sie zuerst noch Babys waren. Das Ergebnis: Der Raum, in dem wir kochen und essen, ist zum Forum unserer Familie geworden, zu dem Ort, an dem wir uns verbinden. Während einer das Essen zubereitet oder mehrere das tun, kommen andere gerne dazu und plaudern mit, und das Gespräch mündet in die Mahlzeit. Ich möchte, dass wir alle die seelischen Wohltaten der Essenszeit wiederentdecken und einige wichtige Wahrheiten neu lernen:

Essen verbindet uns mit anderen.

Essen stärkt die Familie.

Essen schafft den Rahmen für einen sinnstiftenden Austausch, die Weitergabe von Traditionen und die Weitergabe von Wissen und Erfahrungen an die Menschen, die Sie lieben.

Beim Essen geht es auch um die Seele, um die Menschlichkeit, die sich bei Zusammenkünften mit vertrauten Menschen am Tisch offenbart. Dieses Element hat eine eigene Heilkraft, die Ihnen hilft, Ängste abzubauen, die Stimmung zu heben und gesünder zu leben. Kein Wunder, dass eine kleine Studie in Neuseeland ergeben hat, dass Familienmahlzeiten die Gesundheit und die Beziehungen der Menschen verbessern.

Wenn Sie sich also mehr mit gesunder Ernährung beschäftigen, denken Sie auch darüber nach, wie Sie Ihre Familie dazu bringen können, sich aktiv in der Küche einzubringen, statt nur am Tisch aufzutauchen und sich aufs Essen zu stürzen. Stellen Sie am Anfang nicht zu hohe Ansprüche. Vielleicht einmal pro Woche ein Essen, bei dem alle helfen, oder sich jeden Sonntag zusammensetzen und den Speiseplan für die Woche festlegen. Oder wie wäre es mit einer Überraschungsmahlzeit pro Monat, die abwechselnd von jedem Familienmitglied zubereitet wird? Im Laufe der Zeit und durch das Erproben solcher Ideen wird die Küche zu einem Ort der Gestaltung statt zu einem der lästigen Pflichten.

Lebensmittel haben einen Wert, der über Makro- und Mikronährstoffe hinausgeht. Wir erleben ihn in Form von Momenten. Ein paar davon aus meinem Leben möchte ich mit Ihnen teilen.

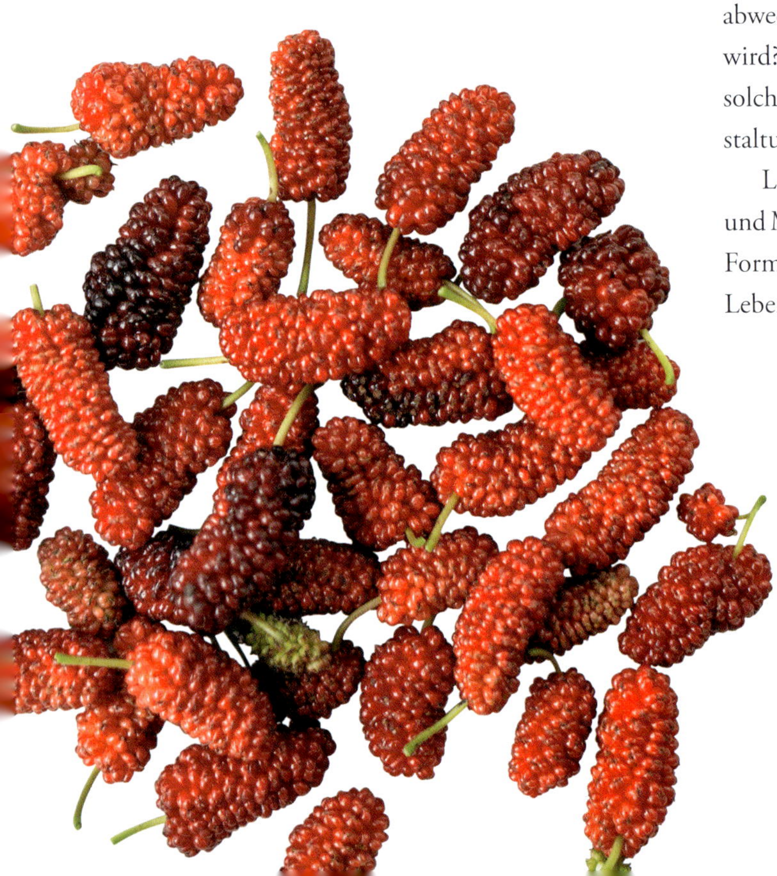

Frische Maulbeeren wie die, die ich als Kind gepflückt und verschlungen habe, sind heutzutage schwer zu finden, aber in getrockneter Form bei vielen Onlinehändlern erhältlich.

Die fehlende Zutat Kommunikation

Die Sommer meiner Kindheit verbrachte ich immer bei unseren Verwandten in der Türkei. Meine Großfamilie tischte dort einmal in der Woche ein Festmahl auf. Der Tisch war von türkischen Köstlichkeiten bedeckt, etwa Baklava oder Baba Ghanoush, ein gehaltvolles Auberginenpüree. Eine Tante machte Dolma oder Zucchini, gefüllt mit Reis und Fleisch. Eine andere Tante hatte einen Maulbeerbaum. Ich kletterte hinauf und schüttelte die köstlichen Maulbeeren herunter. Wir sammelten Sie massenhaft und leckten uns die Finger, nachdem wir sie verschlungen hatten. Getrocknet sind sie übrigens süß wie Feigen und enthalten ein Drittel weniger Zucker als Rosinen. Und sie sind reich an Ballaststoffen und Antioxidantien.

Nachdem sich alle den Bauch vollgeschlagen hatten – so eine Mahlzeit dauerte mindestens anderthalb Stunden –, spielten die Kinder Verstecken und die Erwachsenen ein Kartenspiel. Ich habe damals gar nicht über diese Rituale nachgedacht. Wir genossen einfach das Essen. Nichts war teuer oder schwierig herzustellen, und alles war frisch und gesund. So lebten wir eben.

Als Erwachsener blicke ich auf diese Sommer zurück und sehe vieles mehr als Beeren und Baklava. Unser Essen war Unterhaltung, es war gesellig, es bedeutete gemeinsam verbrachte Zeit.

Heutzutage führen Termindruck und Stress allzu oft zu einer Unkultur des Alleine-Essens, und der Sinn für Gemeinschaft und das Mehrgenerationenleben von früher gehen dabei verloren. In unserem Haus versuchen wir, die Tradition der Familienmahlzeiten so oft wie möglich wiederzubeleben, auch wenn unsere Kinder Schule, Arbeit und ihr eigenes Leben haben.

Als meine Enkelin Philo noch ein Baby war, nahm ich sie bei den Mahlzeiten auf den Schoß. So hatte ihre Mutter mal eine Pause, und ich passte auf, dass sich die Kleine kein Messer schnappte. Wir wollten sie einfach in die Mahlzeiten einbeziehen, statt sie irgendwo zu parken, während wir Erwachsenen aßen. Heute sitzt Philo, jetzt dreieinhalb Jahre alt, manchmal immer noch auf meinem Schoß am Tisch, weil das eben eine der Arten ist, wie wir als Familie essen. Es ist faszinierend, wie sie jeden beobachtet. Wenn jemand lacht, starrt sie ihn an und verarbeitet alles. Man kann erahnen, wie sich die Rädchen im Gehirn drehen und verstehen wollen, was denjenigen zum Lachen gebracht hat. Und dann lacht sie auch. Der Esstisch war und ist ein wunderbarer Ort, um ihr beim Wachsen und Lernen zuzusehen.

Bei den Familienmahlzeiten steht das Tauschen von Tellern stellvertretend für die Weitergabe von Wissen, Erinnerungen, Ideen und Fragen. Wir wollen dabei füreinander da sein. Eine schöne Familientradition gibt es bei meinen Schwiegereltern. Die Abendessen beinhalten alle möglichen Arten von frisch zubereiteten Gerichten und natürlichen Zutaten. Das Essen meiner Schwiegermutter ist immer gesund, angenehm würzig und wohlschmeckend.

Fast noch mehr als das Essen liebe ich eine besondere Angewohnheit von ihr. Sie bringt etwas zum Vorlesen mit an den Tisch –Texte über Liebe, Freundschaft, über Gott und die Welt. Sie sind nicht lang, aber immer ein wenig herausfordernd, und bringen das Gespräch in Gang. So erfahren wir die

Standpunkte und Gefühle der anderen und lernen sie zu schätzen. Meine Schwiegermutter hält nicht viel von Small Talk. Mit ihrem Ritual bringt sie ihre Freude über die Familienzusammenkunft bei Tisch zum Ausdruck.

Denken auch Sie darüber nach, wie Sie als Gruppe von Familienmitgliedern, Freunden oder Kollegen zusammen essen. Die Konversation muss sich nicht immer um Bürotratsch oder aktuelle Schlagzeilen drehen. Versuchen Sie es mit einfachen Gesprächsanfängen; zum Beispiel könnte jeder am Tisch sagen, welchen Film oder welches Buch man auf einer einsamen Insel mithaben müsste. Oder jeder erzählt eine Geschichte über seinen Lieblings-

Das Geheimnis eines gesünderen Zuhauses

Menschen, die pro Woche elf bis vierzehn selbst gemachte Mahlzeiten essen, haben ein um 13 % geringeres Risiko für Diabetes Typ 2 als Menschen, die sechs oder weniger solche Mahlzeiten pro Woche zu Hause einnehmen. Sie brauchen dafür nicht stundenlang in der Küche zu stehen. Viele Rezepte in meinem 21-Tage-Plan sind in einer halben Stunde fertig.

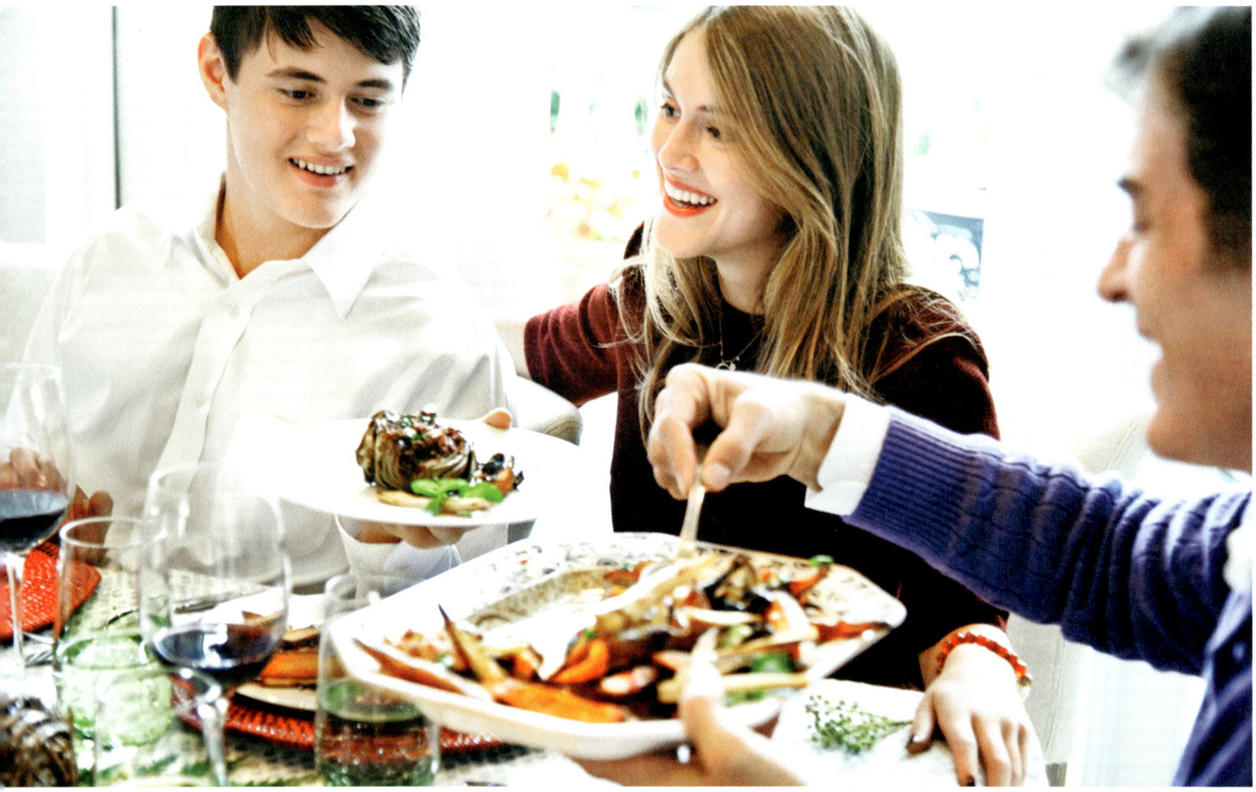

Es gibt viel Liebe am Tisch der Familie Oz – ganz besonders dank Lisas Kochkünsten!

lehrer. Oder bitten Sie jede Person, das Schönste, was sie an diesem Tag gesehen hat, zu beschreiben. Wenn Sie es richtig machen, klingen die Diskussionen und Scherze am Tisch nach und bleiben allen in Erinnerung.

Verbundenheit am Esstisch ist wichtig für die Seele und hilft zweifellos auch dem Körper. Eine Metastudie der University of Texas befasste sich mit dem Zusammenhang zwischen sozialen Bindungen und Gesundheit. Bei einer Studie hatte sich zum Beispiel gezeigt, dass die Sterblichkeit von Herzkranken, die sozial isoliert lebten, doppelt so hoch war wie von solchen mit einem intakten sozialen Umfeld. Andere Studien fanden im Mangel an Beziehungen ein höheres Risiko für Bluthochdruck, ein schwächeres Immunsystem, Schwierigkeiten bei der Genesung von Krebs und ein höheres Entzündungsrisiko. Und das schließt die enormen psychischen Auswirkungen noch gar nicht ein: Fehlende soziale Bindungen erhöhen deutlich das Risiko für Ängste und Depressionen, die wiederum mit vielen gesundheitlichen Problemen verbunden sind.

Je mehr Sie mit anderen Menschen verbunden sind, desto wahrscheinlicher ist es umgekehrt, dass Sie gesund und glücklich leben. Es ist absolut plausibel, dass gemeinsames Essen gute Voraussetzungen für das Gedeihen von Beziehungen schafft.

Für Mahlzeiten zusammen mit der Familie sollten Sie großzügig Zeit einplanen, damit nicht alle das Essen hinunterschlingen und gleich verschwinden. Leben Sie alleine, bemühen Sie sich darum, gemeinsame Abendessen mit Nachbarn oder Mittagessen mit Freunden oder Kollegen zu planen. Es muss kein teures Restaurant sein; wie wär's mit einem Picknick im Stadtpark?

Die Kombination aus emotionaler Intelligenz und gesunden Nährstoffen steht im Mittelpunkt meiner Botschaft über das Essen. Mahlzeiten können Ihre Emotionen, Ihren Verstand und Ihre Seele nähren, wenn Sie mit den Menschen das Brot brechen, die Ihnen am nächsten stehen.

Öffnen Sie Ihren Mund. Öffnen Sie Ihren Geist. Öffnen Sie Ihre Welt.

Emotionales Essen

Kürzlich unternahmen mein Sohn Oliver und ich einen Angelausflug. Alle anderen Angler fingen eine Menge Fische, nur Oliver blieb erfolglos, obwohl er jede Art Köder ausprobierte und diese behutsam und möglichst unauffällig in den Fluss warf. Ein Freund, der bei uns war, erklärte uns das Problem: An diesem Tag schwammen die Fische flussaufwärts, um zu laichen, weshalb sie wenig Appetit hatten. Wenn sie einen Köder annahmen, dann deshalb, weil der Angler ihn laut ins Wasser klatschen ließ, was Unruhe verursachte und die Fische irritierte. Die Fische, die anbissen, taten dies, weil sie sich über die Ablenkung von ihrer Reise ärgerten, und nicht, weil sie hungrig waren.

Kommt Ihnen das irgendwie bekannt vor? Emotionales Essen – Naschen aus Wut, Stress oder Kummer – ist sehr verbreitet bei denjenigen unter uns, die mit Übergewicht kämpfen. Viele stopfen sich gedankenlos etwas rein, so wie die genervten Fische. Sie werden emotional und greifen nach etwas, in das sie beißen können. Aber die paar Sekunden Erleichterung durch Essen haben langfristige Folgen.

Essen *soll* ja emotional sein – aber ich möchte, dass die Emotionen, die damit verbunden sind, positiv und produktiv sind, nicht negativ und reaktiv. Statt sich auf einen Kübel Eiscreme zu stürzen, weil Ihnen jemand etwas Ärgerliches geschrieben hat, oder ein Pfund Nudeln zu verspeisen, weil das Leben so hart ist, sollten Sie essen, um Ihre Beziehungen zu vertiefen und Ihre Lebensfreude wachsen zu lassen.

Dies ist übrigens ein weiterer Grund, sich zum Essen so oft wie möglich mit anderen zusammenzutun. Essen aus Frust ist eher eine einsame Angelegenheit. In Anwesenheit eines lieben Freundes oder einer Freundin oder Ihres Partners müssen Sie sich nicht mit Essen trösten. Wenn Lisa und ich gemeinsam auf Reisen sind, gehen wir gerne essen, um die lokalen Spezialitäten kennenzulernen, und schlagen auf diese Weise immer etwas gemeinsame Zeit heraus. Oft kaufen wir uns einfach in einem Supermarkt ein Picknick zusammen und genießen es in einem Park, am Strand oder auf einer Bank in der Stadt. Salate, Käse, Honig … Es geht nicht nur darum, was wir essen, sondern vor allem darum, dass wir zusammen sind und über unsere Kinder, Ziele und Herausforderungen sprechen. Das tun wir auch sonst, aber einige unserer schönsten Erinnerungen sind mit solchen Picknicks verbunden.

Esserlebnisse mit positiven Emotionen können Tête-à-Têtes mit dem Ehepartner sein, aber auch Unternehmungen mit der ganzen Rasselbande oder mit Nachbarn und Freunden. Jeden Herbst zum Beispiel fährt unsere Familie zu einer Obstplantage, um Äpfel zu pflücken. Wir bringen dann Unmengen von Äpfeln mit nach Hause, die wir im Laufe der Zeit selbst genießen oder an Freunde verschenken. Und zu Apfelkuchen werden natürlich auch viele verarbeitet. Auf dem Weg zur Plantage legen wir einen Zwischenhalt bei einem Renaissancefestival ein und essen Truthahnschenkel mit den Fingern, so wie es im 16. Jahrhundert üblich war. Unsere Kinder kennen diese Traditionen; sie sind ein wichtiger Teil unseres Lebens und unserer Erinnerungen und machen uns glücklich.

Wir alle kennen kulinarische Bräuche an Feiertagen und Geburtstagen.

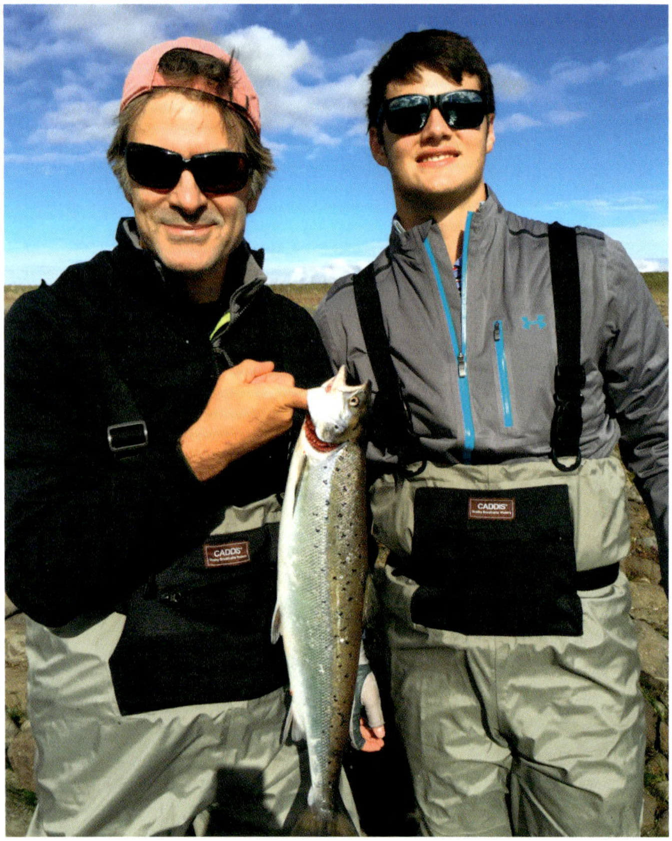

Mit dem großen Fisch, den Oliver und ich erwischt haben.

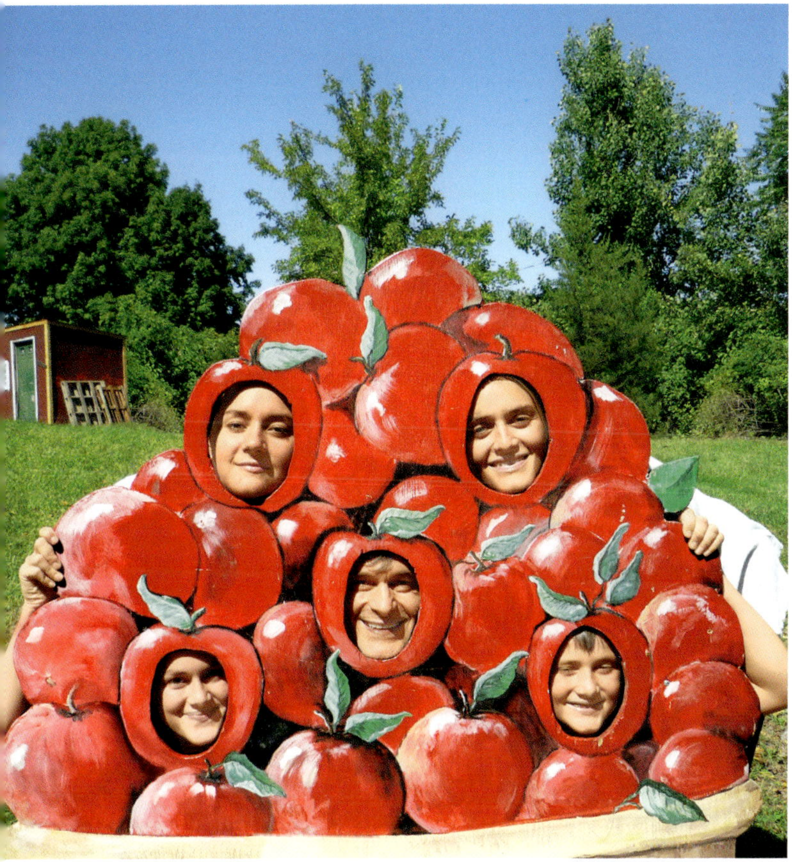

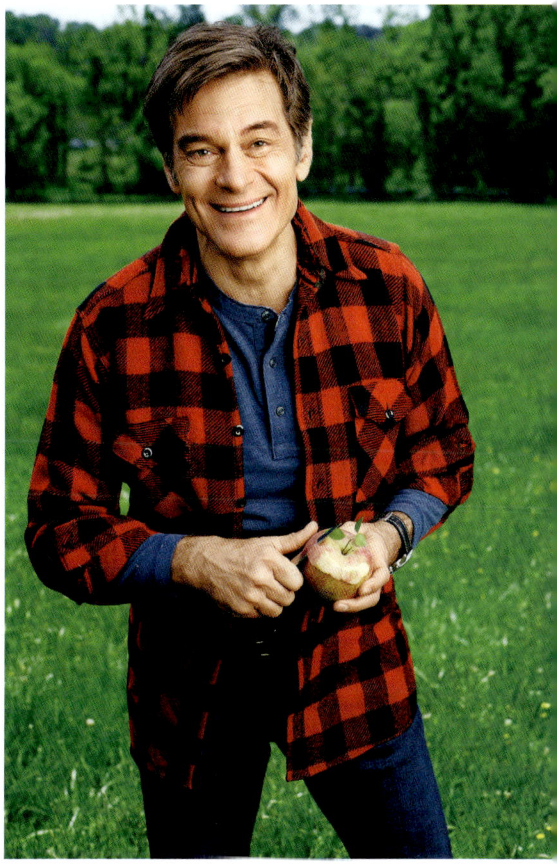

Familie Oz liebt Äpfel: Jedes Jahr machen wir einen Ausflug in eine Obstplantage, um Unmengen zu pflücken. Ja, ich bin bekannt dafür, dass ich die Früchte sofort einem Geschmackstest unterziehe, und wenn es eine Gelegenheit für ein albernes Foto gibt, dann sind wir dabei!

Der Trick gegen spontanes emotionales Essen

Ungesundes Essen aus der Umgebung zu entfernen hilft gegen Essanfälle aufgrund von Angst, Depressionen, Müdigkeit oder Stress. Eine weitere Möglichkeit besteht darin, sich selbst aus einer Situation zu entfernen: Machen Sie einen flotten Spaziergang, ein paar Kniebeugen oder Dehnübungen. Das reicht, um das unmittelbare Verlangen zu dämpfen, und gibt Ihrem Gehirn die Chance, eine bessere Entscheidung zu treffen.

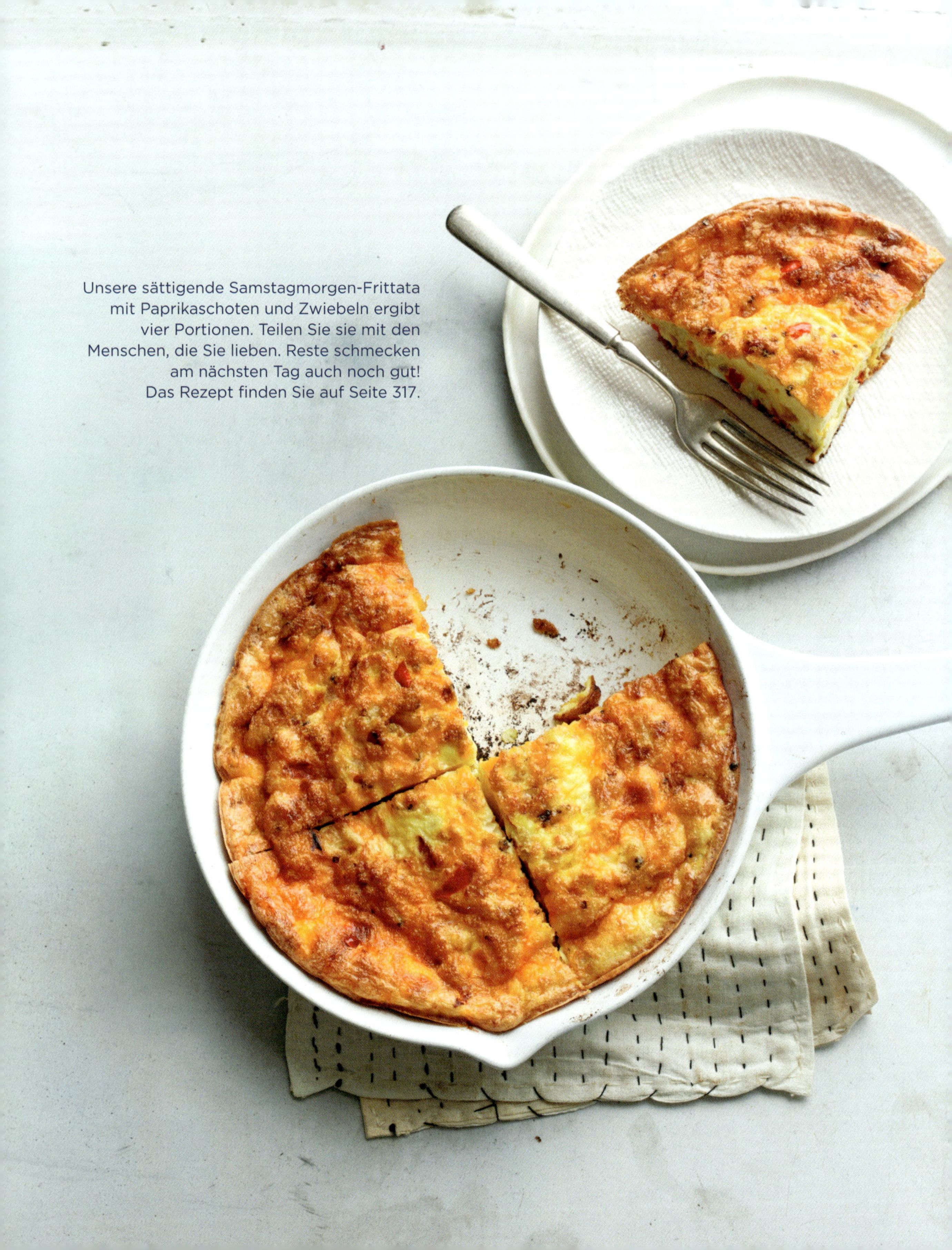

Unsere sättigende Samstagmorgen-Frittata mit Paprikaschoten und Zwiebeln ergibt vier Portionen. Teilen Sie sie mit den Menschen, die Sie lieben. Reste schmecken am nächsten Tag auch noch gut! Das Rezept finden Sie auf Seite 317.

Aber wie wäre es, wenn die Familie nicht zur zu den üblichen Anlässen zum Essen zusammenkäme, sondern regelmäßiger? Bei uns zum Beispiel hat sich das Sonntagsmittagessen eingebürgert. Es ist das einzige Essen in der Woche, zu dem wir uns wirklich alle einfinden, was uns Eltern viel bedeutet, da die Kinder ja sonst ihr eigenes Leben führen.

Andere Möglichkeiten wären zum Beispiel ein Familienessen am Abend vor dem ersten Schultag eines Kindes oder ein Festmahl bei jedem Besuch der Großmutter oder ein Familienbrunch jeden Samstag. Oder wie wäre es, wenn sich die Nachbarn jeden ersten Freitagabend des Monats treffen und alle etwas zum Essen oder Trinken mitbringen? Es spielt keine Rolle, *was* Sie tun. Es ist nur wichtig, *dass* Sie etwas tun.

Achten Sie auf die Erfahrung

Auf ein paar meiner Fähigkeiten bin ich stolz: Ich kann gut zuhören, habe eine ganz anständige Rückhand im Tennis und stehe immer noch regelmäßig im OP-Saal der Herzchirurgie. Aber eines habe ich mir erst in den letzten zehn Jahren durch viel Üben erarbeitet: Ich mache mir bei jedem Essen bewusst, was ich esse. Dabei geht es mir nicht ums Kalorienzählen, sondern ich versuche, tief in die sinnlichen Wunder der Ernährung einzudringen.

Nennen wir es achtsames Essen: die Fähigkeit, es langsam anzugehen, die verschiedenen Aromen zu genießen, Ablenkungen auszuschließen und Essen nicht nur als Nahrungsaufnahme, sondern als Erfahrung zu betrachten. Die Essenszeit sollte eine kleine Auszeit von der Alltagshektik sein, in der Sie Ihr Essen bewusst mit allen Sinnen wahrnehmen. Bei Geruch und Geschmack versteht sich das von selbst, aber auch die Augen freuen sich, wenn sie verwöhnt werden. Ich schätze den optischen Genuss beim Essen sehr. Das Auge isst mit! Eine in der Zeitschrift

24 Stunden Achtsamkeit

An einem Tag im Lauf der nächsten Woche möchte ich, dass Sie jedes Mal, wenn Sie etwas essen, vier Dinge tun:

- Richten Sie die Augen bewusst auf Ihre Nahrung und andere Menschen, nicht auf irgendeinen Bildschirm oder Lesestoff. Genießen Sie bewusst jeden Bissen und kauen Sie ihn langsam.
- Konzentrieren Sie sich auf mindestens einen anderen Sinn außer dem Geschmackssinn. Welche Konsistenz hat das, was Sie essen, wie heiß oder kalt ist es, wie sieht es auf dem Teller aus, was riechen Sie?
- Suchen Sie sich eine gesunde Zutat oder Nahrung aus, die Sie lange nicht oder noch nie gegessen haben. Vielleicht holen Sie sich eine Ihnen fremde Obstsorte vom Markt und essen sie als Dessert, oder Sie streuen ein exotisches Gewürz auf eine gegrillte Hühnerbrust.
- Überlegen Sie sich vor dem Schlafengehen, wie Sie sich beim Essen gefühlt haben und wie Sie sich jetzt fühlen. Gut? Dann versuchen Sie es gleich morgen noch einmal so.

Appetite veröffentlichte Studie befasste sich mit dem Genuss von Speisen aus exakt den gleichen Zutaten, wobei nur die eine attraktiver präsentiert war. Keine Überraschung: Den Probanden schmeckte das schöner angerichtete Essen besser.

Darüber hinaus könnten Sie bewusst die Konsistenz von Speisen wahrnehmen, etwa die unvergleichliche Knackigkeit frischer Zuckerschoten! Achten Sie nicht nur auf den Geschmack, sondern auch darauf, wie unterschiedlich sich die Nahrungsmittel im Mund anfühlen.

Wenn ich bei meinen Mahlzeiten alle Sinne ins Spiel bringe, wird meine Esserfahrung reicher, und ich esse automatisch langsamer, was bedeutet, dass ich weniger zu mir nehme. Es bringt mich auch dazu, darüber nachzudenken, was ich *nicht* gern esse. Und wenn mir etwas nicht gefällt, schiebe ich den Teller weg. Es kommt nur noch höchst selten vor, dass ich etwas nur esse, weil es eben dasteht.

Forschungsergebnisse bestärken mich in meiner Selbstbeobachtung. Laut einer in der Zeitschrift *Appetite* veröffentlichten Metastudie kann aufmerksames Essen das Abnehmen fördern.

Achtsamkeit bedeutet nicht, dass Sie sich konzentrieren müssten wie ein Kampfpilot; aber Sie sollen sich von Ablenkungen beim Essen verabschieden. Schaufeln Sie sich nicht das Essen in den Mund, während Ihre Aufmerksamkeit dem Smartphone, Laptop oder Fernseher gilt. Setzen Sie sich zum Essen an einen Tisch und wenn möglich essen Sie gemeinsam mit anderen. Bringen Sie sich ein, hören Sie den anderen zu und genießen Sie das Essen und die Gesellschaft. Und wenn Sie Ihre Mahlzeit alleine verzehren, setzen Sie sich trotzdem an einen Tisch und nehmen Sie bewusst wahr, was der Teller vor Ihnen für Sie bereithält. Das heißt nicht, dass jedes Frühstück ewig dauern muss, aber ein wenig Achtsamkeit wird den Moment ausdehnen.

Diäten machen einsam

Ich spreche mit vielen Menschen über Abnehmen, Diäten und Ernährungspläne – mit Experten, Freunden und Gästen in meiner Show. Dabei sagen viele Leute, dass sie bei der Umstellung auf gesünderes Essen nicht deshalb scheitern, weil sie Brokkoli hassen oder auf Softdrinks oder Lasagne nicht verzichten können, sondern eher weil die gesunde Ernährungsweise ihnen das Gefühl gibt, sie lebten auf einer einsamen Insel: Niemand sonst ist da, sie haben Hunger, und die Verpflegung ist streng limitiert.

Kochkunst der Steinzeit

Altsteinzeitliche Höhlenmalereien, die vor etwa 30.000 Jahren entstanden sind, zeigen Tiere, Rituale und viele andere Dinge, die für die Gemeinschaft große Bedeutung hatten. Lisa und ich besichtigten einst Höhlenmalereien in Spanien, und ich war erstaunt über die viele Zeichnungen von Fischen in den Höhlen, die Hunderte Kilometer vom Meer entfernt liegen. Wir wissen nicht, ob Fische als Lebensmittel oder nur als Symbol dargestellt wurden, aber man darf davon ausgehen, dass Proteinquellen schon immer wichtig für das Leben der Menschen waren.

In einer Umfrage, die wir für meine Show durchgeführt haben, berichteten 60 % der Befragten, dass sie sich einsam fühlen und sich dieses Gefühl verstärkt, wenn sie auf ihre Ernährung achten. Sie finden, wer »auf Diät« ist, kann nicht bei Partys, Happy Hours und beim Ausgehen dabei sein und sich an eine Stange Sellerie klammern, während alle anderen anstoßen und schlemmen.

Die Erfinder mancher Ernährungs- und Diätformen sagen, man brauche nur genug Willenskraft, um zu widerstehen, oder müsse einfach Nein sagen, auch wenn alle anderen Ja sagen. Mein Ansatz ist anders.

Lassen Sie sich keinen Spaß entgehen! Lachen, Geselligkeit und soziale Interaktion sind essenzielle Nährstoffe. Es ist schlecht für Ihre Gesundheit, wenn Sie sich mit einer Hühnerbrust in der Pfanne zu Hause einigeln, obwohl Sie lieber mit anderen unterwegs wären. Ich gebe Ihnen deshalb Strategien an die Hand, wie Sie mit Freunden unkompliziert ausgehen können, ohne all Ihre guten Vorsätze komplett über den Haufen zu werfen (siehe zum Beispiel Seite 257 zum Thema Restaurants). Sie können Spaß mit Ihren Freunden haben. Sie können Methoden anwenden, die Ihnen über Verlockungen hinweghelfen. Sie können sogar andere inspirieren, Ihrem Beispiel zu folgen. Sie brauchen Ihre Familie und Freunde und das mächtige medizinische Mittel der sozialen Bindung, um gesund zu sein und zu bleiben.

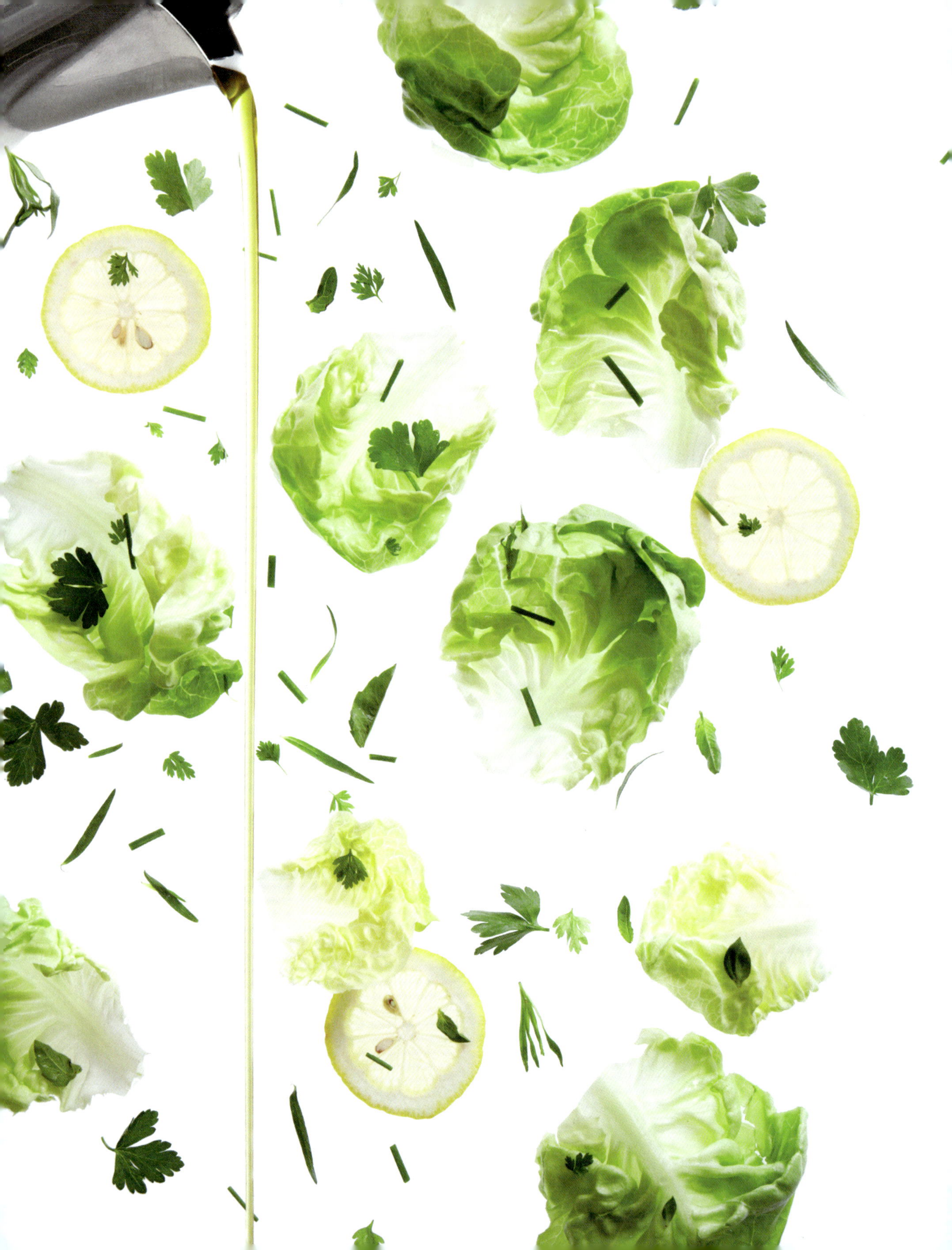

TEIL 2

H.I.L.F.E. durch Ernährung

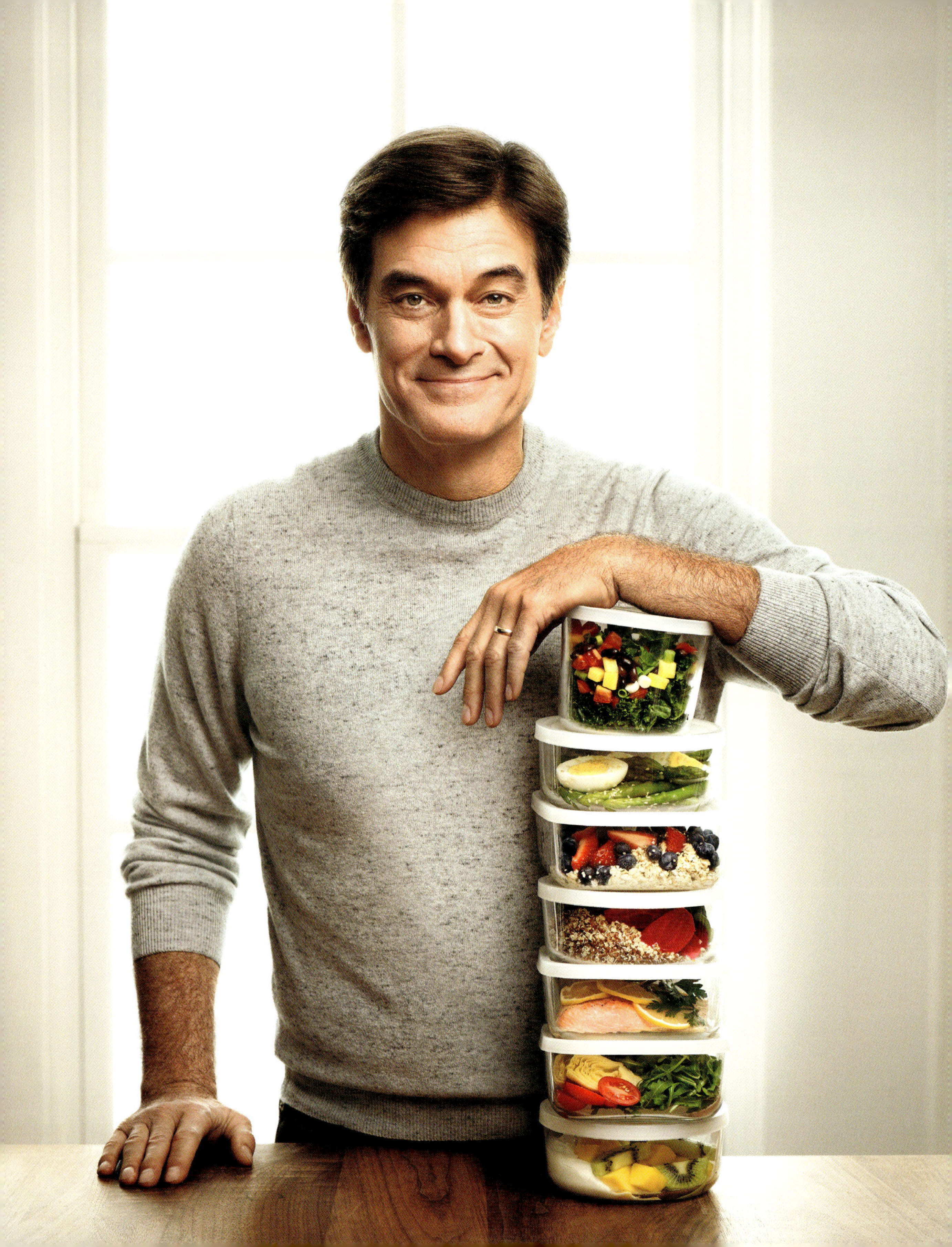

5.

Wirksame H.I.L.F.E. beim Abnehmen

Mit drei Hauptprinzipien werden Sie Ihr Gewicht dauerhaft normalisieren

Wahrscheinlich lesen Sie dieses Buch mit einem Hauptziel: abnehmen. Sie stellen sich einmal vor, wie es sein wird, schlank zu sein. Sie wollen gesünder sein, sich besser fühlen, mehr Energie haben, attraktiver aussehen. Sie wollen glücklich und stark sein, nicht trübselig und träge. Sie wollen eine Lösung für unser häufigstes Gesundheitsproblem: Wir sind zu schwer.

Deshalb gebe ich zu, dass auch Abnehmen ein Thema dieses Buchs ist. Trotzdem ist es kein Diätbuch. Es geht nicht darum, dass Sie um jeden Preis abnehmen, damit Sie am Strand oder im Freibad gut aussehen, sondern darum, dass Sie sich durch Nahrungsmittel von innen reparieren lassen. Dadurch *normalisiert* sich Ihr Gewicht ganz von selbst, sodass Sie in der Komfortzone Ihres Körpers leben können.

Gesundes Gewicht wirkt wie ein Dominoeffekt auf viele andere Facetten Ihres Lebens, verbessert Ihre Herzgesundheit, Ihr Entzündungsniveau, Ihre Stimmungen und weitere Komponenten des Wohlbefindens. Sie verringern Ihr Risiko, an Diabetes, Krebs, Schlaganfällen und den meisten Problemen zu erkranken, die ich in den folgenden Kapiteln beschreibe. Sie werden abnehmen, aber noch wichtiger ist: Sie werden eine gesunde Zukunft haben. Die H.I.L.F.E.-Nahrungsmittel unterstützen Sie bei jedem Schritt auf Ihrem Weg. Im Folgenden erfahren Sie, wie das funktioniert.

Heilsam: Fette. Omega-3-Fettsäuren reduzieren nachweislich das Bauchfett. Laut einer Studie im *International Journal of Obesity* verloren Menschen mit kalorienreduzierter Ernährung, die an drei Tagen in der Woche Lachs (reich an Omega-3-Fettsäuren) aßen, deutlich mehr Fett am Bauch als die Vergleichsgruppe mit der gleichen Kalorienzahl, aber ohne Fisch. Die guten Fette regen den Stoffwechsel an und dämpfen den Hunger.

Ideal: Proteine. Sie sind die Bausteine von Muskeln, Herz, Haut, Hirn und Haaren. Proteine in der Nahrung brauchen Sie, um satt zu sein; sie helfen beim Abnehmen. Eine Studie der New York University zeigte, dass, wer die empfohlene Menge Protein konsumiert, weniger überschüssiges Körperfett hat. Außerdem verdaut der Körper Protein weniger effizient, weshalb bereits bei der Verarbeitung der Proteine einige der aufgenommenen Kalorien verbrannt werden. Sie bekommen per Saldo weniger Kalorien ab, als Sie essen.

Essig im Magen – Wohlbehagen

Eine Portion Essig zu den Mahlzeiten war ein Hausmittel für Diabetiker, lange bevor es glukosesenkende Medikamente gab. Die Essigsäure verlangsamt die Verdauung und hilft dem Körper, den Blutzuckerspiegel zu kontrollieren.

Studien aus jüngerer Zeit zeigen, dass 1–2 EL Essig in Verbindung mit Lebensmitteln, die viel Glukose enthalten, den Blutzuckerspiegel senken und das Sättigungsgefühl spürbar verbessern.

Die Idee in der Praxis: Verbannen Sie fett- und kalorienreiche Salatdressings, wie sie als Fertigprodukt angeboten werden, und lassen Sie sich Ihre Salate mit Essig und Olivenöl schmecken. Und wenn Sie zwischendurch Lust auf etwas zum Knabbern bekommen, sind Essiggurken eine gute Wahl.

Lebenswichtig: Gemüse und Obst. Die enthaltenen Ballaststoffe halten lange vor, sodass Sie weniger Hunger haben. Verzehren Sie morgens und vormittags reichlich Obst, werden Sie merken, dass das lange vorhält und Sie nicht schon mittags Ihren Magen mit etwas Schwerem belasten müssen. Drei neue Studien haben gezeigt, dass Vegetarier schneller abnehmen als Fleischesser.

Fitmacher: Kohlenhydrate. Komplexe Kohlenhydrate dämpfen den Hunger. Bei einer aktuellen Studie verbrannten die Probanden, die sich sechs Wochen lang sehr vollkornreich ernährten, täglich 92 kcal mehr als diejenigen, die vorwiegend Weißmehlprodukte verzehrten.

Extra: Zucker. Mit Zucker ist wirklich Vorsicht angesagt, denn zu viel Süßes treibt Ihren Blutzuckerspiegel in die Höhe, und Sie werden schnell wieder hungrig. Strategisch eingesetzt, kann Süßes tatsächlich helfen. Bei einer italienischen Studie konnten diejenigen, die täglich etwas dunkle Schokolade (70 % Kakao) aßen, ihren Taillenumfang in nur einer Woche reduzieren. Warum? Die dunkle Schokolade hemmt Entzündungen und wirkt sich positiv auf die Insulinempfindlichkeit aus. Beides beeinflusst, wie Ihr Körper Fett speichert.

Essen, das wie eine Pille aussieht, aber viel stärker wirken kann

Unter meinen Geheimwaffen fürs Abnehmen gehören Hülsenfrüchte zu meinen Favoriten. Das sind schlicht und einfach Bohnen wie Cannellinibohnen und Kidneybohnen, aber auch Erbsen, Kichererbsen, Linsen oder grüne Bohnen. Rund 80 g Hülsenfrüchte (außer Erbsen) enthalten etwa so viel Protein wie drei Eier, also etwa ein Drittel der pro Tag empfohlenen Ballaststoffmenge plus Zink, Eisen und B-Vitamine. Wenn Sie diese Superfoods bisher vernachlässigt haben, sollten Sie künftig mehr davon essen. Sie finden sie auch häufig auf meinem 21-Tage-Plan.

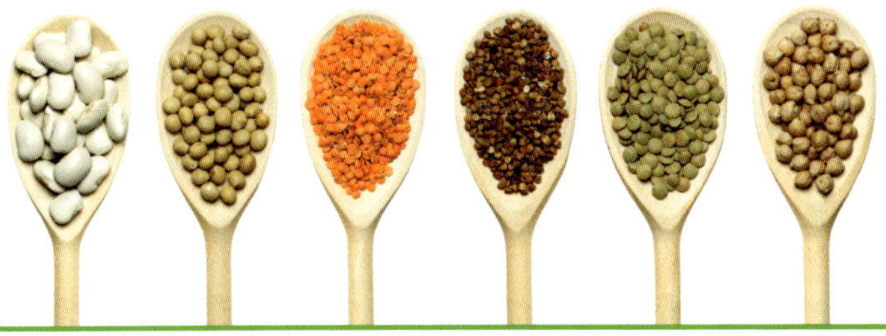

Bauen Sie Hülsenfrüchte in Ihre Ernährung ein. Pürieren Sie sie und verwenden Sie die Masse als Brotaufstrich oder für Dips zu Gemüse. Außerdem eignen sich Hülsenfrüchte gut für Salate oder Suppen und als Beilage.

Stellen Sie sich die Ernährung, die zum Abnehmen führt, nicht als strikten Plan vor, den Sie soundso viele Tage einhalten, um soundso viel abzunehmen. Stattdessen wird der Verzehr von H.I.L.F.E.-Nahrungsmitteln – und der Einsatz intelligenter Strategien – zum reflexhaften Verhalten, mit dem Sie abnehmen und gesünder werden. Dies wird sich nicht nur auf Ihrer Waage zeigen, sondern auch an Ihren Blutwerten – und Ihrer Laune.

Ein Patient machte mir den Zusammenhang zwischen Ernährung und gesundheitlichem Schicksal überdeutlich: Er kam mit Brustschmerzen ins Krankenhaus, und es stellte sich heraus, dass seine Arterien verstopft waren. Nur eine Bypassoperation am Herzen würde ihn langfristig retten. Dieser Mann, etwa Mitte 50, wog um die 225 Kilo und musste dringend operiert werden.

Das große Problem: Es gab in der Klinik keinen Operationstisch, der seinem Gewicht standgehalten hätte. Es ist furchtbar, jemandem zu sagen, dass er eigentlich operiert werden muss, dass dies aber leider nicht geht. Es gab nur eine Chance für ihn: abnehmen!

Unser Patient packte seine Chance beim Schopf. Er ließ sich auf eine rigorose Diät ein und nahm fast nur noch Gemüse, mageres Fleisch und Olivenöl zu sich. In sechs Monaten verlor er 50 Kilo – eine echte Radikalkur. Aber der drohende Tod motivierte den Mann ausreichend dafür. Als er sich uns stolz mit nur noch 175 Kilo präsentierte, konnten wir ihn operieren.

Sie stellen sich jetzt vielleicht vor: Er kam, wir operierten, und er ging seines Weges, gesund bis ans Ende seiner Tage. Aber es kam anders: Er kam herein, um den Papierkram für die Operation zu erledigen, und ich fragte ihn nach seinen Symptomen. »Nun«, sagte er, »irgendwie habe ich eigentlich gar keine mehr.« Die Atemnot beim Gehen war weg. Genauso seine anderen Symptome einschließlich der Brustschmerzen. Wir führten eine vollständige diagnostische Abklärung durch und stellten fest, dass nicht nur die Symptome der Herzkrankheit abgeklungen waren, sondern auch die Atherosklerose so weit zurückgegangen war, dass gar keine Operation mehr notwendig war. Ein kleines Wunder.

Indem der Patient seine Ernährung auf supergesunde Lebensmittel umstellte, nahm er nicht nur ab, sondern reduzierte zugleich das Risiko für Herzleiden und andere Krankheiten. Das liegt daran, dass zu viel Fett eine Kaskade chemischer Reaktionen auslöst, die an vielen Stellen im Organismus verheerende Schäden anrichten. Wenn Sie abnehmen wollen oder müssen – egal ob eine ein- oder zweistellige Kilozahl – betrachten Sie also diesen Moment als Ihren Anfangspunkt. Sie sind dabei, Ihre Ernährungsgewohnheiten und -entscheidun-

Intervallfasten

Einer der interessanteren der vielen Abnehmtrends ist das sogenannte Intervallfasten, auch intermittierendes Fasten genannt. Dabei nimmt man innerhalb von 24 Stunden während einer 12-Stunden-Zeitspanne keine Kalorien zu sich. Meist verzichten wir ja nur während des Schlafs und vielleicht noch eine Stunde davor und danach durchgehend aufs Essen. Es gibt aber immer mehr Hinweise, dass regelmäßiges längeres Fasten eine wirksame Strategie zum Abnehmen ist.

In einer Studie verloren die Probanden mit intermittierendem Fasten in zwölf Wochen 10 % Gewicht. Bei manchen sank der Gesamtcholesterinspiegel um bis zu 21 und der Triglyzeridspiegel um bis zu 42 %. Es gibt viele Formen des Intervallfastens; zum Beispiel an einem oder zwei Tagen pro Woche auf ein Viertel der Kalorien zu verzichten.

Mein 21-Tage-Plan sieht nichts Derartiges vor. Aber danach empfehle ich Ihnen durchaus, es mit dem Intervallfasten zu versuchen. Sie könnten etwa immer von sieben Uhr abends bis sieben Uhr morgens fasten, falls Sie auf jeden Fall vor dem Weg zur Arbeit frühstücken möchten. Sollten Sie leichter aufs Frühstück verzichten können, wäre eine passende Variante das Fasten zwischen 23 und 11 Uhr.

Wenn Sie mit meinen Rezepten für den 21-Tage-Plan gut zurechtgekommen sind, können Sie diese weiterverwenden. Wer erst spät zu Bett geht, sollte auf jeden Fall wissen, dass schon das Weglassen des letzten Snacks beim Abnehmen hilft.

Den Forschern ist noch nicht ganz klar, warum Fasten so wirkt. Es könnte die Reaktion des Körpers auf Insulin verstärken oder die Art der Fettverwertung verändern. Wenn beim Fasten keine Nahrung verfügbar ist, greift der Körper zur Energiegewinnung auf seine Fettreserven zurück.

Eine Anmerkung: Wenn Sie zwischendurch fasten, heißt das nicht, dass Sie während der restlichen zwölf Stunden essen dürfen wie ein Scheunendrescher. Ihr Stoffwechsel kann sich nicht umstellen, wenn Sie abgesehen vom Fastenintervall so weitermachen wie bisher.

gen in eine Richtung zu lenken, die Ihren Körper schlanker und Ihre inneren Systeme stärker macht.

Alles in diesem Buch wird Ihnen helfen, die Pfunde zum Purzeln zu bringen. Aber hier möchte ich Ihnen noch spezielle Strategien und Denkweisen an die Hand geben, die schon vielen geholfen haben, nachhaltig abzunehmen. Mein Wissen darüber kommt aus der Praxis mit Tausenden von Menschen, die ihren Körper erfolgreich saniert haben.

Prinzip 1: Bereitschaft – von der Einsicht zum Handeln

Zur 100. Folge meiner *The Dr. Oz Show* hatte ich 100 Leute eingeladen, die alle 100 Pfund abgenommen hatten. Wer mit seinen Pfunden gekämpft hat, weiß, wie schwierig es ist, welche loszuwerden. Aber es ist noch einmal ein großer Unterschied, ob man 20 oder 100 Pfund abnehmen will. Für solche Mengen braucht man nicht nur Zeit, sondern viel Hingabe und die richtige Strategie. Als wir diese Leute zur Show einluden, erwartete ich eine Vielzahl von Antworten auf die Frage »Wie haben Sie abgenommen?«. Ich dachte, die Leute würden Dinge sagen wie »eine Stunde Ausdauertraining pro Tag«, »Eiweiß-Omeletts«, »kein Essen nach 18 Uhr« oder »ein Bild meiner zu engen Jeans am Kühlschrank«. Aber es stellte sich heraus, dass die Hauptmotivation zum Abnehmen in der Einsicht bestand, als Mensch wichtig zu sein. Für einen Mann war der Schlüsselmoment die Äußerung seine Tochter, sie sei traurig, weil sie nicht glaube, dass er sie in seinem Zustand zum Altar führen könnte. Ein Ehemann vertraute seiner Frau an, dass er Angst hatte, im Alter alleine leben zu müssen, weil sie sich durch ihr Essverhalten langsam, aber sicher umbringen würde. Die Sorge anderer Menschen um sie stärkte ihre Entschlossenheit. Letztlich löste ihre Selbstachtung etwas aus, das ihnen sagte, dass es an der Zeit sei, ihren Körper umzuformen und das Gewicht zu normalisieren.

Möglicherweise macht Ihnen dieses Buch gerade klar, dass es Zeit für eine Veränderung ist. Vielleicht hat Sie irgendein Auslöser auf dieses Buch gebracht. Wie auch immer, jeder Aha-Moment erfordert mehr

Ein perfekter Snack

Es gibt viele gesunde Arten von Snacks, einige davon finden Sie auf Seite 247. Einer meiner Favoriten ist schlichter Joghurt, gemischt mit Beeren, Nüssen oder Chiasamen. Forschungsergebnisse zeigen, dass ein Nachmittagssnack aus Naturjoghurt mit einem hohen Proteingehalt (24 g) den Hunger stärker verringerte bzw. zu längerer Sättigung führte als ein Snack mit weniger Protein. Chiasamen können helfen, den Blutzuckerspiegel zu regulieren und den Magen lange bei Laune zu halten.

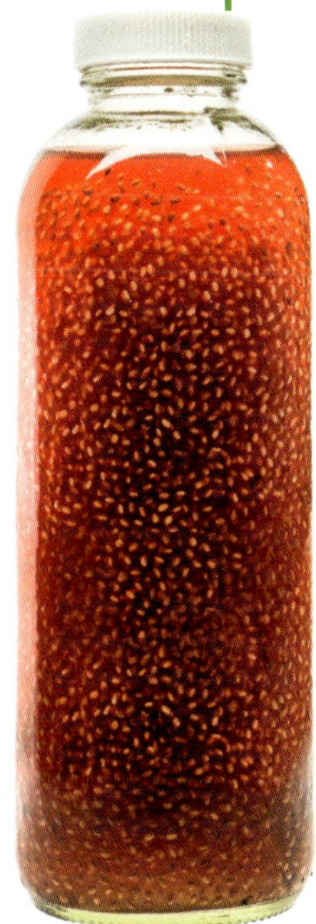

Chia bringt's. Stellen Sie Ihre eigenen Chia-Energydrinks her, indem Sie 1 EL davon in Ihre Säfte und Smoothies einrühren. Danach einige Minuten stehen lassen, damit die Samen aufquellen können.

Abnehmen beim Essen

Sie verbrennen ständig Kalorien auf drei verschiedene Arten:

1. 60–75 % der Kalorien verbrennen Sie nur dafür, Ihre Organe zu versorgen.

2. Weitere 15–30 % verbrennen Sie durch Aktivität und Bewegung.

3. Schließlich verbrennen Sie auch Kalorien, indem Sie Nahrung verdauen.

Lebensmittel, die besonders viel Energie für die Verdauung benötigen, wirken sich natürlich günstig aus, denn sie verbrennen sich selbst ohne zusätzliche Arbeit von Ihnen. Sellerie ist das klassische Beispiel, da das Kauen und Verdauen mehr Kalorien verbrennt, als die grünen Stängel enthalten (»negative Kalorien«).

Auch andere Produkte wie Nüsse, Eier, Lachs und bestimmte Sorten Gemüse und Obst verbrauchen bei der Verdauung relativ viele Kalorien. Das macht zwar insgesamt keine großen Einsparungen aus, aber jedes bisschen zählt.

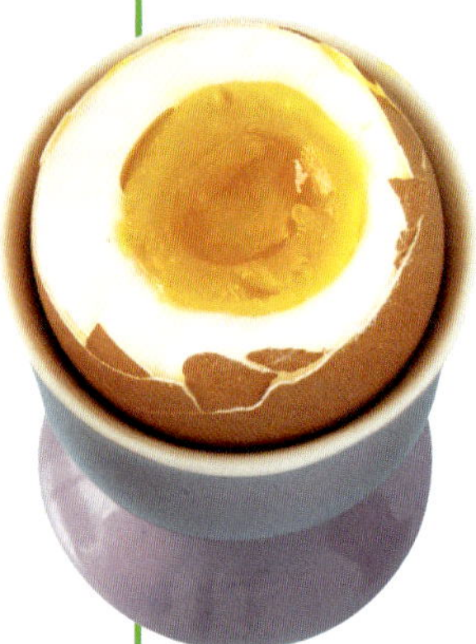

Ein ganzes Ei hat weniger als 100 kcal. Mein Tipp: 1 oder 2 weich gekochte Eier mit einer Kochzeit von maximal 5 Min., sodass das Eigelb noch leicht flüssig ist. Mehr über die unglaublichen gesundheitlichen Vorteile von Eiern erfahren Sie auf Seite 311.

als das Gefühl, bereit zu sein; man muss das Gefühl in die Tat umsetzen. Menschen planen nicht zu scheitern, aber sie scheitern oft an der Planung. Nutzen Sie Ihre Emotionen als Motor, der Ihnen helfen wird, die Strategien weiterzuentwickeln, die ich hier skizziere, und die richtigen Entscheidungen für die Zukunft zu treffen.

Prinzip 2: Balance – Qualität und Quantität

Auf der Basis meiner H.I.L.F.E.-Richtlinien können Sie Ihren Hunger auf natürliche Weise kontrollieren, denn Sie werden genug sättigende Nährstoffe essen. Sobald Sie den 21-Tage-Plan absolviert haben, liegt es an Ihnen, die richtigen Portionen zusammenzustellen. Lebensmittel können noch so gesund sein; wenn Sie zu viel davon essen, nehmen Sie zu.

Es gibt also zwei Dinge zu beachten, wenn Sie die H.I.L.F.E.-Richtlinien befolgen: 1. Die Wahl guter Lebensmittel unterstützt Sie dabei, Ihre Ernährung zu regulieren. Zum Beispiel helfen Ballaststoffe, Fett und Eiweiß, Ihren Hunger zu bremsen, sodass Sie wahrscheinlich weniger essen. 2. Im Übermaß ist alles ungesund. Bleiben Sie bei moderaten Portionsgrößen und finden Sie das Optimum zwischen zu wenig und zu viel. Mein 21-Tage-Plan lehrt Sie Lektionen in Qualität und Quantität und gibt Ihnen Beispiele für großzügige und befriedigende Portionsgrößen, um Ihnen eine Vorstellung zu vermitteln, wie es ab Tag 22 für Sie weitergehen kann.

Indem Sie meinem Plan folgen, werden Sie automatisch weniger Kalorien zu sich nehmen als bisher. Bei einer Studie wurden verschiedene Faktoren untersucht, die zum Abnehmen beitragen. Die Proban-

Fett essen, um Fett zu loszuwerden

Ein Geheimrezept mancher Bodybuilder: Sie essen Ölsardinen, weil ihnen die Kombination aus Proteinen und gesunden Fetten im Olivenöl und Fisch hilft, ihre Muskeln definiert zu halten. Auch wenn Sie sich weniger Gedanken über Ihren Muskelaufbau machen, ist es interessant zu wissen, was Menschen, die sehr um ihren Körperfettanteil besorgt sind, zu sich nehmen. Sardinen haben ihren Namen wegen ihres früher häufigen Vorkommens im Mittelmeer vor Sardinien. Probieren Sie sie mit Olivenöl und Frühlingszwiebelröllchen.

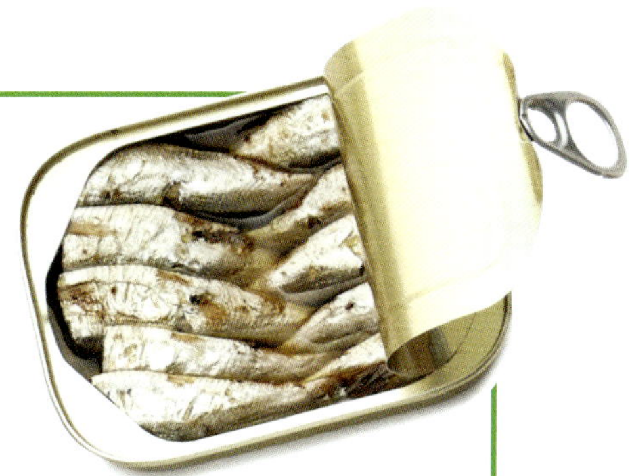

Sardinen haben einen besonderen Vorteil: Die weichen, winzigen Gräten isst man mit, wodurch Sie eine extra Portion Kalzium bekommen.

den, die Erfolg hatten, verringerten ihre Nahrungsaufnahme um etwa 375 kcal pro Tag. Diese Zahl muss nicht unbedingt genau für Sie gelten, weil bei der Gewichtsreduktion viele Parameter eine Rolle spielen. Die Autoren der Studie berichteten auch, dass mehr Verzehr von Obst, Gemüse und fettarmen Milchprodukten das Abnehmen förderte, woraus hervorgeht, wie die Probanden Kalorien einsparten. Gemüse ist kalorienarm, sodass Sie problemlos größere Mengen davon essen können. Mengenmäßig bekommen Sie mit Gemüse viel mehr fürs Geld! H.I.L.F.E.-Nahrungsmittel bedeuten in der Regel weniger Kalorien – und lassen Sie damit langfristig schlank und rank werden.

Prinzip 3: auf alles gefasst – Wappnen Sie sich gegen Versuchungen bei Stress

Wenn Sie bereits versucht haben abzunehmen, wissen Sie: Es ist schwer. Manchmal meldet sich zwischen den Mahlzeiten der kleine Hunger. Manchmal sind Sie frustriert und wollen sich trösten, indem Sie sich am Automaten etwas Süßes holen. Manchmal riecht es einfach zu verlockend nach Essen, wenn Sie durchs Einkaufszentrum flanieren. Die Versuchungen lauern überall und erschweren den Kampf mit den Kilos.

Es ist ein Mythos, dass alleine mit Willenskraft alles machbar sei. Auch bei Diäten heißt es oft, man müsse einfach »nur wollen«, dann würde man schon durchhalten. Dem halte ich entgegen, dass die Auslöser, die uns zum Essen drängen, schlechte Gewohnheiten sind, das heißt, wir konditionieren uns selbst: Fernseher anschalten = Tüte Chips öffnen. Solche Kämpfe werden durch den Einsatz bestimmter Strategien gewonnen; so zum Beispiel das Schaffen neuer Essumgebungen, damit man nicht immer auf die Willenskraft zurückgreifen muss (solche Strategien habe ich bereits ab Seite 65 beschrieben). Einige Forschungsarbeiten legen nahe, dass wir über einen begrenzten Vorrat Willenskraft pro Tag verfügen und diesen schnell erschöpfen, wenn wir ihn laufend anzapfen. Sobald uns der Wille ausgeht, fangen wir an, Fehler zu machen; oft spätnachmittags, wenn wir müde werden. Indem wir willentliche durch reflexhafte Entscheidungen ersetzen, wappnen wir uns gegen Versuchungen.

Sie denken vielleicht, dass Hunger irgendwie im Mund und im Magen sitzt; aber in Wirklichkeit läuft alles im Gehirn ab. Dort arbeitet der Hypothalamus als Steuerzentrum für viele körperliche Aktivitäten wie zum Beispiel Schlaf und Sexualverhalten. Er reguliert auch das Hungergefühl und damit indirekt die Nahrungsaufnahme.

Zwei Hormone, Leptin und Ghrelin, beeinflussen den Hypothalamus. Sie arbeiten Hand in Hand, um Ihnen anzuzeigen, ob Sie Nahrung benötigen. In einem perfekten System kooperieren beide harmonisch wie Tanzpartner. Essen Sie, wenn Sie Kalorien benötigen, um Ihren Körper zu betanken; stoppen Sie, wenn Sie mit genug Energie versorgt sind, damit Sie nicht zu viel Fett speichern. Ihr Körper möchte natürlich, dass dieses System gut ausbalanciert ist. Er will Sie weder mästen noch Hunger leiden lassen. Er wünscht sich einen Paartanz, der Traumnoten verdient, und diesen Wunsch können Sie ihm erfüllen.

Leptin ist das Satt-und-zufrieden-Hormon. Ist der Leptinwert konstant hoch, fühlen Sie sich wohl. Leptin hemmt den Hunger und stimuliert die Kalorienverbrennung. Ghrelin hingegen regt den Hunger an. Bei einem hohen Ghrelinspiegel wollen Sie sich auf alles stürzen wollen, was essbar ist.

Wenn der Magen tagsüber in regelmäßigen Abständen immer wieder leer ist, regt er die Ghrelinproduktion an. Sie erhalten kleine Botschaften, dass Sie etwas essen sollten, und manche dieser Impulse sind stärker als andere. Diese Botschaften hören auf, sobald der Magen etwas zu tun bekommt.

Fettarm ist kein Allheilmittel

Was ist von »Diät«-Lebensmitteln zu halten? Viele davon haben mehr mit Marketing als mit gesunder Ernährung zu tun. So kann »fettarm« bedeuten, dass ein Lebensmittel mit Zucker oder falschen Aromen vollgepumpt ist. Nehmen Sie Diät-Eiscremes oder Joghurts: Sie suggerieren, Sie könnten folgenlos süße Sünden genießen. Klingt nach einem Wunder, oder? Ohne Zuckerzusatz! Die Zusatzstoffe und künstlichen Süßstoffe sind nur im Kleingedruckten erwähnt. Ich hatte einmal ein Diät-Eiscreme-Sandwich in der Hand, das 50 (!) Zutaten enthielt. Übrigens setzt man künstliche Süßstoffe in der Viehzucht ein, um die Tiere zu mästen – kein Beispiel, dem wir Menschen folgen wollen. Es ist viel besser, echten Zucker in kleinen Mengen zu genießen. Dafür steht das E in H.I.L.F.E..

Wie schaffen Sie es, den Leptinspiegel hoch und den Ghrelinspiegel niedrig zu halten? Der direkteste Weg ist, H.I.L.F.E.-Nahrungsmittel zu essen, die satt machen – also **H**eilsame Fette, **I**deale Proteine, **L**ebenswichtiges Gemüse und Obst und **F**itmacher-Kohlenhydrate. Diese brauchen alle relativ lange für ihre Wanderung durch den Verdauungstrakt und halten den Leptinspiegel dadurch angenehm hoch. Nahrungsmittel, die schnell verdaut werden – Zucker und raffinierte Kohlenhydrate –, fördern dagegen die Produktion von Ghrelin. Das

Lieben Sie Ihre Leber!

Fast jeder dritte Deutsche über 40 Jahren leidet an einer Fettleber. Dabei sammelt sich Fett in der Leber an und lädiert sie. Der Grund ist durchaus nicht immer nur Alkoholmissbrauch. Auch zu viel Zucker und raffiniertes Mehl können die Leber schädigen. Die Leber wird mit Zucker geflutet und speichert sie als Fettdepot, was eine schädliche Entzündungsreaktion auslöst. Ein großes Problem dabei ist, dass Leberprobleme sich nicht durch spürbare Symptome manifestieren und daher oft lange unbemerkt bleiben. Eine Fettleber erhöht das Risiko für Herzkrankheiten und manche Krebsarten. Damit sich keine Fettleber entwickeln kann, bevorzugen Sie H.I.L.F.E.-Nahrungsmittel, vor allem auch solche mit Omega-3-Fettsäuren, und meiden Sie zuckerhaltige Nahrung.

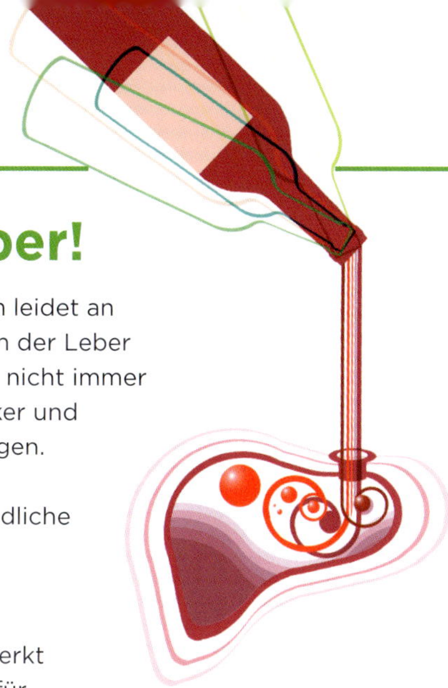

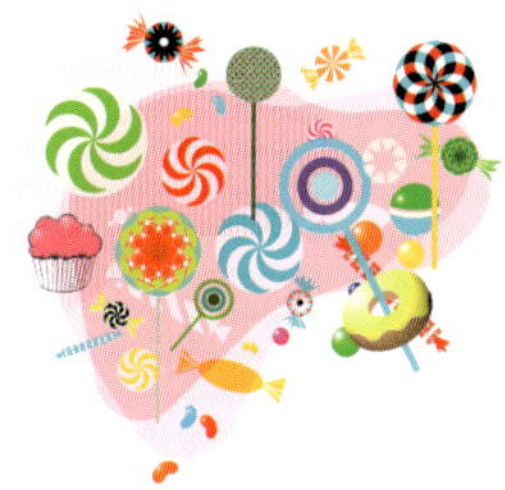

Grausige Wahrheit: Eine Leber, die durch zu viel Fett und Zucker geschädigt ist, sieht nicht viel anders aus als die Leber eines starken Trinkers.

regt den Appetit an, sodass man mehr isst und in einen Teufelskreis des Hungers gerät.

Damit Sie nicht ständig von einem Extrem (hungrig) ins andere (pappsatt) wechseln, sollten Sie dafür sorgen, dass im Körper stets etwas H.I.L.F.E.-Nahrung vorhanden ist. Vermeiden Sie dagegen das Achterbahn-Chaos, das verarbeitete Lebensmittel mit wenig Nährwert verursachen. Es gibt keine perfekte Formel, also etwa eine Regel, die besagt, dass Sie morgens drei Äpfel essen und dann einen idealen Leptinwert haben. Hungeranfällen vorzubeugen braucht deshalb etwas Achtsamkeit von Ihnen. Achten Sie darauf, dass Sie sich den ganzen Tag über immer etwa gleich satt fühlen und die Gipfel und Täler meiden, die zu Überernährung und Gewichtszunahme führen.

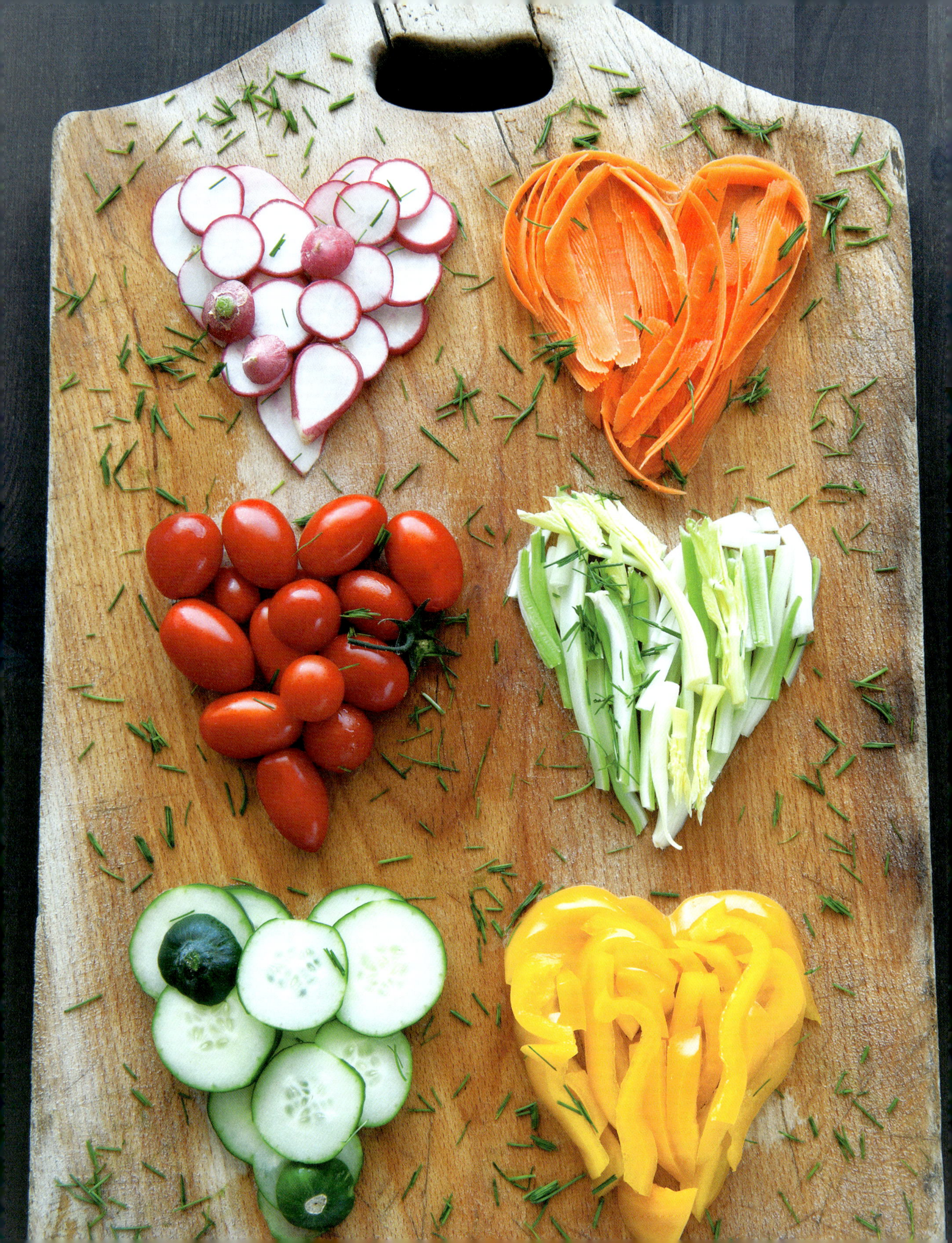

6.

H.I.L.F.E. fürs Herz – durch Lebensmittel

Auf natürliche Weise die Arterien durchlässig und das Herz stark halten

Es ist jedes Mal ein heiliger Moment für mich, wenn ich in der Chirurgie ein lebendiges, schlagendes Herz vor mir sehe. Der pulsierende Herzmuskel mit all seiner Kraft erinnert mich an einen Python. Es ist auf ganz eigene Art lebendig, aber eben etwas verborgen, da es sich hinter die Brustwand kauert. Es wirkt auch unsicher, was als Nächstes passieren wird.

Deshalb ist das Erste, was ich mit einem beschädigten Herzen mache, es zu streicheln. Ich will es beruhigen und Frieden mit ihm schließen. Erstaunlicherweise schlägt das Herz als Reaktion auf eine fürsorgliche Hand langsamer.

Wenn wir Chirurgen ins Herz hineinschauen, wissen wir schon vorher ungefähr, was uns erwartet. Die vorangegangenen Untersuchungen haben uns vorbereitet.

Sehe ich eine Substanz, die wie getrockneter Zuckerguss oder alte Pommes frites aussieht, weiß ich, dass es sich um Ablagerungen handelt. Nicht zufällig ähnelt eine solche Gefäßplaque den Dingen, die sie verursacht haben können.

Wenn ich spüre, dass das Blut durch eine Arterie pulsiert wie eine Verwirbelung in einem Schlauch, weiß ich, dass das Gefäß in Schwierigkeiten ist.

Ein runder Fleck auf dem Herzen, ähnlich einem schwarzblauen Bluterguss, ist eine Narbe, die darauf hindeutet, dass der Patient einen Herzinfarkt hatte. Das Herz eines Patienten zeigt mir auch, ob er Raucher war oder ist. Ein gesundes Herzgewebe ist wie feinstes Leinen. Es ist geschmeidig und weich und lässt sich leicht zusammennähen. Ein durch Rauchen geschädigtes Herz ist eher wie Pappe. Das Vernähen ist dann eine größere Herausforderung.

Manchmal sehen wir ein vergrößertes Herz, das schnell schlägt, etwa so, wie ein ängstlicher Vogel in einem Käfig flattert. Es versucht verzweifelt, das Blut durch den Körper zu pumpen, hat dafür aber nicht mehr genug Kraft. In solchen Fällen müssen wir schnell handeln.

Ich habe viele, viele Tage damit verbracht, in Herzen zu blicken, die beschädigt waren, aus genetischen Gründen oder wegen Rauchens, mangelnder Bewegung und/oder schlechter Ernährung. Wir identifizieren das Problem und planen eine Operation, um es zu beheben. Alle Operationsverfahren bei Herzleiden haben das gleiche Ziel: das Organ kräftig und effizient pumpen zu lassen und sicherzustellen, dass alle Bahnen zu und von diesem lebenswichtigen Organ frei sind.

Egal ob Sie wegen einer genetischen Vorbelastung oder wegen Ihrer Lebensweise ein Risiko für eine Herzkrankheit haben oder ob Sie nur sicherstellen wollen, dass Ihr Herz lange stark bleibt, sollten Sie sich dafür interessieren, wie Ihnen die Ernährung helfen kann. Denn offen gesagt will ich Sie nicht auf dem OP-Tisch sehen. Mir wäre es lieber, wenn Sie die Dinge selbst in die Hand nähmen – nicht mit dem Skalpell, sondern mit Messer und Gabel.

Primär ist dafür das L in meinen H.I.L.F.E.-Nahrungsmitteln zuständig: das lebenswichtige Gemüse und Obst. Die Wissenschaft ist sich darüber einig, dass eine pflanzliche Ernährung einen unglaublich positiven Einfluss auf die Herzgesundheit hat. Beladen Sie Ihren Teller mit der besten Medizin der Natur, und Sie werden Ihr Herz stärken, sodass es Sie durchs Leben tragen kann.

Ich kann Ihnen den Moment nennen, in dem mir klar wurde, dass wir eine große Veränderung in unserem Verständnis von Ernährung und Herzkrankheiten erleben werden. 1989 nahm ich als junger Arzt an einer Konferenz der American Heart Association teil. Als ich durch die Gänge schlenderte, kam ich zu einem Raum, der absolut überfüllt war; jeder wollte den Vortrag des Redners hören. Irgendwie sah das ähnlich aus wie Fans Anfang der 1960er-Jahre, die sich in einen kleinen Klub drängen, um die Beatles zu erleben.

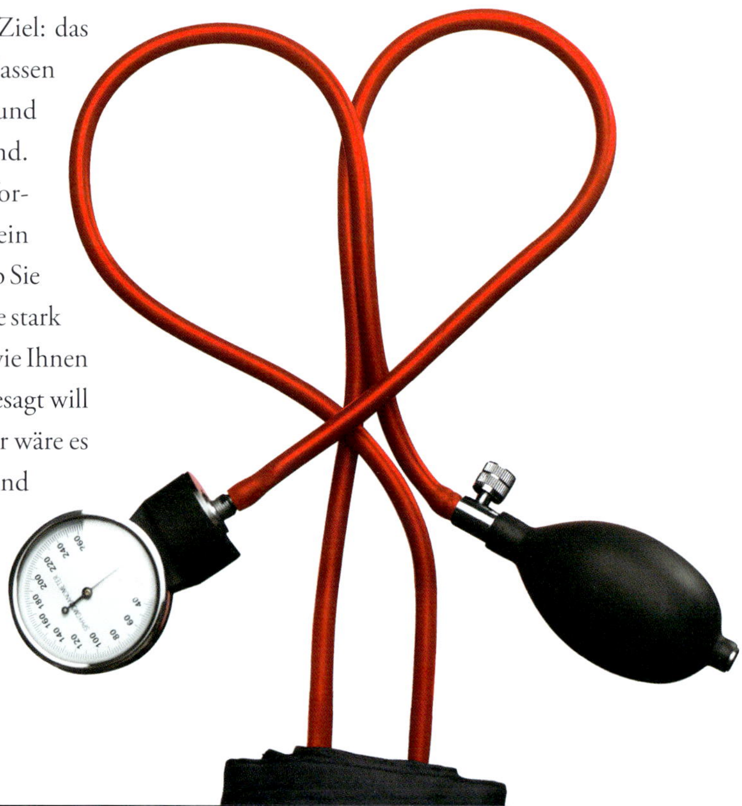

Ein Blick in Ihr Herz

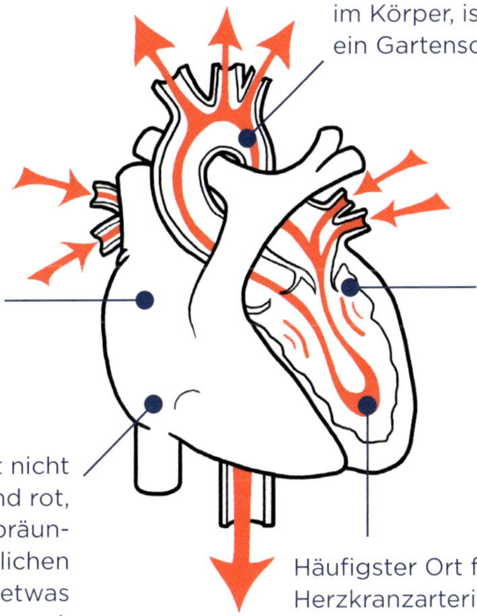

Der Mediziner vorne am Rednerpult war Dean Ornish, der Begründer eines ernährungswissenschaftlichen Ansatzes zur Behandlung von Herzkrankheiten. Dean Ornish hat tatsächlich als erster Forscher die Wirkung einer fettarmen pflanzlichen Ernährung auf den Rückgang von Herzschädigungen quantifiziert. Die von ihm genannten Werte waren höchst erstaunlich: In 91 % der dokumentierten Fälle waren die Brustschmerzen bei Patienten verschwunden, die sich an die sogenannte Ornish-Diät gehalten hatten. Und wie erwähnt hielt er diesen Vortrag zu einer Zeit, als Chirurgie und Medikamente die absoluten Standardtherapien bei Herzkrankheiten waren. Damals wurden Patienten sogar ermutigt, nach der Entlassung aus der Klinik wieder Cheeseburger zu essen, ja sogar zu rauchen, um sich zu entspannen!

Die Ärzte, die Dr. Ornish zuhörten, waren begeistert, greifbare, überzeugende Daten präsentiert zu bekommen, die die Rolle der Ernährung bei der Gesundheit unterstrichen. Es war ihnen schon lange klar gewesen, dass gesundes Essen sowohl heilend

Salat to go – selbst gemacht

Möglicherweise sind Sie inzwischen zu dem Schluss gekommen, dass ein mitgebrachter Salats ein gesundes Mittagessen sein könnte. Jawohl, recht haben Sie! Allerdings ist es nicht einfach, eine Schüssel mit Grünzeug, Gemüse und Hähnchen inklusive Dressing zu transportieren, denn die Salatsauce macht den Salat schnell matschig. Deshalb empfehle ich, den Salat in ein großes Schraubglas zu geben. Es ist einfach zu verschließen und zu transportieren, und Sie müssen sich keine Sorgen machen, dass etwas herausfließt. Schichten Sie den Salat wie unten beschrieben hinein und schütteln Sie ihn vor dem Essen kräftig durch. Mein 21-Tage-Plan-Salat im Glas auf Seite 206 wird Ihr erster von vielen sein.

Unterste Schicht: Vinaigrette mit Olivenöl. Es ist wichtig, dass dies die unterste Schicht ist, damit die restlichen Zutaten noch nicht damit benetzt werden und knackig bleiben.

Zweite Schicht: knackiges Gemüse.

Nächste Schicht: robuste Lebensmittel wie hart gekochte Eier oder Hähnchenfleisch.

Oberste Schicht: Blattsalat. Als Oberstes, damit er nicht durch schwerere Zutaten zerdrückt wird.

Kombinieren Sie die Zutaten nach Belieben und schütteln Sie sie vor dem Essen durch, um sie mit dem Dressing zu überziehen. Oder füllen Sie alles in eine Schüssel um und mischen Sie es vorsichtig.

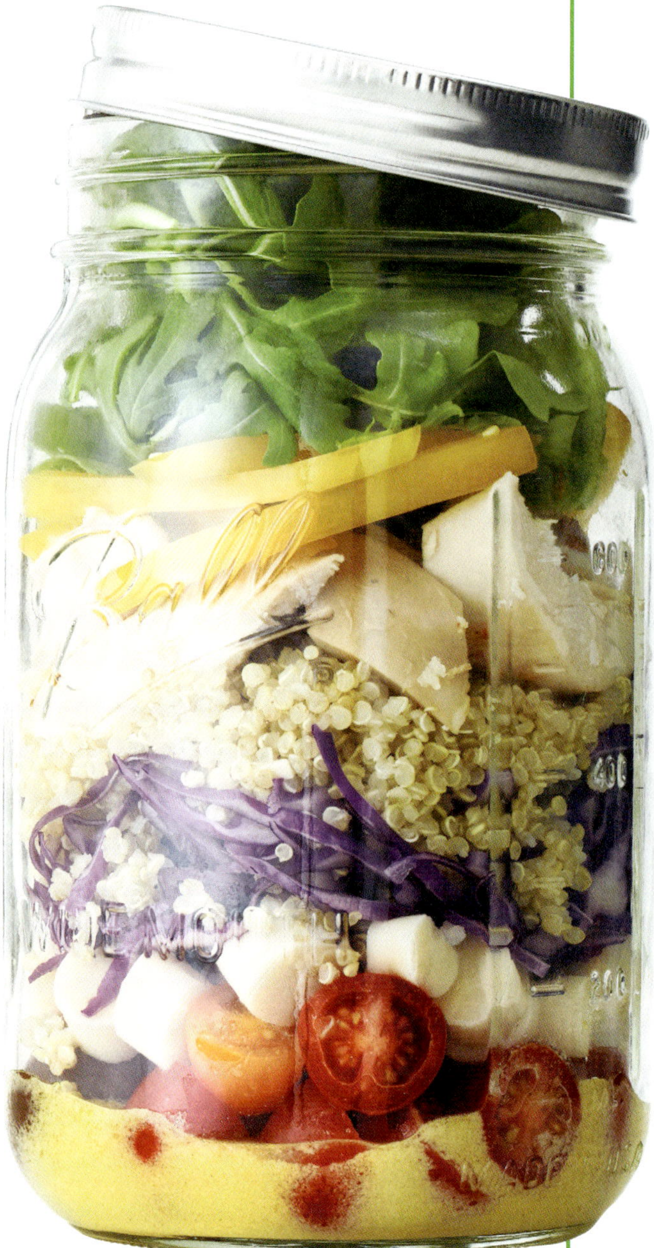

als auch vorbeugend wirkt, und jetzt bekamen sie endlich belastbare Zahlen an die Hand, die diese Erfahrung konkret untermauerten.

Auch in meiner Praxis war ich des Öfteren mit Patienten konfrontiert, die mir Anhaltspunkte für die Wichtigkeit der Ernährung in Bezug auf die Herzgesundheit lieferten.

Ich erinnere mich an einen Patienten, der etwa 50 Jahre und eigentlich in sehr guter Verfassung war. Er war eher muskelbepackt als dickbäuchig, sah also gar nicht aus wie ein typischer Herzpatient. Er war nicht übergewichtig, trainierte jeden Tag, rauchte nicht, und er wies auch sonst keine typischen Risikofaktoren auf, weder hohen Blutdruck noch Diabetes. Und dennoch litt er an einer fortgeschrittenen Herzerkrankung, die wahrscheinlich genetisch bedingt war, da alle Männer in seiner Familie schon mit unter 50 Jahren Herzprobleme hatten. Er hatte Brustschmerzen, und tatsächlich waren seine Herzkranzgefäße schon fast verlegt.

Statt ihn sofort zu operieren, verordnete ich ihm eine strikte Diät, bei der er viel Gemüse aß und den Verzehr gesättigter Fette stark einschränkte. Der Erfolg war sehr interessant: Die Ablagerungen verschwanden nicht ganz, wohl aber öffneten sich die Arterien. Sie wurden weiter, weshalb das Blut freier fließen konnte. Klar: Wenn Gefäßplaque eine Arterie zur Hälfte verstopft und die Arterie sich dann erweitert, wird dieselbe Ablagerung vielleicht nur noch ein Viertel des Platzes einnehmen.

Dieses Geschehen zeigt einen gangbaren Weg zur Heilung von Herzkrankheiten auf. Zufällig traf ich den Patienten nach ungefähr zehn Jahren wieder, und er war fit und vital. Seine Brustschmerzen gehörten der Vergangenheit an. Nicht ein OP-Team hat ihn geheilt, sondern seine Ernährung. Die Geschichte dieses Mannes und viele ähnliche stimmen optimistisch, weil sie zeigen, dass nicht immer invasive Maßnahmen nötig sind, um Probleme zu beheben. Wir können erstaunlich gut beeinflussen, was im Herz-Kreislauf-System passiert.

Ihr Herz verrichtet seine Arbeit, indem es das Blut stoßweise durch Ihre Blutgefäße drückt. Wie Sie wissen, ist das Blut der lebenswichtige Nährstoff-Shuttle, das alles Notwendige, was Sie mit der Nahrung aufnehmen, zu den Organen transportiert. Wie bei einem zentralen Knotenpunkt verläuft jeder Transportweg durch das Herz.

Probleme gibt es meistens auf den arteriellen Straßen im Körper und nicht im Herzen selbst. Das Herz pumpt das Blut durch die Aortenklappe in die Aorta, die größte Arterie des Körpers, und von dort zu allen anderen Organen. Bezeichnenderweise fließt das Blut zuallererst in die umliegenden Herzkranzgefäße, das heißt, das Herz versorgt sich selbst, bevor es den Rest des Körpers beliefert. Man könnte das Herz als Vorbild für uns sehen, die wir uns anderen zuwenden: Wir sollten unserer eigenen Gesundheit Priorität einräumen, damit wir denen, die wir lieben, helfen können.

Bei den vielen Transportvorgängen in Ihrem Körper ist alles möglich: von reibungslosem Fließen bis zu Massenkarambolagen. Letztere treten auf, wenn etwas von der Arterienwand abplatzt, verursacht durch hohen Blutdruck oder zu viel Zucker im Blut. Sie sind also in jedem Fall Folge schlechter Ernährung. Risse werden mit Cholesterin repariert, dem körpereigenen Pflaster. Wenn die Reparatur aber mit dem schlechten Typ LDL ausgeführt wird, platzt sie schnell ab wie ein minderwertiges Pflaster.

So werden tiefer liegende Schäden freigelegt, die zu plötzlichen Blutgerinnseln und zum Verschluss der Arterie führen können.

Eine solche Verstopfung bewirkt, dass das Gehirn und andere Organe nicht mehr genügend sauerstoff- und nährstoffreiches Blut bekommen. Das Herz muss dann umso härter arbeiten, um das Blut zu pumpen, und erhält andererseits nicht genug Blut zurück, um gut zu arbeiten.

Je mehr Engstellen es in den Blutgefäßen gibt, desto höher ist das Risiko für Bluthochdruck, Herzinfarkt und Herzinsuffizienz. Einige dieser Probleme lassen sich mit Medikamenten und Operationen beheben. Mit einem Bypass zum Beispiel baut man eine Umgehungsstraße und leitet das Blut um den Engpass herum.

Die bessere Alternative aber ist es, dass Sie Ihr Herz stärken und Schäden gar nicht erst entstehen lassen. Mit der richtigen Ernährung können Sie den Blutfluss verbessern, Entzündungen beruhigen und ihre arteriellen Straßen frei halten.

Wie das funktioniert? Sie bevorzugen einfach Lebensmittel, die verhindern, dass sich Ablagerungen an den Gefäßwänden aufbauen. Erinnern Sie sich? Derartige Schäden entstehen oft durch hohen Blutdruck und überschüssigen Zucker, der im Blut herumschwimmt, eine Folge von Überernährung allgemein und Konsum von Zucker und raffinierten Kohlenhydraten im Besonderen. Folgen Sie dem H.I.L.F.E.-Ansatz und schützen Sie Ihr Herz und Ihre Arterien. Manche Nahrungsmittel helfen, bereits bestehende Verengungen zu stabilisieren, sodass sie Ihnen nicht schaden.

Wir wissen, dass das hilfreiche HDL-Cholesterin dazu beiträgt, die Arterien sauber zu halten, und dass eine Vielzahl von Nahrungsmitteln wie fetthaltiger

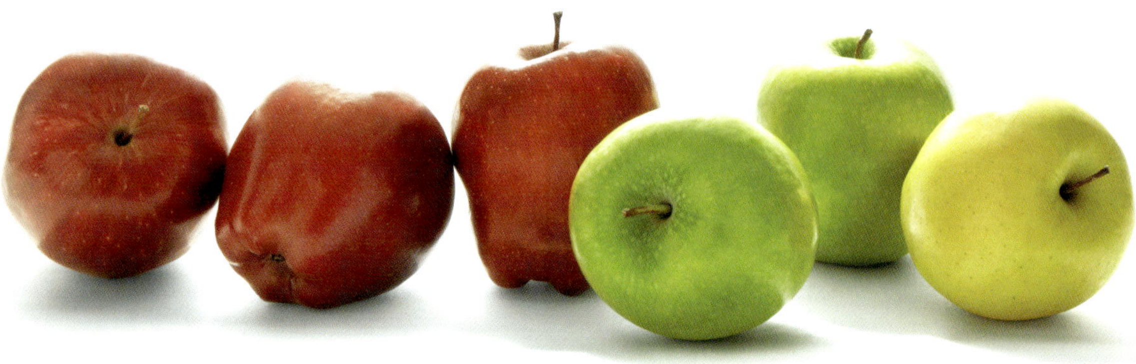

Frische Äpfel überzeugen als potenzielle Krankheitsbekämpfer. Egal ob Sie Fuji, Red Delicious, Idared, Granny Smith, Jonagold oder eine andere Sorte bevorzugen, alle sind geradezu Garanten für Gesundheit. In und unter der rubinroten, blassgrünen oder gelben Schale finden sich die meisten Wirkstoffe und etwa die Hälfte der Ballaststoffe einer Frucht. Deshalb Äpfel vor dem Verzehr immer gründlich waschen, aber nicht schälen!

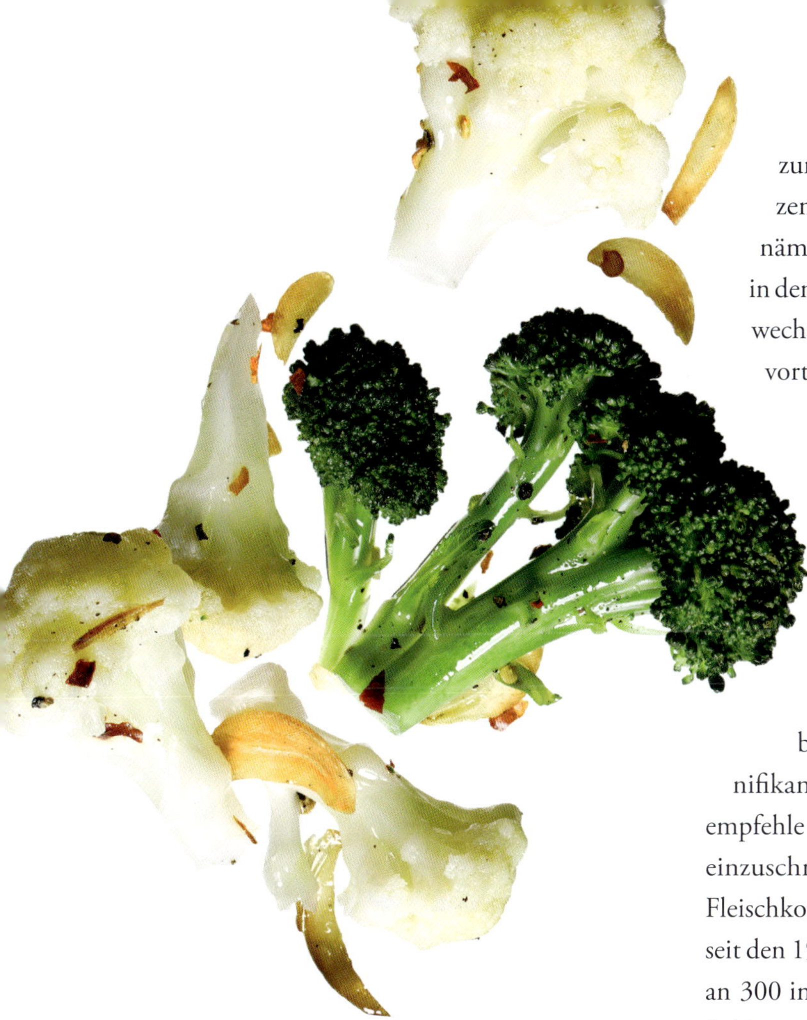

Probieren Sie unser Brokkoli-Blumenkohl-Medley mit Knoblauch, Zitrone und 1 Prise Paprikaflocken (Rezept Seite 262).

Fisch und Lebensmittel mit viel Vitamin B und/oder viel Ballaststoffen, Ihre HDL-Speicher wieder auffüllen. Eine vorwiegend pflanzliche Ernährung ist gut für das HDL.

Gesunde Fette sollten Sie wegen ihrer arterienreinigenden Funktionen regelmäßig konsumieren. Sie sind zum Beispiel in Olivenöl, Nüssen und Fisch enthalten (siehe Seite 39). Optimal ist es, die Produkte in unverarbeiteter Form zu verzehren, also zum Beispiel Oliven, Avocados oder ungesalzene Nüsse. Die Ballaststoffe darin sorgen nämlich dafür, dass die Fettsäuren langsamer in den Blutkreislauf übergehen. Für Ihren Stoffwechsel sind sozusagen tropfende Wasserhähne vorteilhafter als voll aufgedrehte.

Andere Fette dagegen, die gesättigten nämlich, meiden Sie besser, wann immer es geht. Üben Sie daher Zurückhaltung bei rotem Fleisch und Milchprodukten.

Gesättigte Fette können gefährliche Gefäßablagerungen verursachen. Ersparen Sie sich den Notruf beim Rettungsdienst. Wenn Sie ein signifikantes Risiko für Herzkrankheiten haben, empfehle ich Ihnen, den Verzehr von Fleisch stark einzuschränken. Der Zusammenhang zwischen Fleischkonsum und Gefäßablagerungen ist schon seit den 1950er-Jahren bekannt: Die Leichenschau an 300 im Koreakrieg gefallenen amerikanischen Soldaten ergab, dass 77 % dieser jungen Männer, die mit der typisch amerikanischen fleischlastigen Ernährung aufgewachsen waren, bereits eine fortgeschrittene Arterienverkalkung aufwiesen.

Bei den Ausführungen von Dean Ornish bei der erwähnten Konferenz 1989 kam der grundlegende Unterschied zwischen den Nahrungsmitteln, die das Herz unterstützen, und denen, die es eher schädigen, zur Sprache. Dr. Ornish und ebenso Dr. Caldwell Esselstyn, ein führender Herzspezialist und Goldmedaillengewinner im Rudern bei den Olympischen Spielen 1956, sind meiner Meinung nach zwei echte Helden, weil sie eine Brücke bauen zwischen Ernährung und Medizin.

Diese sieben Zutaten liefern viel gesundes Fett

So bringen Sie sie auf Ihren Teller

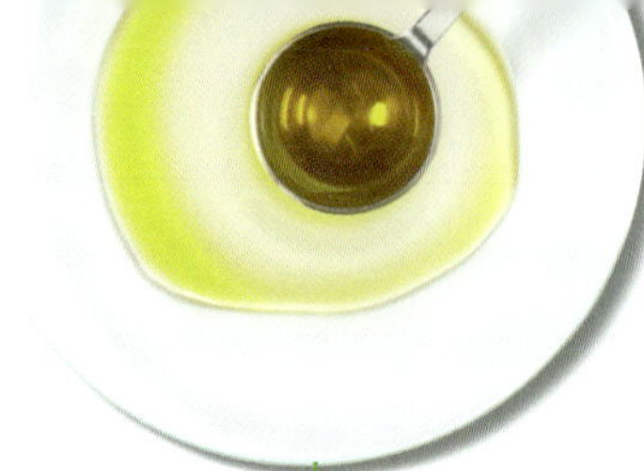

Pflanzenöle

Bereiten Sie ein Salatdressing mit Haselnuss-, Oliven-, Avocado-, Sojabohnen- oder Leinöl zu.

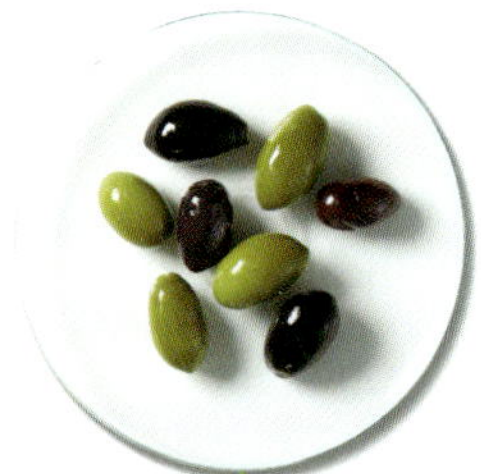

Oliven

Essen Sie sie zwischendurch als kleinen Imbiss oder fügen Sie sie zu Ihrem Lieblings-Hühnergericht hinzu.

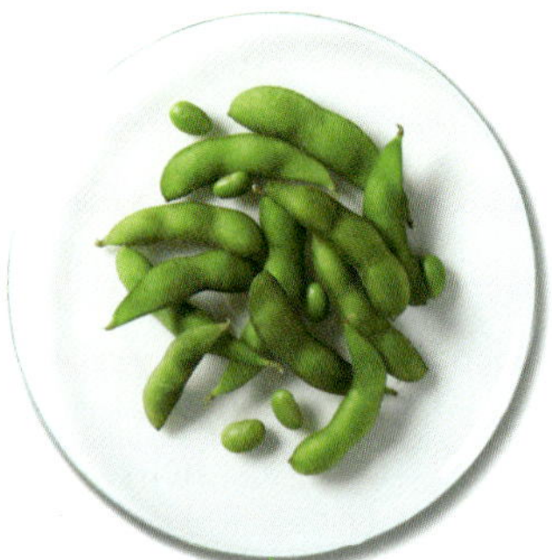

Edamame

Auf Salate streuen oder mit gegarter Quinoa mischen.

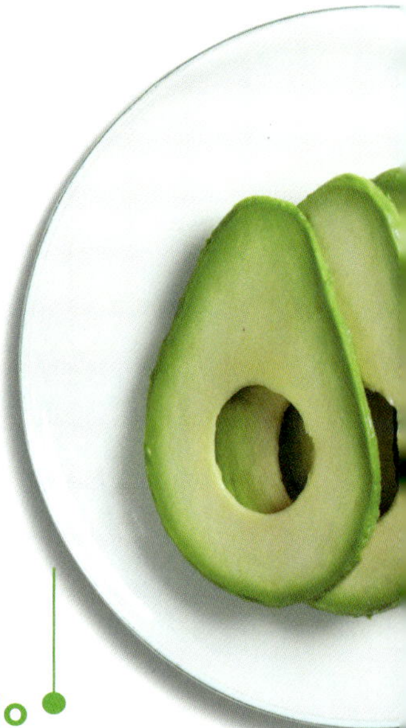

Avocado

In Salat oder als Brotaufstrich genießen.

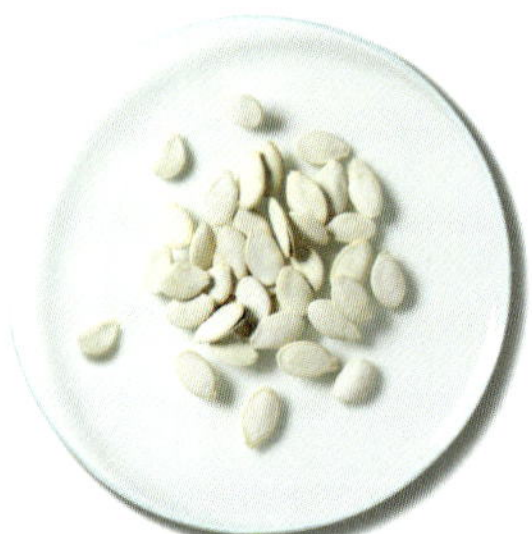

Kerne und Samen

Kürbis- und Sonnenblumenkerne, Sesam-, Flachs-, Hanf- und Chiasamen liefern allesamt gute Fette. Auf einen Salat, Joghurt oder aufs Morgenmüsli streuen.

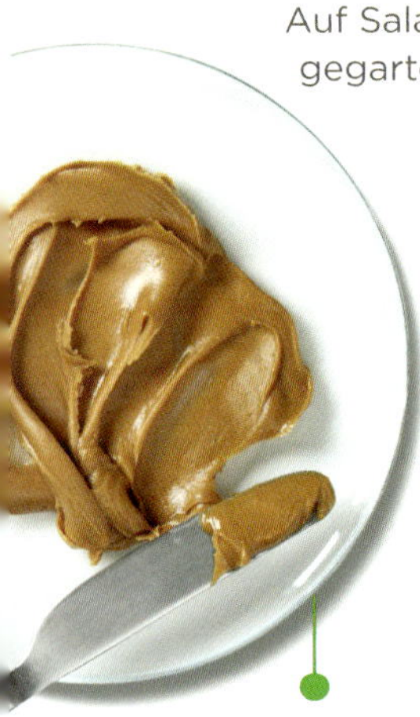

Nussbutter

Mit geschnittenem Obst oder mit Gemüsesticks.

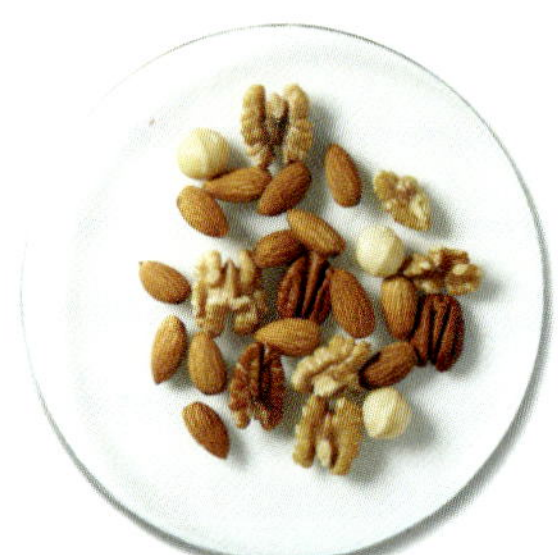

Nüsse

Ein absolut gesunder Snack. Für mehr Geschmack ohne mehr Kalorien können Sie sie rösten.

Bereits 1983 veröffentlichte Dr. Ornish seine erste Studie, die Ernährung mit Herzkrankheiten in Verbindung bringt. Er zeigte darin, dass sich bei den Probanden die Herzleistung schon nach einer Ernährungsumstellung von 24 Tagen signifikant verbesserte. Die Häufigkeit einer Angina pectoris sank in diesem Zeitraum um 91 % und der Cholesterinspiegel um etwa 20 %. Der Erfolg übertraf den vieler herkömmlicher Behandlungen mit Medikamenten.

Weitere Studien von Dr. Ornish in den folgenden Jahren untermauerten seine ersten Ergebnisse. So stellte er in den 1990er-Jahren fest, dass selbst schwere Verstopfungen von Herzkranzgefäßen innerhalb nur eines Jahres beseitigt werden können, wenn die Patienten sich fettarm und pflanzlich ernähren. Bei seinen Versuchen sank der Cholesterinspiegel der Probanden im Durchschnitt um 24 % und der des schlechten LDL sogar um 37 %. Solche Effekte werden sonst nur cholesterinsenkenden Medikamenten zugeschrieben.

Es überrascht nicht, dass die Verengungen im Verlauf von fünf Jahren hinweg noch deutlicher zurückgingen als in einem Jahr. Überdies erlitten in der Gruppe derer, die keine herzgesunde Ernährungsweise einhielten, im Laufe der Jahre doppelt so viele Teilnehmer kardiale Komplikationen wie aus der Gruppe, die sich gesund ernährten.

Viele Forschungsarbeiten haben die Ergebnisse von Dr. Ornish in den letzten Jahrzehnten bestätigt. So ergab eine große Studie mit mehr als 126.000 Personen, dass diejenigen mit dem meisten Verzehr von Gemüse und Obst ein um 20 % geringeres Risiko für koronare Herzerkrankungen hatten. Eine kürzlich durchgeführte Metaanalyse von 23 Studien, an denen fast eine Million Menschen

Auch ein Dessert darf sein

Wenn Sie hier lesen, dass Sie Ihren Zuckerkonsum einschränken sollen, denken Sie vielleicht, dass Sie jetzt nie wieder ein Tiramisu genießen dürfen. Aber keine Sorge! Ein gelegentlicher Muffin oder anderer Leckerbissen ist kein Problem. Süßigkeiten dürfen nur keine Gewohnheit sein. Man muss nur dieses Hin und Wieder hinkriegen. Auf den Seiten 333 und 335 finden Sie zum Beispiel Rezepte für Brownies aus Zartbitterschokolade und Rüben und für »Bananeneis«. Diese verführerisch süßen Desserts sind als besondere Leckerbissen absolut akzeptabel. Der Schlüssel liegt im Austausch einiger Zutaten und dem Wissen, wie sich ungesunde Lieblingsspeisen in gesunde Versionen verwandeln lassen.

Bei den in Schokolade getauchten Clementinen sorgen die Pistazien für einen Hauch Knusprigkeit (und Protein). Das Rezept steht auf Seite 335.

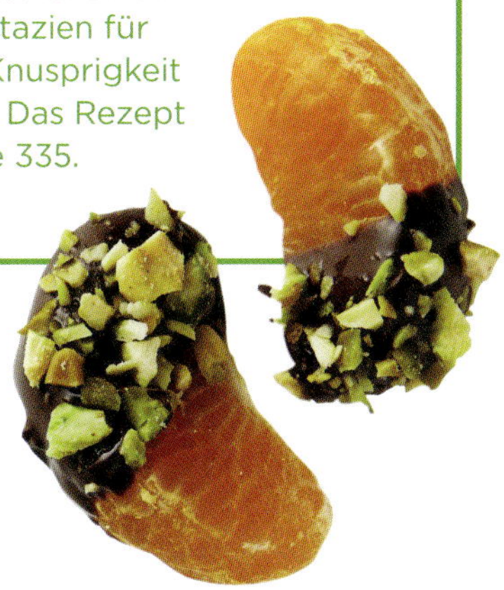

beteiligt waren, zeigte ebenfalls, dass eine Ernährung mit viel Gemüse und Obst das Risiko koronarer Herzkrankheiten verringert.

Dies ist einer der Hauptgründe, warum mein 21-Tage-Plan und mein H.I.L.F.E.-Ansatz Gemüse und Obst so sehr in den Mittelpunkt stellen. Ich möchte, dass Ihr Teller wie ein Miniaturgarten aussieht. Die meisten Produkte sollten noch fast so aussehen wie bei ihrer Ernte. Sie müssen nicht alles roh essen, aber die Frucht sollte noch zu erkennen sein. Äpfel sind also immer besser als Apfelmus, und gegrillte Auberginen sind okay, wenn sie nicht unter Teig und Käse versteckt sind. Sie werden mit viel Gemüse und Eiweiß von Huhn, Pute und Fisch verwöhnt. Hinzu kommen etwas Reis und Getreide.

Ihr Ziel ist es, Produkte mit viel gesättigtem Fett und/oder Zucker und alles Verarbeitete zu meiden. Wenn Sie sich so ernähren, verhindern Sie Gefäßablagerungen, halten Ihre Arterien frei und minimieren das Risiko von Rissen.

Das Entscheidende beim Wein

Es stimmt, dass Wein die herzgesunden Antioxidantien Resveratrol und Quercetin enthält. Ein Glas pro Tag ist deshalb in Ordnung – aber erst, wenn Sie den 21-Tage-Plan absolviert haben. Eine im *European Heart Journal* veröffentlichte Studie ergab, dass Frauen im Alter zwischen 40 und 69, die jede Woche sieben Einheiten Wein, Bier oder Spirituosen tranken, ein um 16 % geringeres Risiko für Herzinsuffizienz hatten. Allerdings gibt es auch viele alkoholfreie Nahrungsmittel, die die erwähnten Krankheitsbekämpfer aufweisen. Resveratrol ist in Heidelbeeren, Preiselbeeren, Weintrauben, Erdnusskernen, Pistazien und Kakao enthalten. Und mit Äpfeln, Brombeeren, Zitrusfrüchten, dunklen Kirschen, Weintrauben, Zwiebeln, Petersilie, Salbei sowie schwarzem und grünem Tee nehmen Sie Quercetin zu sich.

Mit der Größe des Glases steigt der Weinkonsum.
Probieren Sie es einmal aus und gießen Sie die gleiche Menge Flüssigkeit in ein größeres und in ein kleineres Glas. In welchem Glas scheint Ihnen die Menge größer zu sein? In Restaurants wird Wein gerne in großen Gläsern serviert. Der Inhalt sieht dann nach relativ wenig aus, weshalb die Gäste das Glas schneller austrinken und noch eins bestellen. Ein Feldversuch in einem Weinlokal zeigte, dass das Lokal 9 % mehr Wein verkaufte, wenn jeweils die gleiche Menge Wein in 0,2 l großen Gläsern ausgeschenkt wurde statt in halb so großen. Überlisten Sie sich selbst: Mit einem kleineren Weinglas werden Sie am nächsten Morgen sicher weniger Kopfschmerzen haben.

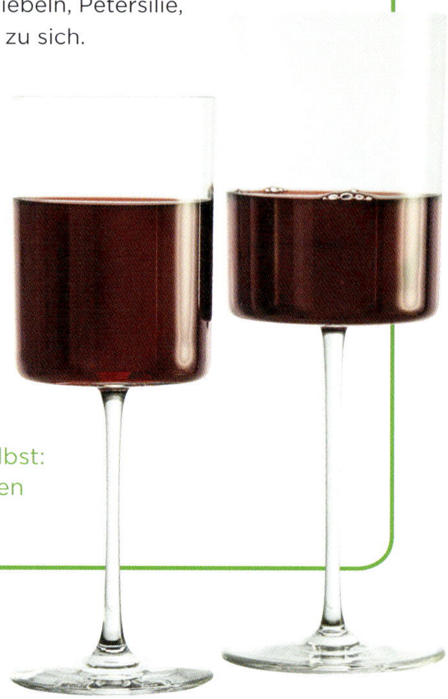

Sollte man auf Salz verzichten?

Die meisten Menschen in der westlichen Welt konsumieren entschieden zu viel Salz. Zu viel Natrium im Blut erhöht das Risiko für Herzbeschwerden. Das meiste Salz stammt dabei von verpackten und verarbeiteten Lebensmitteln und Restaurantessen, also nicht aus dem Salzstreuer zu Hause. Sobald Sie Fertigprodukte und Mahlzeiten im Restaurant so weit wie möglich meiden, wird Ihr Natriumspiegel sinken, und Sie können Ihr selbst gekochtes Gemüse problemlos etwas salzen.

Wenn Sie Ihre Natriumaufnahme minimieren möchten, können Sie Salz durch Zitrussaft (aus Zitrone, Limette oder sogar Grapefruit) ersetzen. Wie Salz sind Zitrusfrüchte natürliche Geschmacksverstärker.

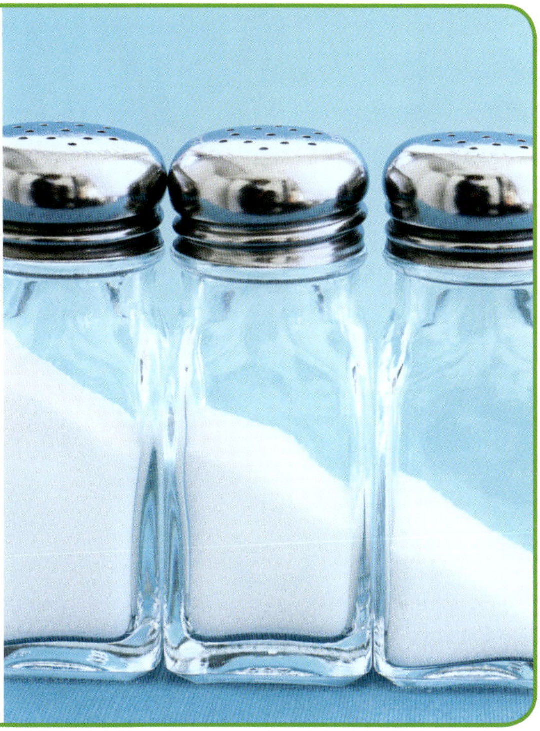

Sind Sie nicht gerade begeistert von der Aussicht, Ihre Gemüse- und Obstportionen ordentlich aufzustocken? Dann seien Sie großzügig bei der Verwendung von Kräutern und Gewürzen. Sie können Ihr Gemüse mit allen möglichen Kombinationen würzen, die ihm einen richtig interessanten Geschmack geben. Schneiden Sie Blumenkohl in »Steaks« und streuen Sie orientalische Gewürze darüber; peppen Sie eine klassische Gazpacho-Suppe mit gehackten Jalapeños auf; süßen Sie Möhren mit Zimt; veredeln Sie Brokkoli mit Kurkuma. Es ist ein großer Irrtum zu glauben, dass gesundes Essen langweilig und fad sein muss. Machen Sie aus Ihrer Küche ein Versuchslabor und experimentieren Sie, wie Sie Ihre Speisen verfeinern können. Ihr Gaumen und Ihr Herz werden es Ihnen danken.

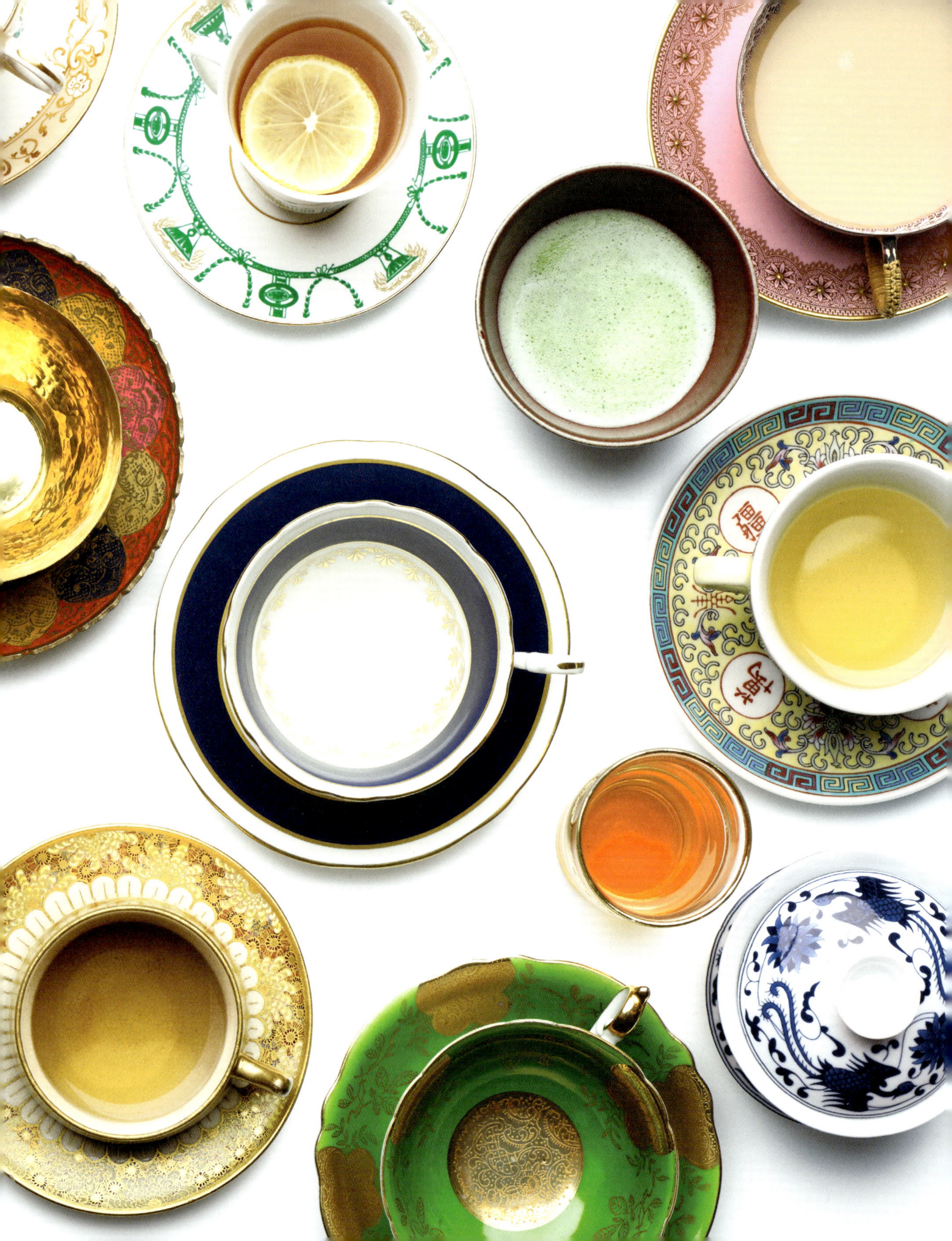

7.

H.I.L.F.E. gegen Müdigkeit

Gewinnen Sie mit dem H.I.L.F.E.-Ansatz Schwung und Dynamik

Geben Sie mal die drei Wörter »Warum bin ich« in die Google-Suchleiste ein. Nun werden darunter Vorschläge angezeigt, wie der Satz weitergehen könnte, basierend auf den häufigsten Eingaben anderer Nutzer. Da könnte man sich alles Mögliche vorstellen, etwa ganz philosophisch »Warum bin ich am Leben?«. Aber realistischer wäre vielleicht »Warum bin ich übergewichtig?«, würde man meinen. Stattdessen erscheint als einer der ersten Vorschläge »Warum bin ich immer müde?«.

So groß ist also das Problem Müdigkeit. Das allwissende Google bestätigt es. Auch meine Leserinnen und Leser sind dieser Meinung: In einer Umfrage für das *Dr. Oz The Good Life Magazine* gaben 74 % der Befragten an, dass sie sich jeden Tag mehr Energie und Kraft wünschen, und 59 % würden lieber mehr Energie haben als eine Kleidergröße weniger. Fast vier von fünf meinten sogar, dass sie lieber mehr Energie als mehr Sex hätten.

Also lassen Sie uns dieses Problem angehen. Müdigkeit kann eine mysteriöse und komplizierte Erkrankung sein, denn sie lässt sich nicht anhand objektiver Daten belegen oder messen. Sie ist subjektiv. Vielleicht kommen Körper und Geist morgens nicht in die Gänge; vielleicht ereilt Sie jeden Tag ein Nachmittagstief, das Sie meinen, nur mit einer Süßigkeit überwinden zu können. Oder Sie schaffen es abends kaum noch, Ihren Kindern zum Einschlafen ein paar Seiten vorzulesen. Sie können einfach nicht mehr, Sie sind total erledigt.

Wir sind alle frustriert, wenn sich verfrüht Müdigkeit einstellt. Wir wollen mehr Gepard, weniger Schnecke sein. Wir wollen durch den Tag hüpfen, nicht schleichen.

Ich stelle mir Müdigkeit wie ein verheddertes Wollknäuel vor. Die Wollfäden sind Einflüsse – darunter Schlaf, Ernährung, Stress, Aktivität, Hormonverschiebungen und anderes –, die in unserem anatomischen Energiezentrum herumwirbeln. Sie können Müdigkeit nicht bekämpfen, ohne alle Fäden zu betrachten. Die Ernährung aber ist ein besonders dicker Faden.

Ungünstige Ernährungsgewohnheiten können Müdigkeit verursachen – oder zumindest dazu beitragen. Chronische Müdigkeit kann aber auch eine Krankheit anzeigen. Wenn Sie sich also ständig müde fühlen und dies auch nach Veränderungen Ihrer Ernährung und Ihrer Schlafgewohnheiten so bleibt, suchen Sie besser einen Arzt auf.

Lassen Sie uns das Zusammenspiel von Ernährung mit Wachheit und Müdigkeit betrachten. Schauen wir, wie Ihr Körper den ganzen Tag über mit Energie versorgt wird und wie Ihre Nahrungsauswahl Ihr Energieniveau beeinflusst.

Was Sie essen

Als junger Arzt bekam ich bald die Auswirkungen tiefer Erschöpfung zu spüren. Zu meinen ersten Aufgaben gehörten Einsätze auf der Intensivstation. Der jeweils diensthabende Assistenzarzt darf die Station nie verlassen. Das bedeutet, man arbeitet 30-Stunden-Schichten und kümmert sich um alles, was tagsüber und nachts anfällt, weshalb Berufsanfänger oft völlig verausgabt sind.

Ein voller Bauch studiert nicht gern

Ein möglicher Grund, warum Sie oft müde sind, ist dieser: Ihre Mahlzeiten sind zu üppig. Wenn Sie viel essen, wird eine entsprechend große Menge Blut in Ihr Verdauungssystem abgezogen, und für das Gehirn bleibt nur noch wenig übrig. Dann fühlen Sie sich träge. Reduzieren Sie Ihre Portionen. Es reicht, satt zu sein, pappsatt ist nicht nötig!

In Krankenhausserien im Fernsehen ist der Burn-out ein häufiges Thema. Wie die unregelmäßigen Schlaf- und Essgewohnheiten dargestellt werden, ist durchaus realistisch.

Da wir laufend in der Intensivstation bleiben mussten, gab es nur das zu essen, was wir von zu Hause mitgebracht hatten oder was das Krankenhaus den Patienten servierte. Die meisten Assistenzärzte zogen Letzteres vor und ernährten sich entsprechend von fadem Hackbraten, verkochten grünen Bohnen und allen möglichen Arten der Kartoffelzubereitung à la Krankenhausküche. Ich fühlte mich wie eine Wanze unter einem Schuh: einfach nur platt.

Bald darauf fing Lisa an, mir das Mittagessen mitzugeben. Es bestand oft aus Resten eines gesunden Abendessens, das wir am Vorabend genossen hatten, oder sie machte mir ihren berühmten Thunfischsalat mit Knoblauch, Sellerie, Schalotten, Petersilie und anderen geheimen Zutaten.

Darüber war ich sehr froh, weil ihr Essen viel besser schmeckte als die Massenspeisung im Krankenhaus. Wichtiger noch: Ich bemerkte, dass mein Energieniveau in die Höhe schnellte. Ich arbeitete immer noch die gleiche Stundenzahl, fühlte mich aber großartig und wurde nie krank, obwohl ich so nah an kranken Menschen arbeitete. Ich war immer so voller Tatendrang, dass meine Hyperdynamik bald berüchtigt war. Später schrieb ein Journalist der *New York Times* in einem Artikel über mich, dass man Energie in »Mehmet-Einheiten« messen sollte.

Ich bin durchaus stolz darauf, wie gut ich meine Tage ausnutzen kann, aber das hat gar nichts mit einer speziellen genetischen Ausstattung zu tun, sondern vielmehr mit dem Kraftstoff, den ich tanke. Meine H.I.L.F.E.-Nahrungsmittel, in der richtigen Kombination von Kohlenhydraten, Proteinen und Fetten, führen mir stetig und gleichmäßig Energie zu.

Was vermeidet die H.I.L.F.E.-Methode? Diesen klassischen Teufelskreis: Sie sind müde und träge, Sie brauchen einen Ruck. Wenn Sie in so eine Energiekrise geraten, greifen Sie schnell und ohne Nachdenken nach dem einen, womit Sie sich kurzfristig wohler fühlen: schnell wirkende Kohlenhydrate, die dem Gehirn und anderen Organen sofort Zucker liefern und Ihnen damit einen Energieschub geben. Das Problem mit diesen Kohlenhydraten? Sie verschwinden so schnell, wie sie auftauchen. Für Sie heißt das, dass Sie sich vorübergehend obenauf fühlen, nur um schon bald wieder abzustürzen. Dann greifen Sie wieder nach Kohlenhydraten, damit es Ihnen besser geht, und der Kreislauf beginnt von vorne. Außerdem ist die Flut der schnell verfügbaren Kohlenhydrate genau das, was zu Gewichtszunahme und anderen Gesundheitsproblemen führt.

H.I.L.F.E.-Nahrungsmittel funktionieren anders: Sie liefern nachhaltig Energie, indem sie Sie satt halten, statt Sie auf eine Zucker-Achterbahnfahrt zu schicken. Die Energie wird in Form gesunder Fette bereitgestellt, weshalb Nüsse ein guter Snack sind, in Form von sättigendem Protein wie Hähnchen oder Fisch zum Mittagessen sowie aus langsam verdaulichen Kohlenhydraten, weshalb knackige Karotten ein viel besserer Snack sind als alle toten Fertigprodukte. Sie geben Ihnen

Schlaffördernde Beilagen

Um nach einem Tag mit zu viel Kaffee besser einschlafen zu können, sollten Sie beim Abendessen eine Portion Blumenkohl, Rosenkohl, Grünkohl oder Brokkoli zu sich nehmen. Studien zeigen, dass diese Kreuzblütler Koffein schnell abbauen, was Sie dann besser schlafen lässt.

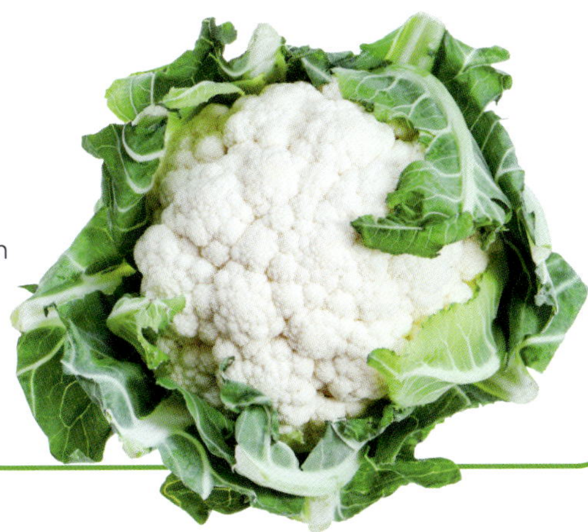

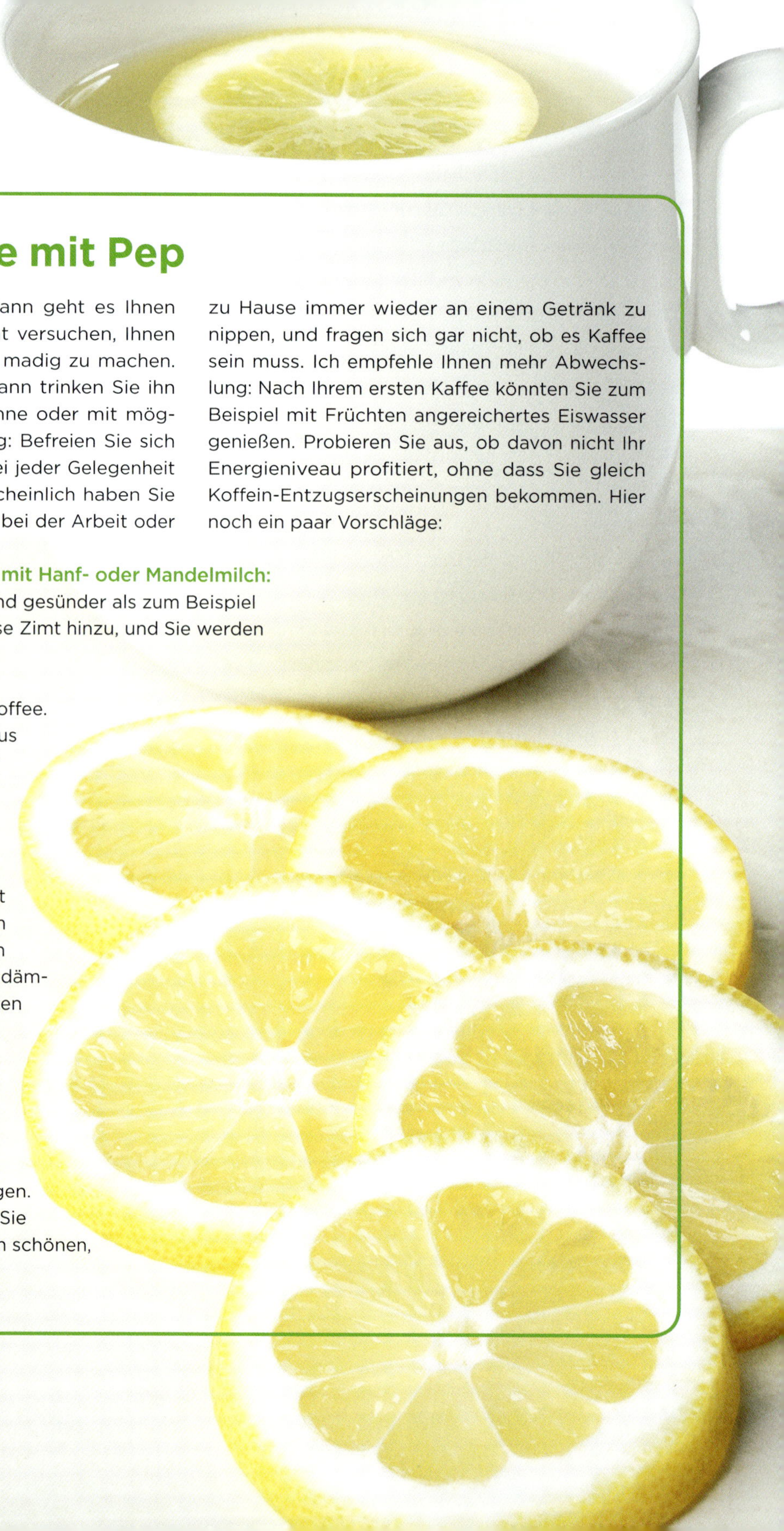

Heißgetränke mit Pep

Lieben auch Sie Kaffee? Dann geht es Ihnen wie vielen. Ich will gar nicht versuchen, Ihnen den koffeinhaltigen Freund madig zu machen. Wenn Sie Kaffee mögen, dann trinken Sie ihn aber bitte in Maßen und ohne oder mit möglichst wenig Zucker. Wichtig: Befreien Sie sich von der Denkgewohnheit, bei jeder Gelegenheit Kaffee zu brauchen. Wahrscheinlich haben Sie sich einfach daran gewöhnt, bei der Arbeit oder zu Hause immer wieder an einem Getränk zu nippen, und fragen sich gar nicht, ob es Kaffee sein muss. Ich empfehle Ihnen mehr Abwechslung: Nach Ihrem ersten Kaffee könnten Sie zum Beispiel mit Früchten angereichertes Eiswasser genießen. Probieren Sie aus, ob davon nicht Ihr Energieniveau profitiert, ohne dass Sie gleich Koffein-Entzugserscheinungen bekommen. Hier noch ein paar Vorschläge:

Verfeinern Sie Ihren Kaffee mit Hanf- oder Mandelmilch: Beide schmecken gut und sind gesünder als zum Beispiel Kaffeesirups. Fügen Sie 1 Prise Zimt hinzu, und Sie werden den Zucker nicht vermissen.

Voll im Trend: Bulletproof Coffee. Dieses hippe Getränk sieht aus wie Milchkaffee, enthält aber keine Milch, sondern Butter oder Kokosöl. Die kurzkettigen Fettsäuren bremsen die Aufnahme des Koffeins, was das Gefühl von Wachheit über einen längeren Zeitraum ausdehnt. Das Fett hilft Ihnen außerdem, den Hunger einzudämmen. Lisa mixt aus den Zutaten einen cremigen Shake.

Heißes Wasser mit Zitrone: Auch dieses Getränk kommt immer mehr in Mode. Ich habe es gerne, weil Zitrusfrüchte die Magensäfte anregen. Es gibt Ihnen etwas, an dem Sie nippen können, und hat einen schönen, dezenten Geschmack.

anhaltende Energie und helfen Ihnen auch, nachts besser zu schlafen. Deshalb ist ein regelmäßiger Verzehr von H.I.L.F.E.-Nahrungsmitteln – morgens, tagsüber und abends – erforderlich, um das Energieniveau konstant zu halten.

Was Sie trinken

Kaffee ist in der westlichen Welt zum Aufputschmittel schlechthin geworden. Quer durch alle Gesellschaftsschichten in Deutschland ist er das beliebteste Getränk. Der Legende nach wurde die anregende Wirkung der Kaffeebohne einst so entdeckt: Einem äthiopischen Ziegenhirten namens Kaldi fiel auf, dass seine Ziegen die ganze Nacht über wach blieben, wenn sie bestimmte Beeren gefressen hatten. Der Hirte brachte eine Probe von diesen Beeren in ein Kloster, und auch die Mönche bemerkten schnell deren anregende Wirkung. Ein Mönch trocknete sie und goss sie mit heißem Wasser auf – der Kaffee war geboren. Bis heute können wir kaum genug bekommen von unserem Lieblingsgetränk, das uns auf Touren bringt. Alles wegen ein paar wacher Ziegen.

Ich selbst bin kein besonders großer Kaffeetrinker, sondern bevorzuge grünen oder schwarzen Tee mit nur einer Spur Zucker. Den Tee soll vor Jahrtausenden ein chinesischer Kaiser entdeckt haben, weil ein Windstoß Teeblätter in einen Topf mit kochendem Wasser blies. Egal welche Teesorte Sie bevorzugen, ob etwa Earl Grey oder grünen Jasmintee, Tee ist eines der besten Gesundheitsgetränke der Welt. Er enthält Verbindungen, die alle möglichen gesundheitlichen Vorteile haben; zum Beispiel verringert er das Risiko von Herzkrankheiten und Krebs. Solange man Tee nicht mit zu viel Zucker süßt, ist er eine wunderbare Alternative zu den kalorienreichen Getränken, die Sie vielleicht bisher gerne getrunken haben.

Es ist aber auch nichts falsch daran, morgens eine Tasse Kaffee zu trinken. Kaffee, ob mit oder ohne Koffein, hat nämlich durchaus einen gesundheitlichen Nutzen.

Laut einer großen Studie der Harvard University haben Kaffeetrinker ein messbar geringeres Risiko für Diabetes und Herz- oder neurologische Erkrankungen als Kaffeeverächter.

Andere Untersuchungen haben gezeigt, dass die Rate mancher Krebsarten bei denjenigen, die koffeinhaltigen Kaffee trinken, niedriger war. Drei bis fünf Tassen täglich schienen die optimale Menge zu sein. Kaffee wird auch mit besserer Laune und einem besserem Gedächtnis in Verbindung gebracht, was an den Polyphenolen liegt, sehr vorteilhaften Verbindungen mit antioxidativen Eigenschaften.

Der wahre Grund, warum so viele den Kaffee lieben, ist natürlich der Koffeinkick, der Adrenalin und stimmungsaufhellende Dopamine freisetzen kann und uns so zu Wohlgefühl, gesteigerter Konzentration und sogar zu verbesserten Trainingsleistungen verhilft. Der energetisierende Effekte des Koffeins erreicht dabei etwa 45 Minuten nach dem ersten Schluck seinen Höhepunkt. Ungefähr die Hälfte des Koffeins wird übrigens mit dem Urin ausgeschieden.

Stellen Sie sich zwei Fragen zu Ihrem Kaffeegenuss, egal wann Sie sich damit stärken. Erstens: Was tun Sie sonst in Ihren Kaffee? Wenn der Becher fast mehr Zucker, Sirup und Sahne ent-

Etiketten lesen: So entschlüsseln Sie Kaffee-Etiketten

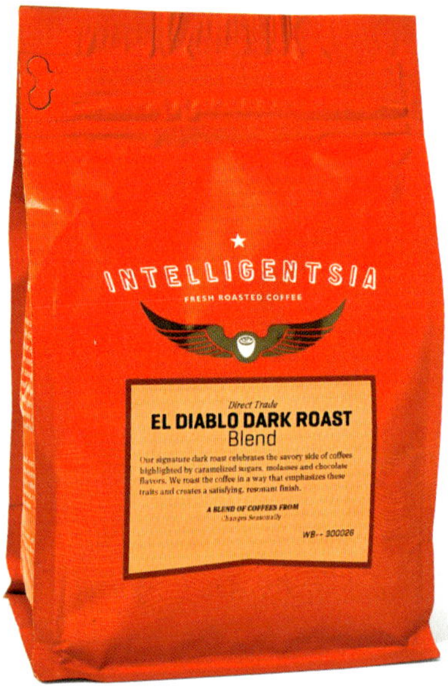

Dunkel geröstet (dark roast)

Je länger Bohnen geröstet werden, desto dunkler werden sie. Sie schmecken dann etwas bitterer.

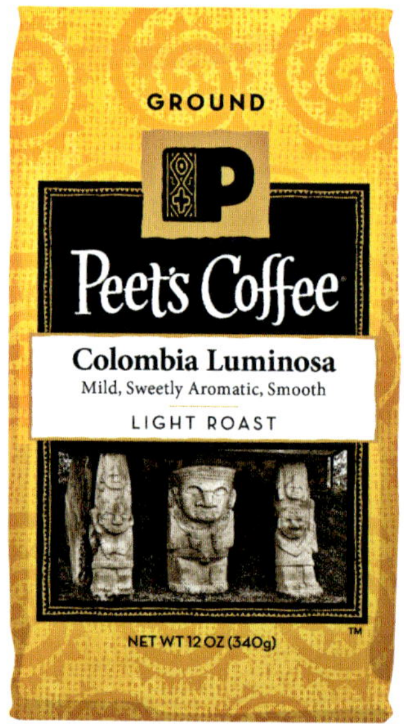

Hell geröstet (light roast)

Hellere Bohnen behalten ihren ursprünglichen Geschmack besser und liefern mehr Koffein, sodass sie fruchtiger schmecken und einen größeren Energieschub auslösen.

Shade grown

Im Schatten gewachsener Kaffee. Die Bauern bauen Bohnen unter dem natürlichen Blätterdach des Waldes an und verzichten auf Dünger und Pestizide.

Fair-Trade-zertifiziert

Zeigt an, dass die Kaffeebauern einen fairen Preis für ihre Bohnen bekommen.

Bio (organic)

»Bio« bedeutet je nach Land Verschiedenes. Die Bezeichnung »USDA organic« vom US-Landwirtschaftsministerium bedeutet, dass die Bohnen ohne oder mit wenig chemischen Pestiziden angebaut werden.

hält als Wasser und Kaffee, dann überwiegen die Nachteile die energetischen Vorteile. All diese Zusätze können zu Gewichtszunahme, Stimmungsschwankungen und Energieeinbrüchen beitragen. Und zweitens: Wie stark hängt es vom Koffein ab, wie Sie Ihre Arbeitstage überstehen?

Es gibt ein Problem, wenn Sie den ganzen Tag Koffein in Ihr System pumpen, egal ob in Form von Kaffee, Cola oder den modischen Energydrinks: Unser Körper hat nur eine gewisse Menge Energie pro Tag, und wir sind so gebaut, dass wir diese Energie in einem konstanten Tempo bis zur Schlafenszeit nutzen können. Dann startet eine erholsame Ruhepause unser System neu, sodass wir am nächsten Tag frisch beginnen können. Mit Koffein zapfen Sie also nicht etwa eine geheime Energiereserve an, die Sie sonst nicht hätten. Sie lassen sich eher einen Vorschuss auf die Tageszuteilung geben. Je höher der Vorschuss, desto weniger steht Ihnen später zur Verfügung.

Vier Möglichkeiten für besseren Kaffeegeschmack – ohne Zucker

- Das Mahlen der eigenen Bohnen hat keine gesundheitlichen Vorteile, kann den Kaffee aber frischer und besser schmecken lassen. Die Bohne selbst ist der beste Schutz für die Erhaltung ihres Geschmacks.

- Lassen Sie den Kaffee so lange wie möglich in der Verpackung, um den Zutritt von Sauerstoff zu minimieren, der den Geschmack beeinträchtigt. Nach dem Öffnen der Packung bleibt der Kaffee etwa einen Monat halbwegs frisch. Wenn Sie für den baldigen Verbrauch zu viele Bohnen haben, können Sie sie in einem Beutel für bis zu sechs Monate einfrieren. Der Kühlschrank ist jedoch ein No-Go, weil Feuchtigkeit in die Kaffeedose gelangen kann.

- Gebrühter Kaffee besteht zu etwa 98 % aus Wasser. Wenn Ihnen das Leitungswasser nicht gut genug schmeckt, dann verwenden Sie besser Flaschenwasser oder gefiltertes Wasser.

- Halten Sie sich an das übliche Verhältnis von 0,2 l Wasser auf ca. 12 g gemahlenen Kaffee.

Energie für Ihr Training. Wenn Sie 15–60 Minuten vor dem Training eine Tasse Kaffee trinken, fällt Ihnen das Training möglicherweise etwas leichter, und Sie bringen mehr Leistung.

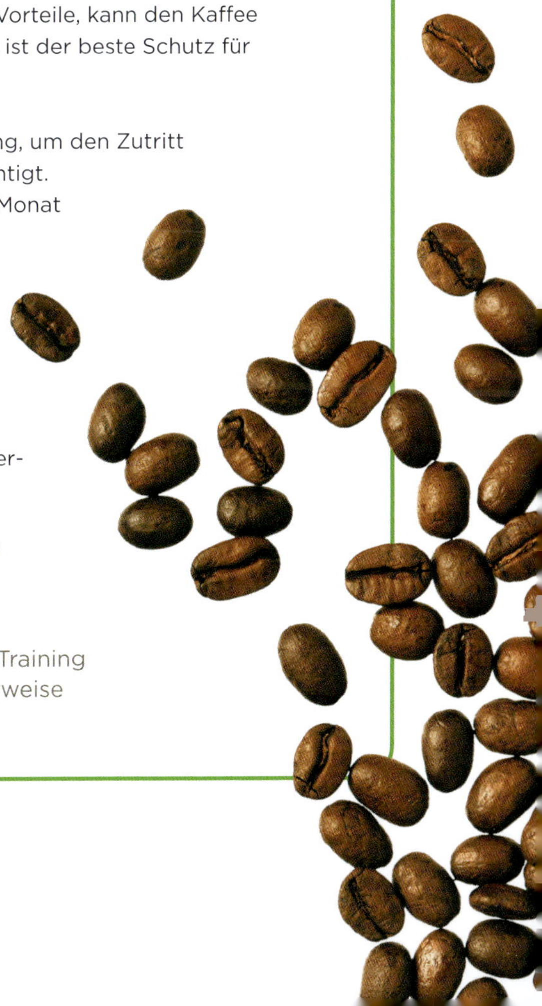

Wenn wir versuchen, unser körpereigenes Energiesystem übers Ohr zu hauen, indem wir uns zum Beispiel gleich morgens mit Kaffee nur so überschwemmen, dann bleibt weniger Power für später übrig. Wir haben dann tagsüber nicht das Energieniveau zur Verfügung, das eigentlich vorgesehen war. Und das führt dann dazu, dass wir im Laufe des Tages ein heftiges Verlangen nach Kohlenhydraten und Zucker und – Sie erraten es – noch mehr Kaffee entwickeln.

Das Ziel muss gar nicht sein, Koffein ganz zu meiden. Aber gehen Sie strategisch vor. Brauchen Sie wirklich gleich am Morgen eine Tasse Kaffee oder trinken Sie ihn morgens nur aus Gewohnheit? Wäre es nicht besser, sich erst um elf Uhr den ersten Kaffee zu gönnen, wenn Ihre Energiekurve zum ersten Mal spürbar abflacht? Das wäre eine Überlegung wert, denn so verliert Kaffee etwas von seiner Wichtigkeit und dient Ihnen nur noch im Bedarfsfall als Wachmacher.

Wenn Sie sich gemäß meinem H.I.L.F.E.-Prinzip ernähren und außerdem den ganzen Tag über regelmäßig genügend Wasser trinken, werden Sie merken, dass Ihr Energieniveau insgesamt höher ist und weniger schwankt als beim Konsum aufputschender Getränke.

Vor dem Schlafengehen

Bei einer Umfrage unseres Magazins sagten mehr als die Hälfte der Befragten, dass sie eher mehr essen, wenn sie wenig Energie haben. Fast 30 % greifen bei Energietiefs zu Süßigkeiten. Bei Müdigkeit sind wir ziemlich schnell mit der Selbstmedikation; wir wissen instinktiv, dass Essen uns helfen kann, auch wenn wir uns nicht für die optimale Qualität entscheiden. Das Wichtigste beim Kampf gegen die Müdigkeit ist aber ein erholsamer Schlaf, und auch bei dem kann die richtige Ernährung helfen.

Chronischer Schlafmangel kann ein äußerst gravierendes Problem sein und Herzkrankheiten, Fettleibigkeit, Depressionen, Gedächtnisstörungen und weitere Leiden nach sich ziehen. Besonders tief schläft man gewöhnlich in den ersten zwei bis vier Stunden nach dem Einschlafen. In früheren Zeiten, als die Menschen noch nicht so spät ins Bett gingen wie heute, war das die Zeit

Der Gute-Nacht-Snack

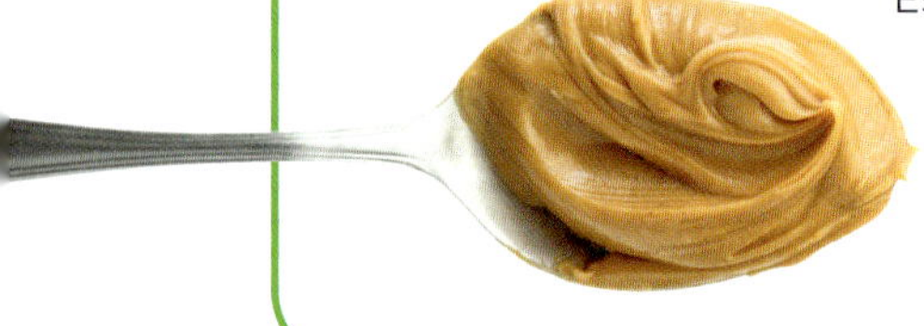

Essen Sie ein paar Stunden vor dem Schlafengehen einen Esslöffel Erdnussbutter und eine kleine Banane. Beides enthält die Aminosäure L-Tryptophan, die der Körper in das Schlafhormon Melatonin umwandelt. Außerdem regt sie die Produktion von Serotonin an, das Ihnen ebenfalls hilft, sich zu entspannen.

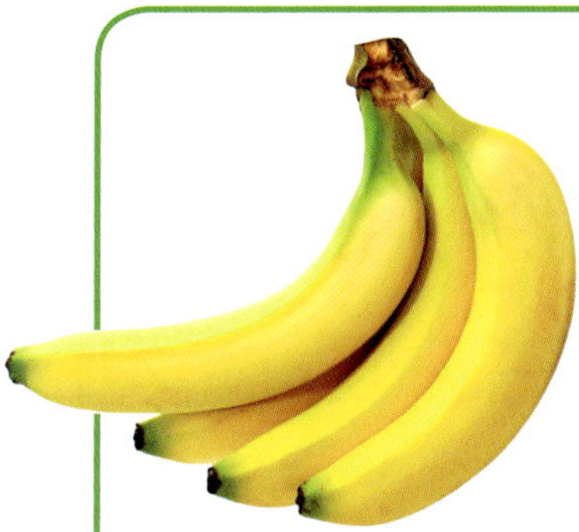

Schlaftee

Einer meiner Lieblingstees ist der Bananenschalentee nach Dr. med. Michael Breus. Er enthält Magnesium, das beruhigend wirkt, und Kalium, ein Muskelrelaxans. Schneiden Sie die Enden einer ungeschälten Banane ab und den Rest in drei Stücke. Dann die Banane mitsamt Schale 10 Min. kochen, dann abseihen und die Flüssigkeit trinken. Breus empfiehlt diesen Schlaftrunk eine Stunde vor dem Zubettgehen.

vor Mitternacht, weshalb man immer noch hört, dass der Schlaf vor Mitternacht besonders erholsam sei. Da aber heutzutage viele Menschen kaum vor zwölf Uhr schlafen gehen, liegen diese Tiefschlafphasen um Stunden später. Die Hauptsache ist aber, dass man überhaupt ausreichend Schlaf und Tiefschlaf bekommt.

Es gibt zwar keinen Zaubertrank fürs Einschlafen, aber Sie können etwas essen und trinken, das Ihren Körper in den Licht-aus-Modus versetzt. Hilfreich sind Nahrungsmittel mit Melatonin, einem Hormon, das von der Zirbeldrüse im Gehirn ausgeschüttet wird und dem Körper das erste Signal gibt, dass es Zeit ist zu schlafen. Eine meiner Lieblingsquellen für Melatonin ist Sauerkirschsaft. Sie brauchen nicht viel davon, etwa 0,1 Liter zum Abendessen. Ich mische den Saft gerne mit Sprudelwasser und die süße Schorle ist mein Dessert nach dem Abendessen. Es gibt nicht allzu viele Studien zu diesem Thema, aber gewisse Daten zeigen, dass Sauerkirschsaft gegen Schlaflosigkeit hilft und die Schlafdauer verlängert.

Weitere Mittel für besseren Schlaf sind Zitronenmelissentee und Kurkuma-Milch. Für Letztere einen ½ TL gemahlene Kurkuma und etwas Honig in eine Tasse warme Milch rühren. Beide Hausmittel scheinen Schläfrigkeit hervorzurufen. Milch unterstützt die Aufnahme von Magnesium, das die Muskeln entspannt. Anspannung und Schmerzen sind zwei Hauptursachen für Schlaflosigkeit und schlechten Schlaf; das natürliche Muskelrelaxans kann gegen beides helfen. Alternativ probieren Sie auch den oben beschriebenen magnesiumreichen Bananenschalentee aus.

Oftmals spiegelt unser Energielevel, was wir essen und trinken. Essen Sie hochwertige Lebensmittel, und Sie sind immer obenauf. Essen Sie minderwertiges Junkfood, werden Sie sich auch entsprechend fühlen. Ihr Ziel sollte es sein, Ihren Körper mit energiespendenden Nährstoffen zu versorgen, die Sie wach halten, wenn Sie wach sein wollen, und Ihnen dann beim Abschalten helfen, wenn es an der Zeit ist, sich auszuruhen und seine Akkus aufzuladen.

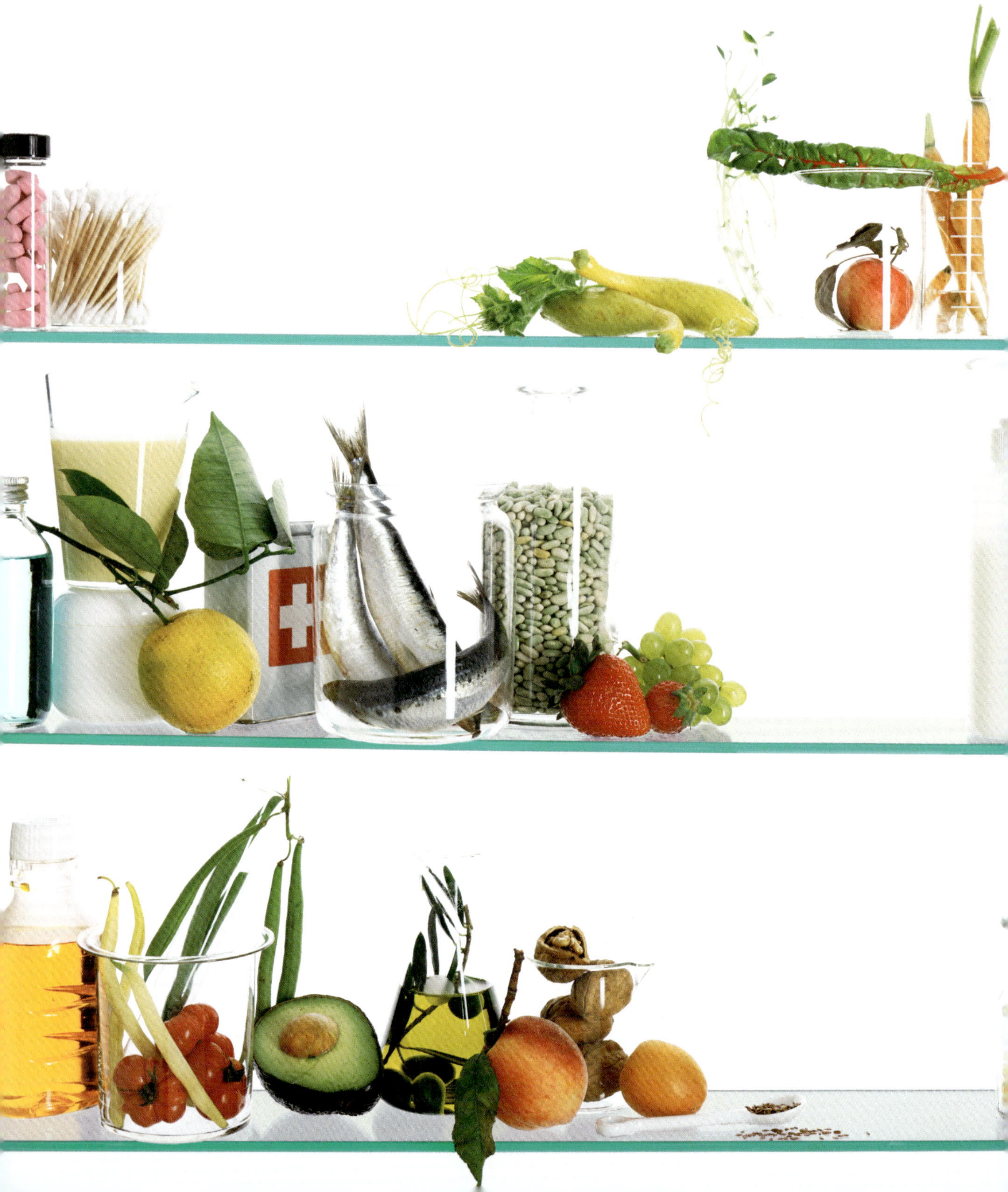

8.

H.I.L.F.E. gegen Schmerzen

Schmerzen sind eine der kompliziertesten Herausforderungen für die Medizin, aber die richtige Ernährung kann helfen

Die schlimmsten Schmerzen meines Lebens erlebte ich vor etwa zehn Jahren, als mir ein Zahn abbrach. Ich war im Flugzeug unterwegs zu einem Auftritt in der *Oprah Winfrey Show,* als das Flugzeug plötzlich in heftige Turbulenzen geriet. Genau als ich auf eine Nuss biss (ein gesundes Mittel gegen Stress), fielen wir in ein tiefes Luftloch. Ich spürte sofort, dass mein Zahn abgebrochen war. Über Stunden hinweg wurde der Schmerz immer schlimmer. Später zeigte sich, dass die Zahnwurzel betroffen war und die Verletzung sich entzündet hatte. Irgendwie überstand ich mit Mühe meinen Talkshow-Auftritt und nahm das nächste Flugzeug nach Hause.

Wenn man fliegt, dehnen sich im Körper eingeschlossene Gase aus. Normalerweise spürt man das nur in den Ohren, es sei denn, man hat einen Abszess; denn der enthält etwas Luft. Der Schmerz damals war jenseits von Gut und Böse. Ich war nur noch am Fluchen und verwendete Wörter, die Sie niemals von mir lesen oder in meiner TV-Show hören werden. Nach der Landung ließ ich mich sofort in die nächste Zahnklinik fahren. Der Zahnarzt öffnete den Abszess, ohne mich vorher zu betäuben, weil die Sache wegen des hohen Drucks sehr eilig war. Es fühlte sich sooooo gut an. Der Schmerz war so schlimm gewesen, dass mir der Zahnarzt, der eine Nadel in mein Zahnfleisch rammte, wie ein Engel erschien.

Selbst in schrecklichen Momenten wie auf meinem Flug durch die Hölle ist es wichtig zu erkennen, dass der biologische Zweck des Schmerzes nichts Teuflisches an sich hat. Seine Funktion ist nicht das

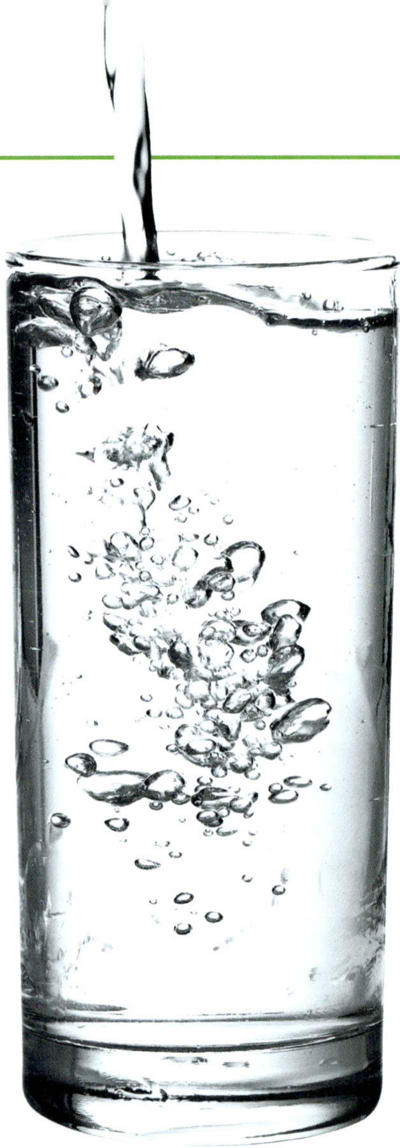

In zehn Sekunden Kopfschmerz lindern

Flüssigkeitsmangel kann Kopfschmerzen verursachen. In einer Studie konnten 47% der Probanden durch Trinken von täglich sechs Gläsern Wasser zusätzlich ihre chronischen Kopfschmerzen lindern.

Wehtun, sondern der Hilferuf. Schmerz ist ein Befehl zum Handeln.

Sagen wir, Sie berühren versehentlich ein heißes Backblech. Die Verbrennung an den Fingerspitzen löst ein Signal von Ihren Nervenenden aus, das Ihren Körper anweist, sofort die Hand wegzuziehen, bevor sie verkohlt. Ohne solche Signale kann sich Ihr Körper nicht vor Gefahren schützen. Deshalb müssen manchen Menschen mit Diabetes, die Nervenschäden an ihren Füßen haben, Gliedmaßen amputiert werden. Sie entwickeln Infektionen, spüren aber keinen Schmerz, der ihnen sagen würde, dass etwas nicht stimmt. Und wenn sie die Infektion am Fuß nicht sehen oder fühlen können, breitet sie sich aus, und irgendwann ist die einzige mögliche Behandlung eine Amputation.

Wir sollten also eigentlich dankbar dafür sein, dass die Natur den Schmerz erfunden hat, um uns auf etwas aufmerksam zu machen, das im Körper nicht in Ordnung ist.

Zwei Arten von Nervenenden senden Schmerzsignale ans Gehirn aus: Die einen arbeiten langsam, die anderen schnell. Die schnellen Nervenenden sind von einer sogenannten Myelinscheide umgeben, einer Fettschutzschicht, die die Übertragung des Schmerzempfindens ans Rückenmark und ans Gehirn beschleunigt, sodass Sie schnell reagieren und etwa das heiße Backblech loslassen können.

Die langsameren haben keine solche Scheide und lassen Sie einen eher dumpfen als stechenden Schmerz spüren.

Wie jede Familie kann auch die Sippe Oz ein Liedchen von allen möglichen Schmerzen singen. Lisa hat oft Kreuzschmerzen, mein Vater hat's mit den Knien. Mir selbst haben die Jahre im OP-Saal Rückenschmerzen eingebracht.

Ich muss hier betonen, dass Sie bei chronischen Schmerzen immer mit Ihrem Arzt zusammenarbeiten sollten, denn Ihr Ziel sollte nicht nur sein, den Schmerz zu beseitigen oder zu betäuben, sondern auch die Ursache zu finden und zu behandeln. Selbst wenn nichts Ernstes dahintersteckt, kann der Schmerz auf Umwegen Ihrer Gesundheit schaden. Wenn der Schmerz Sie nicht gut schlafen oder sich nicht genug bewegen lässt, wird das Ihr Wohlbefinden langfristig beeinträchtigen. Auch wenn Sie als Trost gegen die Schmerzen viel Schokolade essen, schadet das Ihrer Gesundheit auf

Haben Sie Kopfschmerzen vom Essen?

Es gibt viele Gründe, warum Ihr Kopf wie ein Presslufthammer klopfen kann. Wenn Ihre Ernährung etwas damit zu tun hat, können Sie leicht etwas dagegen tun:

Koffeinentzug: Schon das Weglassen Ihres gewohnten Morgenkaffees kann zu Kopfschmerzen führen. Das liegt daran, dass die Blutgefäße in Ihrem Gehirn auf die vom Koffein verursachten Verengungen eingestellt sind. Fehlt die tägliche Dosis, läuft das Blut mit Vollgas durch. Um die Flut zu bewältigen, schwellen die Blutgefäße an, und das verursacht den Schmerz.

Auslassen von Mahlzeiten: Ihr Gehirn braucht eine konstante Dosis Blutzucker, um zu funktionieren. Ein fehlendes Mittagessen kann Ihr Gehirn auspowern. Der Kopfschmerz ist dann eine Art Hilferuf nach Kraftstoff. Bevorzugen Sie Snacks und Mahlzeiten aus H.I.L.F.E.-Nahrungsmitteln, die keine extremen Zuckerhöhen und -tiefen produzieren.

Lightgetränke: Fast alle Lightgetränke enthalten den künstlichen Süßstoff Aspartam. Forschungen haben nachgewiesen, dass Aspartam bei manchen Menschen Kopfschmerzen auslösen kann. Außerdem hemmt dieses Süßungsmittel die Produktion von Wohlfühlhormonen wie Serotonin, was Migräne nach sich ziehen kann.

Ungewohntes – viele Stoffe und Lebensmittel können Kopfschmerzen auslösen: zum Beispiel Schokolade, Nitrate aus Fleisch, Glutamat und die Aminosäure Tyramin, etwa aus Rotwein, gereiftem Käse, geräuchertem Fisch und Feigen. Wenn Sie seit Kurzem etwas Neues zu sich nehmen und seitdem mehr Kopfschmerzen haben, lassen Sie das entsprechende Produkt weg und beobachten Sie, ob auch das Kopfweh vergeht.

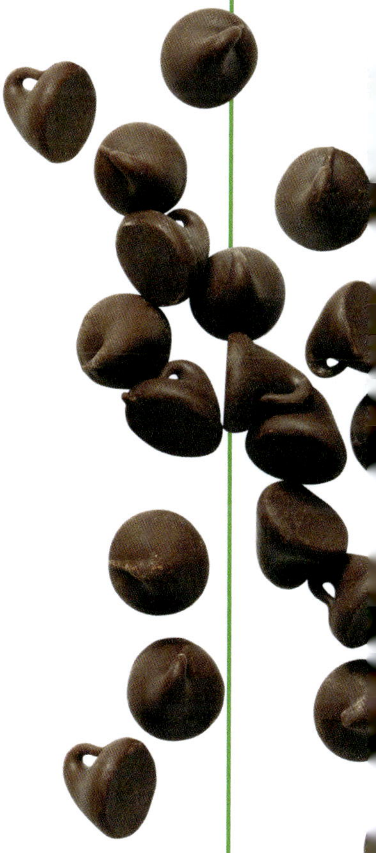

Dauer. Chronische Schmerzen beeinträchtigen Ihren emotionalen Zustand, Ihre Leistungsfähigkeit bei der Arbeit, Ihren Schlaf, Ihr Freizeitvergnügen, Ihre Beziehungen, alles.

Wenn Sie oft von Schmerzen geplagt werden, sollten Sie zuerst das akute Problem herausfinden und etwas tun, um es zu unterbinden oder zu heilen. Zum Beispiel kann eine der Ursachen für Schmerzen in der Lendenwirbelsäule in Verspannungen der hinteren Oberschenkelmuskeln oder der Hüftmuskulatur liegen. Vielleicht haben Sie einen Bandscheibenvorfall, der auf die Nerven Ihrer Wirbelsäule drückt. Wenn Sie die Ursache nicht beseitigen, werden Sie gegen die Schmerzen auf lange Sicht nicht viel ausrichten. Kopfschmerzen können durch Nahrung, Hormone oder Umweltfaktoren ausgelöst werden. Gegen chronische Schmerzen, zum Beispiel bei Fibromyalgie oder Arthritis, gibt es mannigfaltige, nuancierte und komplizierte Behandlungen. Es könnte sein, dass Sie Medikamente verschrieben bekommen oder eine Behandlung beim Physiotherapeuten oder sogar eine Operation.

Schmerzen lindern durch Essen

Wo und warum auch immer es Ihnen wehtut, Sie können jede Behandlung mit Ihrer Ernährung unterstützen. Vor der Entwicklung der modernen Medizin hatte man fast nur Nahrung und Kräuter als Schmerzmittel. Es gibt viele Beispiele dafür, die in alten Schriften und mündlichen Erzählungen weitergegeben wurden. Indianer verwendeten Salbei gegen eine Vielzahl von Schmerzen. Die alten Griechen sollen Brusterkrankungen mithilfe von Gerstensuppe mit Essig und Honig bekämpft haben. Die Ägypter ließen ihre Arbeiter Radieschen, Knoblauch und Zwiebeln essen, um Krankheiten abzuwehren, und tatsächlich enthalten diese Lebensmittel heilsame Verbindungen. Ernährung war nicht die einzige Heilmethode, aber da Operationen noch kaum möglich waren und es noch keine Pharmaindustrie gab, waren Gewürze und Kräuter die bevorzugten Heilmittel. Ayurveda, die traditionelle indische Heilkunst, bietet ebenfalls viele Mittel an, deren Wirkungen Jahrhunderte später wissenschaftlich bestätigt wurden.

Unser moderner Wissensschatz über die Ernährung und den menschlichen Körper ermöglicht es uns, Schmerzen gezielt anzugehen. Warum helfen die erwähnten Nahrungsmittel? Zur Erklärung komme ich auf das Thema Entzündungen zurück (siehe ab Seite 27). Sie sind die Reaktion des Körpers auf eine Verletzung. Entzündungen sind eigentlich ein Segen, denn sie sorgen dafür, dass einem erkrankten oder beschädigten Körperteil geholfen werden kann.

Nehmen wir als Beispiel ein verstauchtes Fußgelenk: Auf dem vereisten Bürgersteig ausgerutscht, und schon kann Ihr Knöchel auf die Größe einer Melone anschwellen. Der Grund ist die Entzündung. Sie verspüren Schmerzen, weil Ihr Körper Signale ans Gehirn sendet, dass Ihre Joggingrunden erst einmal ausfallen müssen. Die Nerven spielen eine große Rolle, weil sie Ihrem Gehirn die Information geben, was genau verletzt ist, damit dieses den Schaden beurteilen und Hilfe holen kann.

Wegen der Entzündung reagieren die Gefahrenmelder in Ihrem Gehirn leichter, und das Gehirn versucht, Sie vor weiterem Unheil zu schützen. Der geschwollene Knöchel ist beim Gehen unglaublich empfindlich, auch wenn Sie das Gewebe dabei nicht wirklich verletzen können. »Autsch!«-Botschaften sind ein Schutzmechanismus, eine Art biologische Fußfessel, die Sie davon abhält, etwas Schlechtes noch schlimmer zu machen.

Wenden Sie nun das gleiche Prinzip auf etwas an, das vielleicht oberflächlich nicht sofort sichtbar ist, etwa Gelenkschmerzen. Durch jahrzehntelange natürliche Abnutzung wird das Knorpelkissen in den Gelenken dünner, und im schlimmsten Fall reiben am Ende die Knochen aufeinander. Wenn das passiert, löst es eine Entzündungsreaktion aus, die die Stelle heilen soll. Das ist an sich eine gute Sache, denn die Absicht des Immunsystems ist die Reparatur. Aber eine Entzündung, wie sie überall im Körper möglich ist, kann die Nerven um die verletzte Stelle herum reizen, und das löst Schmerzsignale aus, damit Sie merken, dass etwas nicht stimmt.

Bei einem verrenkten Knöchel kann Ernährung nicht viel ausrichten. Da haben Sie einfach Pech gehabt und halten sich am besten an die bewährte PECH-Regel – Pause, Eis, C(K)ompression und Hochlegen.

Ganz anders ist es bei chronischen Beschwerden wie Gelenkschmerzen. Denn wenn Sie Nahrungsmittel essen, die die Entzündung beruhigen, werden die Schmerzsignale abgeschwächt. Damit beheben Sie zwar nicht das grundlegende Leiden, aber Sie werden sich besser fühlen, und das hat bei Schmerzen erst einmal Priorität. Ein weiteres Problem tritt auf, weil die Entzündung, wenn Ihr Immunsystem mit einem Problem kämpft, dazu führt, dass Ihr Körper chemische Stoffe produziert, die das Gewebe schädigen können. Sie sind also doppelt geschlagen: mit beschädigtem Gewebe wegen der Verletzung und mit Kollateralschäden wegen der Entzündung.

Entzündungen sind einer der Gründe, warum die Gewichtskontrolle so wichtig ist. Fettzellen sitzen nicht einfach so im Körper, sondern sie sind aktiv und spucken Verbindungen aus, die Entzündungen verstärken, was wiederum eine stärkere Immunantwort und damit noch mehr Entzündungen auslöst. Eine mögliche Gegenmaßnahme besteht darin, die richtigen Fette in die Ernährung zu integrieren, denn die Kombination aus Omega-3-Fettsäuren (aus fettem Fisch und Walnusskernen) und Omega-6-Fettsäuren (aus Samen, Nusskernen und den Ölen daraus) reguliert Ihre Im-

Mein Zaubertrank

Möchten Sie einen entzündungshemmenden Doppelschlag? Dann rühren Sie Zimtpulver in Ihren Kaffee, denn beides enthält Verbindungen, die nachweislich Entzündungen reduzieren. Der Zimt sorgt noch dazu für einen extravaganten Kaffeegeschmack!

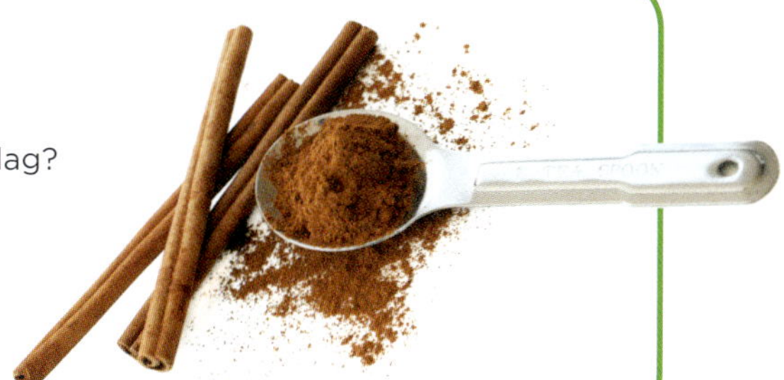

munantwort zur Beruhigung von Entzündungen. Die meisten Menschen bekommen genug Omega-6-Fettsäuren; es ist eher der Typ Omega 3, bei dem wir aufstocken müssen. Das hilft Ihnen, Ihr Gewicht zu kontrollieren, und lindert dabei chronische Schmerzen.

Eine frühere Babysitterin bei uns litt an einer lähmenden Arthritis. Es war so schlimm, dass sie nicht mal mehr das Essen umrühren konnte; dabei war Kochen ihre absolute Lieblingsarbeit. Eine ihrer Maßnahmen gegen die Schmerzen war der vermehrte Verzehr von Fisch, weil es starke Hinweise darauf gibt, dass Omega-3-Fettsäuren die Beweglichkeit von Gelenken verbessern können. Diese Veränderung ihres Speiseplans half so gut, dass sie am Ende wieder das tun konnte, was ihr am meisten Spaß machte.

Köstliche Schmerzmittel

Egal was wehtut und warum, Sie können Ihre Therapie ergänzen, indem Sie Schmerzen durch Ihre Ernährung behandeln. Anstelle entzündungsfördernder Speisen und Zutaten wie verarbeitete Lebensmittel und Einfachzucker sollten Sie stärkende und regenerierende Superfoods essen. Mit den H.I.L.F.E.-Nahrungsmitteln können Sie dabei nichts falsch machen, und der 21-Tage-Plan wird Ihnen den Einstieg erleichtern. Eine perfekt entzündungshemmende und schmerzreduzierende Mahlzeit umfasst zum Beispiel Lachs, Salat mit Olivenöl und ein Glas Wein. Nachstehend erkläre ich Ihnen, warum.

Fisch: Wie ich schon erwähnt habe, hat die Schmerzforschung Omega-3-Fett im Blick, das Fett aus manchen Fischen wie Lachs und Makrelen. Viele Studien haben gezeigt, dass der regelmäßige Verzehr von fettem Fisch die Entstehung von Entzündungskrankheiten verhindern kann. Es ist schwierig, pauschale Aussagen über Schmerzen und Ernährung zu machen, denn Forschungsarbeiten haben meist eine bestimmte Krankheit zum Thema und nicht ein so breites Problem wie Schmerzen. Aber man kann sich an Forschungsergebnissen orientieren. Omega-3-Fettsäuren sind wichtig, weil sie die Immunantwort regulieren, indem sie die körpereigenen Immunsoldaten anweisen, sich zurückzuziehen und weniger zu kämpfen. Bei einer Studie an Personen, die Fischöl gegen Nacken- oder Rückenschmerzen

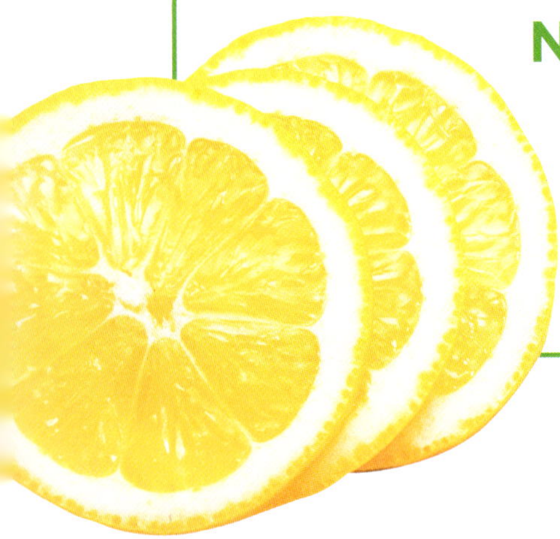

Nur mal kurz drücken

Haben Sie sich schon einmal gefragt, warum Fisch traditionell mit Zitrone serviert wird? Stimmt, es schmeckt einfach gut. Und ja, Zitrone ist besser für die Gesundheit als eine klebrige Remoulade. Aber der ursprüngliche Grund war, dass man im Mittelalter glaubte, der Saft würde versehentlich verschluckte Gräten auflösen.

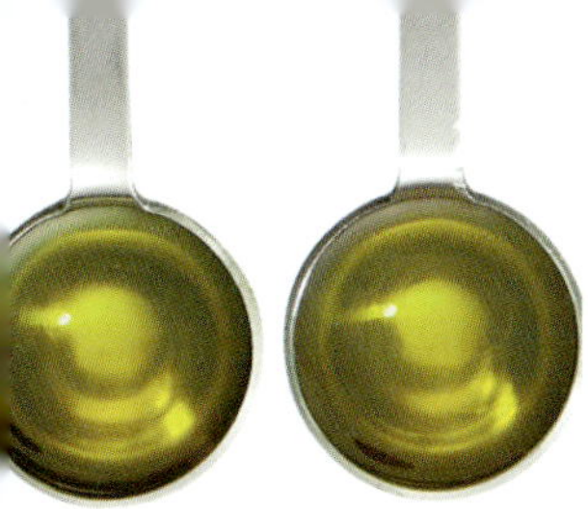

Eine Portion Salatdressing sollte 2 TL Olivenöl nativ extra enthalten.

einnahmen, gaben 60 % an, dass sich die Schmerzen insgesamt gebessert hatten, und ebenfalls 60 % sagten, dass ihre Gelenkschmerzen zurückgegangen waren. Ein weiteres Beispiel: Eine aktuelle Auswertung von 18 Studien ergab, dass Fischfette und -öle bei rheumatoider Arthritis den Spiegel entzündungsfördernder Stoffe um 17 % senkten.

Salat: Geben Sie zu Ihrem Superkraftgemüse Olivenöl nativ extra, das nachweislich entzündungshemmend wirkt. Eine Studie über Oleocanthal, einen Wirkstoff in Olivenöl, ergab, dass dieser arthritische Schmerzen lindern kann. Eine deutsche Studie ergab, dass Olivenöl allgemein Schmerzen lindert, da es eine Reihe entzündungshemmender Stoffe enthält, zum Beispiel Polyphenole und Pflanzensterine. Diese Studie unterstreicht außerdem, dass man Fette nicht generell meiden, sondern sich an gesunde Fette halten soll. Pflanzenöl ist immer eine gute Wahl, da viele der Vitamine daraus offenbar Schmerzen lindern können.

Wein: Betrinken Sie sich nicht, um den Schmerz zu betäuben! Aber ein Glas von einem guten Tropfen ist empfehlenswert, denn Wein ist reich an Resveratrol, das auch Anti-Aging-Eigenschaften hat (zu weiteren Lebensmitteln mit viel Resveratrol siehe Seite 110). Die meisten Studien über den Nutzen von Resveratrol bei Schmerzen verwenden Tiermodelle, und daher kommt natürlich kein Wein zum Einsatz. Es gibt aber durchaus Untersuchungen, die Schmerzlinderung durch Resveratrol auch bei Menschen nahelegen. Eine Studie ergab, dass Resveratrol die Schmerzempfindlichkeit reduzierte; und vier von fünf Patientinnen mit Endometrioseschmerzen berichteten von vollständigem Verschwinden der Beckenschmerzen nach einer zweimonatigen Einnahme von Resveratrol. Eine andere Studie zeigte, dass Resveratrol zu einem Anstieg des Hormons Adiponektin führt, das nachweislich Entzündungen hemmt. Ich will nicht behaupten, dass ein Glas Wein Schmerzen heilt, aber wenn es einen kleinen Schub entzündungshemmender Kräfte freisetzt, ist das schon mal nicht schlecht.

Zuallererst wird die Einhaltung des 21-Tage-Plans Ihr Anti-Schmerz-Starterkit sein, mit dem Sie sich an die Lebensmittel gewöhnen werden, die Ihnen helfen können. Auch wenn Sie vielleicht weitere therapeutische Unterstützung benötigen, abhängig von Ihrem Problem und seiner Schwere, können Sie sicher sein, dass eine Ihrer wichtigsten Waffen gegen den Schmerz darin besteht, Ihren Körper durch gute Ernährung zu stärken!

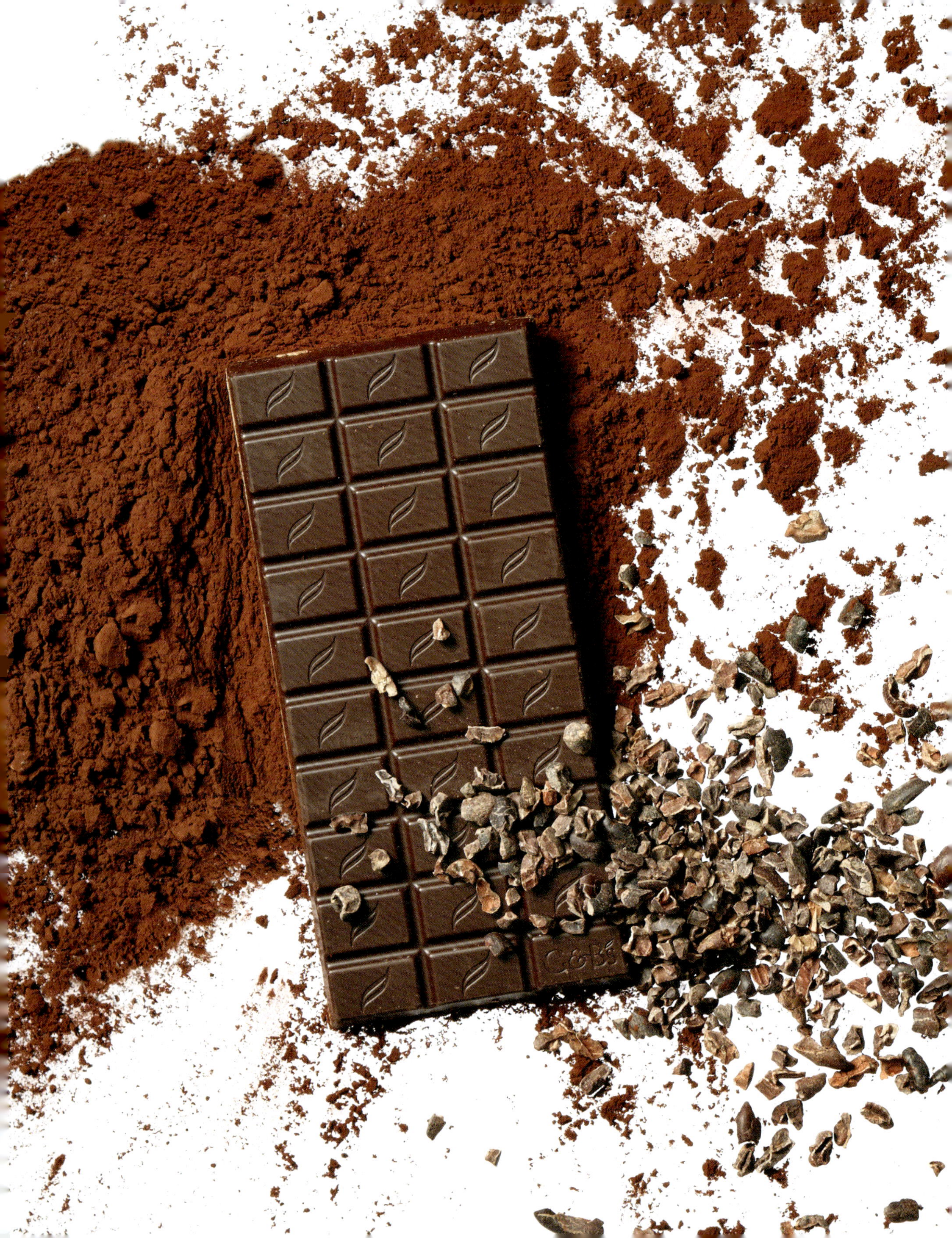

9.

H.I.L.F.E. für einen schlaueren Kopf

Wie Sie mit Essen Ihr Gedächtnis und Ihre kognitiven Fähigkeiten verbessern, das Gehirn ein Leben lang vital halten

Jeder kennt das: Wo habe ich nur das Auto geparkt? Was war noch das dritte Ding, das ich aus dem Keller holen wollte? Wie heißt das Kind der Bekannten? Und welcher Wochentag ist heute überhaupt? Das alles sollte doch einfach zu merken sein.

Nur keine Panik: Das alles sind völlig normale und natürliche Folgen des Älterwerdens. Das Gedächtnis verschlechtert sich unweigerlich genauso wie etwa das Sehvermögen, der Muskeltonus und die Knochendichte. Doch oft versteht man es nicht: Warum in aller Welt kann man sich an den Namen des Lehrers der dritten Klasse erinnern, nicht aber nach dem Verlassen des Hauses daran, ob man den Herd ausgeschaltet hat? Ab dem 30. Lebensjahr sinkt der IQ leider um fünf Punkte pro Jahrzehnt. Der langsame Gedächtnisschwund beginnt sogar schon mit 16 Jahren; es ist also nicht nur Snapchat, was das Gehirn von Halbwüchsigen aufweicht. Der Verlust geschieht anfangs fast unmerklich, aber im Alter von 40 Jahren lässt er sich kaum noch leugnen.

Wir können diese Aussetzer nicht völlig ignorieren. Wir hoffen einfach, dass es nicht noch viel schlimmer wird. Die Furcht vor Gedächtnisverlust sitzt tief. Mehrere Umfragen ergaben, dass sich viele mehr vor Gedächtnisschwund fürchten als vor Krebs, Herzinfarkt oder Unfällen. Vielleicht haben Sie Angst, weil Sie selbst erlebt haben, wie Menschen an Alzheimer oder Demenz erkrankten, oder Sie haben Geschichten gehört, wie schmerzlich es für die Angehörigen der Betroffenen ist, sie so sehen zu müssen. Ich erlebte das bei meiner Großmutter, die in ihren Neunzigern dement wurde. Sie war immer eine strenge und etwas altmodische Frau gewesen, aber ihre Krankheit machte sie aggressiv, wütend und frustriert. Ihre Worte waren verständlich, aber die Sätze hatten keinen Sinn. Sie hatte eine paranoide Angst, dass die Leute über sie redeten. Wir taten das natürlich, aber nicht so, wie sie fürchtete. Wir tauschten uns darüber aus, wie traurig es war, dass sich ihr Verstand verabschiedete, und wie eine Frau, die wir liebten, bald nicht einmal mehr wusste, was sie alles nicht wusste.

Körperliche Betätigung hat sich als der beste Gehirnverteidiger herausgestellt. Laut einer Auswertung von 16 Studien reduzieren Menschen, die regelmäßig körperlich aktiv sind, ihr Alzheimerrisiko um 45 %. Regelmäßig heißt 150 Minuten pro Woche mit mäßig intensivem aerobem Training. Das bedeutet, dass Sie aktiv genug sind, um Ihr Herz schneller schlagen zu lassen, aber nicht so, dass Sie zu atemlos zum Sprechen sind. Dieses einfache Rezept hilft, die Bildung neuer Netzwerke kleiner Blutgefäße anzuregen – Transportwege für mehr Glukose und Nährstoffe ins Gehirn.

Außerdem können Gehirnübungen gegen das Risiko des kognitiven Verfalls helfen. Die Beanspruchung Ihrer kleinen grauen Zellen hilft, sie plastisch und strapazierfähig zu halten, wobei *plastisch* die Fähigkeit des Gehirns bedeutet, ständig zu lernen und sich zu entwickeln. Dabei gilt die alte Weisheit »Wer rastet, der rostet«. Sie sollten Ihr Gehirn also immer wieder mit neuen Aufgaben konfrontieren, damit es weiter gut funktioniert. Anwenden statt verschwenden – so bilden sich stabile synaptische Verbindungen, die neurologische Defizite verhindern.

Und natürlich die Ernährung! Versorgen Sie das Gehirn mit den Nährstoffen, die es braucht, um optimal zu arbeiten. Bevor wir uns mit diesem Thema befassen, werfen wir einen Blick in unser Hirnkästchen, damit Sie verstehen, wie sich der Verzehr bestimmter Lebensmittel auswirkt.

Das Innenleben Ihres Gehirns

Stellen Sie sich das Gehirn einmal wie ein Mobilfunknetz vor. Die Nervenzellen im Gehirn, Neuronen genannt, sind die Teilnehmer, also die Anrufer, die Nachrichten senden und empfangen. Wenn die Information von einem Neuron zum anderen übertragen wird, ist der Anruf erfolgreich, und das Neuron speichert die Informationen. So entsteht Gedächtnis: Neuronen kommunizieren, übermitteln Nachrichten und archivieren sie für den künftigen Gebrauch.

In unserer Mobilfunkanalogie müssen nicht nur die Neuronen gut funktionieren, um Erinnerungen erfolgreich zu speichern, auch das Netzwerk muss arbeiten. An Orten »ohne Balken«, also ohne Netzabdeckung, ist nicht das Telefon kaputt, sondern die Verbindung fehlt. Im Gehirn ist es ähnlich. Zwischen den Neuronen sorgen die Synapsen für Verbindungen. Neurotransmitter, che-

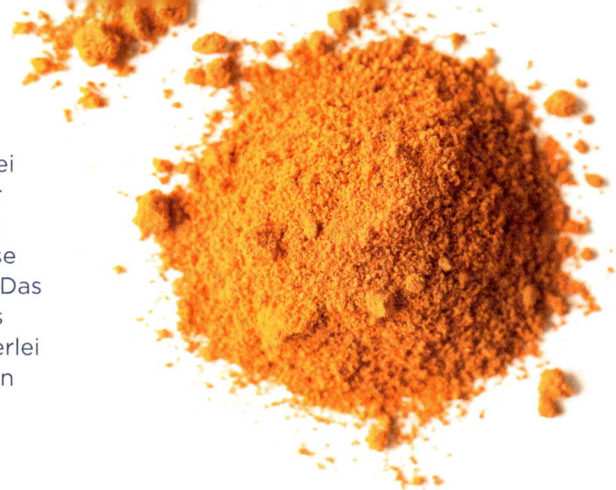

Kurkuma spielt seit Langem eine Hauptrolle sowohl bei der Zubereitung schmackhafter Currys als auch in der ganzheitlichen Medizin. Es enthält nämlich ein starkes Antioxidans, das erwiesenermaßen Oxidationsprozesse und Proteinablagerungen im Gehirn verhindern kann. Das pfeffrige Gewürz wird immer populärer und taucht als Trendzutat in allem Möglichen auf, von Tees bis zu allerlei Snacks. In Ihrem Gewürzregal sollte Kurkuma auf jeden Fall in der ersten Reihe stehen. Geben Sie es auf Eier, Linsen, gebratenes Gemüse, Reis und vieles mehr.

mische Botenstoffe, transportieren die Informationen hin und her. Einer der wichtigsten davon ist Acetylcholin. Ein Mangel daran kann die Ursache für »Gesprächsabbrüche« sein.

Auch andere Dinge können die Übertragungen zwischen Neuronen stören. Wenn Sie das Netzwerk nicht oft benutzen, werden die Synapsen schwächer. Plausibel, oder? Das Erlernen einer Fremdsprache oder des Klavierspielens fällt Ihnen umso leichter, je mehr Sie üben. Wenn Sie für ein paar Monate den Unterricht auslassen, werden Sie wieder vieles vergessen. Der Standardspruch »Das ist wie Radfahren« könnte für, na ja, Radfahren zutreffen. Er stimmt aber nicht generell, weil das Gedächtnis, unser Speicher, auf häufigen Gebrauch angewiesen ist, damit die Informationsbits abrufbar bleiben.

Der andere Signalstörer ist ein Proteinfragment im Gehirn, das Beta-Amyloid. Diese Substanz schneidet Signale ab und gilt als eine der wahrscheinlichen Ursachen von Alzheimer. Sie kann Ablagerungen in der grauen Hirnsubstanz bilden und dadurch den Informationsaustausch und das Gedächtnis behindern.

Ihre genetische Veranlagung bestimmt weitestgehend, wie viel schädliches Beta-Amyloid Sie in Ihrem Gehirn haben, aber Sie können den Schaden begrenzen. Der Körper produziert das sogenannte Apolipoprotein (ApoE), das die »senilen Plaques«, wie Beta-Amyloid auch genannt wird, wegfegt, und manche Forschungen haben gezeigt, dass man die Menge des im Körper vorhandenen ApoE vergrößern kann – einerseits durch regelmäßige Bewegung und andererseits durch ein bestimmtes Gewürz, nämlich Kurkuma, das in indischen Speisen und vielen meiner H.I.L.F.E.-Rezepte enthalten ist.

Andere Dinge, die kognitive Probleme verursachen können: ein zu niedriger Spiegel des Neurotransmitters Acetylcholin und ein Mangel des Wachstumsfaktors BDNF. Dieses Protein dient sozusagen als Dünger für das Gehirn, weil es Nerven unterstützt, die das Lernen ermöglichen. Mit zunehmendem Alter nimmt die Menge an BDNF ab; auch Entzündungen und Stress können dazu beitragen. Es überrascht nicht, dass auch der Verzehr von gesättigten Fettsäuren und raffiniertem Zucker wegen der Entzündungen, die sie auslösen, den BDNF-Spiegel senken kann. Wenn Sie also mit der H.I.L.F.E.-Kost weniger gesättigte Fettsäuren zu sich nehmen, schützen Sie Ihren natürlichen Gehirndünger.

Gehirnfett statt Bauchfett

Natürlich ist nicht nur das wichtig, was man meidet, sondern auch das, was man isst. Mit der H.I.L.F.E.-Kost tun Sie das Bestmögliche, um den Abbau Ihrer grauen Zellen zu verlangsamen.

Heilsame Fette: Unser Gehirn besteht bezogen auf sein Trockengewicht zu 60 % aus Fett. Daher sind gesunde Nahrungsfette unerlässlich als Schutz vor Gedächtnisschwäche. Gesättigtes Fett besteht aus starren Molekülen, während Omega-3-Fette elastisch sind. Wenn das Gehirn sich erneuert und Neuronen bildet, bevorzugt es dafür flexible Zellen gegenüber starren. Sie können dabei helfen, indem Sie ihm die richtigen Bausteine für die Neuronen zuführen.

Fisch ist ein ganz ausgezeichneter Lieferant von Omega-3-Fettsäuren, und viele Forschungsergebnisse deuten darauf hin, dass es die kognitiven Fähigkeiten verbessert. Eine im *Journal of the American Medical Association* veröffentlichte Studie zeigte, dass Menschen mit dem höchsten DHA-Spiegel im Blut ein um 47 % geringeres Risiko haben, an Demenz zu erkranken. DHA ist eine Omega-3-Fettsäure, die vor allem in fettem Seefisch wie Lachs vorkommt. Eine Metastudie des *American Journal of Clinical Nutrition* ergab, dass nur eine Portion Fisch pro Woche das Risiko für Demenz und Alzheimer verringert.

Die zweite Sorte Nahrungsmittel, die ebenfalls das Gehirn fit hält, bringt auch das Herz in Schwung: Gemüse und Obst. Die Bedeutung der pflanzlichen Ernährung für die Gehirngesundheit kann gar nicht genug betont werden. Eine aktuelle Studie in der Zeitschrift *Alzheimer's & Dementia* zur mediterranen Ernährung, die zu großen Teilen meinem H.I.L.F.E.-Ansatz entspricht, ergab, dass viel Gemüse, vor allem Blattgemüse, Gehirnschäden verhindern kann.

Positive Effekte auf Gedächtnis und Denkvermögen hat aber nicht nur Gemüse. Auch bei Menschen, die besonders viel Beeren aßen, verschlechterte sich die geistige Leistungsfähigkeit im Alter nur relativ geringfügig.

Es hilft dem Gehirn außerdem, wenn Sie Kerne und Samen konsumieren. Eine Studie im *British Journal of Nutrition* von 2015 untersuchte die Ernährungsgewohnheiten und die kognitiven Funktionen von mehr als 2500 Menschen: Eine höhere Aufnahme von Lignan, einer chemischen Verbindung, die in Sesam, Leinsamen und Kürbiskernen vorkommt, war mit einem geringeren Rückgang des Denktempos, des Gedächtnisses und der Informationsverarbeitung verbunden. Bei den Probanden mit der geringsten Lignanaufnahme zeigte sich ein 3,5-mal stärkerer Abbau der kognitiven Funktionen und ein 6-mal stärkerer Gedächtnisschwund.

Gehirnkick in 30 Sekunden

Wollen Sie Ihrem Gedächtnis einen kleinen Schubs geben? Eine Studie der Wheeling Jesuit University ergab, dass das Kauen von Zimtkaugummi bei kognitiven Tests das Gedächtnis verbessert. Wenn es auf Konzentration ankommt, ist Zimt vielleicht einen Versuch wert.

Aber einmal davon abgesehen, dass Kerne und Samen die Durchblutung im Gehirn erhöhen, sind sie auch einfach richtig gute, knusprige Leckerbissen (siehe Rezepte auf den Seiten 248 und 249).

Abschließend empfehle ich Ihnen ab und zu als kleine Belohnung ein Stückchen Bitter- oder Zartbitterschokolade. Die Forschung zeigt, dass Flavonoide, wie sie zum Beispiel in Schokolade, Tee, Rotwein und Heidelbeeren enthalten sind, Vernetzungsvorgänge im Gehirn erleichtern. Außerdem schützen sie Gehirnzellen vor Toxinen und den negativen Auswirkungen von Entzündungen.

Bei einer kleinen Studie über ältere Menschen mit für ihr Alter gutem Erinnerungsvermögen wurden die Teilnehmer in drei Gruppen aufgeteilt. Jede Gruppe bekam regelmäßig ein Getränk mit einer bestimmten Menge von Kakaoflavonoiden. Die Gruppe mit der größten Flavonoidzufuhr zeigte bei Gedächtnistests die größten Fortschritte. Als Nebeneffekt verringerte sich bei diesen Probanden der Blutdruck und verbesserte sich die Insulinresistenz.

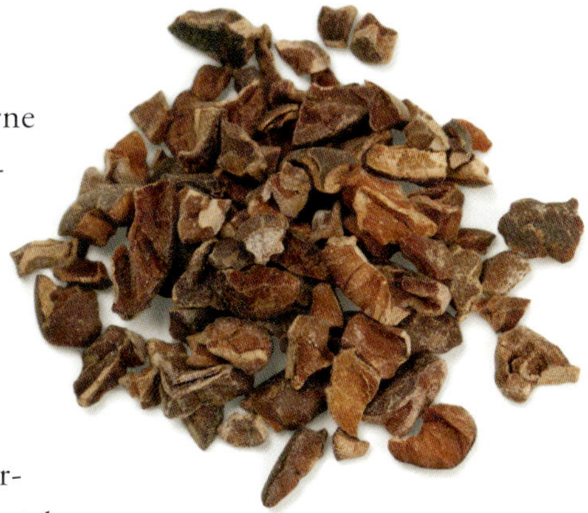

Kakaonibs: Da diese gerösteten Bruchstücke von Kakaobohnen zu 100 % aus Kakao bestehen, sind sie besonders reich an Flavonoiden. Sie sind knusprig und ungesüßt und schmecken nach Rohschokolade. Probieren Sie sie auf Joghurt oder in einem Smoothie.

Es ist doch schön zu wissen, dass es eine einfache Nahrungsformel gibt, die das komplexeste Organ Ihres Körpers wie eine gut geölte Maschine funktionieren lässt! Mit meinem H.I.L.F.E.-Ansatz beim Essen tun Sie Ihr Bestes, um Ihr Gehirn zu stärken. Das wird Ihnen helfen, sich an alle möglichen wichtigen Informationen zu erinnern. Na, wie war das noch mal? Welche Nahrungsmittel enthalten Lignan?

Abnehmen und bei Verstand bleiben

Übergewicht bremst nicht nur den Körper, sondern auch den Geist. Eine Studie der University of Arizona mit mehr als 21.000 Menschen ergab, dass Übergewichtige früher mit einem Abbau ihrer kognitiven Fähigkeiten rechnen müssen. Warum? Übergewicht führt zu höheren Entzündungswerten, die Gedächtnisprobleme zur Folge haben.

Fisch? Okay, aber das Quecksilber?

Ich esse viel Fisch, aus den Gründen, die ich in diesem Buch immer wieder beschreibe. Fisch ist gut fürs Gehirn, fürs Herz und für die Gewichtskontrolle. Einer der möglichen Nachteile: Fisch ist oft mit dem Gift Quecksilber belastet. Es gibt leider einige Hinweise auf negative Auswirkungen von Quecksilber auf die Gehirnfunktionen. Vor Kurzem fand ich heraus, dass meine Werte höher waren, als sie sein sollten, und daher reduzierte ich den Verzehr größerer Fische. Diese weisen tendenziell mehr Quecksilber auf, weil sie länger gelebt und mehr gefressen haben und in

Hohes Quecksilberrisiko

Königsmakrele
Großaugenthun
Hai
Marlin
Granat-/Kaiserbarsch
Schwertfisch
Torpedobarsch

Mittleres bis hohes Risiko

Weißer Thun/Langflossenthun
Blaubarsch
Chilenischer Seebarsch
Zackenbarsch
Heilbutt
Zobelbarsch
Spanische Makrele
Gestreifter Seebarsch
Gelbflossenthun

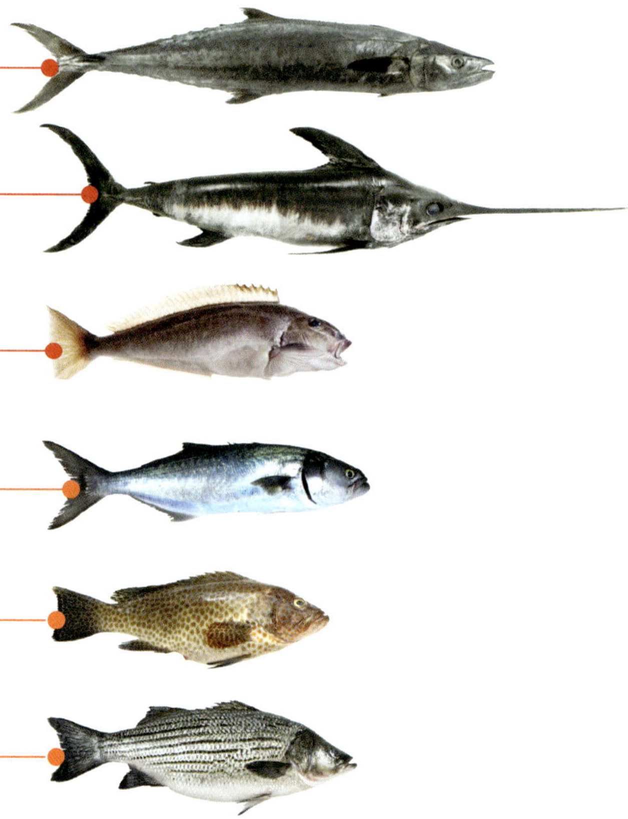

der Nahrungskette weiter oben stehen. Die Risiken von Quecksilber sind noch nicht ganz erforscht, aber die meisten von uns essen nicht so viel Fisch, dass sie mit Schäden rechnen müssen. Bei Fisch zwei- oder dreimal pro Woche überwiegen die Vorteile das eventuelle Risiko. Bedenklich könnte es nur werden, wenn Sie jeden Tag Fisch von besonders belasteten Arten äßen. Ich verzehre jetzt drei- bis viermal pro Woche Fisch und Meeresfrüchte mit geringem und mittlerem Risiko. Stark belastete meide ich natürlich eher.

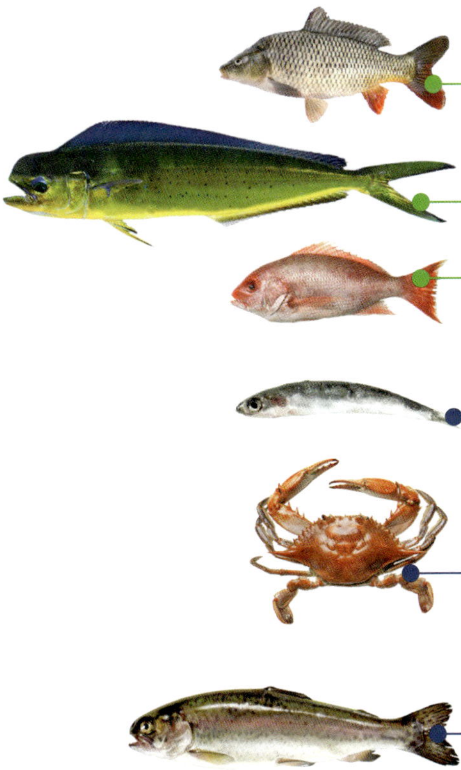

Geringes bis mittleres Risiko

- Karpfen
- Thunfischkonserven (manche)
- Kabeljau
- Goldmakrele
- Seeteufel
- Schnapper

Geringes Risiko

- Sardelle
- Wels
- Muscheln
- Krabben
- Krebse
- Flunder
- Hering
- Makrele (Nordatlantik)
- Austern
- Seelachs
- Lachs
- Sardine
- Jakobsmuschel
- Seezunge
- Buntbarsch
- Forelle (Süßwasser)

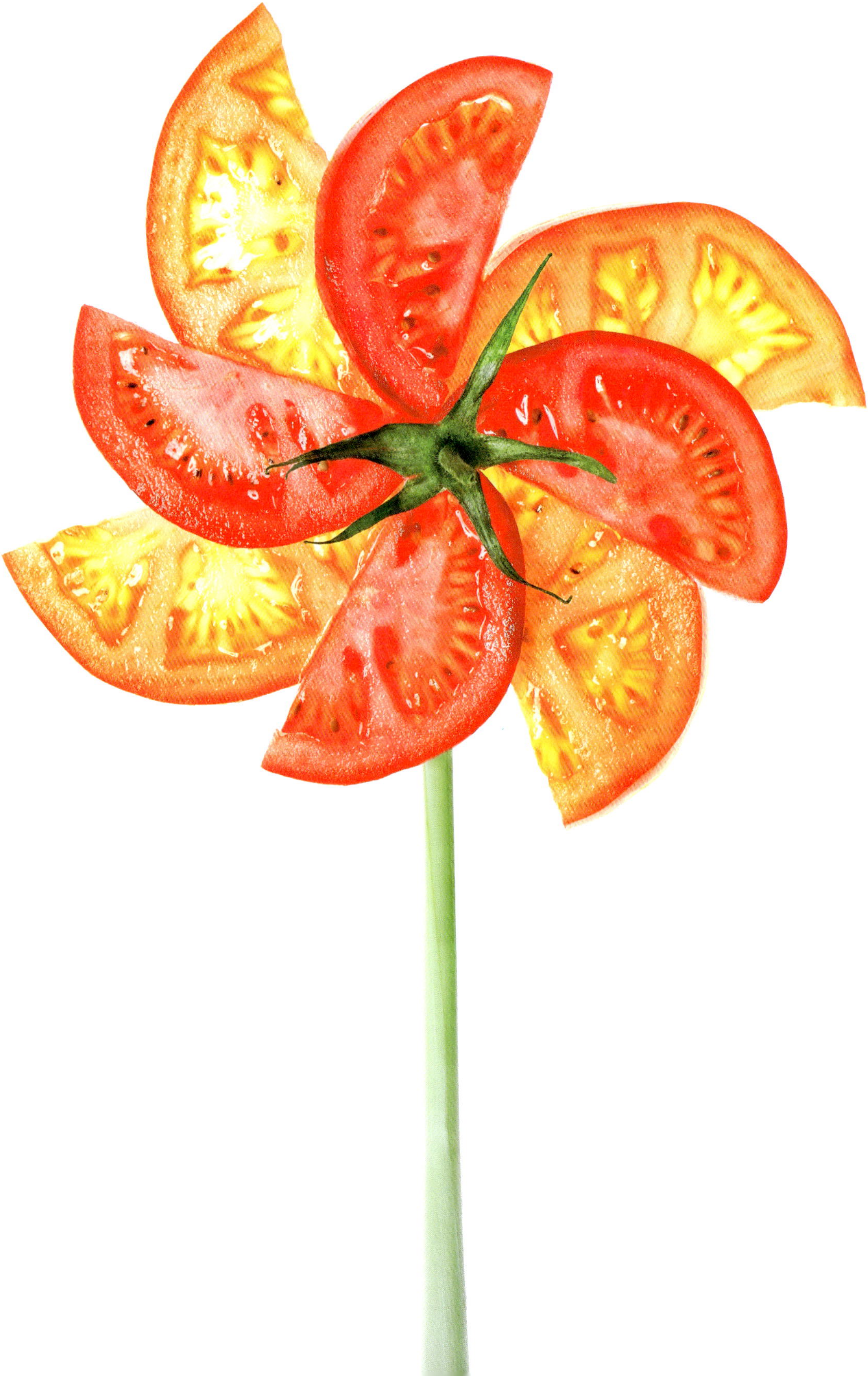

10.

H.I.L.F.E. gegen schlechte Laune

Mürrisch oder launenhaft? Irgendwie neben der Spur? Mit Essen und Trinken zurück zum Wohlbefinden

In der Medizin denken wir oft in Formeln: Symptom X + Symptom Y = Krankheit Z. Die Gleichung bestimmt die Behandlungsmöglichkeiten. Manche Krankheiten haben aber keine klaren Formeln. Manche haben nuancierte Erscheinungsbilder, was die Behandlung erschwert. Manche Diagnose ist eher Kunst als Wissenschaft. Das ist sicher der Fall, wenn es um emotionale Probleme geht, etwa Stress, Ängste oder Niedergeschlagenheit. Man kann hier nicht einfach ein Röntgenbild, eine MRT, einen Bluttest oder einen anderen Test machen, der zeigt, was nicht stimmt. Es gibt keinen Biomarker, der uns sagen kann: Hey, Ihre Stimmung hat einen Wert von 32 Tränen pro Minute, nehmen Sie also 2 EL Gute-Laune-Biotika.

Wie jedes Gesundheitsproblem haben auch Gemütsstörungen verschiedene Schweregrade. Manche sind episodisch und geringfügig, andere chronisch und sogar lebensbedrohlich. Schwere psychische Erkrankungen erfordern immer professionelle Hilfe! Verlassen Sie sich bitte nicht darauf, dass dieses Kapitel sie auf magische Weise heilen könnte. Wenn Sie schon den Verdacht haben, dass Ihre Gefühle ernst genug für einen Arztbesuch sind, dann ist die Konsultation bestimmt gerechtfertigt.

Mir geht es hier um normale emotionale Schwankungen wie Frustrationen, Ängste und Traurigkeit, die wir immer mal wieder haben. Wer davon betroffen ist, kann die Gefühlslage oft schwer beschreiben.

Künstler können solche Seelenzustände eher ausdrücken. Denken Sie etwa Picassos Blaue Periode, an bestimmte klassische Musikstücke oder einen Popsong darüber, dass etwas in dieser Welt nicht in Ordnung ist.

Auch wenn Sie den Ursprung Ihrer Stimmung nicht genau auf den Punkt bringen können, wissen Sie instinktiv genau, welche Ernährung Ihnen helfen könnte. Wenn wir uns nicht wohlfühlen, behandeln wir uns selbst, und oft ist Essen die Medizin der Wahl. Ich fasse in diesem Kapitel alle negativen Seelenzustände wie Niedergeschlagenheit, Angst oder Wut zusammen, denn es gibt einen gemeinsamen roten Faden: Sie alle machen uns anfälliger für emotionales Essen.

Der Instinkt zu essen ist an sich nichts Schlechtes. In der richtigen Weise verwendet, kann Nahrung tatsächlich die Gehirnchemie verändern und die Hormone ausgleichen, die den emotionalen Zustand regulieren. Aber leider verschreiben sich die meisten die falsche Art Medizin, etwa ein halbes Glas Erdnussbutter oder eine Jumbopackung Eiscreme. Manchmal ist es zu viel Alkohol. Solche rezeptfreien »Arzneimittel« bergen echte Gefahren, darunter die der Abhängigkeit. Werfen wir einen Blick auf die emotionale Dynamik.

Ihre Entscheidungen werden von verschiedenen Kräften beeinflusst. Die exekutiven Funktionen der Großhirnrinde lassen Sie zuerst ein Problem sehen, es dann analysieren und schließlich eine Lösung suchen. So bewältigen wir den Alltag. Diese Funktionen helfen uns, zu überleben, zu gedeihen und unser Leben als Individuen und als Spezies zu verlängern. Die exekutiven Funktionen ermöglichen es Ihnen, dieses Buch zu lesen, sich schlauzumachen, was am besten auf Ihren Teller gehört, und etwas Passendes zu wählen.

Andere Ihrer Entscheidungen treffen Sie eher emotional und/oder instinktiv, indem Sie direkt auf externe Impulse reagieren. Diese Reaktionen sind mit der Gehirnregion Amygdala oder Mandelkern verbunden, die an Empfindungen wie Angst, Liebe, Unbehagen und Versuchung beteiligt ist. Die Amygdala veranlasst Sie, sich im Café einen Eisbecher zu bestellen, weil der am Tisch nebenan so verdammt gut aussah. Sie greifen nach einer Tüte Chips, wenn Sie eine frustrierende E-Mail erhalten haben. Die Amygdala trifft direkt eine Essensauswahl, ohne Ihren Speiseplan zu berücksichtigen.

Oft wirken die beiden Funktionen zusammen: Zum Beispiel können Ihre Gefühle Ihnen sagen, dass Sie sich zu jemandem hingezogen fühlen, und mittels der exekutiven Funktionen lassen Sie sich dann etwas einfallen, wie Sie die jeweilige Person dazu bringen, sich mit Ihnen zu verabreden. Allerdings ist die Amygdala verdammt überzeugend, weshalb Emotionen Logik und Vernunft oft außer Kraft setzen. Emotionale Impulse können die exekutiven Funktionen überlagern. Selbstbeherrschung erfordert deshalb Arbeit und Strategie.

Ohne bewusste Selbstkontrolle treffen wir Entscheidungen eher auf der Grundlage von Gefühlen und Impulsen anstatt von Wissen. Ersteres war sehr sinnvoll in Zeiten, als die einzigen wichtigen Entscheidungen der Menschen darin bestanden, ob sie mit einem Feind kämpfen oder vor ihm fliehen sollten. In solchen Situationen war keine Zeit da, erst einmal eine Pro-und-Kontra-Liste an die Höhlenwand zu zeichnen. Man brauchte auch keinen 21-Tages-Plan, weil es erst mal nur darum ging, die nächsten 21 Minuten zu überleben. Instinktive, reflexartige Antworten boten die beste Chance, am Leben zu bleiben.

Welche Rolle spielen Emotionen und Impulse bei der modernen Ernährung? Was passiert, wenn Sie müde oder launisch sind oder wenig Energie haben? Ihr Körper weiß, dass er einen Schub braucht und dass Zucker den schnellsten Energiekick bringt. Deshalb sehnt man sich in schwierigen Momenten nach rasch wirkendem Einfachzucker. Auch wenn uns der Verstand sagt, dass ein

Nachhaltige Energiequellen – auch als Snacks

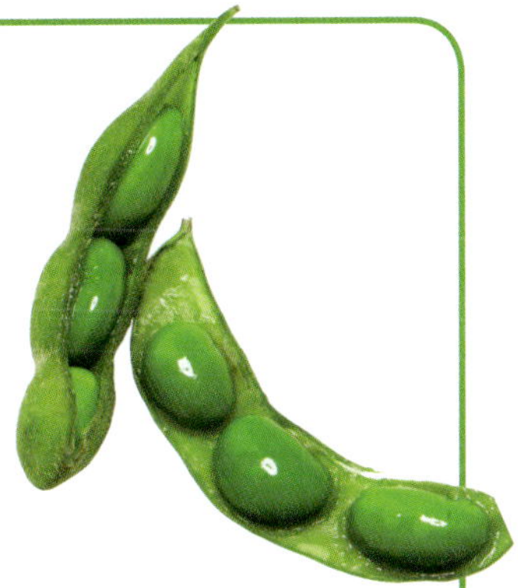

Es wäre schön, wenn es eine Antistress-Operation gäbe, die die mentalen Blockaden des Lebens und die damit verbundenen Gelüste ein für alle Mal heilen könnte. Aber da gilt leider: Fehlanzeige! Also brauchen Sie Nahrungsmittel, die Ihre Sehnsüchte befriedigen, ohne Körperschäden zu verursachen wie klassische Snacks. Seien Sie vorbereitet und stillen Sie emotionalen Hunger mit einer überzeugenden Alternative, die Ihnen hilft, Ihr Energieniveau aufrechtzuerhalten. Hier sind einige Ideen dafür (weitere Snack-Vorschläge siehe ab Seite 247):

Käsig: Popcorn mit Bierhefe. Schmeckt sehr gut und hat viel weniger Kalorien als ein Käsesnack oder eine Schachtel Käsecracker.

Cremig: Naturjoghurt mit einem Tropfen Vanilleextrakt und einigen Blaubeeren. Fix gemacht und köstlich.

Knusprig: Geröstete Kichererbsen können Sie selbst machen oder fertig kaufen. Sie sind reich an Proteinen und ein guter Ersatz, wenn Sie das dringende Verlangen nach Chips haben.

Salzig: Edamame, entweder mit Salz bestreut oder mit salzreduzierter Sojasauce beträufelt.

Würzig: Hummus, vermischt mit Sriracha-Sauce. Verwenden Sie den Mix zum Dippen Ihres Lieblings-Snackgemüses.

Süß: ein Stück Obst mit Erdnussbutter. Die Nussbutter bringt zusätzliche Sättigung und verlangsamt die Aufnahme des Zuckers.

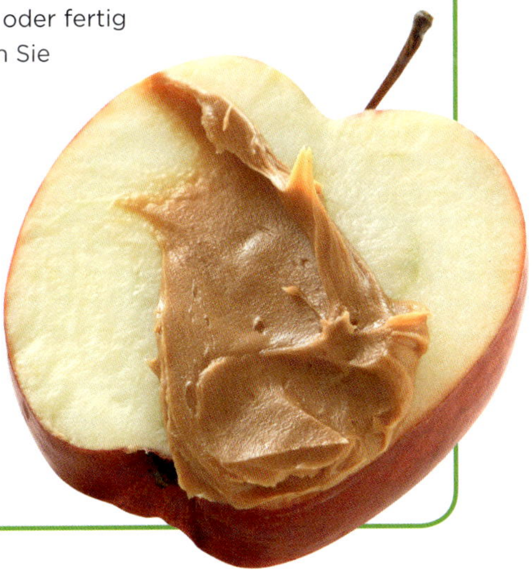

Schokoriegel ganz falsch ist, kann uns der Drang nach mehr Energie und dem erwarteten Hochgefühl unmittelbar danach greifen lassen.

Das Problem: Diese Behandlung wirkt wie eine kleine Narkose. Sie wird Ihre schlechte Laune nur vorübergehend überdecken. Der Schokoriegel betäubt ganz kurz, was schmerzt oder belastet. Sobald die Wirkung nachlässt, ist der Schmerz wieder da. Kluge Ernährungsstrategien können das Eintreten solcher schwachen Momente von vornherein verhindern. Zwei kritische Gefühlslagen belasten uns besonders häufig:

Stress: Was auch immer Sie stresst, der Prozess ist immer der gleiche. Nerven senden Nachrichten ans Gehirn, um Sie wissen zu lassen, dass Sie etwas zur Beruhigung der Situation tun sollten. Sobald die Amygdala das Signal empfängt, weist sie eine andere Hirnregion an, hilfreiche Hormone zu produzieren. Eines davon ist Adrenalin, das in der Vergangenheit einen wichtigen Zweck erfüllte. Das Adrenalin setzte nämlich die Energie für überlebenssicherndes Verhalten frei, für Kampf oder Flucht. Ein weiteres ist das Stresshormon Cortisol, das nützlich sein kann, da es in den Blutkreislauf gelangt und einen Blutzuckeranstieg auslöst. Es tut dies, indem es die Speicher anzapft und dem Insulin entgegenwirkt, sodass mehr Blutzucker für Energie zur Verfügung steht, die Sie brauchen, wenn Sie vor einem wilden Tier fliehen oder einen Termin einhalten müssen. Sollten Sie aber unter chronischem Stress stehen, ist ein solcher Anstieg des Blutzuckers – wie in Kapitel 2 beschrieben – nicht gut für Ihren Kreislauf. Weil Sie anders als Ihre Vorfahren in Wirklichkeit weder kämpfen noch fliehen, verbrauchen Sie den Zucker nicht, sondern verstopfen damit Ihre Arterien. Ein Teufelskreis entsteht, bei dem der Blutzuckerspiegel steigt und sinkt, sodass man erneut nach Einfachzuckern greift. So landen Sie auf dem ewigen Karussell: verwirrte Hormone, verirrter Hunger, falsches Essen, kranker Körper.

Niedergeschlagenheit: Laut Forschungsergebnissen beeinflussen die zwei Schlüsselhormone Serotonin und Dopamin Ihre Stimmung. Sind beide Hormonspiegel hoch, fühlen Sie sich gut. Und wenn Sie sich gut fühlen, wollen Sie etwas tun, damit der Dopamin- und Serotoninrausch anhält. Raten Sie mal, was die Ausschüttung der Glückshormone veranlassen könnte. Richtig: der Zucker! Das süße Zeug stimuliert Dopamin im Belohnungszentrum des Gehirns (so wie Sex und Drogen und Rock 'n' Roll) und indirekt das Serotonin. Wenn Sie sich niedergeschlagen fühlen, ist es also plausibel, dass Sie nach etwas greifen, das Sie aufmuntert. Und am schnellsten verfügbar sind eben meist Süßigkeiten.

Zuckerkonsum kann Ihnen, wenn Sie sich einmal »down« fühlen, vorübergehend helfen, aber im Laufe der Zeit werden Sie dafür mit einer Kaskade von Problemen zu kämpfen haben: höherer Blutzuckerspiegel, Schäden an Ihren Arterien, noch mehr Gewichtszunahme und so weiter.

Was ist also die Lösung? Ich möchte unbedingt, dass Sie Essen als Stimmungsaufheller benutzen, aber nicht auf die übliche Weise. Wie essen Sie, um das Problem zu behandeln statt das Symptom? Wie verwenden Sie Nahrungsmittel als Langzeitrezept, um sich täglich besser zu fühlen, Stress abzubauen und glücklicher zu sein? Natürlich sind meine Arzneimittel auch gegen mentale Probleme die H.I.L.F.E.-Nahrungsmittel. Der Verzehr von Protein zusammen mit langsam aufgenommenen Kohlenhydraten wie denen aus Süßkartoffeln, Nüssen und braunem Reis rettet Sie über die Momente der Zuckerlust.

Der Genuss von mehr Gemüse und Obst hebt auch die Stimmung, was eine Studie der University of Warwick mit 14.000 Teilnehmern bestätigte. Ein Drittel der Personen, die sich psychisch sehr wohlfühlen, aßen mindestens fünf Portionen Gemüse und Obst pro Tag. Dagegen schätzten sich nur 7 % der Probanden, die im Durchschnitt weniger als eine Portion pro Tag aßen, als glücklich und fröhlich ein. Man nimmt an, dass die zahlreichen Antioxidantien aus Früchten und Gemüse jene Teile des Gehirns beeinflussen, die mit Optimismus verbunden sind.

Mein ganzer Ansatz einschließlich der Betonung gesunder Öle, Bohnen und Pflanzen ist Grundlage für ein fitteres, glücklicheres Gehirn. Eine Studie an 3500 älteren Erwachsenen hat die mediterrane Ernährungsweise mit einer signifikanten Verringerung des Risikos emotional bedingter Symptome korreliert. Die Forscher vermuten, dass B-Vitamine, antioxidative Nährstoffe und gesunde Fette (alles Bestandteile der H.I.L.F.E.-Nahrungsmittel) den Unterschied ausmachten.

Ein besonders wichtiger Schwerpunkt sind Omega-3-Fettsäuren, wie sie in Lachs, Walnüssen und Samenkernen stecken. Eine 2015 durchgeführte Metastudie ergab, dass diese Fette vor Gemüts- und Angststörungen schützen, weil sie die Gehirnfunktion verbessern. Eine weitere Metaanalyse von 13 Studien im Jahr 2016 belegt

Unentbehrliches Vitamin B_{12}

Mehr als 30 % der über 50-Jährigen weisen einen Mangel an Vitamin B_{12} auf. Mit zunehmendem Alter nehmen wir es nicht mehr so effizient auf, erhalten also aus unserer Nahrung weniger davon. Warum ist Vitamin B_{12} wichtig? Es hilft Ihren Nervenzellen, zu kommunizieren. Bei zu geringer Zufuhr ist es für Ihre Zellen schwierig, Nachrichten zu senden und zu empfangen, was Sie anfälliger für Sorgen und Ängste macht. Da nur Tierprodukte Vitamin B_{12} enthalten (Fisch und Schalentiere, manche Fleischarten, Eier und Milchprodukte; alles Bestandteile des 21-Tage-Plans), ist es für Vegetarier und Veganer sehr wichtig, drohendem Mangel vorzubeugen. Veganer können mit Vitamin B_{12} angereicherte Produkte wie Müslis essen oder besser noch ein entsprechendes Nahrungsergänzungsmittel einnehmen. Auch Sojaprodukte enthalten etwas Vitamin B_{12}.

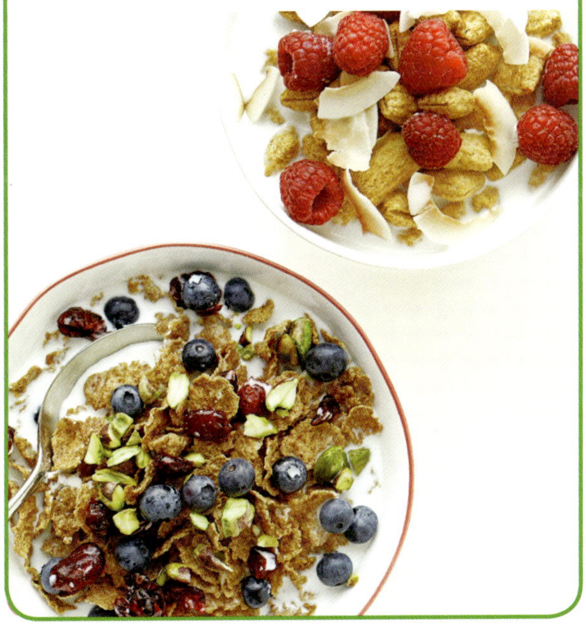

eine positive Wirkung von Omega-3-Fettsäuren auf Symptome von Depressionen. Warum, ist derzeit noch unklar, aber vieles deutet darauf hin, dass es mit der entzündungshemmenden Wirkung gesunder Fettsäuren zu tun hat. Man vermutet, dass Entzündungen bestimmte Signale im Gehirn stören und dies Depressionen und emotionale Schwankungen hervorruft. Gesunde Fette verhelfen außerdem den Gehirnzellmembranen zu mehr Flexibilität und Durchlässigkeit, sodass sie schnell neue Verbindungen herstellen und sich an Stress anpassen können.

Erinnern Sie sich an die Geschichte von Luigi und die blauen Zonen? Nun, es gibt auch blaue Zonen hinsichtlich des Gemüts. Der Psychologe Stephen Scott Ilardi untersuchte mehrere Kulturen, die keine Depressionen kennen, darunter das Volk der Kaluli im Hochland von Papua-Neuguinea. Ilardi wies auf Untersuchungen hin, laut denen es bei 2000 befragten Kaluli nur einen einzigen Fall einer leichten Depression gab. Das ist außergewöhnlich, wenn man bedenkt, welch hartes Leben die Kaluli führen. Ilardi bemerkte nämlich auch, dass die Säuglingssterblichkeit, die Rate

Im Meer gibt's viele Fische, aber der Lachs ist einer der gesündesten

Lachs ist geradezu vollgepackt mit Omega-3-Fettsäuren, die sowohl große Herzhelfer als auch wirksame Stimmungsaufheller sind. Damit können Sie Ihren Cholesterinspiegel in Schach halten, die Blutgefäße schützen und den Blutdruck senken.

Lachspäckchen im Backofen. Dünn geschnittenes Gemüse, ein Lachsfilet und Zitronenscheiben auf Backpapier stapeln. Das Papier zusammenfalten und das Päckchen ca. 15 Min. bei 200 °C garen.

Gesunde Bagel-Alternative. Etwas Hüttenkäse auf eine Scheibe Vollkornbrot oder -toast streichen. Mit geräuchertem Lachs, ein paar Scheiben Tomate sowie Karotten- und Gurkenraspeln und Zwiebelscheiben belegen.

Lachssalat. Mit einer Gabel Lachs aus der Dose zerkleinern. Etwas Joghurt und einen Spritzer Zitrone oder Limette dazugeben. Wahlweise Avocadowürfel unterheben. Mit Crackern und Rohkost servieren oder als Sandwichbelag verwenden.

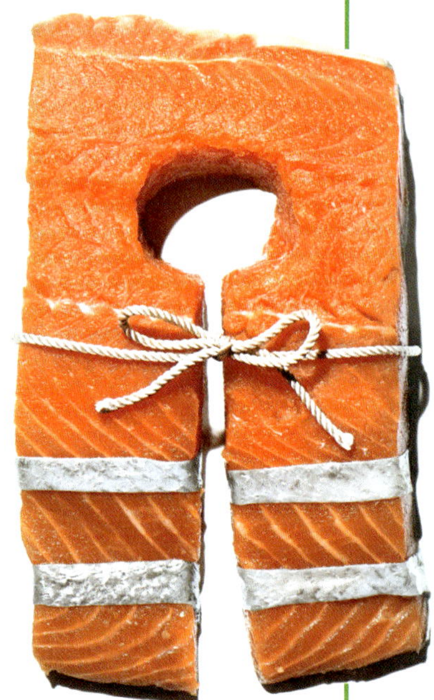

Prägen Sie sich das Bild ein:
Lachs ist lebensrettend wie eine Schwimmweste.

von Tötungsdelikten und die Infektionshäufigkeit bei den Kaluli sehr hoch waren. Warum hatten sie dann keine Depressionen?

Ilardi verwies auf sechs Aspekte der Lebensweise der Kaluli, darunter Bewegung, soziale Beziehungen sowie natürliche Ernährung: Die Kost der Kaluli hatte das richtige Verhältnis von Omega-3- und Omega-6-Fettsäuren. Ilardi wies darauf hin, dass die moderne amerikanische Ernährung zu viel Omega-6-Fett enthält, das entzündungsfördernd sei und daher mit Depressionen in Verbindung gebracht werden könne. Die Zufuhr entzündungshemmender Omega-3-Fettsäuren aus Fischen und anderen Quellen ist dagegen zu gering. Die Kaluli essen viel Fisch und nehmen damit genug Omega-3-Fettsäuren auf. Weltweit haben die Länder mit dem höchsten Omega-3-Konsum im Großen und Ganzen die niedrigsten Depressionsraten.

Der große Nutzen von Omega-3-Fetten ist nur ein Grund, warum Fisch ein wesentlicher Bestandteil meines 21-Tage-Plans ist – und hoffentlich Ihrer künftigen Ernährung. Fisch enthält Nährstoffe, die das Gehirn braucht. Das macht Sie nicht nur schlauer, sondern auch glücklicher. Werden Sie dann nie wieder Gelüste nach Süßigkeiten haben? Doch, natürlich, und es ist ja auch nichts Falsches daran, *gelegentlich* etwas Zucker zu konsumieren. Was das alltägliche Verlangen angeht, so begegnen Sie ihm, indem Sie Ihre Umgebung so ändern, wie ich es in Kapitel 3 beschrieben habe. Wenn Sie sich darauf vorbereiten, mit Hunger und Versuchung umzugehen, indem Sie gesunde Lebensmittel griffbereit halten, werden Sie sich eher davon bedienen als von Produkten ohne Nährwert. Im Kasten auf Seite 181 finden Sie Vorschläge dazu. Exekutive Funktionen, ihr schafft das!

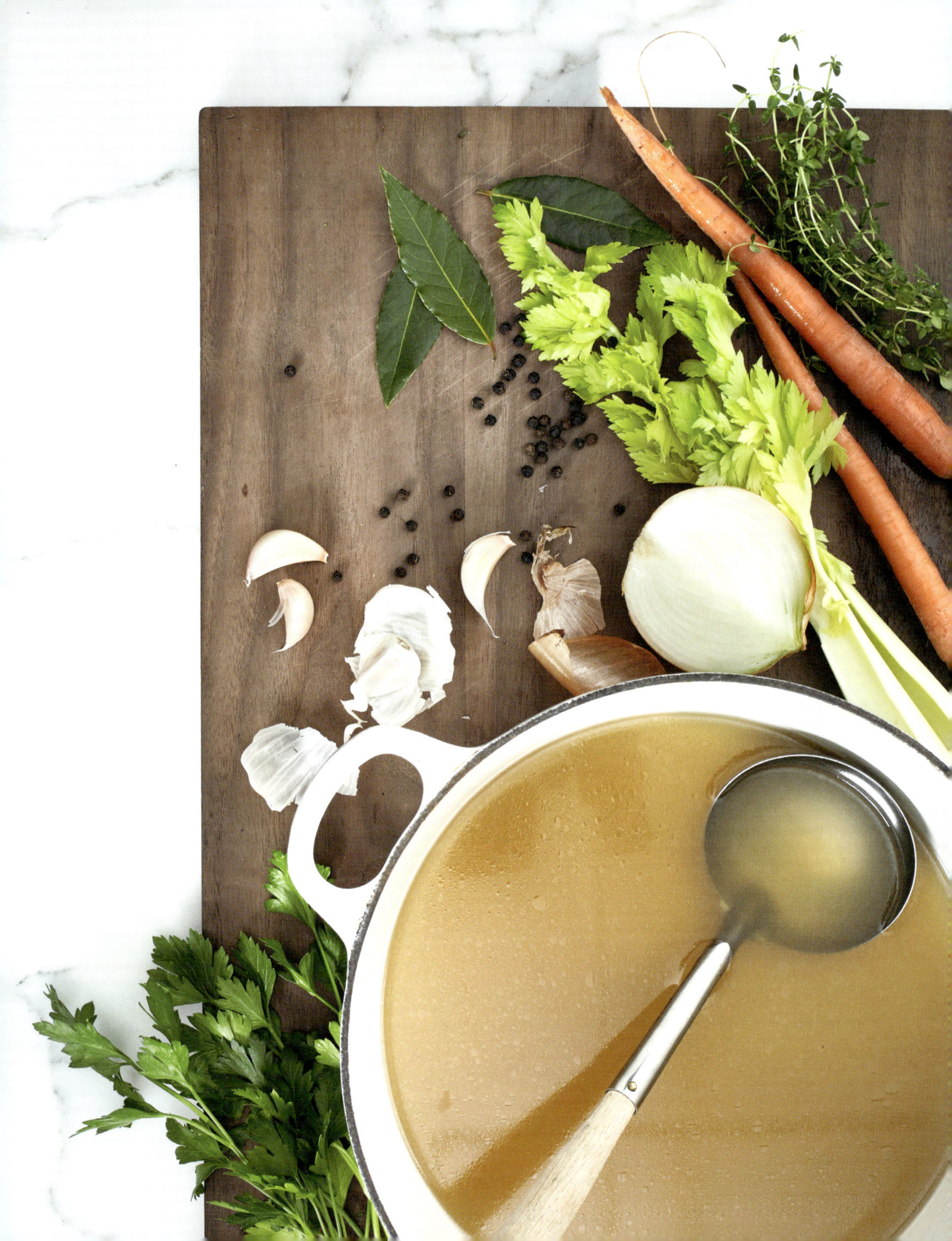

11.

H.I.L.F.E. für Ihr Immunsystem

Zum Schutz vor Schnupfen, Grippe und noch gefährlicheren Erregern müssen Sie Ihre Abwehrtruppen gut verpflegen

Woher wusste Oma, dass Orangensaft und Hühnersuppe die Genesung von einer Erkältung unterstützen? Unsere Großmütter und Urgroßmütter hatten immer H.I.L.F.E.-Nahrungsmittel in petto. Sie wussten schon lange vor der Wissenschaft, dass gutes Essen heilen kann. Vielleicht war es Instinkt, vielleicht war es Erfahrung, vielleicht waren es seit Generationen überlieferte Weisheiten.

Oder vielleicht kannten unsere Vorfahren auch die Lehren des Moses Maimonides. Dieser im 12. Jahrhundert lebende jüdische Arzt und Philosoph soll als Erster den medizinischen Nutzen von Hühnerbrühe erkannt haben. Er schrieb, dass Hühnersuppe »die körperliche Verfassung neutralisiert«, was im Hochmittelalter ein gebräuchlicher Ausdruck für »H.I.L.F.E.-Nahrungsmittel« war.

Hühnerbrühe steht im Prinzip für zwei gesundheitlich wirksame Dinge: Flüssigkeitsaufnahme und Wärmezufuhr. Beides hilft, den Schleim zu verdünnen und die Bronchien zu erweitern, damit Sie wieder mehr Luft bekommen und sich besser fühlen. Darüber hinaus enthält Hühnersuppe in der Regel viel durstig machendes Salz. Sie trinken danach noch mehr, und das wirkt sich positiv aus. Andere Wissenschaftler haben außerdem herausgefunden, dass Hühnerbrühe die Immunzellen beweglicher macht und Sie dadurch stärkt. Das spricht dafür, Brühe in größerer Menge selbst herzustellen und in Portionen einzufrieren, damit Sie sie bei Bedarf immer parat haben.

Auch wenn Ihre Oma das alles vielleicht gar nicht wusste, schien sie immer ein gutes Gespür dafür zu haben, welche Suppe eine Erkältung heilen oder verhindern könnte.

Das letzte Mal, als ich *wirklich* krank war, hatte ich eine Lebensmittelvergiftung. Mein Körper rebellierte heftig mit Erbrechen und Durchfall. Danach waren mein Magen und Darm so »ausgeräumt«, dass ich problemlos eine Darmspiegelung hätte machen lassen können.

Davon abgesehen ist meine Krankenakte allerdings eher dürftig, weil ich einfach nicht krank werde. In den letzten zehn Jahren habe ich nie einen Arbeitstag wegen Krankheit verpasst; ich leide vielleicht ein- bis zweimal im Jahr kurzfristig an Verstopfung oder habe mit Halsschmerzen zu kämpfen, aber das ist schon alles.

Angesichts meiner eher riskanten Umgebung im Beruf müsste ich eigentlich viel öfter krank werden. Ich reiche täglich etwa 100 Personen die Hand. Diese Geste ist eine der Hauptursachen von Krankheiten, weil man dabei Bakterien und Viren überträgt. Ich habe die meiste Zeit meiner beruflichen Laufbahn in Krankenhäusern verbracht, den Epizentren für die Verbreitung von Krankheiten. Selbst wenn meine ganze Familie krank ist, weiß ich, dass ich mich wohl nicht anstecken werde. Und ich trage im Alltag weder Gummihandschuhe noch Mundschutz.

Meine Ernährung und genug Schlaf schützen mich. Weil ich den H.I.L.F.E.-Prinzipien folge, ist mein Immunsystem stark und wird mit Eindringlingen in meinem Körper fertig. Und ein starkes Immunsystem kann mehr als nur kleinere Krankheiten abwehren. Es hilft, Entzündungen zu bekämpfen, die, wie ich schon beschrieben habe, die Wurzel so vieler medizinischer Probleme sind.

Um mithilfe der Ernährung Ihr Immunsystem zu stärken, müssen Sie vor allem sicherstellen, dass Sie viele Vitamine und Mineralstoffe zu sich nehmen, die ganz besonders in all den uns überall anlachenden Gemüse- und Obstsorten zu finden sind. Derzeit wird angenommen, dass hauptsächlich die Mikronährstoffe Vitamin A, D, C, E, B_6,

Der schnelle Trick gegen Erkältungen

Gurgeln Sie 3-mal am Tag etwa eine Minute mit Leitungswasser. Forscher in Japan fanden heraus, dass Menschen, die genau dies tun, weniger anfällig für Erkältungen waren. Und wenn sie doch mal eine bekamen, waren die Symptome milder als bei Personen, die nicht täglich gurgelten.

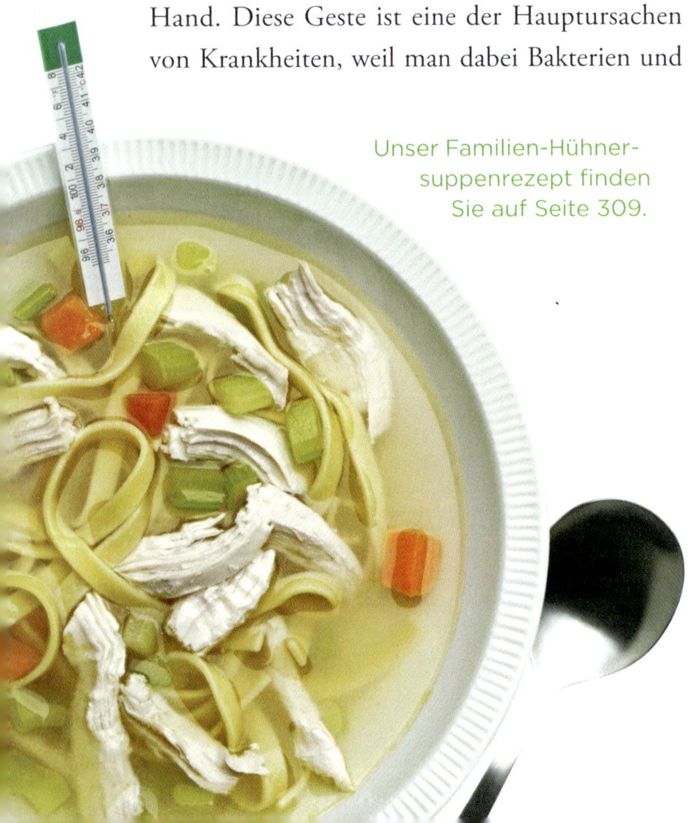

Unser Familien-Hühner-suppenrezept finden Sie auf Seite 309.

B_{12}, Folsäure, Zink, Selen, Eisen und Kupfer das Immunsystem stärken.

Der Grund ist, dass diese Mikronährstoffe die Immunitätssoldaten in Ihrem Körper stärken. Wenn Sie sich Ihr Immunsystem als Armee vorstellen, dann wollen Sie sie natürlich mit Nahrungsmitteln versorgen, die sie so stärken, dass sie auch den mächtigsten Eindringlingen standhalten. Sie werden Ihre ganz persönliche Armee nicht mit Zucker, Weißmehl und Nachos schwächen wollen. Sie möchten ihr vielmehr Energiequellen zur Verfügung stellen, mit deren Hilfe sie alle An-

Vier wichtige Mineralstoffe – und woher Sie sie bekommen

Die ausreichende Versorgung mit Mineralstoffen und Spurenelementen ist für unsere Körperfunktionen lebensnotwendig. Deshalb ist eine ausgewogene Ernährung so wichtig. Achten Sie insbesondere darauf, genug von den folgenden vier Spurenelementen zu sich zu nehmen:

Kupfer: Der Tagesbedarf liegt bei 2–3 mg. Das bekommen Sie zum Beispiel aus Austern, Cashewnüssen, Grünkohl, Pilzen oder Muscheln.

Eisen: besonders reich an Eisen sind Tofu, Spinat und Linsen. Frauen benötigen vor der Menopause mehr Eisen als in späteren Jahren.

Selen: Die meisten Europäer und Amerikaner bekommen aus der Nahrung genug von dem Spurenelement. Die reichste Selenquelle ist die Paranuss, weshalb Sie nicht mehr als drei Stück pro Tag essen sollten, um eine Überdosierung zu vermeiden. Außerdem ist Selen in Kabeljau, Garnelen, Thunfisch und Lachs zu finden.

Zink: Austern, Rindfleisch, Sesam, Cashewnüsse, Kürbiskerne, Spinat und Kichererbsen sind reich an Zink. Bei Erkältungssymptomen kann zusätzlich ein Zinkpräparat sinnvoll sein; zum Beispiel etwa alle 2–3 Std. eine Lutschtablette. Zu viel Zink ist aber nicht empfehlenswert und kann körperliche Probleme zur Folge haben. Zinkmangel wiederum kann zu Störungen des Geschmackssinns führen, weshalb Patienten mit Geschmacksstörungen häufig Zink verabreicht bekommen.

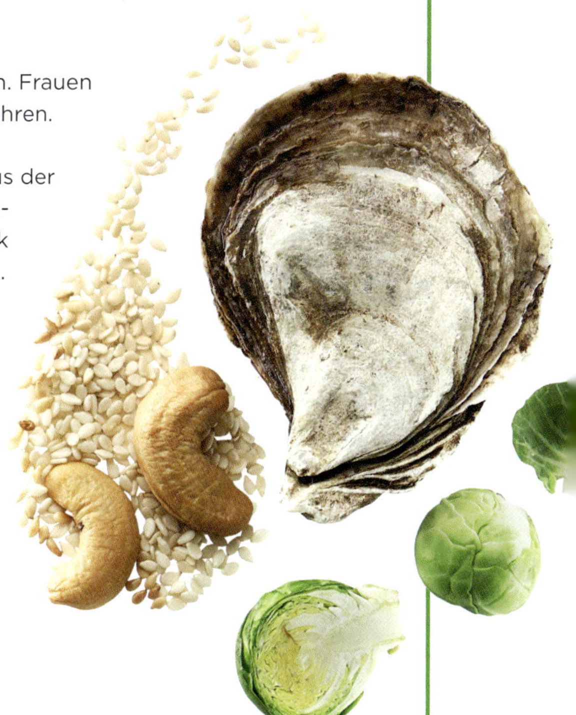

Rosenkohl, Cashewnüsse, Austern und Sesamsamen sind gute Zinkquellen.

greifer in die Flucht schlagen kann. Für Ihre inneren Bodyguards ist das Beste gerade gut genug.

H.I.L.F.E.-Nahrungsmittel liefern Ihnen genau jene vielfältige Kombination an Vitaminen und Mineralstoffen, die Ihre Immunarmee benötigt. Diese Nährstoffe unterstützen entscheidend die Funktion Ihrer Immunzellen. Sie helfen ihnen nicht nur, Angreifer zu bekämpfen, sondern auch, sie besser zu identifizieren, um sie aufzuhalten, bevor sie Ihrem Körper schaden.

C wie Erdbeeren

Bei Vitamin C denken Sie wahrscheinlich unwillkürlich zuerst an Orangensaft, aber auch Erdbeeren sind eine hervorragende Quelle für diesen Immunverstärker – und daneben reich an Ballaststoffen, Folsäure und Kalium. Bereits mit zehn Erdbeeren decken Sie Ihren Tagesbedarf an Vitamin C. Mischen Sie sie in Smoothies oder Joghurt, essen Sie sie als Dessert (ohne Zucker!) oder als Brotaufstrich statt Marmelade: Einfach beliebige Nussbutter auf eine Scheibe Vollkornbrot streichen und mit Erdbeerscheiben belegen.

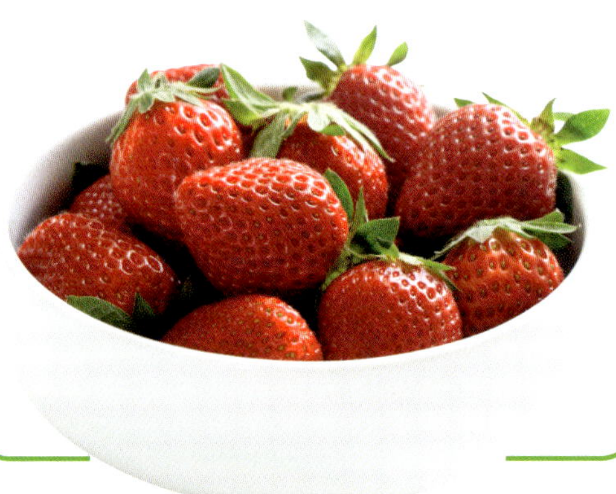

Stellen Sie sich Ihren Körper mal wie einen belebten Flughafen vor: Draußen wie drinnen wimmelt es überall von Menschen, aber niemand kommt bis ins Terminal, ohne mehrere Kontrollstationen zu passieren. Ein Teil Ihres Immunsystems arbeitet wie die Kontrolleure, die Gepäckstücke prüfen. Die meisten Koffer sind harmlos, aber manche müssen abgewiesen oder sogar zerstört werden. Manchmal rutschen aber Eindringlinge durch die Kontrollpunkte, und diese können dann Schäden anrichten.

Auf zellulärer Ebene beginnt alles mit der Kommunikation. Fresszellen (Makrophagen) sind immer in Alarmbereitschaft und überwachen den Körper wie Drogenspürhunde. Bei ihrer Arbeit fressen und zerstören sie kleinere eingedrungene Erreger gleich, aber wenn sie größere Probleme entdecken, rufen sie zur Verstärkung Abwehrzellen: T- und B-Zellen.

Das Immunsystem des Menschen kann erkennen, ob ihm etwas fremd ist, denn wie die Leute in der Warteschlange am Flughafen muss sich jede Zelle ausweisen können. Wenn Ihr Immunsystem Zellen erkennt, die nicht die richtige ID für Ihren Körper vorweisen, macht es sich daran, die Eindringlinge zu vernichten.

Manche Zellen greifen einfach alles Fremde an und töten alle Eindringlinge, mit denen Ihr Immunsystem nicht vertraut ist, egal ob es Bakterien, Viren, Pilze oder andere Mikroorganismen sind. Manchmal überreagieren Immunzellen auf solche Fremdlinge, was eine starke Entzündungsreaktion auslöst, also Allergiesymptome. Diese zeigen, dass Ihr Immunsystem ein bestimmtes Allergen loszuwerden versucht. Bei Autoimmunerkrankungen

Drei coole Arten, Äpfel zu essen

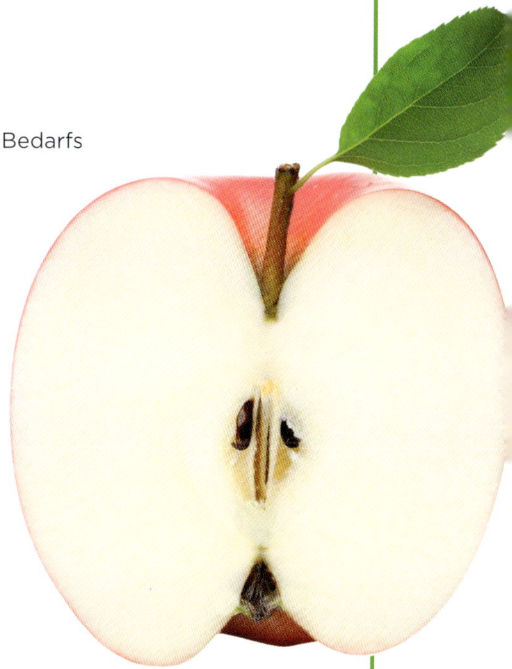

Ein großer Apfel enthält 5 g Ballaststoffe und 14 % Ihres täglichen Bedarfs an Vitamin C – wichtig fürs Abnehmen bzw. das Immunsystem. Am einfachsten ist es, herzhaft in einen Apfel zu beißen, zum Frühstück, als Zwischenmahlzeit oder Dessert. Probieren Sie zur Abwechslung auch dies:

Knusprige Apfel-Chips: Einen Apfel in dünne Scheiben schneiden, mit etwas Zimt bestreuen und bei 210 °C im Ofen ca. 45 Min. backen.

Apfelschnitze in Olivenöl mit frischem Thymian und Zitronensaft anbraten, mit einem Spritzer Aceto balsamico löschen.

Salatzutat: Einen Apfel stifteln und mit Kohl und geraspelten Karotten zu einem Krautsalat vermischen. Als Dressing eignet sich Joghurt mit Zitronensaft und ein klein wenig Ahornsirup.

greifen sie sogar Ihren eigenen Organismus an, weil sie gesunde körpereigene Zellen irrtümlich für Fremdzellen halten.

Die Ernährung ist eine lebenswichtige Verteidigung, weil viele Nährstoffe das Funktionieren Ihrer Immunzellen unterstützen. So können sie Eindringlinge identifizieren und zerstören und einen generellen Schutz vor vielen mikroskopischen Scharmützeln in Ihrem Körper herstellen.

Bei einer gewöhnlichen Infektion kommen Ihre Immunzellen mit voller Kraft angerauscht und stürzen sich auf die Erreger. Das Ergebnis: eine Entzündungsreaktion, verbunden mit den Symptomen, die Sie spüren: Triefnase, Halsschmerzen, Durchfall …

Mit zunehmendem Alter produzieren wir etwas weniger Immunzellen. Dann fällt es dem Körper natürlich etwas schwerer, Infektionen abzuwehren. Die Ernährung kann aber helfen, indem sie die Abwehrkräfte stärkt.

Um das Immunsystem durch Essen und Trinken optimal zu kräftigen, benötigen Sie eine ausgewogene Mischung aus Vitaminen und Mineralstoffen, sollten also besondere Aufmerksamkeit auf das »L« in meinen H.I.L.F.E.-Nahrungsmitteln legen, auf das lebenswichtige Gemüse und Obst. Ein farbenfroh damit gefüllter Teller unterstützt Ihr Immunsystem optimal. All die gesunden Verbindungen, die uns die Flora in Hülle und Fülle bietet, schützen unseren Körper.

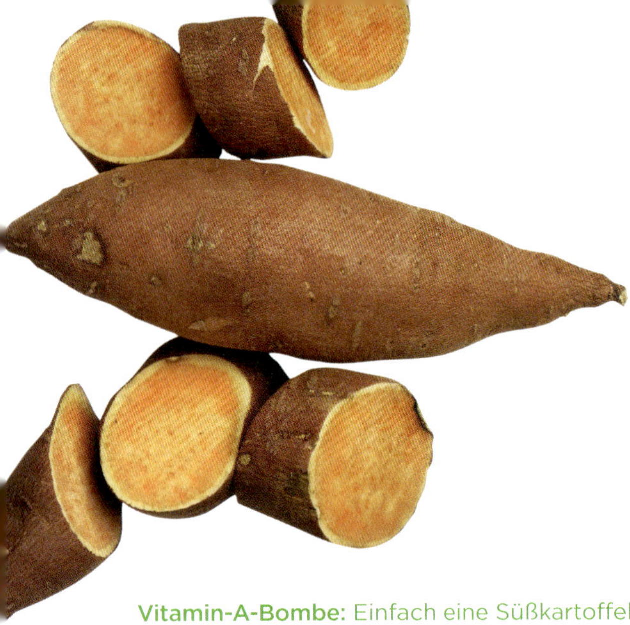

Vitamin-A-Bombe: Einfach eine Süßkartoffel rösten oder in die Mikrowelle legen und ein wenig Kürbis oder Sesam oder Parmesan sowie grünes Gemüse dazugeben.

Speziell Vitamin A verfügt über eine starke Schlagkraft, und Vitamin-A-Mangel ist mit höheren Infektionsraten und schwächerer Immunfunktion verbunden. Wie hilft Vitamin A? Es fungiert als wichtiger Wegweiser für die Immunzellen auf dem Weg zu den Krankheitserregern. Für die maximale Stärkung des Immunsystems sollten Sie regelmäßig Süßkartoffeln, Karotten, Kürbis und grünes Blattgemüse genießen.

Zusätzlich zu den Nahrungsmitteln mit Vitamin A haben sich noch einige weitere als besonders immunstärkend erwiesen:

Knoblauch wirkt antibakteriell, antiviral und pilzhemmend. Kein Wunder, dass Knoblauch auf meiner Liste der Nahrungsmittel ohne Obergrenze steht, und ich empfehle Ihnen ebenfalls, so viel davon zu essen wie nur möglich. Garen Sie Knoblauch mit Gemüse, geben Sie gehackten Knoblauch ins Salatdressing oder reiben Sie Fleisch vor dem Braten mit Knoblauch ein. Knoblauch senkt nachweislich den LDL- und den Gesamtcholesterinspiegel, verringert den Blutdruck und reduziert das Risiko von Blutgerinnseln und Schlaganfällen.

Huhn: Machen Sie sich auf jeden Fall eine gute Hühnersuppe, wenn Sie sich angeschlagen fühlen. Fügen Sie der Suppe Gemüse und Knoblauch hinzu, werden Sie eventuell gar nicht richtig krank.

Pilze enthalten leistungsfähige Verbindungen namens Beta-Glucane, die seit Langem für ihre immunstärkenden Eigenschaften bekannt sind. Sie stimulieren Ihr Immunsystem, indem sie sich an Makrophagen und andere weiße Blutkörperchen binden und deren Funktionen aktivieren.

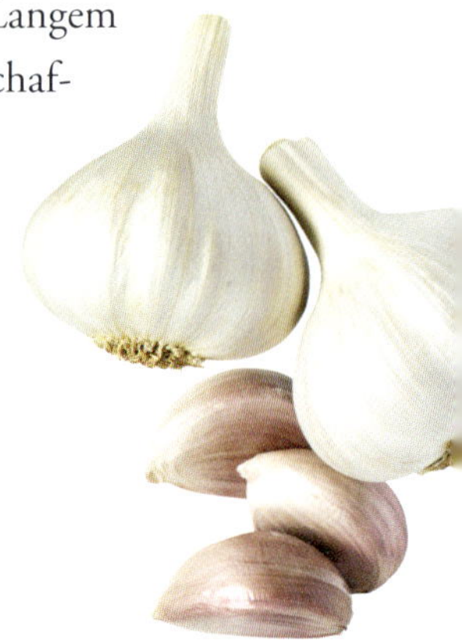

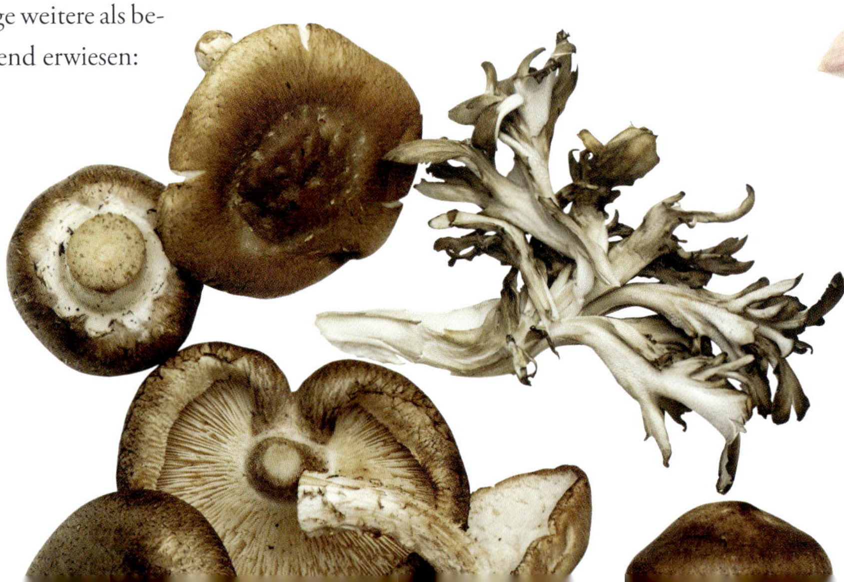

Ernährung bei Erkältungen

Ich bevorzuge Hühnersuppe, weil sie gereizte Atemwege beruhigt. Glauben Sie nicht an den Mythos, man könnte Fieber »aushungern«. Wenn Sie schwach sind, braucht Ihr Körper Nährstoffe und viel Wasser. Es ist also richtig, etwas Hilfreiches zu essen, wenn man krank ist. Hier noch ein paar Tipps:

Grüner Tee und Honig. Die Nährstoffe aus grünem Tee verhindern, dass Viren in Ihren Körper eindringen. Behalten Sie den Honig lange im Mund und schlucken sie ihn dann ganz langsam, damit er seine entzündungshemmende Wirkung auf den Schleimhäuten entfalten kann. Er hilft auch gegen Husten.

Gefrorene Trauben. Das Lutschen tiefgekühlter Trauben betäubt Halsschmerzen. Außerdem enthalten Trauben viel Vitamin C, einen der Schlüsselnährstoffe für ein starkes Immunsystem.

Gemüsesaft. Er kann Ihnen die dringend benötigten Nährstoffe liefern, wenn Sie für feste Nahrung nicht genug Appetit haben.

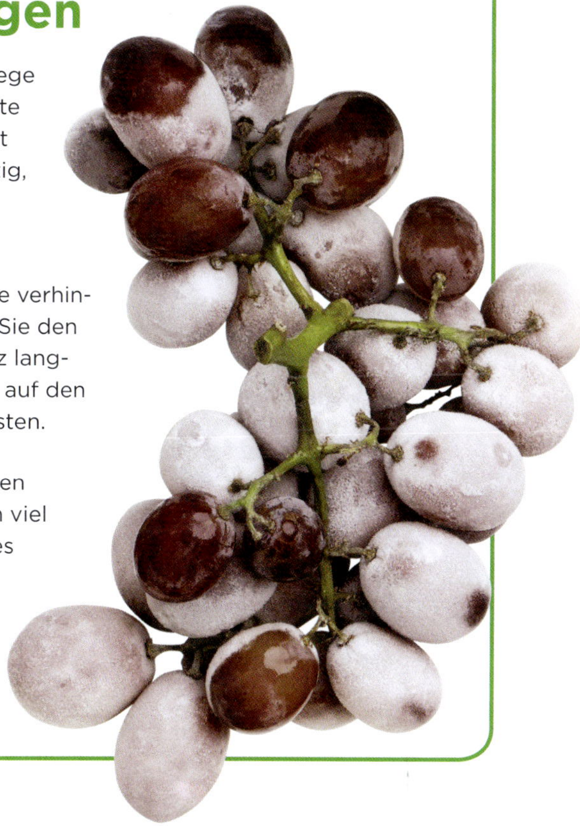

Joghurt oder Kefir: Die guten Bakterien (Probiotika) darin können Ihrem Immunsystem auf die Sprünge helfen. Eine Studie ergab, dass Erkältungspatienten, die probiotische Ergänzungsmittel einnahmen, sich schneller erholten als diejenigen der Vergleichsgruppe, die ein Placebo erhielten. Außerdem stuften sie ihre Symptome zu 34 % weniger stark ein als die Letzteren. Achten Sie auf die Etiketten und bevorzugen Sie Produkte, die Bakterien der Stämme *Lactobacillus* und *Bifidobacterium* enthalten.

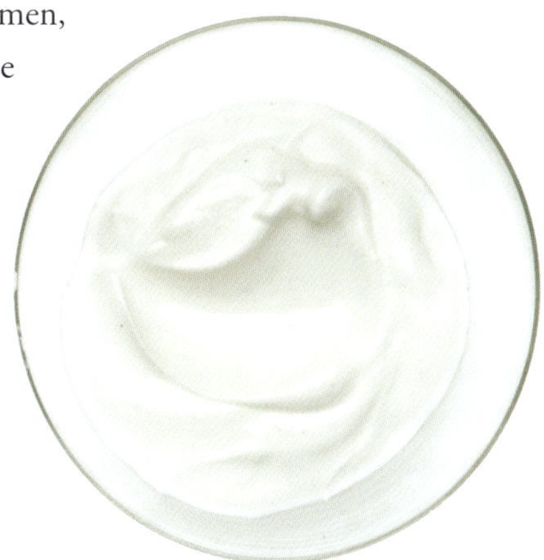

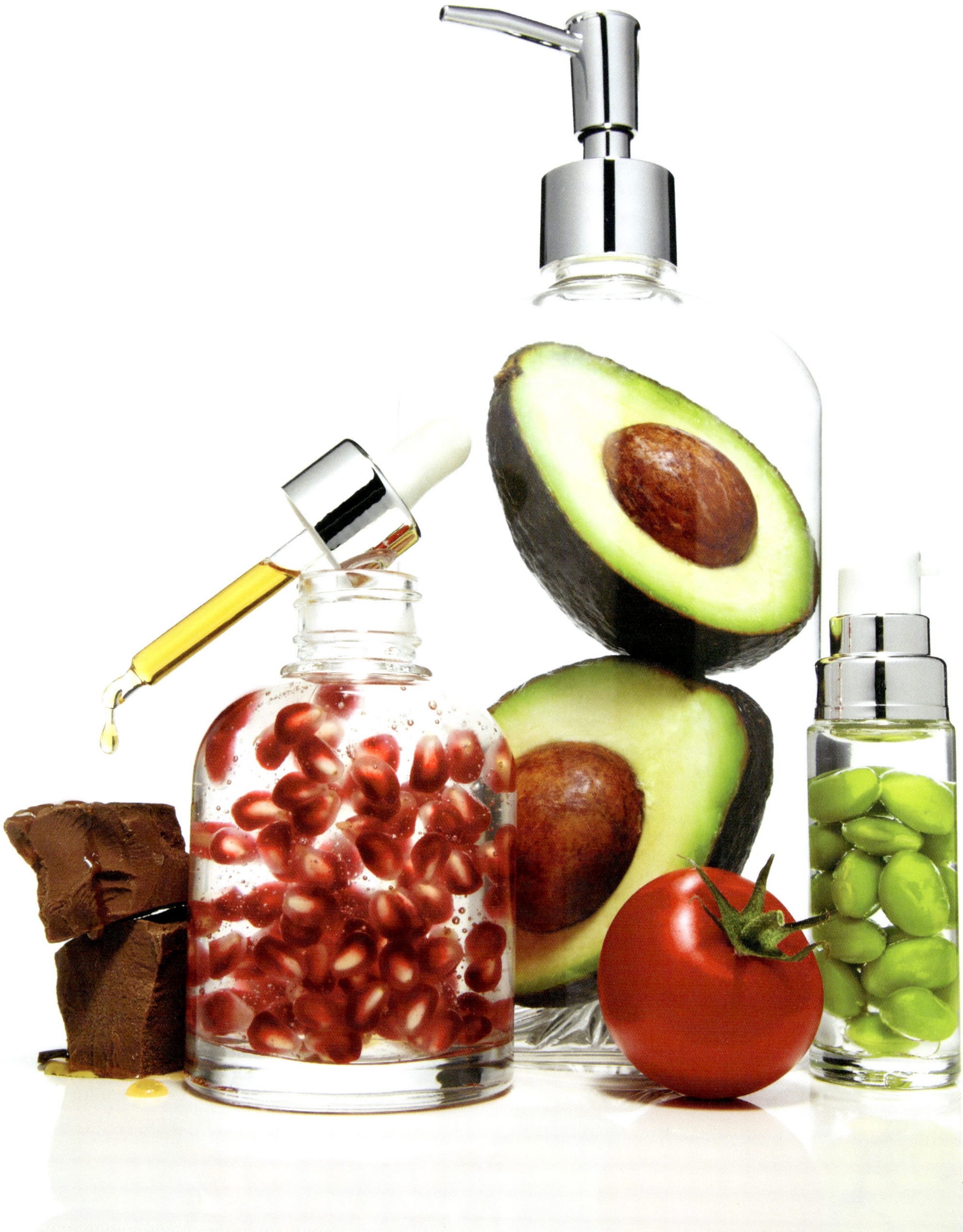

12.

H.I.L.F.E. für die Schönheit: Haut und Haare

Attraktives Aussehen beginnt mit dem, was im Körper passiert

Ich erzähle gern scherzhaft, dass die Ehe zwischen mir und Lisa unsere Väter arrangiert haben, weil sie jahrelang befreundet waren, bevor wir uns kennenlernten. Lisas Vater Gerry lernte ich näher kennen, als er als Gastprofessor in die Türkei kam und ich ein wenig den Fremdenführer für ihn spielte. Aber mit seinen Kindern hatte ich damals keinen Kontakt. Ein paar Jahre später trafen meine Eltern in Philadelphia Lisas Eltern zum Abendessen, und ich, damals noch junger Medizinstudent, kam auch. Lisa ebenfalls.

Als ich sie das erste Mal sah, kam sie mir vor wie eine Taube. So rein, lieblich und voller Anmut. Sie hielt mich für den Oberkellner. Ähnliches wie unsere Geschichte erzählen viele Paare über ihr erstes Aufeinandertreffen: Bei uns beiden (oder bei mindestens einem) kribbelte es sofort.

Das Klischee der Liebe auf den ersten Blick bewahrheitete sich bei mir: Ich fand Lisa einfach umwerfend. Die körperliche Anziehung damals war der Auslöser für eine lebenslange spirituelle und seelenvolle Verbindung. Dieser erste Funke war der Ausgangspunkt für eine Ehe, die die nächsten zwei Generationen unserer Familien hervorgebracht hat.

Was ich eigentlich sagen wollte: Das Aussehen spielt eine Rolle. Nicht rein oberflächlich, sondern auf eine tiefere, evolutionsbiologische Weise. Gutes Aussehen deutet auf gute Gesundheit und Fruchtbarkeit hin. Tief im Unterbewusstsein beurteilen wir die andere Person anhand ihres Aussehens danach, ob sie zu uns passt, über gute Gene verfügt und stark genug ist, potenzielle Kinder zu beschützen.

Außerdem muss ich anmerken, dass Lisas ganze Familie gut aussah. Alle hatten einen strahlenden Teint und volles Haar. Man sah ihnen an, wie gesund sie waren. Und das erstreckte sich sogar auf ihre Haustiere – die diversen Katzen, Hunde und Pferde wären alle ideale Modelle für Tierposter gewesen.

Gemüsezubereitung

Holen Sie das Beste aus hautfreundlichen Lebensmitteln heraus: Die Antioxidantien aus Tomaten und Karotten – Lycopin und Betacarotin – wirken stärker, wenn Sie das Gemüse mit gesundem Fett wie Olivenöl garen. Lebensmittel mit dem Antioxidans Vitamin C (Paprikaschoten, Brokkoli, Grünkohl) sollten Sie am besten roh essen oder nur leicht anbraten, sodass sie weder ihre Farbe noch ihre Knackigkeit verlieren. Übrigens isst der Durchschnitts-US-Bürger 11 Kilo Tomaten pro Jahr, und volle 59 % davon in Form von Dosentomaten, zum Beispiel als Pizzabelag. Sehr beliebt sind auch zuckerhaltiges Ketchup und Saucen, also verarbeitete Tomaten statt der rohen, und deshalb weniger empfehlenswert. Essen Sie sie besser so, wie die Natur es vorgesehen hat.

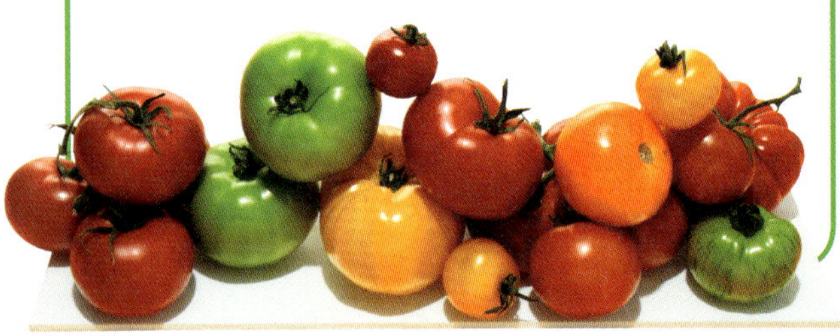

Ich habe keinen Zweifel daran, dass Lisas blühendes Aussehen von ihrer Ernährung herrührte. Wie in der Einleitung erwähnt, baute ihre Familie im Gemüse Garten an und konsumierte kaum Zucker. Selbst ihre Haustiere bekamen Trockenfutter zu fressen, das nicht mega-verarbeitet war.

Ich möchte kurz auf zwei Dinge eingehen, die auf den ersten Blick für die Gesundheit nicht sonderlich bedeutsam erscheinen: die Haut und das Haar. Der Zustand von beidem ist aus zwei Gründen wichtig: Erstens können Haut- und Haarprobleme auf andere körperliche Probleme hinweisen. Zweitens gibt es eine Beziehung zwischen Ihrem Aussehen und der Funktion Ihres Körpers.

Ihr äußeres Erscheinungsbild ist ein starker Indikator Ihrer inneren Gesundheit. Wenn wir frisch und stark aussehen, fühlen wir uns wahrscheinlich auch so. Und was wir in der Küche tun, ist mindestens so wichtig wie das, was wir vor dem Badezimmerspiegel anstellen. Denn Haut und Haar benötigen Vitamine und Nährstoffe, die sie kräftig und lebendig halten. Es überrascht nicht, dass Antioxidantien und Vitamine zu den Schlüsselbestandteilen vieler Haut- und Haarpflegeprodukte gehören. Sie schützen Haut und Haar und halten sie geschmeidig.

Der Zusammenhang zwischen Essen und Aussehen ist seit alters her bekannt. Die Azteken aßen Avocados nicht nur wegen des Geschmacks, sondern weil das Öl dazu beitrug, ihre Haut in einem rauen, windigen Klima zu rehydrieren. In fernöstlichen Kulturen werden seit Langem verschiedene Kräuter als Inhaltsstoffe zur Revitalisierung der Haut verwendet. Die alten Ägypter benutzten Sesamöl und andere Öle, um die Haut weich und

Gesichtspeeling selber machen

Für einen frischeren Teint können Sie selbst ein Peeling aus reinen, unbedenklichen Lebensmitteln herstellen und damit abgestorbene Hautschüppchen sanft entfernen. Nach einem solchen Peeling sieht die Haut frischer und gesünder aus.

Wenden Sie Ihre Mixtur ein- bis zweimal pro Woche abends vor dem normalen Waschen an. Mischen und kombinieren Sie die unten genannten Zutaten (eine aus jeder Spalte), um Ihre hautfreundlichen Zubereitungen zu kreieren.

Peeling (4 EL)	Bindemittel (4 EL)	Aromaöl (optional; ein paar Tropfen)	Verstärker (2 EL)

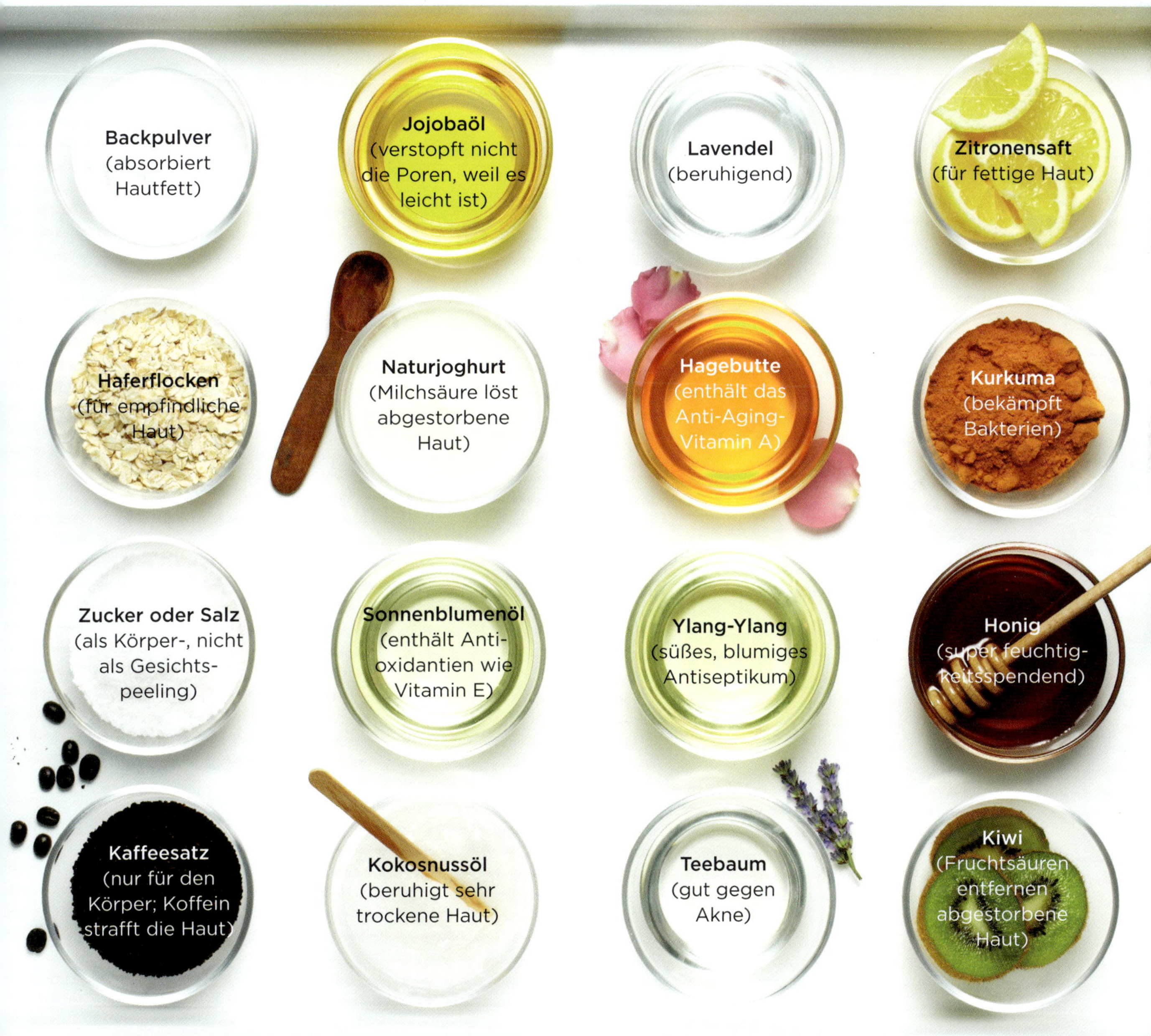
Backpulver (absorbiert Hautfett)
Jojobaöl (verstopft nicht die Poren, weil es leicht ist)
Lavendel (beruhigend)
Zitronensaft (für fettige Haut)
Haferflocken (für empfindliche Haut)
Naturjoghurt (Milchsäure löst abgestorbene Haut)
Hagebutte (enthält das Anti-Aging-Vitamin A)
Kurkuma (bekämpft Bakterien)
Zucker oder Salz (als Körper-, nicht als Gesichtspeeling)
Sonnenblumenöl (enthält Antioxidantien wie Vitamin E)
Ylang-Ylang (süßes, blumiges Antiseptikum)
Honig (super feuchtigkeitsspendend)
Kaffeesatz (nur für den Körper; Koffein strafft die Haut)
Kokosnussöl (beruhigt sehr trockene Haut)
Teebaum (gut gegen Akne)
Kiwi (Fruchtsäuren entfernen abgestorbene Haut)

jugendlich aussehen zu lassen; sie fertigten Seife mit Olivenöl an. Kleopatra nahm Milchbäder, um ihre Haut zu erfrischen und zu beruhigen.

Die Menschen in den antiken Kulturen experimentierten intuitiv mit ihren Nahrungsmitteln, um ihre Körper zu stärken und zu verschönern, und behielten bei, was sich bewährte. Das ist heute nicht anders. Als meine Tochter Arabella eine Weile an trockener, stumpfer Haut litt, schlugen wir ihr vor, verstärkt Omega-3-Fettsäuren zu verzehren, weil diese Fette gesundheitsfördernde Eigenschaften haben. Zuerst probierten wir das an unseren Haustieren aus; nachdem sich ihr Fell deutlich verbessert hatte, wurde Arabella unser nächstes Versuchskaninchen. Tatsächlich wurde Arabellas Haut allmählich wieder viel schöner – dank der langkettigen Omega-3-Fettsäuren DHA und EPA, die der Haut Feuchtigkeit und Spannkraft geben. Arabella litt nicht an Akne, aber Omega-3-Fettsäuren wirken nachgewiesenermaßen auch dagegen. Wie Sie sich vielleicht erinnern, sind diese in Kaltwasserfischen wie Lachs,

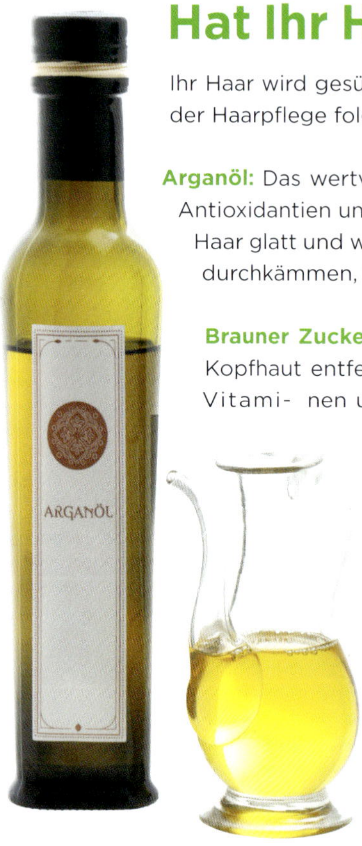

Hat Ihr Haar Appetit darauf?

Ihr Haar wird gesünder sein und aussehen, wenn Sie sich einmal pro Woche bei der Haarpflege folgende Komponenten zunutze machen.

Arganöl: Das wertvolle Öl aus dem Samen des Arganbaums in Marokko enthält Antioxidantien und Vitamin E. Es hilft, Haarausfall zu verhindern, und macht das Haar glatt und weich. Reiben Sie einen Tropfen ins nasse Haar ein. Dann einmal durchkämmen, um das Öl zu verteilen, danach das Haar wie gewohnt stylen.

Brauner Zucker: ein natürliches Peeling, das abgestorbene Zellen auf Ihrer Kopfhaut entfernen kann. Kombinieren Sie ihn mit Avocadoöl, das reich an Vitaminen und Antioxidantien ist: Mischen Sie einen Teil Avocadoöl und zwei Teile braunen Zucker. Befeuchten Sie Ihr Haar und reiben Sie die Mischung einige Minuten lang in die Kopfhaut ein. Danach spülen und wie gewohnt mit Shampoo waschen.

Espresso: Mit einem Schuss Espresso in der Haarspülung geben Sie braunem Haar eine Farbauffrischung, die es satt und kräftig aussehen lässt. Für blondes Haar verwendet man Kamillentee, Rothaarige können eine Mischung aus Karotten- und Rote-Bete-Saft zu gleichen Teilen verwenden. Mischen Sie die Zutaten in die Spülung und massieren Sie sie ins feuchte Haar ein. 15 Min. einwirken lassen, dann gründlich spülen. Haarspülung ohne die Zusätze erneut auftragen und nochmals spülen.

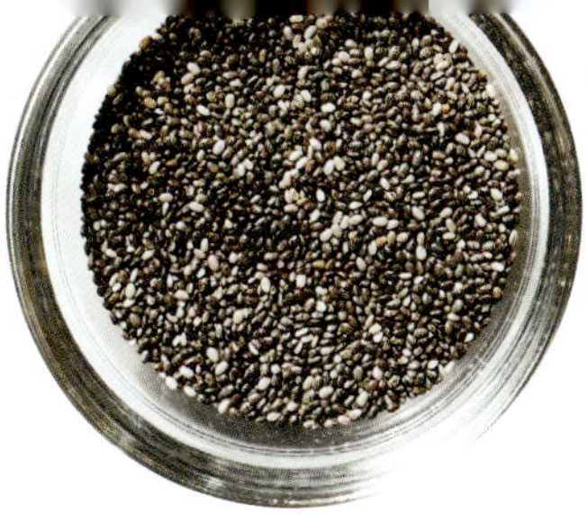

Noch eine Möglichkeit, von Omega-3-Fettsäuren zu profitieren: 1 EL Chiasamen in 1 EL Wasser einweichen, etwas aufquellen lassen und dann in sie Salatsauce rühren.

Hautkrankheiten

Wenn Sie an Rosazea (typisch dafür sind Hautrötungen im Gesicht) oder Akne leiden, könnte die Ursache im Darm zu suchen sein. Natürliche Präbiotika, wie sie etwa in Grünkohl stecken, können dagegen helfen. Diese Fasern regen Wachstum und Aktivität der guten Darmbakterien an. Auch Walnüsse mit ihren Omega-3-Fetten beruhigen Hautausschläge.

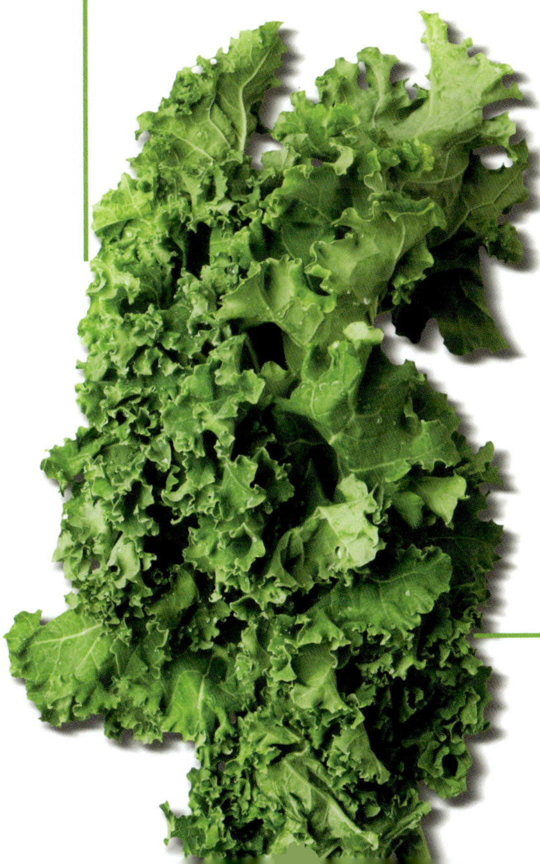

Thunfisch und Sardinen enthalten, ebenso in Walnüssen und Chia- oder Leinsamen.

Was innen gut für den Körper ist, nützt ihm genauso auch außen. Wenn Sie den 21-Tage-Plan absolvieren und meiner H.I.L.F.E.-Formel folgen, werden Sie nicht nur von den Inhaltsstoffen profitieren, die Haut und Haar zugutekommen, sondern auch einige der Schuldigen ausmerzen, die bis dahin Ihr inneres Leuchten gedimmt haben.

Es überrascht mich gar nicht, dass Einfachzucker sich besonders unvorteilhaft auf die Haut auswirkt. Warum? Sie haben es erraten: Entzündungen. Wenn Sie ein gesüßtes Nahrungsmittel essen, steigt Ihr Blutzuckerpegel etwa 15 Minuten lang an. Als Reaktion produziert Ihr Körper ein Protein, das eine Entzündung auslöst. Das könnte einer der Gründe dafür sein, dass Menschen oft Hautprobleme nach dem Verzehr von Süßigkeiten haben. Darüber hinaus kann ein höherer Blutzuckerspiegel die Kollagenfasern versteifen, was die Haut unelastisch macht. Zucker haftet an Proteinen und macht die Haut fahl. Deshalb haben Diabetiker oft einen verfärbten Teint.

Ihre Haut ist Ihre anatomische Schutzhülle und damit ziemlich wichtig. Die meisten von uns kümmern sich aber erst dann um ihre Haut, wenn sie brennt, faltig wird oder ungebetenen Besuch bekommt: Was habe ich da? Sind das Ameisenbisse oder Pickel oder ist das ein Pilz?

Angesichts des genialen Aufbaus der Haut sollten wir ihr mehr Aufmerksamkeit widmen. Mit 70 % Wasser, 25 % Eiweiß und 5 % Fett ist die Haut das größte Organ des Körpers und macht 15 % des Körpergewichts aus. Die Haut wirkt als Barriere nach außen, ist aber auch ein Absorptionsgefäß. Es gibt heute Tausende chemische Substanzen, die unsere Haut leicht aufnehmen kann. Deshalb sollten Sie Ihre Verpackung mit Nährstoffen versorgen, die nicht nur ihr Aussehen verbessern, sondern auch die darunter liegenden Strukturen stärken, um gesundheitsschädliche Chemikalien aus dem Körper fernzuhalten.

Die Oberhaut oder Epidermis ist der sichtbare Teil unserer Haut. Da die obersten Zellen etwa alle 30 Tage absterben, ist es eine sich selbst laufend verjüngende Schicht. Die innerste Schicht, das Unterhautgewebe, besteht aus Fett und isoliert den Körper gegen die Umgebungstemperatur.

Am aktivsten aber ist die Lederhaut (Dermis), die mittlere Hautschicht. Darin sitzen die Haarfollikel und Schweißdrüsen sowie winzige Blutgefäße und Lymphknoten zur Abwehr von Giftstoffen.

Die Dermis besteht aus Hautzellen, den Fibroblasten. Das sind ihre Arbeitspferde, denn sie bilden Kollagen und Elastin, jene Proteine, die der Haut Kraft, Geschmeidigkeit und Spannkraft geben. Dass die Haut altert oder ihren Glanz verliert,

Die Haut von innen waschen

Etwas, worunter die Haut oft leidet, ist ein Mangel an Feuchtigkeit. Jeden Tag viel Wasser zu trinken wird Ihnen zu einem strahlenden Teint verhelfen. Aber auch feste Nahrung versorgt Sie mit Flüssigkeit; Gurken enthalten 96 % und Tomaten 94 % Wasser. Beim Obst enthalten Wassermelonen sowie Honigmelonen, Cantaloupe-Melonen und Erdbeeren besonders viel Wasser. All diese Nahrungsmittel versorgen Ihre Haut gut mit Feuchtigkeit.

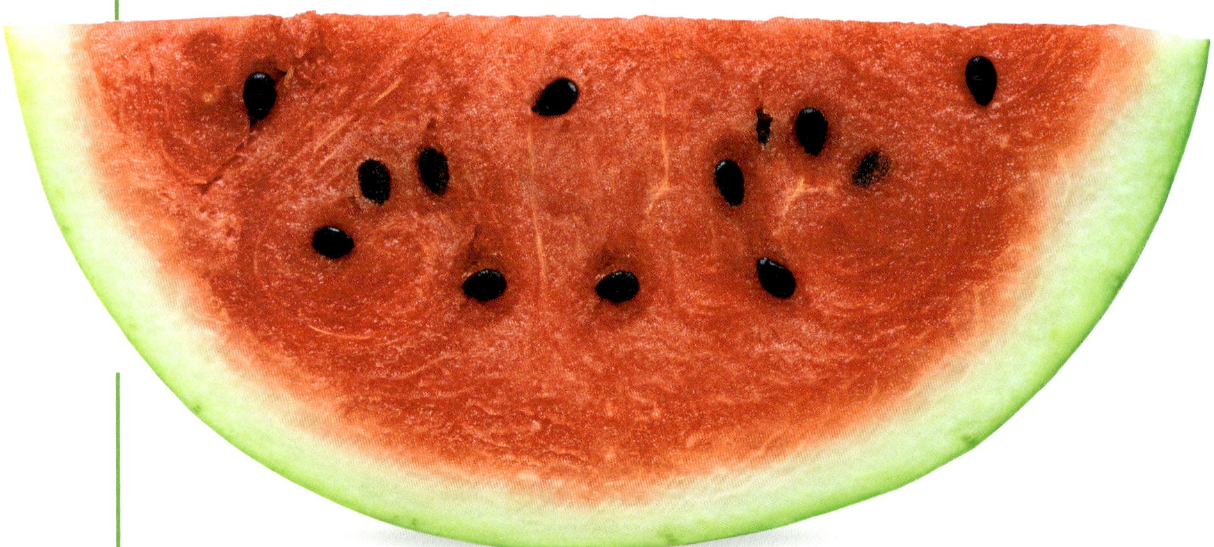

liegt an der allmähliche Schwächung von Kollagen und Elastin durch Sonneneinstrahlung, Toxine und schlechte Ernährung. Die Haut verliert dann ihre Elastizität. Sie erschlafft und zeigt Risse.

Da die Haut indirekt an den Muskeln befestigt ist, können sich Falten bilden, wenn Sie sich bewegen. Wiederholte Bewegungen über einen längeren Zeitraum verschleißen die Haut, was zu Entzündungen führt und das Kollagen schädigt. Dieser Prozess führt im Lauf der Jahre zu immer tieferen Falten und Runzeln.

Wenn Sie Falten und die allgemeine Alterung der Haut gering halten wollen, müssen Sie Ihre Haut vor äußeren Einflüssen schützen, etwa indem Sie regelmäßig Sonnenschutz verwenden, und sie mit Lebensmitteln nähren, die das Elastin und Kollagen stärken.

Ein kurzer Blick aufs Haar: Wir haben bis zu 150.000 Haarfollikel auf dem Kopf. Diese Zahl bleibt über die Zeit konstant; was sich ändert, sind Dicke und Beschaffenheit der Haare und ob sie tatsächlich auf dem Kopf bleiben. Vielleicht das Interessanteste, was man über die Gesundheit der Haare wissen sollte: Jedes Haar hat seine eigene Blutversorgung in Form winziger Blutgefäße im Haarfollikel. Das ist der lebende Teil, sozusagen die Knolle an der Basis des Haars. Das eigentliche Haar, das wir oberhalb der Haut sehen, ist der tote Teil, obwohl er aus Proteinen besteht, die sein Aussehen beeinflussen. Die richtigen Lebensmittel nähren die Zellen, die das Haar üppig wachsen lassen, und verbessern die Qualität der Fette, mit denen die Talgdrüsen jedes Haar imprägnieren.

H.I.L.F.E.-Nahrungsmittel sind voll von Nährstoffen, die Ihnen zu einer schönen Gesichtshaut verhelfen, Ihre Kopfhaut stärken und die Haut am ganzen Körper verbessern. Wenn Sie *wirklich* etwas für die Gesundheit Ihrer Haut tun wollen, beginnen Sie jeden Tag mit einem Frühstück, das ich genau zu diesem Zweck kreiert habe.

Hier sind meine Empfehlungen:

Frühstücksdrink

Beginnen Sie den Tag mit einer Tasse grünem Tee. Laut einer Studie im *Journal of Nutrition* zeigten Frauen, die drei Monate lang regelmäßig grünen Tee tranken, 25 % weniger Schäden durch UV-Strahlen. Grüner Tee enthält EGCG (Epigallocatechingallat), ein Antioxidans, das die Hautgesundheit fördert, indem es vor Sonnen-

Das beliebteste Superfood überhaupt

Hochwertige Schokolade enthält Flavonoide, die nachweislich die Durchblutung der oberen Hautschicht um bis zu 100 % verstärken. Außerdem versorgt sie die Epidermis mit Sauerstoff, Vitaminen und Mineralstoffen, sodass sie besser neue Zellen bilden kann. Meine drei Lieblingsschokoladenprodukte sind Zartbitter mit mindestens 70 % Kakao, ungesüßtes dunkles Kakaopulver und Kakaonibs, pure, knackige Stückchen von Kakaobohnen.

schäden schützt. Die Sonnencreme sollten Sie trotzdem nicht weglassen. Achten Sie auch darauf, den ganzen Tag über genug Wasser zu trinken.

Frühstücksspeisen

Option 1: Gemüse-Omelett. Eier enthalten die Stoffe Lysin und Prolin. Dabei handelt es sich um Aminosäuren, die helfen, Kollagen zu bilden. Eigelb brauchen Sie nicht zu scheuen: Es ist reich an Vitamin B_{12}, das gegen dunkle Hautflecken wirken kann, und liefert hydratisierende, also befeuchtende, Nährstoffe wie Lutein und Zeaxanthin. Fügen Sie dem Omelett Ihr bevorzugtes Gemüse hinzu und außerdem etwas Spinat (siehe Rezept auf Seite 316). Dunkles Blattgrün liefert Ihnen Karotinoide, also sekundäre Pflanzenstoffe (Phytonährstoffe), die die Haut straff halten. Auch gelbe Paprikaschoten, Karotten und Kürbis enthalten Karotinoide. Eine britische Studie ergab, dass Frauen mit einer höheren Aufnahme von Karotinoiden weniger Krähenfüße hatten. Eine weitere empfehlenswerte Zutat sind Shiitakepilze, eine gute Quelle für Zink und Kupfer. Der Mineralstoff Zink verbessert nachweislich die Fähigkeit der Haut, sich selbst zu heilen. Kupfer braucht der Körper, um Kollagen zu bilden.

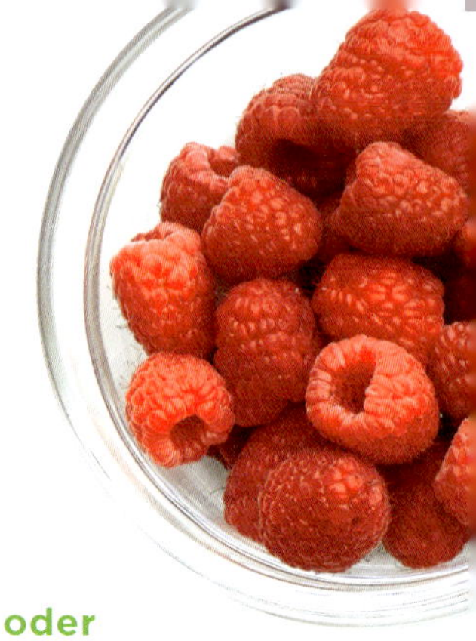

Option 2: Haferflocken oder Smoothie. Egal ob Sie sich für Haferflocken oder einen Smoothie entscheiden, fügen Sie eine oder mehrere der folgenden Zutaten hinzu:

Chiasamen. Mit 2 EL Chiasamen nehmen Sie stattliche 5000 mg Omega-3-Fettsäuren auf. Diese verhindern Feuchtigkeitsverlust in der Haut und bremsen so die Faltenbildung. Der Verzehr von Omega-3-Fettsäuren kann auch zur Vorbeugung gegen Melanome beitragen.

Granatapfelkerne. Diese empfehle ich Ihnen wegen der darin enthaltenen Antioxidantien und Vitamin C, das hilft, die Bildung neuer Hautzellen anzuregen. Eine Studie ergab, dass Menschen, die viel Vitamin C zu sich nehmen, seltener einen trockenen, faltigen Teint hatten.

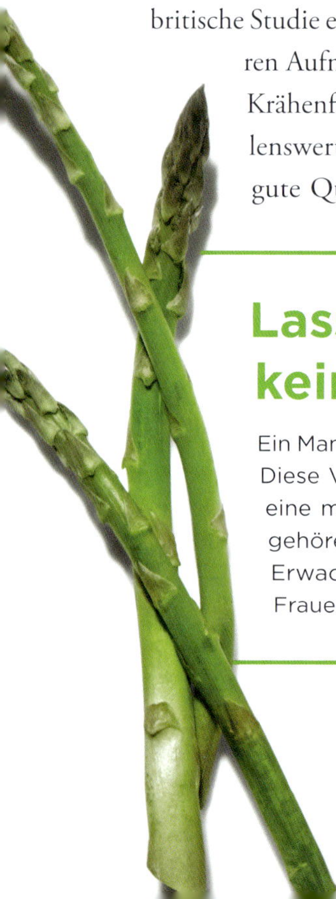

Lassen Sie sich keine grauen Haare wachsen

Ein Mangel an Vitamin B_9 (Folsäure) oder Vitamin B_{12} kann zu vorzeitig grauem Haar führen. Diese Vitamine helfen bei der Produktion von DNA und RNA und produzieren Methionin, eine mit der Haarfarbe verbundene Aminosäure. Zu den folsäurereichen Lebensmitteln gehören Spargel, Kichererbsen, Linsen, Limabohnen, Spinat, gegarter Reis und Nudeln. Erwachsene sollten täglich 400 µg (Mikrogramm) Folsäure aufnehmen, schwangere Frauen 600 µg, stillende Frauen 500 µg.

Himbeeren, weil sie das Antioxidans Ellagsäure enthalten, das vor kollagenabbauenden Sonnenschäden schützt.

Kokosnuss, weil sie entzündungshemmende Fette enthält. Sie hemmt Entzündungen und hilft so, den Abbau von Kollagen zu verhindern.

Option 3: schnelles Frühstück. Brauchen Sie ein schnelles, aber hautfreundliches Frühstück? Probieren Sie eine Scheibe Vollkorntoast mit Mandelbutter, Bananenscheiben und einem Klecks Honig. Zwei Esslöffel Mandelbutter decken die Hälfte Ihres täglichen Vitamin-E-Bedarfs. Vitamin E ist ein Antioxidans, das vor freien Radikalen schützt, die zu vorzeitigem Altern und Hautkrebs führen können. Außerdem enthält Mandelbutter ungesättigte Fettsäuren, die gegen Hauttrockenheit wirken und die Faltenbildung mindern. Honig enthält Spurenelemente wie Mangan und Selen, die gegen freie Radikale wirken. Anders als weißer Zucker besitzt Honig einen niedrigen glykämischen Index und schützt dadurch vor starken Blutzuckerspitzen, die die Haut schneller altern lassen.

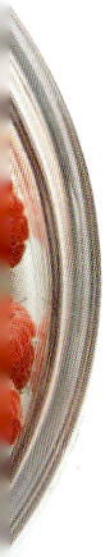

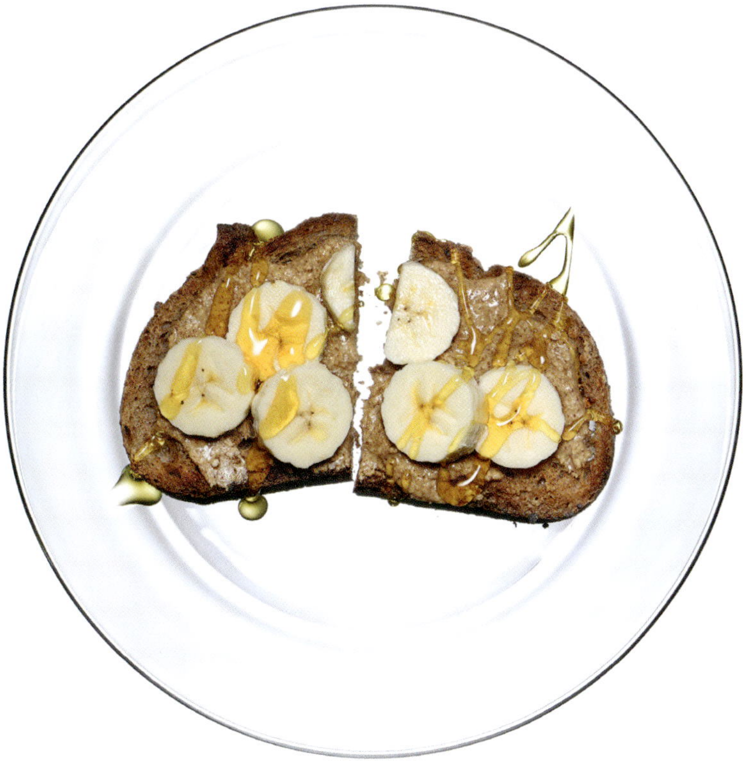

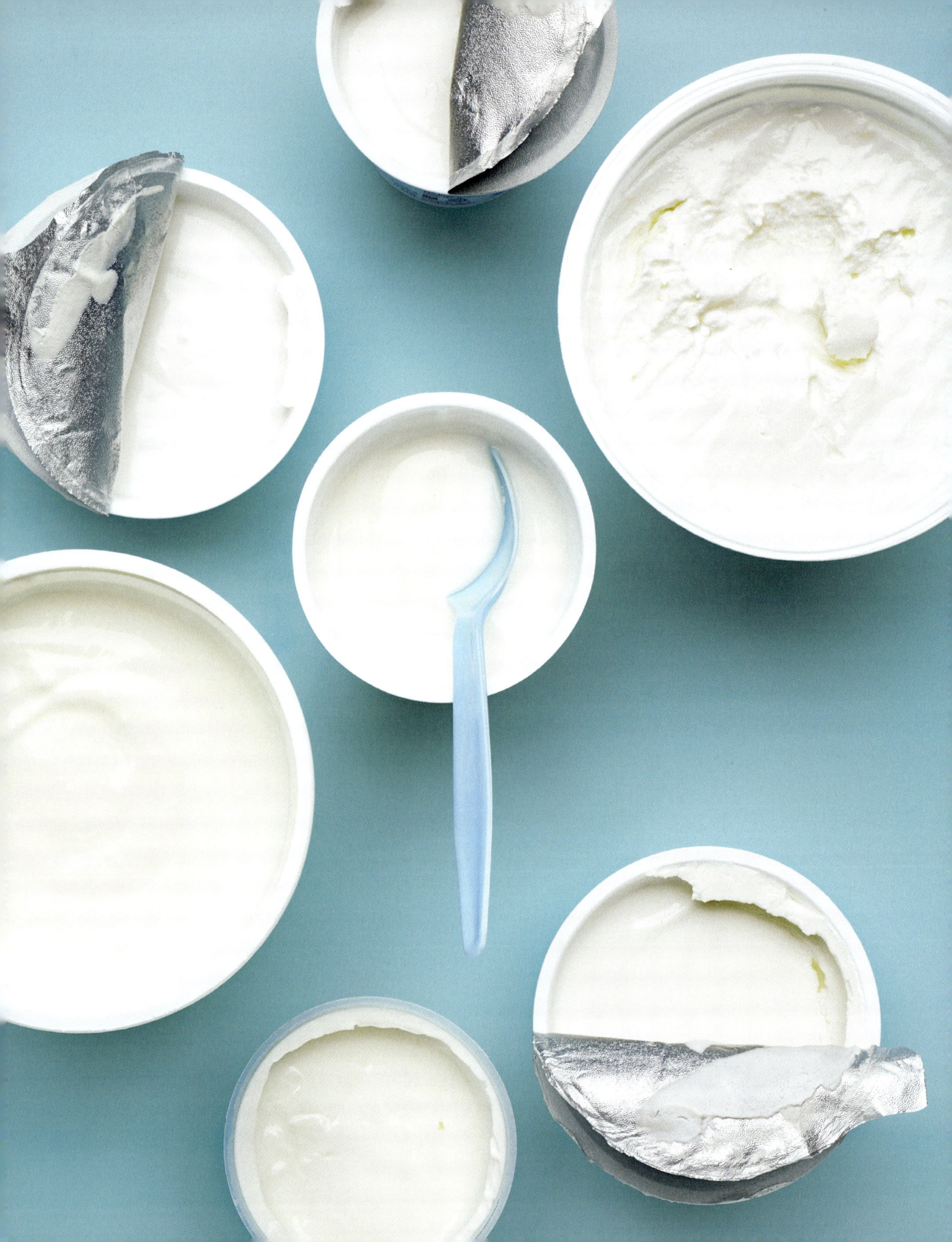

13.

H.I.L.F.E. für einen gesunden Darm

Der Verdauungstrakt ist eine Kommandozentrale Ihres Körpers. Wie Sie ihn bei Laune halten, Ihren Bauch beruhigen und zugleich Ihre allgemeine Gesundheit verbessern

Fragen auch Sie sich manchmal: *Warum ist mein Bauch so dick?* Und dann wahlweise: *Warum leide ich an Blähungen, Durchfall, Verstopfung oder einem schlechten Gefühl im Magen?*

Egal wie es Ihnen damit geht, Ihr Verdauungssystem – dieses komplizierte System aus mehreren Organen, die am Verdauungsprozess beteiligt sind – ist wirklich Ihr zweites Gehirn, denn es spielt eine wichtige Rolle für Ihre Stimmung, Ihre Immunabwehr und viele andere Aspekte der allgemeinen Gesundheit. Bevor ich auf die bekannten Verdauungsbeschwerden eingehe, möchte ich, dass Sie, ob Sie nun unter Bauchschmerzen leiden oder nicht, die Funktionsweise eines der wichtigsten Kontrollzentren Ihres Körpers verstehen.

Wie Ihr Gehirn steuern auch Ihr Magen, Ihr Dünn- und Ihr Dickdarm vieles von dem, was Sie tun, wie Sie sich fühlen, wie Sie sich verhalten und wie Ihr Gesundheitszustand ist. Manche dieser Organe verarbeiten sogar dieselben Hormone wie das Gehirn. So ist etwa das Wohlfühlhormon Serotonin in großer Menge in Ihrem Darm vorhanden. Schauen wir uns an, wie das alles zusammenwirkt und warum es in diesem Kapitel um mehr als nur Verstopfung und Blähungen geht.

Sie beherbergen schätzungsweise 100 Billionen Bakterien in Ihrem Organismus – Ihre Darmflora oder Ihr sogenanntes Mikrobiom. Verschiedene Arten von Bakterien haben verschiedene Funktionen, und wie in einem Western gibt es auch hier die Guten und die Bösen. Einige helfen Ihrer Gesundheit, andere sind eher schädlich. Das Ziel ist es nun aber nicht, die schlechten ganz auszurotten, sondern vielmehr, ein Gleichgewicht zwischen beiden herzustellen. Manche Forscher vergleichen das System gerne mit einem Regenwald, weil eine große Artenvielfalt nötig ist, damit das Ökosystem floriert. Gute Bakterien unterstützen Ihr System, die bösen dagegen können Ärger machen, wenn es zu viele von ihnen gibt, und den Körper vergiften.

Das Mikrobiom ist etwa so vielgestaltig wie ein blühender Regenwald. Je mehr Arten nützlicher Tierchen Sie beherbergen, desto gesünder sind Sie wahrscheinlich. Die Wissenschaftler beginnen erst allmählich, den Nutzen all der Mikroben zu erforschen, aber wir wissen schon jetzt, dass der Darm mit mehr als 1000 Arten die größte Vielfalt im Körper birgt. Die Experten glauben, dass Ihre Darmgesundheit genauso viel Einfluss auf Ihre allgemeine Gesundheit haben kann wie Ihre Gene.

Die Darmbakterien scheinen zahlreiche Dinge zu beeinflussen:

Entzündungen: Manche Ihrer bakteriellen Bewohner spalten die Nahrung auf und tun Gutes mit den Abbauprodukten. Wenn Sie das Richtige essen, helfen diese Bakterien Ihrem Körper, Vitamine zu bilden und das Essen in Nährstoffe wie kurzkettige Fettsäuren umzuwandeln, die zu den besten Entzündungshemmern im Körper gehören. Nach dem Verzehr von Fett und Stärke dagegen bilden sich in Ihrem Körper Endotoxine (beim Zerfall von Bakterien frei werdende Giftstoffe), gegen die Ihr Immunsystem angeht, was eine Entzündung bedeutet.

Appetit: Wissenschaftler haben festgestellt, dass schlanke Menschen eine weit vielfältigere Bakterienpopulation aufweisen als Übergewichtige. Bei einer

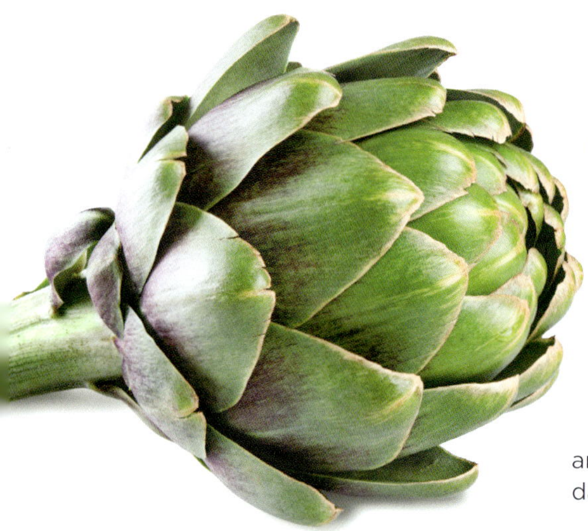

Faserreiche Artischocken sind reizvoll zu essen und leichter zuzubereiten, als man denkt. Entfernen Sie die zähen Außenblätter und kappen Sie mit einer Schere die Spitzen der restlichen. Wasser mit etwas Zitronensaft aufkochen und die Artischocke(n) hineingeben. Hitze reduzieren, zudecken und 30–40 Min. köcheln lassen. Mit etwas Zitronensaft und Salz servieren. Zum Essen die Blätter einzeln herausziehen und das leckere, weiche Fleisch mit den Zähnen abziehen. Wenn Sie an dem »Heu« darunter angelangt sind, kratzen Sie es ab. Das weiche Herz darunter ist süß, zart und der beste Teil des Ganzen.

fettreichen Ernährung produzieren Darmbakterien mehr Azetat. Dieses wiederum sorgt für eine verstärkte Bildung des appetitanregenden Hormons Ghrelin. Mit Ihrer Nahrungsauswahl beeinflussen Sie also Ihre Darmflora. So fördern zum Beispiel die unverdauliche Ballaststoffe aus Äpfeln das Wachstum freundlicher Darmbakterien, die den Stoffwechsel stabilisieren und Ihnen helfen, sich satt zu fühlen.

Immunsystem: Fast drei Viertel Ihrer Immunzellen leben im Darm. Immunsystem und Darm kommunizieren also und treffen Entscheidungen darüber, welche Eindringlinge sie angreifen. Forscher glauben, dass das Immunsystem umso feiner abgestimmt ist, je bunter die Darmbakterien gemischt sind.

Emotionen: Der Darm steuert auch Ihre Emotionen. Der größte Anteil des Glückshormons Serotonin wird nämlich in der Darmschleimhaut produziert, nicht im Gehirn. Eine vielfältige Darmflora scheint antidepressiv zu wirken.

Mit das Beste an den guten Bakterien ist, dass sie Heißhungerattacken nach Zucker und anderem Junkfood Einhalt gebieten, was Ihnen mehr Gelegenheit verschafft, H.I.L.F.E.-Nahrungsmittel zu essen. Wenn Sie nämlich hochwertige Kost zu sich nehmen, fermentieren die Darmbakterien diese und produzieren Gase und kurzkettige Fettsäuren, was Ihrem Gehirn signalisiert, die Lust auf schädliche Nahrung zu stoppen.

Sie müssen nichts Besonderes tun, um Ihr körpereigenes Ökosystem zu pflegen. Es hat keinen Zweck, sich zwanghaft damit zu befassen, welche Stämme guter Bakterien Sie mit welchen Lebensmitteln aufnehmen, denn Wissenschaftler sagen, dass noch längst nicht feststeht, welche Bakterien genau jeweils die Hauptrolle bei großen Themen wie Fettleibigkeit, Herzkrankheiten oder Gehirngesundheit spielen. Es reicht völlig aus, dass Sie sich generell gesund ernähren. Sobald Sie Ihre Ernährung umstellen, reagieren Ihre Mitbewohner schnell. Die Zusammensetzung der Darmflora kann sich innerhalb von Stunden verändern.

Das Hauptziel ist, viel Ballaststoffe (Nahrungsfasern) zu essen, und das tun Sie, wenn Sie sich an den H.I.L.F.E.-Plan halten. Ballaststoffe sind das Lieblingsessen Ihres Mikrobioms und Ihrer »guten« Bakterien. Das große Problem bei den meisten einfachen Stärken (wie die aus Weißmehl, weißem Reis, Zucker) und anderen ballaststoffarmen Lebensmitteln besteht darin, dass nur wenige es bis in den Dickdarm schaffen, wo die Mehrheit der Bakterien lebt. Einfache Kohlenhydrate und Zucker werden bereits vom Dünndarm aufgenommen und gelangen von dort an die Stellen, wo sie als Energiequelle genutzt oder in Fett umgewandelt werden. Alles, was nicht gleich verwertet wird, wandert weiter durch das System. Ballaststoffreiche Lebensmittel dagegen werden nicht im Magen verdaut oder vom Dünndarm verwertet, sondern reisen bis zum Dickdarm, wo sie den nützlichen Bakterien als Nahrung dienen. Zu den Ballaststoff-Superstars gehören Mandeln, Artischocken, Gerste, Hafer, Yambohnen und generell alle Bohnen. Einige dieser Lebensmittel – etwa Artischocken und Hafer – enthalten Präbiotika, die die Aktivität der gesunden Bakterien im Dickdarm anregen.

Sie können dazu beitragen, das Ökosystem Ihres Darms zu diversifizieren. Nehmen Sie sich also nicht nur zwei oder drei Gemüse- und Obstsorten, sondern kaufen Sie bei jedem Einkauf eine Sorte, die Sie noch nicht kennen oder nur selten probiert haben. Das bringt mehr Abwechslung auf den Teller und mehr Gesundheit in den Körper.

Probiotika werden als Mittel zur Besiedlung des Darms mit guten Bakterien angepriesen und kommen in vielen fermentierten Lebensmitteln vor. Joghurt, Sauerkraut und Kefirprodukte enthalten allesamt Organismen, die die Darmgesundheit verbessern sollen. Aber leider wissen wir nicht, ob ein bestimmter Stamm in einem Lebensmittel wirklich der ist, den Sie benötigen, um Ihre persönliche Darmpopulation zu optimieren. Natürliche fermentierte Nahrungsmittel sind eine gute Sache, aber ich rate davon ab, viel Geld für Probiotika in Form von Ergänzungsmitteln auszugeben. Es ist genügt vollkommen, wenn Sie generell eine ballaststoffreiche Ernährung sowie eine breite Palette von Gemüse und Obst bevorzugen.

Nützliche Bakterien machen aus Weißkohl Sauerkraut. Ist das nicht so Ihr Ding? Dann verzehren Sie stattdessen Miso, Sojasauce, Kefir, Joghurt, Kimchi oder Essiggurken.

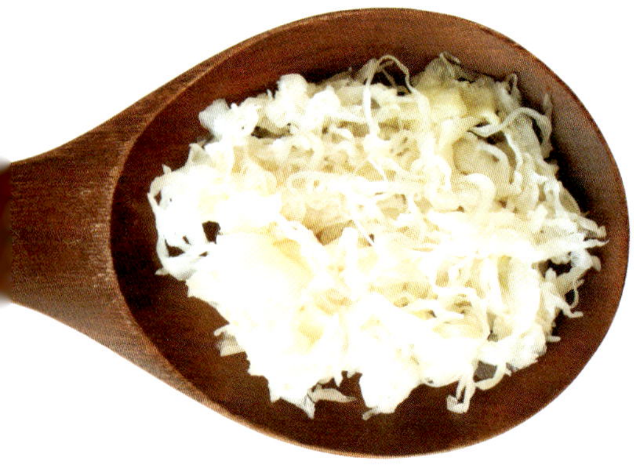

Magen-Darm-Beschwerden

Jetzt wissen Sie, wie Sie Ihren Darm beeinflussen können, um Ihre allgemeine Gesundheit zu verbessern. Aber was passiert, wenn Sie unter Magen-Darm-Problemen leiden? Das kann eine Vielzahl von Beschwerden sein, von zu häufigem oder zu seltenem Stuhlgang, Blähungen, Nahrungsmittelunverträglichkeiten oder anderem, was sich in Ihrer Mitte zusammenbraut.

Ein weiblicher Gast in einer meiner ersten Fernsehsendungen hatte ein lästiges Symptom: Sie konnte nur einmal pro Woche ihren Darm entleeren. Ich kannte Leute, die jeden Tag gleich nach dem Aufstehen, kurz vorm Schlafengehen und noch zweimal dazwischen »mussten« oder »konnten«. Aber eine Person, die sich nur einmal innerhalb von 168 Stunden erleichtern konnte, war mir bis dahin noch nicht untergekommen. Sie fühlte sich natürlich ganz furchtbar, etwa als ob ihr Bauch mit Ziegeln beladen wäre. Schlimmer noch, sie glaubte, nichts gegen das Problem tun zu können. Ich machte ihr einen mehr als einfachen Vorschlag: Essen Sie mehr Ballaststoffe!

Die Ballaststoffmenge bei durchschnittlicher Kost liegt bei etwa 16 Gramm täglich, und mein Studiogast lag weit darunter. Ich gab ihr einen Ernährungsplan, mit dem sie die Menge allmählich auf 25 Gramm pro Tag erhöhte, einfach durch mehr Gemüse und Obst und Faser-Stars wie Bohnen. Die Verdauung meines Gastes normalisierte sich, und die Verstopfung verschwand.

Menschen mit turbulentem Darm empfehle ich beruhigende Nahrung. Je nach Problem können Sie Ihren Speiseplan immer wieder anpassen.

Allgemeine Bauchbeschwerden

Selbst wenn bei Ihnen nichts Bestimmtes wie Zöliakie (bei der Gluten den Dünndarm schädigt) diagnostiziert wird, könnten Sie an einer Unverträglichkeit gegenüber bestimmten Lebensmitteln oder Nährstoffen leiden. Haben Sie diesen Verdacht, sollten Sie auf rotierender Basis einzelne Ihrer gewohnten Lebensmittel weglassen, um den Unruhestifter zu identifizieren. Häufig eliminiert man sämtliche Formen von Weizenprodukten, sogar die guten Vollkornsorten, um herauszufinden, ob das die Schmerzen und Beschwerden beseitigt. Viele Menschen haben damit Erfolg.

Falls der Verzicht auf Weizen und weizenhaltige Produkte nicht hilft, kann man es mit anderen Lebensmittelgruppen probieren, etwa mit Milchprodukten oder Fleisch. Nichts davon ist prinzipiell schlecht, aber jeder Organismus ist nun einmal anders gebaut und reagiert anders auf bestimmte Nahrungsmittel. Es kann deshalb manchmal etwas länger dauern, den Verursacher von Bauchschmerzen dingfest zu machen.

Für eine Eliminierungsdiät verzichten Sie jeweils nur auf genau eine ganz bestimmte Gruppe von Lebensmitteln; sonst werden Sie nicht schlau daraus, wenn Sie sich tatsächlich besser fühlen. Nehmen Sie sich jeweils eine oder zwei Wochen Zeit je Lebensmittelgruppe. Wenn es Ihnen nach Ablauf dieser Zeit noch nicht besser geht, können Sie die weggelassenen Produkte selbstverständlich wieder essen und probieren es mit dem Eliminieren einer anderen Nahrungsmittelgruppe.

Ja zu Joghurt

Joghurt, mit Bakterien fermentierte Milch, kann Ihrer Verdauung helfen, da seine nützlichen Bakterien manche Symptome eines launenhaften Darms lindern können. Bei der Joghurtherstellung wird die Molke abgeseiht, was ihn dicker und proteinreicher macht. Aber Joghurt ist nicht nur für die Verdauung gut. Mit seinem Kaliumgehalt (in 250 ml Joghurt steckt mehr davon als in einer Banane) normalisiert er den Blutdruck, mit Kalzium stärkt er die Knochen. Manche Joghurts sind mit Vitamin D angereichert, das uns hilft, das Kalzium aufzunehmen. Außerdem senkt Joghurt das Risiko von Diabetes Typ 2. Bei einer Studie der Harvard University verringerte eine Portion Joghurt pro Tag die Wahrscheinlichkeit, diese Krankheit zu bekommen, um 18 %; möglicherweise weil die Probiotika im Joghurt Entzündungen beruhigen und den Blutzuckerspiegel ausgleichen. Sehr empfehlenswert ist es, dem Joghurt Chiasamen hinzuzufügen. Chia nimmt das 27-Fache seines Gewichts an Wasser auf und bildet ein dickes Gel, das die Verdauung verlangsamt und den Blutzuckerspiegel reguliert.

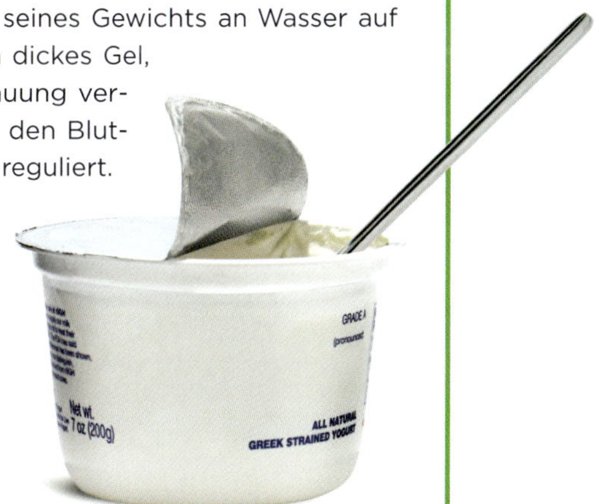

Verstopfung

Dagegen helfen vor allem Ballaststoffe, also pflanzliche Fasern. Wir bekommen oft nicht genug davon, aber Ballaststoffe helfen, die Nahrung durch den Darm zu bewegen. Ballaststoffe bilden mit Wasser eine gelartige Substanz, die sich im Darm ausdehnt und seinen Inhalt weicher macht. Ballaststoffe verringern auch den Appetit, da bei mehr Volumen im Darmtrakt weniger appetitanregende Hormone gebildet werden und Sie länger satt bleiben.

Durchfall

Möglicherweise helfen Probiotika bei Durchfall. Laut Studien verkürzen die nützlichen Bakterienstämme *Lactobacillus GG* und *Saccharomyces* den Durchfall, wenn er durch Einnahme von Antibiotika oder den mitunter sogar lebensgefährlichen Keim *Clostridium difficile* bedingt ist. Wenden Sie sich bei länger anhaltendem Durchfall an Ihren Arzt. Laut mehreren Studien können bestimmte Probiotika (*B. infantis*) Symptome des Reizdarmsyndroms wie Bauchschmerzen und Blähungen lindern.

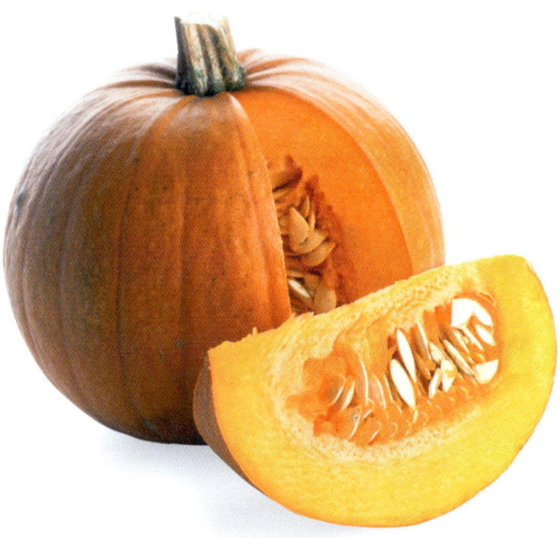

Blähungen

Eine Reihe von Nahrungsmitteln können Ihnen helfen, sich nicht mehr zu fühlen wie ein Luftballon kurz vorm Platzen.

Spargel wirkt harntreibend, bringt also überschüssiges Wasser aus dem Körper. Blattkohl und Blumenkohl dagegen erzeugen Gase.

Fenchel oder Fenchelsamen können die Gase und das Blähungsgefühl reduzieren.

Ingwer unterstützt Sie dabei, etwas von den Gasen loszuwerden, die Ihnen wehtun.

Papayas enthalten die Substanz Papain, die Ihrem Körper hilft, schwer verdauliche Nahrung aufzuspalten. Diese Früchte können wie ein Abführmittel dazu beitragen, den Darm stärker in Bewegung zu versetzen und die Verstopfung zu lindern, die den Gasstau, also die Blähung, verursacht.

Kürbis kann als mildes Diuretikum (harntreibendes Mittel) helfen, überschüssiges Wasser loszuwerden.

Eine weitere Geschichte soll die wichtige Rolle betonen, die das Verdauungssystem für den ganzen Körper spielt. Als meine Tochter Zoe 17 war, waren ihre Schilddrüsenwerte so aus dem Gleichgewicht, dass ihr Arzt Medikamente dagegen empfahl. Aber Zoe wollte nicht auf etwas angewiesen sein, das die Schilddrüsenfunktion durcheinanderbringen kann und woran man sich nur allzu leicht gewöhnt. So fingen wir an, mit der Ernährung zu experimentieren. Zoe ließ Weizen, Milchprodukte und rotes Fleisch

Coole Kohlenhydrate-Alternativen

Eine bewährte Hilfe bei einem aus der Balance geratenen Verdauungssystem ist das Weglassen von raffinierten Kohlenhydraten und Zucker. Aber das heißt nicht gleich »nie mehr Nudeln«. Es gibt schmackhafte Alternativen, die weniger verarbeitet sind und dafür mehr nützliche Nährstoffe enthalten als konventionelle Teigwaren. Die nachstehenden Nährwertangaben beziehen sich jeweils auf 100 g Nudeln.

Braune Reisnudeln: 4 g Ballaststoffe; 4 g Protein

Kichererbsennudeln: 8 g Ballaststoffe; 14 g Protein

Quinoanudeln: 4 g Ballaststoffe; 4 g Protein

Soba-Nudeln: 3 g Ballaststoffe; 6 g Protein. Soba-Nudeln sind dünn und graubraun und bestehen aus Buchweizen. Einige Studien zeigen, dass bestimmte Inhaltsstoffe von Buchweizen, Flavonoide wie zum Beispiel Quercetin, die Hirnaktivität steigern und geistige Fähigkeiten verbessern können. Buchweizen liefert auch viel Vitamin B und Magnesium.

Wenn Sie trotzdem Pasta aus Weizen essen wollen, können Sie die Auswirkungen von raffinierten Kohlenhydraten abschwächen, indem Sie Ballaststoffe und gesunde Fette hinzufügen (denken Sie an sautierte Tomaten und Olivenöl). Nudeln immer al dente kochen, um den glykämischen Index zu senken.

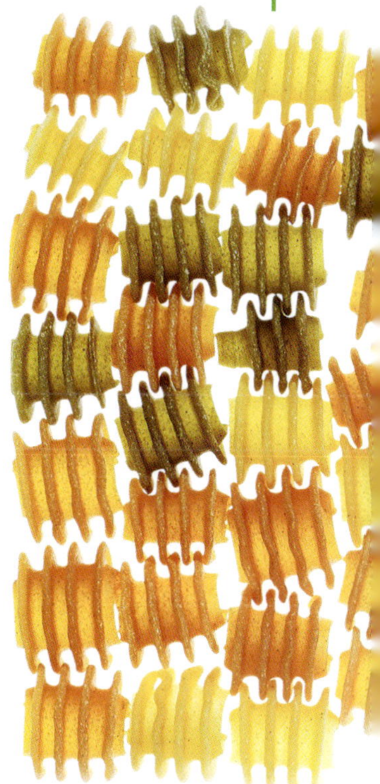

weg und langte dafür kräftig bei den H.I.L.F.E.-Nahrungsmitteln zu. Fünf Jahre später waren ihre Schilddrüsenwerte wieder normal, ganz ohne Medikamente, und Zoe hatte keinerlei Probleme mehr. Sie verzichtet immer noch auf Brot und rotes Fleisch und genießt dafür gelegentlich Milchprodukte. Ihrer Schilddrüse geht es bestens.

Es ist interessant, wie der Darm und hormonelle Probleme zusammenhängen. Es gibt Hinweise auf eine Korrelation zwischen Zöliakie und Autoimmunkrankheiten, bei denen die Schilddrüse beteiligt ist, aber es ist bisher nicht klar, ob das eine das andere verursacht oder ob es eine genetische Veranlagung dafür gibt.

Zoes Genesung unterstreicht jedenfalls, dass man auf die Ernährung achten muss, um gesund zu werden. Im nächsten Kapitel stelle ich Ihnen meine Superfood-Favoriten vor, mit denen Sie Ihr zweites Gehirn ebenso wie alle anderen Körperregionen und Organe optimal versorgen.

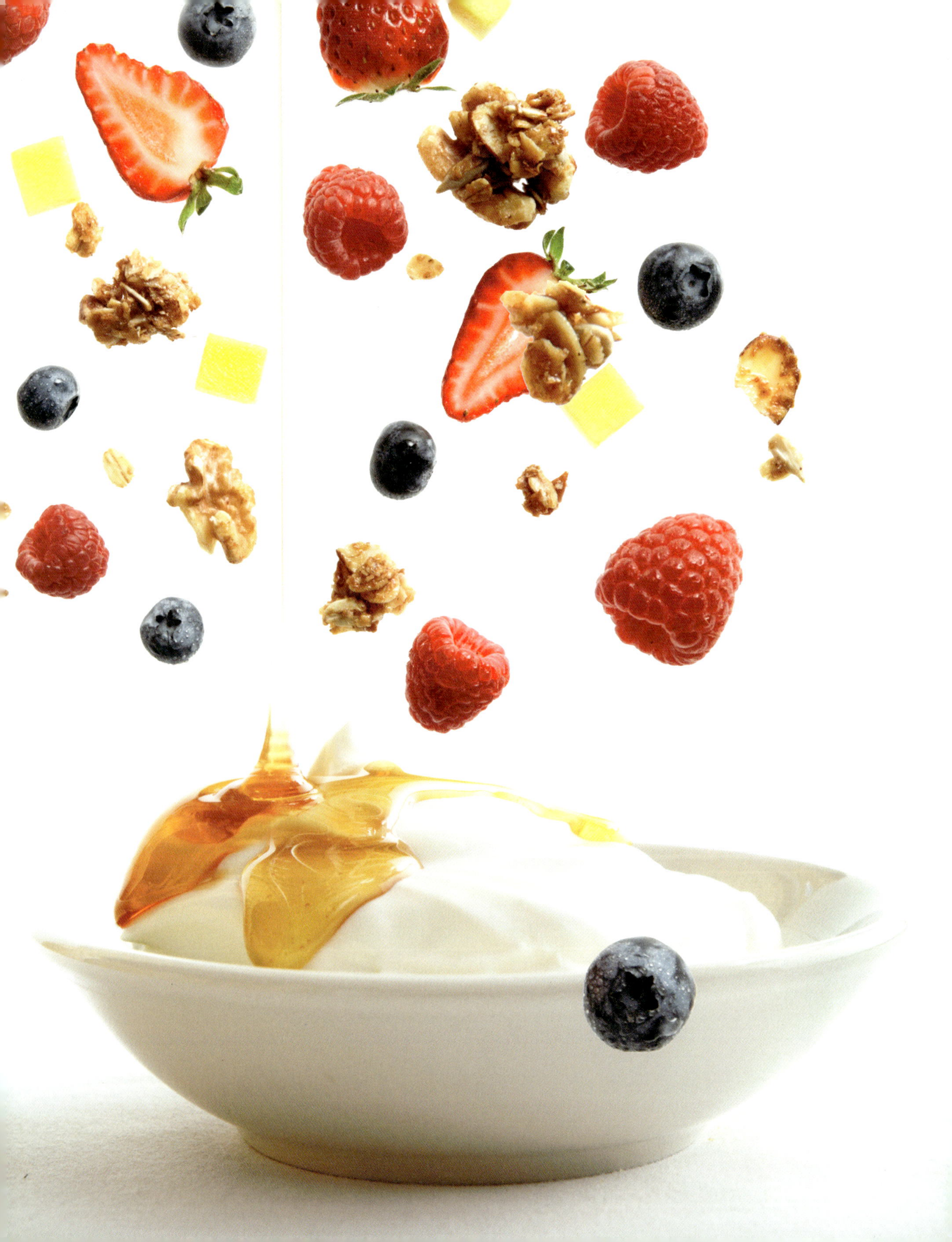

TEIL 3

Gesundes Essen: Genießen, lieben, leben Sie es!

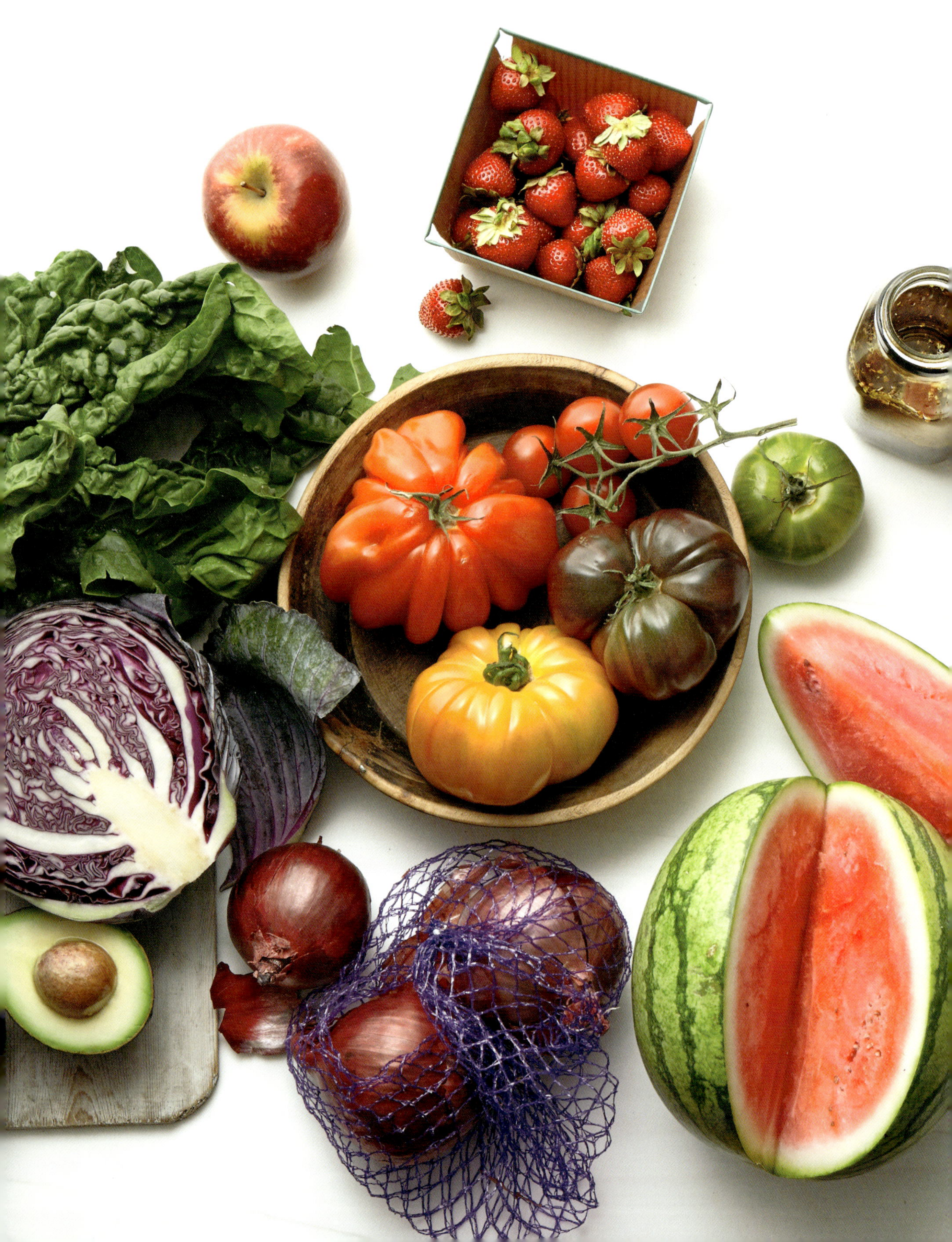

14.

Der 21-Tage-Plan

Für ein Kind dauern die drei Wochen bis zu seinem Geburtstag eine Ewigkeit. Für einen Erwachsenen vergehen die drei Wochen, bis zum Beispiel ein Projekt fertig sein muss, wie im Fluge. Wenn Sie auf Ihr bisheriges Leben zurückschauen, sind 21 Tage wie ein Wimpernschlag – ein kurzer Moment unter vielen. Gewähren Sie mir zunächst nur eine so kurze Spanne Ihres Lebens und halten Sie sich drei Wochen an meinen Plan. In dieser Zeit haben Sie die Gelegenheit,

- Ihre Geschmacksknospen zu sensibilisieren und neu zu trainieren,
- mit dem Experimentieren in Ihrer Küche zu beginnen,
- sich neue, gesunde Essgewohnheiten anzueignen anstelle der alten ungesunden,
- etwas abzunehmen, falls Sie das möchten oder sollten, und
- Ihrem Körper zu zeigen, wie gut sich eine heilsame Ernährung anfühlt.

Ich hausiere nicht mit einer Crashdiät à la »ein Kilo in zwei Tagen«. Ich behaupte auch nicht, dass Sie nur das Essen für ein paar Wochen umstellen müssen und damit eine Herzkrankheit oder Diabetes heilen könnten.

Ich biete Ihnen einen vernünftigen, durchdachten Speiseplan an. Keine Sorge, Sie werden nicht ständig hungern und von Cheeseburgern träumen. Wenn Sie sich an den Plan halten, werden Sie in der ersten Woche wohl ein bis zwei Kilo abnehmen und danach ein bis zwei Pfund pro Woche. Nach der dritten Woche werden Sie um die vier Kilo leichter sein. Der Menüplan umfasst viele sättigende Mahlzeiten, die Ihrem Körper helfen, sich mit geringeren Mengen satt zu fühlen. Nicht schlecht für so eine kurze Zeit, oder?

Wenn Sie nicht abnehmen wollen, eignet sich mein Plan trotzdem für Sie. Mit einem Online-Kalorienverbrauchsrechner – zum Beispiel unter **www.apotheken-umschau.de/kalorienrechner** – können Sie herausfinden, wie viel Sie essen sollten, um Ihr Gewicht zu halten. Danach können Sie die Portionen des 21-Tage-Plans etwas vergrößern oder sich ab und zu einen zusätzlichen Snack gönnen.

Sehen Sie dieses Programm als ein aufregendes erstes Date, das eine frische Beziehung zwischen Ihnen und dem Essen stiften wird: eine belebende, köstliche, lebenslange Bindung. Sie werden sich in Lebensmittel verlieben, die Sie sättigen und mit Energie versorgen, während Sie kalorienreichen Müll links liegen lassen, der Sie dick, krank und unglücklich macht. Am Ende wird Ihnen diese Art des Essens, mit der Sie jetzt beginnen und die Sie möglichst für immer beibehalten sollen, dabei helfen, Ihr Gewicht zu normalisieren und Ihren Organismus neu einzustellen.

Warum aber ausgerechnet 21 Tage? Dieser Zeitraum hat in der Verhaltensforschung seit den 1960er-Jahren immer mehr Bedeutung gewonnen und gilt inzwischen als allgemein akzeptierter Zeitraum, in dem Veränderungen vorgenommen und als Gewohnheiten verankert werden können. Es reicht ja nicht, schlechte Gewohnheiten abzulegen, sondern sie müssen durch neue ersetzt werden. Nach einigen Wochen sind dann Ihre Neuronen neu verkabelt. In diesen drei Wochen werden Sie viel mehr Gemüse essen als zuvor und sich mit den H.I.L.F.E.-Nahrungsmitteln aus Kapitel 2 anfreunden, immer mit mehreren pro Mahlzeit.

Sie werden ab sofort Lebensmittel genießen, die nachweislich Heißhungerattacken reduzieren. Auf Seite 167 haben Sie erfahren, wie die Fettsäuren daraus dem Gehirn signalisieren, dass es Heißhunger unterdrücken soll.

Sie werden viel weniger Zucker zu sich nehmen als bisher und Ihren Gaumen so umprogrammieren, dass er die Zuckerbomben nicht vermissen wird. Sie ersetzen Genuss mit Gewissensbissen durch Genuss ohne Reue. Sie werden gesunde Fette essen – mehr, als Sie dachten, und so viel, dass Sie satt und zufrieden sind.

Sie werden viel mehr selbst kochen und merken, wie unkompliziert das geht. Sie werden Küchentricks entdecken, mit denen Sie nahrhaftes Gemüse zu echten Leckerbissen machen, *ohne* es zu frittieren oder in klebriger Sauce zu ertränken.

Mein Plan rückt Vollwertkost in den Vordergrund, denn die braucht der Körper. Die wichtigste Lektion aus Kapitel 2: Ihre Zellen und Organe erkennen und verstehen sofort, womit sie es zu tun haben. Anders als bei stark verarbeiteten Lebensmitteln weiß Ihr Körper genau, wohin er die Nährstoffe aus Vollwertkost lenken muss, um Ihr Wohlbefinden zu fördern. Außerdem sättigt Vollwertkost länger, schmeckt besser und enthält kaum etwas von dem ganzen Mist, der sich dauerhaft als Fett ansetzt.

Unter den mehr als 30 wohlschmeckenden, sättigenden und einfach zuzubereitenden Gerichten, von denen jedes Superfood-Zutaten enthält, werden Sie nicht nur welche finden, die Ihnen gefallen. Sie werden auch den kulinarischen Genuss für sich neu definieren. Am wichtigsten aber ist, dass Sie damit beginnen, die Schäden zu beheben, die Ihre alten Ernährungsgewohnheiten bereits verursacht haben.

Wenn Sie detaillierte Vorgaben leicht einhalten können, befolgen Sie den 21-Tage-Ernährungsplan wortwörtlich. Sie können aber auch Mahlzeiten vertauschen, um Ihre persönlichen Belange zu berücksichtigen oder Ihrer Lebensweise besser gerecht zu werden. Mischen und kombinieren Sie also Frühstück, Mittagessen, Abendessen und Snacks nach Herzenslust.

Ich möchte vor allem, dass dieser Plan einfach durchzuführen ist. Ich habe bereits alle Kalorien für Sie berechnet – Frühstück weniger als 420 kcal, Mittagessen maximal 430 und Abendessen maximal 520 kcal sowie mehrere Snacks über den Tag verteilt knapp 400 kcal. Außerdem habe ich Ihnen eine Einkaufsliste zusammengestellt (Seite 189), um Ihnen diese Arbeit abzunehmen.

Sie sind nur noch drei Wochen davon entfernt, sich schlanker, gesünder und glücklicher zu fühlen und zu erkennen, wie Sie für den Rest Ihres Lebens essen wollen. Lassen Sie uns also anfangen.

Der 21-Tage-Plan: Grundlagen

Drei Wochen lang essen Sie jeden Tag drei Hauptmahlzeiten und zwei Snacks. Sie können entweder meinen Plan genau befolgen oder sich jeweils etwas aus fünf Frühstücksrezepten, sieben Mittagessen, 21 Abendessen und 21 Snacks aussuchen. Wenn Sie sich entscheiden, Ihren eigenen Plan zu erstellen, dann beherzigen Sie bitte diese Regeln:

1. Mindestens zweimal die Woche gibt's Fisch. Er wirkt sich positiv auf die Gehirnfitness und die Herzgesundheit und auf die Lebenserwartung aus. Reste sind übrigens ausdrücklich erwünscht. Sie können zum Beispiel an einem Abend Lachs als Vorspeise essen und am nächsten Tag ein übriges Lachsfilet für den Mittagssalat verwenden (zum Thema Quecksilber beachten Sie bitte die Seiten 136 f.).

2. Rotes Fleisch nur ab und zu. Das übliche Rind- oder Schweinefleisch ist nicht so gesund für Sie wie die alternativen Proteinquellen mit weniger Fett, also Geflügel, Fisch und eiweißhaltige Pflanzen. Sie brauchen nicht ganz darauf zu verzichten, müssen aber die Häufigkeit deutlich einschränken. Das gilt erst recht, wenn Ihr Cholesterinspiegel zu hoch ist. Mein 21-Tage-Plan enthält nur ein einziges Rezept mit rotem Fleisch (Steak-Abendsalat mit Couscous), und dieses sollten Sie während der drei Wochen nicht öfter als zweimal zubereiten. Außerdem sollten Sie generell nur rotes Fleisch kaufen, das höchstens 10 % Fett enthält und aus artgerechter Haltung stammt.

3. Bohnen, die sich lohnen! Immer mehr Studien legen nahe, dass der Körper von pflanzlichen Proteinen sehr profitiert. Daher sollten mindestens einmal pro Woche Bohnen, Hülsenfrüchte oder der aus Sojabohnen hergestellte Tofu die Hauptrolle in Ihrem Abendessen spielen.

4. Trinken. Das Gehirn verwechselt Durst gerne mit Hunger und veranlasst Sie dann, etwas zu essen, obwohl eigentlich nur Flüssigkeit fehlt. Streben Sie also an, mindestens 2 l Wasser pro Tag zu trinken, also reines, ungesüßtes Mineral- oder Leitungswasser, still oder mit Kohlensäure. Wenn Sie möchten, können Sie es mit etwas Zitronensaft aufpeppen.

Gesunde Funde aus der Gemüseabteilung

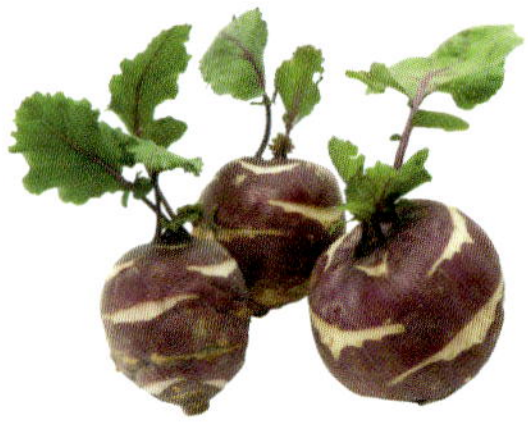

Kohlrabi: eine knollige Kohlsorte; roh oder gegart, geröstet oder als Suppeneinlage sehr schmackhaft

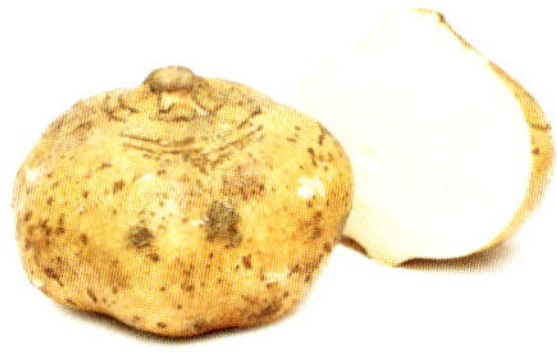

Yambohne: in Stücke geschnitten knusprig und lecker im Salat

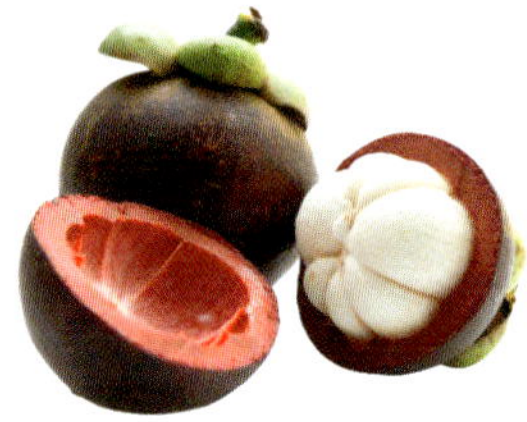

Mangostan- oder Santolfrucht: süß und eine gute Quelle für Vitamin C

Falls Sie kaum Durst haben und das Trinken oft vergessen, können Sie sich von Ihrem Smartphone laufend daran erinnern lassen.

5. Seien Sie neugierig. Wenn Sie beim Einkaufen auf eine unbekannte Gemüse- oder Obstsorte stoßen, dann probieren Sie sie aus! Wenn ein Rezept eine Zutat enthält, die Ihnen einmal nicht geschmeckt hat, dann geben Sie ihr eine zweite Chance! Vielleicht hatten Sie als Kind einen ganz anderen Geschmack oder Sie kennen das Produkt nur aus der Dose oder es war nicht gut zubereitet. Lassen Sie sich nicht von der Erinnerung an ein fades Tofu oder zerkochtes Gemüse davon abhalten, ein perfekt gewürztes Tofu-Steak oder unseren Regenbogensalat mit Buttermilchdressing zu genießen.

Die Prinzipien meines Plans

Eine Portion Protein zu jeder Mahlzeit. Die sättigenden Kräfte dieses Makronährstoffs sind beispiellos. Sie essen morgens, mittags und abends etwas Protein, damit Sie satt werden und vor allem länger satt *bleiben*.

Mindestens zwei Portionen komplexe Kohlenhydrate pro Tag. Nur her mit braunem Reis, Bohnen und ganzen Körnern! Vollkornnudeln? Auch okay. Vollkornbrot? Nur zu. Sie sind ausgezeichnete Ballaststoffquellen, die wie Protein sehr sättigend wirken. Ballaststoffe helfen bei der Verdauung, verringern die Menge des schlechten LDL-Cholesterins und erhöhen den Blutzuckerspiegel weniger als einfache Kohlenhydrate wie Weißmehlprodukte, die zu starken Energieschwankungen führen.

So viel stärkefreies oder -armes Gemüse, wie Ihr Herz begehrt. Jede der auf Seite 180 aufgeführten Gemüsesorten ist gut für Sie. Ich werde Ihnen Tipps geben, wie Sie jedes Gemüse als Snack oder Beilage verwenden können, aber auch darüber hinaus dürfen Sie Gemüse in rauen Mengen verzehren, zu allem, was Sie sonst essen, oder solo als Knabberei zwischen den Mahlzeiten.

Die richtige Menge Obst. Das heißt eine bis zwei Portionen pro Tag. Der liebe Gott hat nicht alle Früchte gleich geschaffen. Einige – wie Äpfel, Beeren, Kirschen, Birnen, Grapefruits, Pflaumen

Fitnessfaktor Bewegung

Der Speiseplan entspricht dem Bedarf einer mäßig aktiven Person, also einer Person, die jede Woche 2½ Stunden moderates aerobes Training absolviert. Das kann sich etwa auf zwei Stunden Wandern am Wochenende und ein Muskeltraining in der Wochenmitte verteilen oder auf täglich zwei bis drei 10-minütige Spaziergänge in flottem Tempo. Oder Sie nehmen im Laufe der Woche an einer Stunde Wassergymnastikkurs teil, spielen ein paar Sätze Tennis und gehen 30 Minuten walken. Noch eine mögliche Variante: vier viertelstündliche Spaziergänge, einmal 30 Minuten Joggen nach der Arbeit, 30 Minuten Gartenarbeit am Wochenende und zwei 15-minütige Workouts mit Liegestützen, Kniebeugen und Ausfallschritten. Wenn Sie weniger aktiv sind als hier beschrieben, brauchen Sie eher nur einen Snack statt zwei.

Wenn Sie vor allem abnehmen wollen, versuchen Sie, ein paarmal werktags einen Snack wegzulassen. Wenn Sie mehr als mäßig aktiv sind und zum Beispiel entweder jede Woche länger als drei Stunden moderate körperliche Arbeit verrichten oder ein intensiveres Training wie Laufen, Schwimmen oder Intervalltraining machen, können Sie vor einem Training einen zusätzlichen Snack einschieben.

und Pfirsiche – lassen den Blutzuckerspiegel weniger stark in die Höhe schießen als andere wie zum Beispiel Ananas und Wassermelone. Aber gesund ist jedes Obst für Sie, solange Sie es richtig kombinieren. Mein Plan koppelt Obst immer mit Proteinlieferanten wie Nüssen oder Joghurt. Das hilft, den Fruchtzuckergehalt zu kompensieren und zugleich Heißhunger zu verhindern. Beispiel Wassermelonenpizza: Einfach auf die Wassermelonenschnitze etwas Feta, frische Minze und 1 Prise grobes Salz geben. Sie werden fast jeden Morgen eine Portion Obst frühstücken, und wenn Sie tagsüber Lust auf Süßes bekommen, können Sie nach einem fruchtigen Snack greifen.

Gesünderer Umgang mit Fetten. Neue Forschungen zeigen eindeutig, dass die besten Fettarten, die einfach ungesättigten Fettsäuren, Ihr gutes HDL-Cholesterin erhöhen und so Ihren Blutzuckerspiegel in Schach halten. Außerdem kommen sie dem Gehirn, dem Blutfluss und der Verdauung zugute und hemmen Entzündungen. Daher sieht mein Plan 2 EL Olivenöl oder Rapsöl pro Tag vor. Darüber hinaus werden Sie gesunde Fette tanken, indem Sie Fisch, Avocados, Nüsse, Samenkerne und vieles mehr genießen.

Eine Zutat werden Sie in meinem Plan nicht finden: Haushaltszucker. Es gibt gar nichts Extrasüßes. Ich bitte Sie, drei Wochen nicht mehr als 3 TL Zucker pro Tag zu konsumieren. Großes Lob, wenn Sie komplett darauf verzichten! Aber wenn Sie ohne den gewohnten Löffel Zucker im Kaffee oder etwas Honig im Joghurt nicht leben können, dann machen Sie sich damit nicht verrückt. Mit »Zucker« meine ich Zucker in jeder Form: die übliche weiße Art, Honig, Ahornsirup, Agavensirup, braunen Reissirup sowie Fertiggerichte mit Zucker auf der Zutatenliste.

Von Artischocken bis Zucchini – unbegrenzt erlaubtes Gemüse

Jedes Gemüse ist gut, aber die Sorten auf dieser Liste sind besonders sättigend und trotzdem kalorienarm. Essen Sie davon zu jeder Tageszeit, so viel Sie möchten, zum Beispiel als Rohkostsalat mit etwas Essig oder Zitronensaft. Oder Sie dämpfen das Gemüse als Beilage. Jedes grüne Blattgemüse eignet sich dafür. Finden Sie eine der Sorten in einem meiner Rezepte, können Sie die Menge gerne aufstocken. In der Liste stehen einige Anregungen zur Zubereitung; Ihrer Kreativität sind aber keine Grenzen gesetzt.

Artischocken: Einfache Zubereitungshinweise finden Sie auf Seite 166. In Wasser eingelegte Artischockenherzen in Dosen sind auch okay.

Aubergine: in möglichst dünne Scheiben schneiden und 15 Min. dämpfen. Eignet sich gut für eine Gemüsepfanne oder zu Nudeln.

Bambussprossen: aus dem Glas. Zu braunem Reis oder zu Pfannengemüse geben. Oder in dünne Scheiben schneiden und als Salatzutat mit Biss verwenden.

Blumenkohl

Brokkoli: Den Brokkolistamm können Sie schälen und würfeln oder mit einem Spiralschneider zu »Gemüsenudeln« schneiden und Nudeln aus Getreide damit anreichern. Einige Minuten, bevor die Nudeln gar sind, mit in den Topf geben.

Grüngemüse: Blattkohl, Grünkohl, Romana, Spinat, Mangold etc.

Gurke

Lauch: rohen Lauch in dünne Scheiben schneiden und zu Salaten geben.

Mairübchen, Teltower Rübchen: kochen und mit etwas Salz und Pfeffer pürieren.

Okra: rohe Okras halbieren und mit etwas Salz und Pfeffer bestreuen.

Palmenherzen aus der Dose: auf Salat geben oder zerkleinert in Tomatensauce rühren. Oder gedünstet pürieren und mit Gemüsebrühe zu einer cremigen Suppe vermischen.

Paprikaschoten

Pilze

Radieschen: dünn hobeln und zum Beispiel zu Tacos, Sandwiches oder Getreidegerichten geben.

Rosenkohl

Rote Bete

Sellerie

Spargel

Sprossen: von Alfalfa, Bohnen, Erbsen, Sojabohnen etc.

Steckrübe: schälen, kochen und als cremige Beilage pürieren.

Tomaten: auch aus Dosen in Ordnung.

Wasserkastanien: aus dem Glas. Abtropfen lassen und dünn hobeln. Als Suppeneinlage, für Salat oder eine Gemüsepfanne verwenden.

Winterrettich (Daikon-Rettich): dämpfen und mit Zitronensaft beträufeln oder gehobelt als Snackgemüse verwenden. Ein einfacher Dip ist zum Beispiel Erdnussbutter.

Zucchini

Zuckererbsen/ Zuckerschoten

Zwiebeln

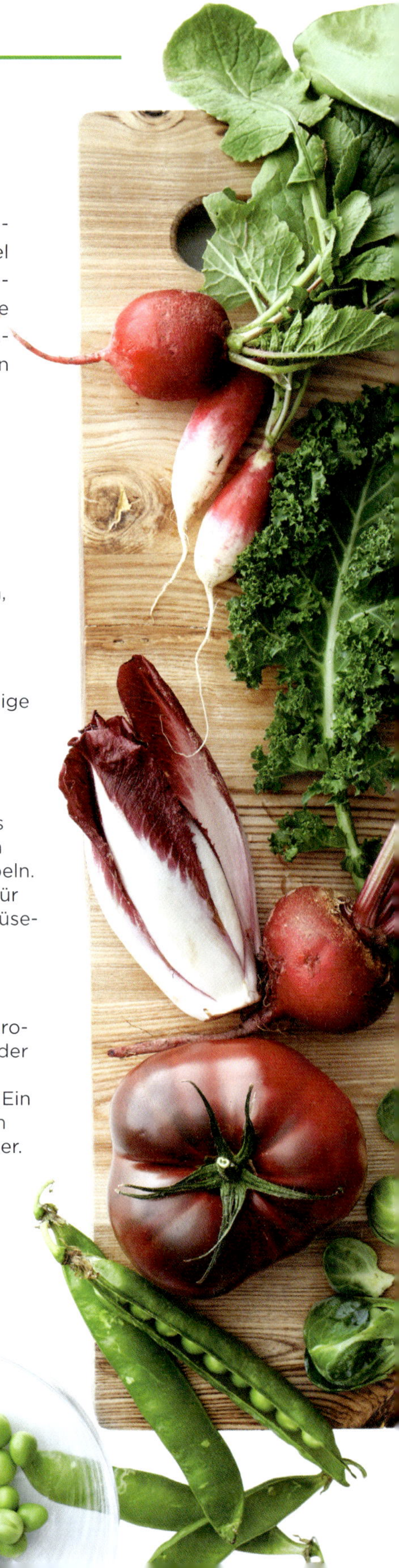

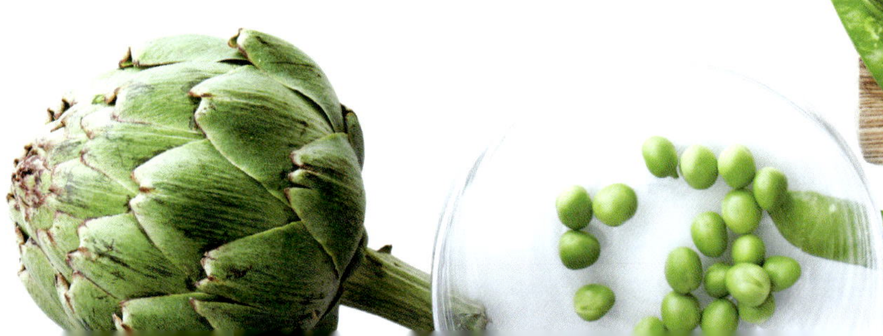

Mein Plan: auch für echte Kerle

Meine Speisepläne sind im Prinzip gleichermaßen für Männer wie Frauen gedacht, aber da Männer in der Regel größer und schwerer als Frauen sind und ihr Grundumsatz entsprechend größer ist, dürfen sie etwas mehr essen. Der Online-Kalorienverbrauchsrechner, den ich auf Seite 176 erwähnt habe, hilft Ihnen, Ihr Kalorienziel festzulegen. Sie entscheiden dann, wie Sie die zusätzlichen Kalorien zusammenstellen: vielleicht eine doppelte Portion brauner Reis zum Abendessen, eine zusätzliche Handvoll Nüsse zum Nachmittagsimbiss, eine große Portion Hühnerbrust zum Abendessen oder etwas mehr Käsespäne auf dem Salat.

Zucker steckt in allen möglichen Produkten, die nicht mal süß schmecken, etwa in Tomatensaucen, Ketchup oder Wurstwaren. Achten Sie auf Wörter, die mit »-ose« enden, wie »Maltose«, »Dextrose«, »Saccharose«, oder mit »-sirup«. »Rohrohrzucker« ist übrigens auch nur Zucker. Nur bei »Fruchtsaft« muss der Fruchtgehalt 100 % sein, »Fruchtnektar« und »Fruchtsaftgetränke« sind zusätzlich gezuckert (siehe die Liste der Tarnnamen auf Seite 61).

Wenn Sie den Zuckerkonsum zurückfahren und auf versteckten Zucker achten, werden sich Ihre Geschmacksnerven umstellen, und Sie werden weniger Heißhunger auf Süßes entwickeln. Am Ende werden Sie überrascht sein, dass Ihnen Produkte, die Sie einst köstlich fanden, viel zu süß sind. Aber eine perfekt reife Mango? Großartig!

Wenn irgend möglich, sollten Sie künstliche Süßstoffe ganz meiden. Auf meinem Ernährungsplan stehen natürliche Nahrungsmittel, und all die Süßstoffe, die Sie etwa als Kaffeesüßer kaufen können oder die sonst in allen möglichen Produkten im Supermarktregal stecken, gehören absolut nicht dazu. Experten haben den Verdacht, dass künstliche Süßstoffe das Mikrobiom so verändern können, dass Sie weniger empfindlich für Süßes sind, sodass Sie mehr davon brauchen, um sich zufrieden zu fühlen. So nehmen Sie nicht ab, sondern noch mehr zu!

Bei den Getränken kommen Sie drei Wochen lang gut mit nur Wasser, Kaffee und Tee aus. Was Zusätze angeht, vertrauen Sie Ihrem gesunden Menschenverstand. Ein Spritzer Milch im Kaffee ist okay, aromatisierter Sirup nicht. Mineralwasser mit einem Schuss Zitronensaft ist genehmigt, zuckerhaltige Erfrischungsgetränke (auch in den Lightvarianten) und Säfte lassen Sie bitte weg.

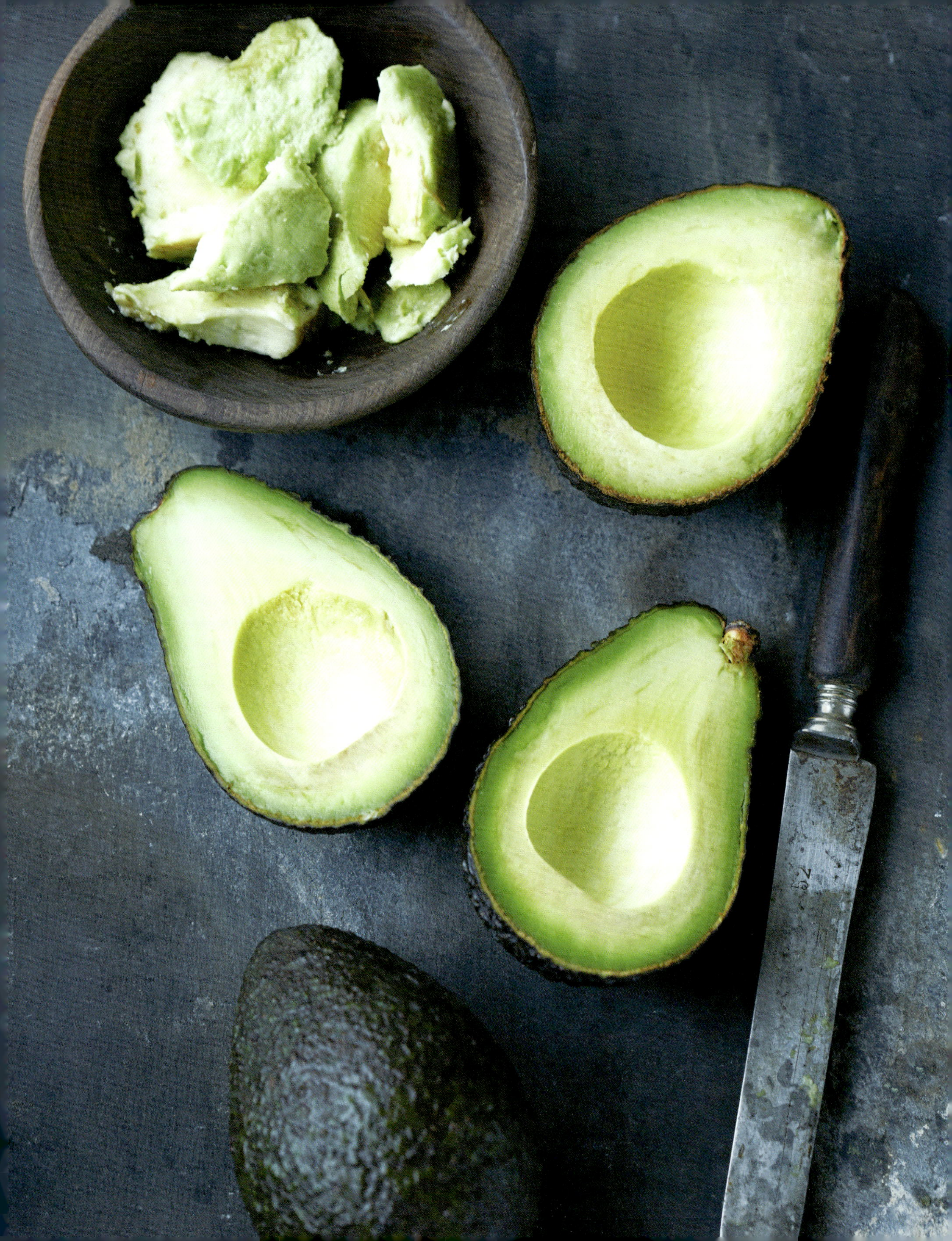

Der 21-Tage-Plan

Sie können sich genau an den Plan halten oder Frühstück, Mittagessen, Snacks und Abendessen nach Belieben zusammenstellen.
Die Rezepte dazu finden Sie ab Seite 191.

Woche 1

	TAG 1	TAG 2	TAG 3	TAG 4	TAG 5	TAG 6	TAG 7
Frühstück	Joghurt mit Beeren	Eier mit Salsa und Bohnen	Heidelbeer-Hafer-Parfait	Joghurt mit Beeren	Pfirsich-Smoothie	Haferflocken mit Erdnussbutter und Banane	Eier mit Salsa und Bohnen
Snack	Apfel mit Nussbutter	Naturjoghurt mit Nüssen oder Beeren	Mozzarella und Cracker	Hart gekochtes Ei und Cracker	Gemüse mit Mozzarella	Gemüse mit Nussbutter	Früchte und Nüsse
Mittagessen	Belegtes Brot mit Gemüse	Regenbogensalat mit Mischgemüse, Hähnchen und Buttermilchdressing	Supergrüner Salat mit Hähnchenbrustfilet und Parmesan	Wildreisschale mit Ei	Energieteller mit Lachs	Salat im Glas	Italienisches Putenbrustsandwich
Snack	Geräucherter Hummus mit Gemüse	Old-Bay-Popcorn mit Supersamen	Geräucherter Hummus mit Gemüse	Gemüserollen mit Nussbutter	Gebackene Süßkartoffelstreifen	Traubenjoghurt	Gebackene Süßkartoffelstreifen
Abendessen	Zitronenlachs mit Brokkoli und Tomaten	Vollkorn-Penne mit Hähnchenbrust	Gewürzte Linsen mit gerösteten grünen Bohnen und Quinoa	Pikante Garnelen-Quinoa-Schale	Blumenkohlpizza Margherita	Lachs mit Senf-Quinoa-Kruste und Blumenkohlreis	Puten-Burger mit Salsa und Süßkartoffel-Pommes

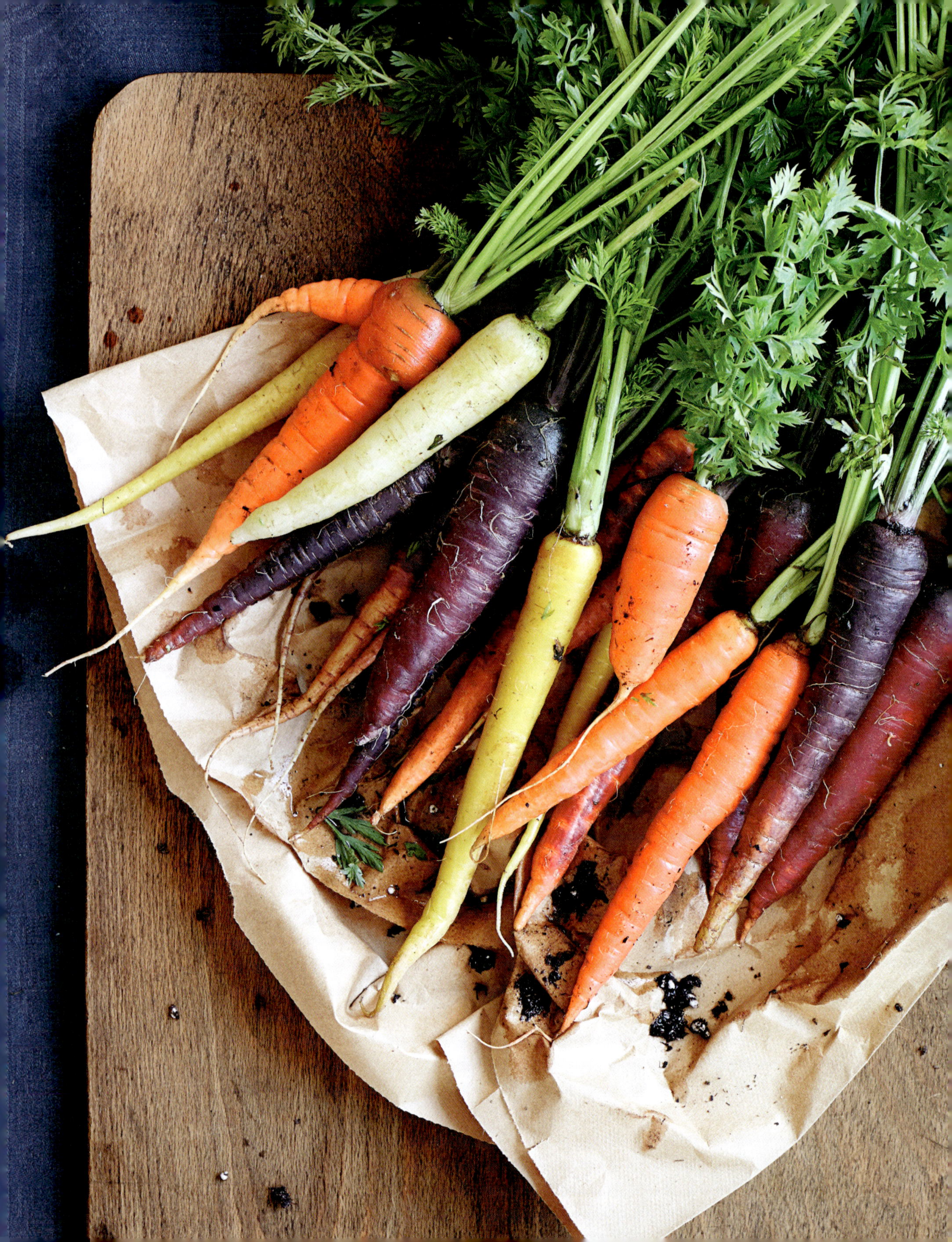

Woche 2

	TAG 1	TAG 2	TAG 3	TAG 4	TAG 5	TAG 6	TAG 7
Frühstück	Joghurt mit Beeren	Eier mit Salsa und Bohnen	Heidelbeer-Hafer-Parfait	Joghurt mit Beeren	Pfirsich-Smoothie	Haferflocken mit Erdnussbutter und Banane	Eier mit Salsa und Bohnen
Snack	Apfel mit Nussbutter	Naturjoghurt mit Nüssen oder Beeren	Mozzarella und Cracker	Hart gekochtes Ei und Cracker	Gemüse mit Mozzarella	Gemüse mit Nussbutter	Früchte und Nüsse
Mittagessen	Salat im Glas	Energieteller mit Lachs	Supergrüner Salat mit Hähnchenbrustfilet und Parmesan	Italienisches Putenbrustsandwich	Regenbogensalat mit Mischgemüse, Hähnchen und Buttermilchdressing	Belegtes Brot mit Gemüse	Wildreisschale mit Ei
Snack	Gurkenscheiben mit Artischockendip	Paprika-Mandel-Popcorn	Gurkenscheiben mit Artischockendip	Curry-Karottensticks	Kürbiskerne mit Chili	Gemüse mit Avocadodip	Kürbiskerne mit Chili
Abendessen	Lachsragout mit Spiegeleiern	Schwarze Bohnen mit Reis und Gemüse	Nudelsalat mit Garnelen und Kräutern	Mediterraner Kichererbsen-Burger	Hühnerfleisch mit Vollkorn-Kräuterkruste	Steak-Abendsalat mit Couscous	Tacos mit gebratenem Buntbarsch

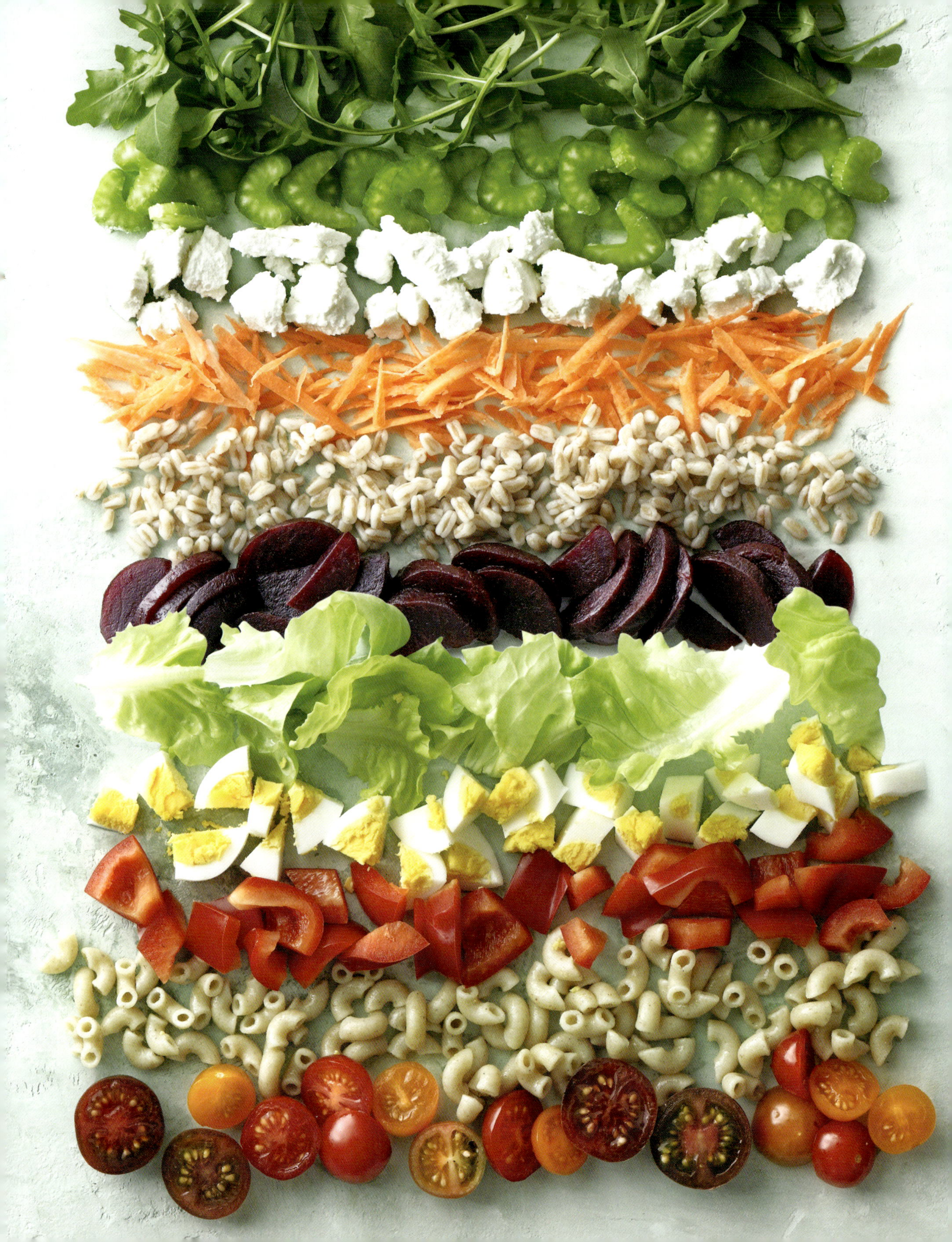

Woche 3

	TAG 1	TAG 2	TAG 3	TAG 4	TAG 5	TAG 6	TAG 7
Frühstück	Joghurt mit Beeren	Eier mit Salsa und Bohnen	Heidelbeer-Hafer-Parfait	Joghurt mit Beeren	Pfirsich-Smoothie	Haferflocken mit Erdnussbutter und Banane	Eier mit Salsa und Bohnen
Snack	Apfel mit Nussbutter	Naturjoghurt mit Nüssen oder Beeren	Mozzarella und Cracker	Hart gekochtes Ei und Cracker	Gemüse mit Mozzarella	Gemüse mit Nussbutter	Früchte und Nüsse
Mittagessen	Energieteller mit Lachs	Italienisches Putenbrustsandwich	Supergrüner Salat mit Hähnchenbrustfilet und Parmesan	Salat im Glas	Regenbogensalat mit Mischgemüse, Hähnchen und Buttermilchdressing	Wildreisschale mit Ei	Belegtes Brot mit Gemüse
Snack	Gemüse mit Edamame-Pesto-Dip	Old-Bay-Popcorn mit Supersamen	Gemüse mit Edamame-Pesto-Dip	Rosenkohlchips	Geröstete Kichererbsen	Tomaten-»pizzen«	Geröstete Kichererbsen
Abendessen	Gebratener Reis mit Hühnerfleisch	Asiatisches Tofu-Steak mit Nudeln	Schnelle Vollkornnudeln mit Brokkolisauce	Rucolasalat mit Spiegelei und Spargel	Balsamico-Hähnchenbrust mit Rosenkohl und braunem Reis	Spiegeleier mit Mangold	Thunfisch alla Puttanesca

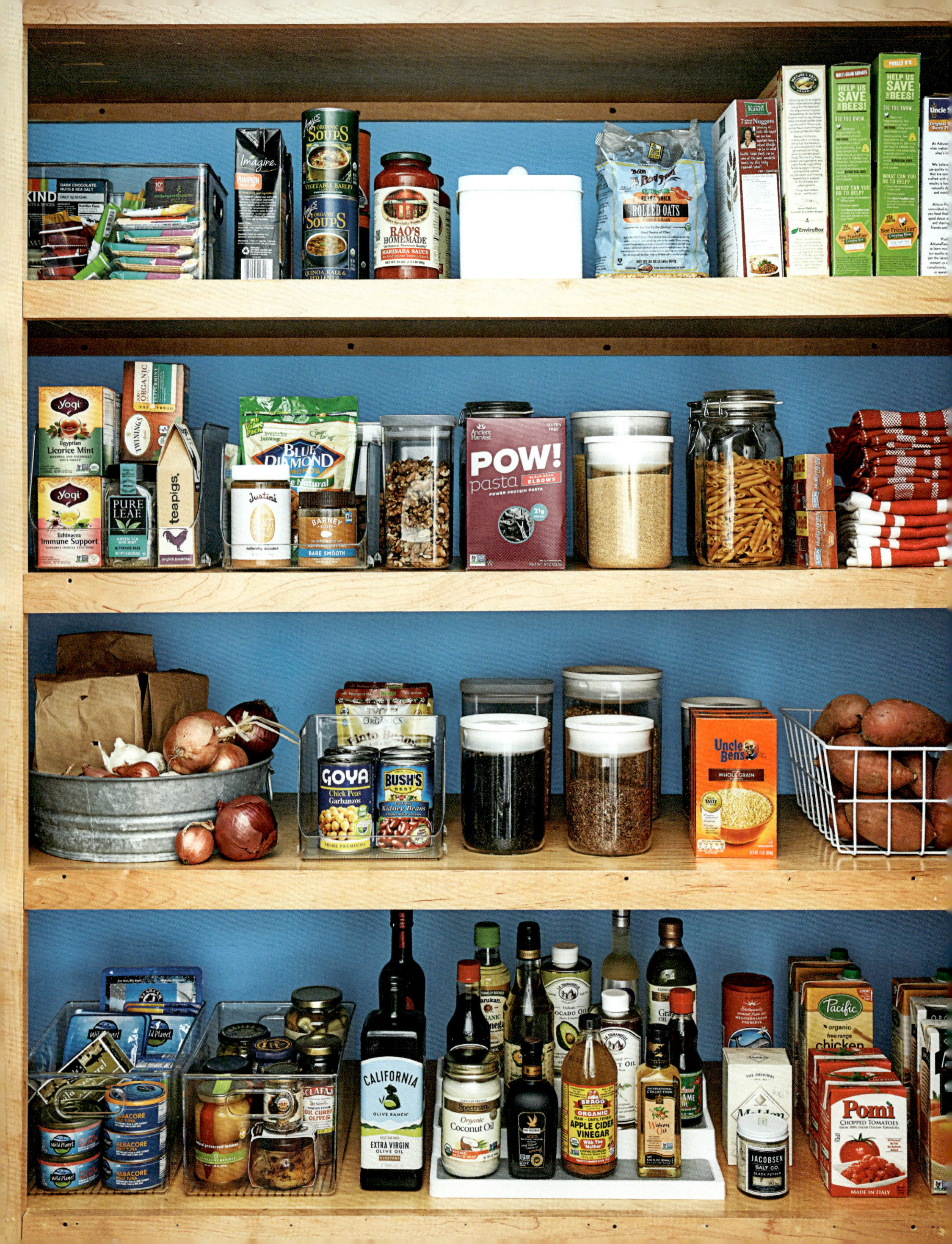
KIND
Imagine
SOUPS
RAO'S HOMEMADE
MARINARA SAUCE
ROLLED OATS
HELP US SAVE THE BEES!
Yogi
Licorice Mint
Echinacea Immune Support
TWININGS
PURE LEAF
teapigs
BLUE DIAMOND
Justin's
BARNEY
BARE SMOOTH
POW! pasta
ELBOWS
GOYA
Chick Peas Garbanzos
BUSH'S BEST
Kidney Beans
Uncle Ben's
WHOLE GRAIN
Wild Planet
ALBACORE
CALIFORNIA
EXTRA VIRGIN OLIVE OIL
Organic Coconut Oil
BRAGG
ORGANIC APPLE CIDER VINEGAR
Pacific
organic
chicken
Pomì
CHOPPED TOMATOES
MADE IN ITALY
JACOBSEN SALT CO.

Einkaufsliste für die Grundnahrungsmittel

Besorgen Sie sich für den 21-Tage-Plan zunächst die folgenden Grundnahrungsmittel (Rezepte ab Seite 194). Zusätzlich kaufen Sie einmal wöchentlich die weniger haltbaren Sachen für die darauffolgende Woche ein.

VORRATSSCHRANK/ SPEISEKAMMER

- Artischockenherzen in Wasser (3 Gläser/ Dosen à 400 g)
- Brauner Reis (große Packung)
- Bulgur (kleine Packung)
- Chiasamen
- Gemüsebrühe (salzreduziert), selbst gemacht (Rezept Seite 308) oder Fertigprodukt
- Geröstete rote Paprikaschoten, eingelegt (Glas à ca. 450 g)
- Gesunde Cracker: Vollkorn, aus Samen oder aus Nusskernen
- Haferflocken
- Kapern
- Kichererbsen, gegart (3 Dosen à 400 g)
- Leinsamen, geschrotet
- Linsen, getrocknete grüne
- Nudeln: Vollkorn-Penne (2 Packungen); je 1 Packung Vollkorn-Spaghetti und -Rigatoni
- Nussbutter: Erdnuss, Mandel
- Nusskerne: Mandelsplitter (kleine Tüte) sowie Nüsse Ihrer Wahl zum Knabbern
- Oliven, Kalamata (großes Glas)
- Palmenherzen aus der Dose
- Puffmais für Popcorn
- Quinoa (große Packung)
- Salsa (selbst gemacht oder bei Kauf 3 Gläser, ohne Zuckerzusatz)
- Schwarze Bohnen (4 Dosen à 400 g)
- Senfkörner
- Sesamkörner, geschält
- Sonnenblumenkerne, geschält
- Thunfisch in Öl (Dose à ca. 140 g)
- Tomatensauce, ohne Zuckerzusatz (1 Glas à ca. 680 g)
- Tomatenwürfel (Dose à 800 g)
- Vanilleextrakt, reiner
- Vollkornbrot (möglichst 100 %)
- Vollkorncouscous (kleine Packung)
- Vollkornpaniermehl (kleine Packung)
- Wildreis (kleine Packung)
- Zitronensaft

KRÄUTER UND GEWÜRZE

- Basilikum
- Blackened spice rub (Gewürzmischung; im Onlinehandel)
- Chilipulver
- Currypulver
- Knoblauchpulver
- Koriander, gemahlen
- Kreuzkümmel, gemahlen
- Kurkuma, gemahlen
- Old-Bay-Gewürz (im Onlinehandel)
- Oregano
- Paprikaflocken, rote
- Paprikapulver
- Paprikapulver, geräuchert
- Rosmarin
- Salz, fein
- Salz, grob
- schwarzer Pfeffer
- Thymian
- Zimt, gemahlen
- Zwiebelpulver

ESSIG UND ÖL

- Aceto balsamico, dunkel
- Olivenöl nativ extra
- Olivenöl zum Kochen
- Rapsöl
- Rapsöl-Kochspray (in einer Sprühflasche)
- Rotweinessig
- Sherryessig
- Weißweinessig oder weißer Aceto balsamico

WÜRZMITTEL

- Dijonsenf (fein- und grobkörnig)
- Sojasauce, salzreduziert
- Sriracha-Sauce (scharfe Chilisauce)

Jetzt können Sie loslegen. Ein Schlüssel zum Erfolg ist es, Ihre Umgebung so einzurichten, dass es einfacher wird, gesund zu essen. Bevor Sie mit dem 21-Tage-Plan beginnen, befreien Sie also Speisekammer, Schränke, Kühlschrank und Gefrierschrank von jeglichem verlockenden Essramsch. Wenn Sie bei sich zu Hause einen Neuanfang machen, fällt es leichter, das Gleiche für Ihren Körper zu tun.

Ich hoffe, Sie genießen die nächsten 21 Tage. Wenn Sie fertig sind, schreiben Sie mir doch, wie es gelaufen ist, wie Sie sich gefühlt haben und wie sich Ihr Körper verändert hat. Hinterlassen Sie einfach Ihre Nachricht auf meiner Facebook-Site (Dr. Mehmet Oz) mit dem Tag #foodcanfixit. Guten Appetit!

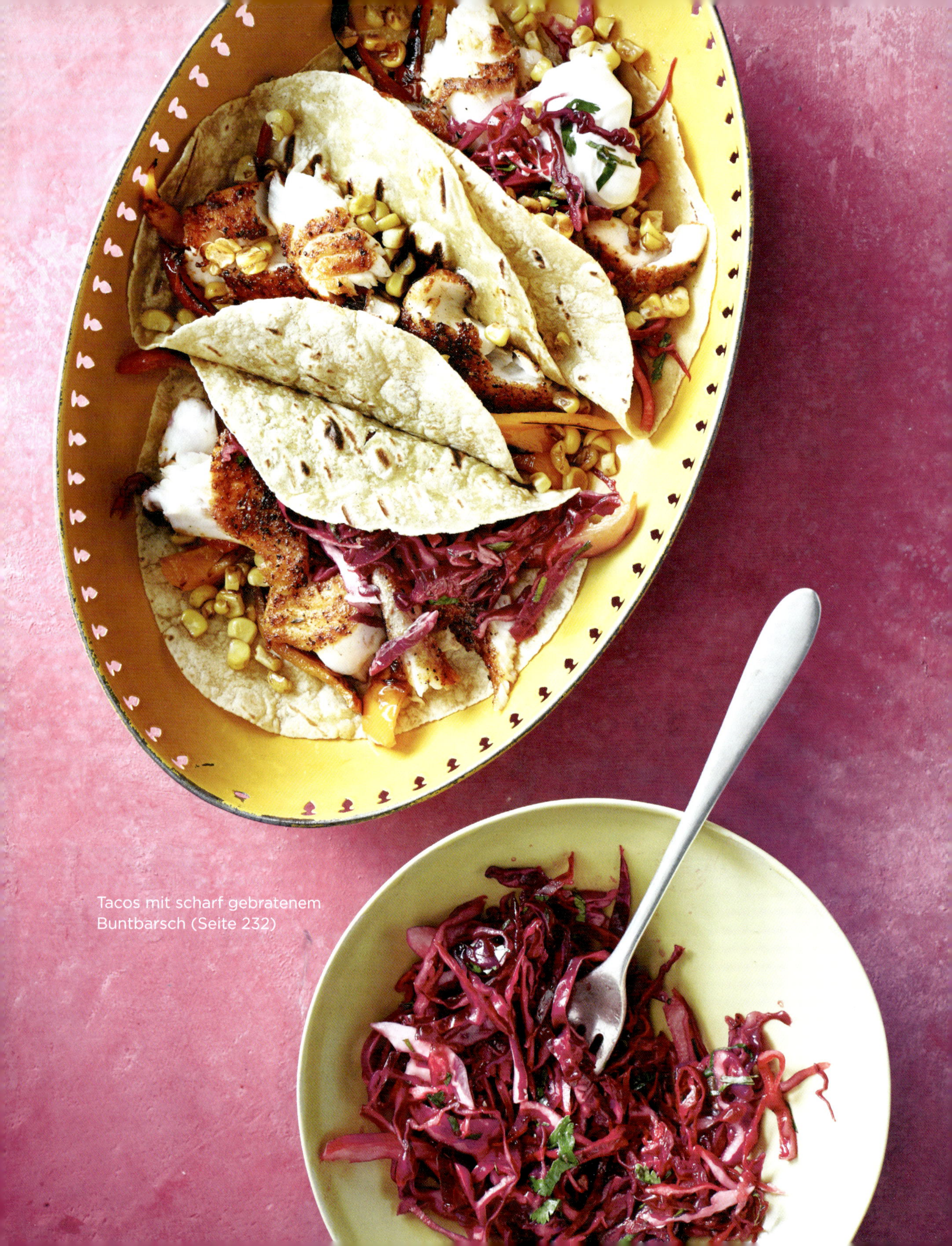

Tacos mit scharf gebratenem Buntbarsch (Seite 232)

15.

Die H.I.L.F.E.-Rezepte

Die folgenden Rezepte, die Sie für den 21-Tage-Plan und darüber hinaus verwenden können, bieten mehr als nur eine optimale Nährstoffbilanz. Sie werden Sie auf die Freude an der Zubereitung gesunder und köstlicher Gerichte einstimmen. Meine Rezepte zeichnen sich durch kurze Zutatenlisten und einfache Zubereitungsschritte aus. Sie sind unkompliziert und auch für Anfänger geeignet. Gleichwohl lernen Sie vielleicht etwas Neues und treffen auf viele unerwartete Geschmacksrichtungen. Lassen Sie uns mit einigen meiner Lieblingsgerichte beginnen, die alle Bestandteile des 21-Tage-Plans sind.

Auch wenn es im Rezepttext nicht ausdrücklich angegeben ist, setze ich voraus, dass Sie alle Zutaten wie gewohnt vorbereiten, also zum Beispiel Gemüse und Obst je nach Sorte schälen oder waschen und verlesen bzw. putzen, wie es in der Küche üblich ist.

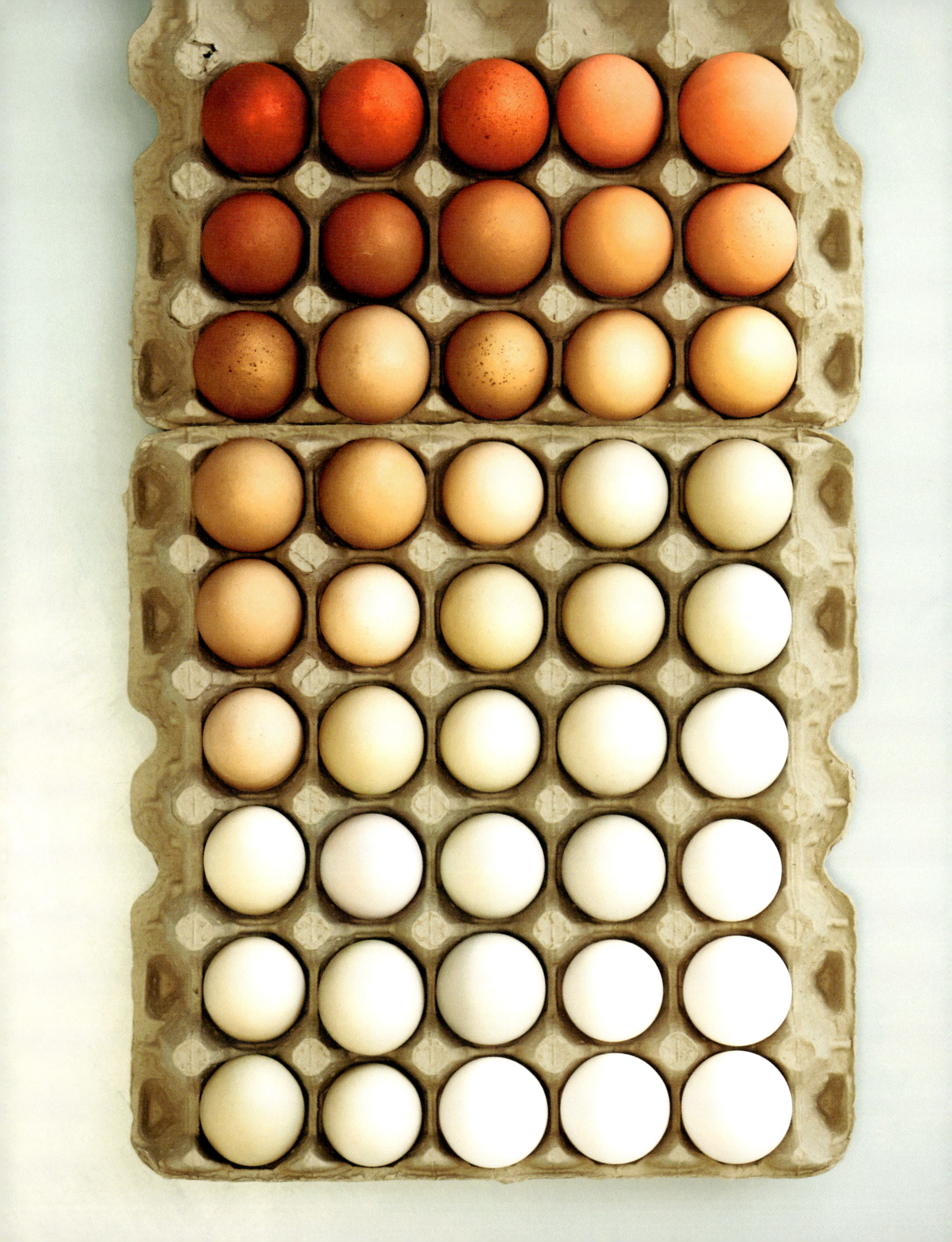

Die H.I.L.F.E.-Küche

Frühstück

Ein guter Start in den Tag mit einem kräftigen Schuss Protein, sättigenden Ballaststoffen und Wachmacher-Zutaten.

Alle Mengenangaben gelten für eine Person.

Joghurt mit Beeren

1 PORTION

250 ml Naturjoghurt (1,5 % Fett)

70 g beliebige Beeren (frisch oder tiefgekühlt)

In einer kleinen Schüssel den Joghurt mit den Beeren vermischen. Wenn Ihnen der säuerliche Joghurtgeschmack nicht zusagt, rühren Sie 1 Tropfen Vanilleextrakt darunter oder mixen Sie den Joghurt zusammen mit den Beeren, um die Süße gleichmäßig zu verteilen.

Anmerkung: Statt der Beeren können Sie auch Nusskerne oder Kräuter in den Joghurt mischen.

---

192 kcal, 5 g Fett (3 g gesättigte Fettsäuren), 20 g Protein, 18 g Kohlenhydrate, 16 g Zucker, 2 g Ballaststoffe, 76 mg Natrium

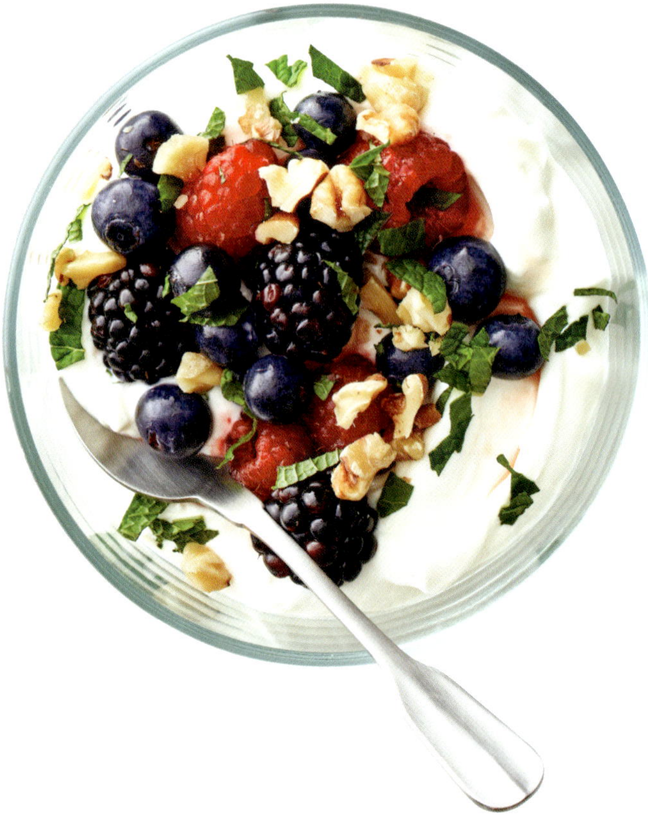

Eier mit Salsa und Bohnen

Diese Salsa lässt sich sehr schnell zubereiten. Alternativ können Sie 80 ml fertig gekaufte Salsa ohne Zucker verwenden. Bereiten Sie doch gleich die doppelte oder dreifache Menge dieser kalorienarmen Geschmackszugabe zu und verwenden Sie den Rest für spätere Mahlzeiten oder als Dip zu Gemüse.

1 PORTION

Für die Salsa

50 g Tomaten, gehackt

1 EL gehackte Schalotte

1 EL gehacktes Koriandergrün

½ TL gewürfelte Jalapeño (ohne Stiel, Innenwände und Samen)

Limettensaft

1 Prise grobes Salz

Für die Eier

Rapsöl-Kochspray

2 große Eier

2 EL schwarze Bohnen aus der Dose, gewaschen und abgetropft

Für die Salsa: In einer kleinen Schüssel Tomate, Schalotte, Koriander und Jalapeño mischen. 1 Spritzer Limettensaft unterrühren und 1 Prise Salz dazugeben.

Für die Eier: Eine mittelgroße Pfanne auf mittlerer Stufe erhitzen. Die Pfanne innen mit Kochspray besprühen, die Eier hineinschlagen und unter Rühren ca. 4 Min. garen. Inzwischen die Bohnen 2 Min. in der Mikrowelle erwärmen. Die Eier auf den Teller geben und Bohnen und Salsa hinzufügen.

---

196 kcal, 10 g Fett (3 g gesättigte Fettsäuren), 15 g Protein, 12 g Kohlenhydrate, 3 g Zucker, 3 g Ballaststoffe, 428 mg Natrium

Extra Gemüse-Power! Nach dem Aufbringen des Kochsprays frische Champignons in die Pfanne geben, 5 Min. anbraten, dann die Eier dazugeben. Oder die Eier auf Spinat servieren.

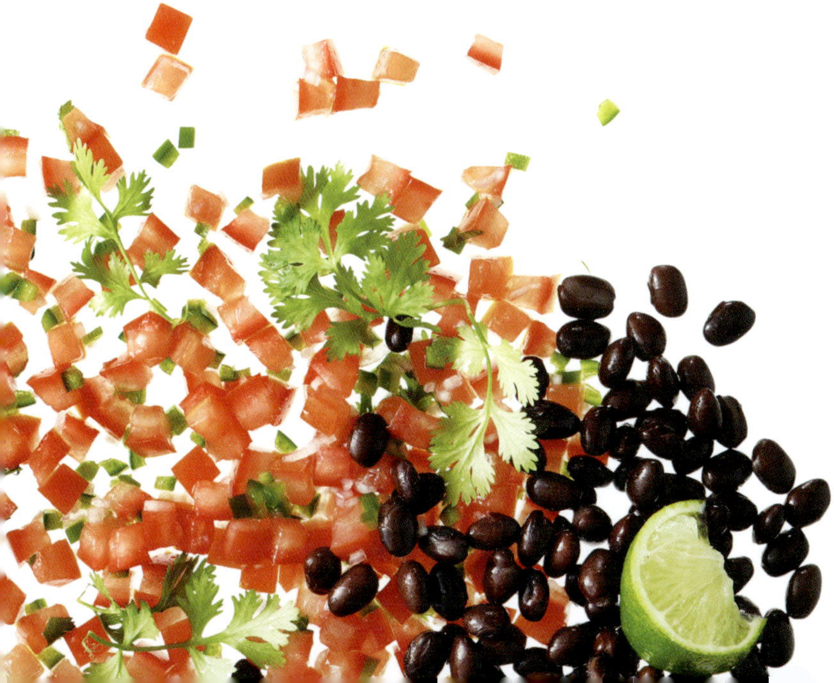

Heidelbeer-Hafer-Parfait

1 PORTION

30 g Haferflocken

250 ml Naturjoghurt (1,5 % Fett)

150 g Heidelbeeren (frisch oder tiefgekühlt)

1 EL Chiasamen

¼ TL Zimtpulver

Haferflocken, Joghurt, Heidelbeeren und Chiasamen in ein Einweckglas oder eine Schüssel schichten. Mit dem Zimtpulver bestreuen. Vor dem Verzehr umrühren, um alles zu mischen. Wenn Sie die Haferflocken etwas weicher mögen, können Sie entweder die Flocken am Vorabend einweichen oder das ganze Parfait schon abends zubereiten und über Nacht in den Kühlschrank stellen.

---

362 kcal, 5 g Fett (4 g gesättigte Fettsäuren), 24 g Protein, 49 g Kohlenhydrate, 24 g Zucker, 10 g Ballaststoffe, 78 mg Natrium

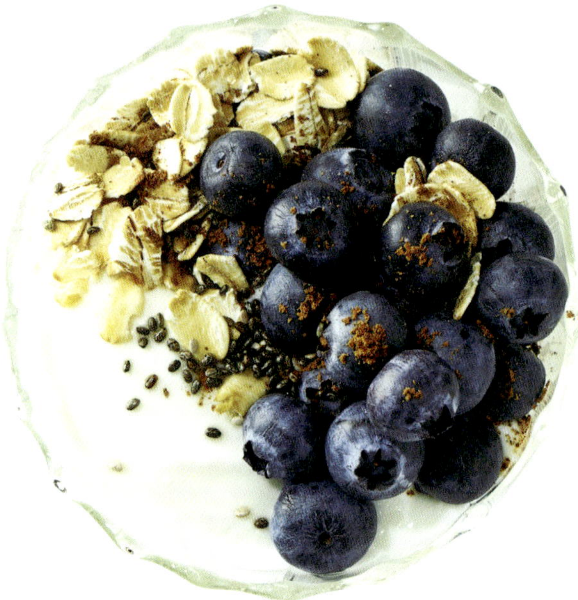

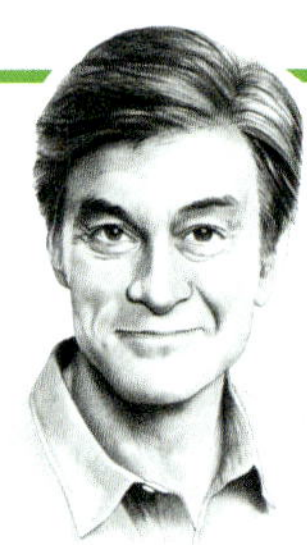

Ein echtes Superfood

Blaubeeren, genannt auch Heidelbeeren, haben antioxidative Wirkung. Darüber hinaus sollen sie das Risiko für Herzerkrankungen senken.

Pfirsich-Smoothie

In einem Mixer Pfirsiche, Joghurt, Banane, Mandelbutter, Vanille, nach Belieben Leinsamen sowie 250 ml kaltes Wasser glatt pürieren.

---

411 kcal, 22 g Fett (5 g gesättigte Fettsäuren), 24 g Protein, 35 g Kohlenhydrate, 23 g Zucker, 6 g Ballaststoffe, 139 mg Natrium

Extra Gemüse-Power! Werfen Sie vor dem Mixen eine Handvoll rohen Spinat oder Grünkohl hinein – Sie werden es nicht einmal schmecken.

1 PORTION

8 tiefgekühlte Pfirsichhälften

60 ml Naturjoghurt (1,5 % Fett)

½ mittelgroße Banane

2 EL Mandelbutter

½ TL reiner Vanilleextrakt

1 EL geschroteter Leinsamen (optional)

Haferflocken mit Erdnussbutter und Banane

Am Vorabend in einer Schüssel Milch, Haferflocken, Erdnussbutter, Bananen und nach Belieben Lein- bzw. Chiasamen vermengen. Die Schüssel zudecken und über Nacht in den Kühlschrank stellen.

Morgens das Müsli nochmals umrühren, um die Zutaten gut zu vermischen.

---

340 kcal, 11 g Fett (4 g gesättigte Fettsäuren), 15 g Protein, 51 g Kohlenhydrate, 19 g Zucker, 6 g Ballaststoffe, 133 mg Natrium

1 PORTION

250 ml fettarme Milch

40 g Haferflocken

1 TL Erdnussbutter (oder andere Nussbutter)

½ kleine Banane, in Scheiben

1 EL Chiasamen oder 1 EL geschroteter Leinsamen (optional)

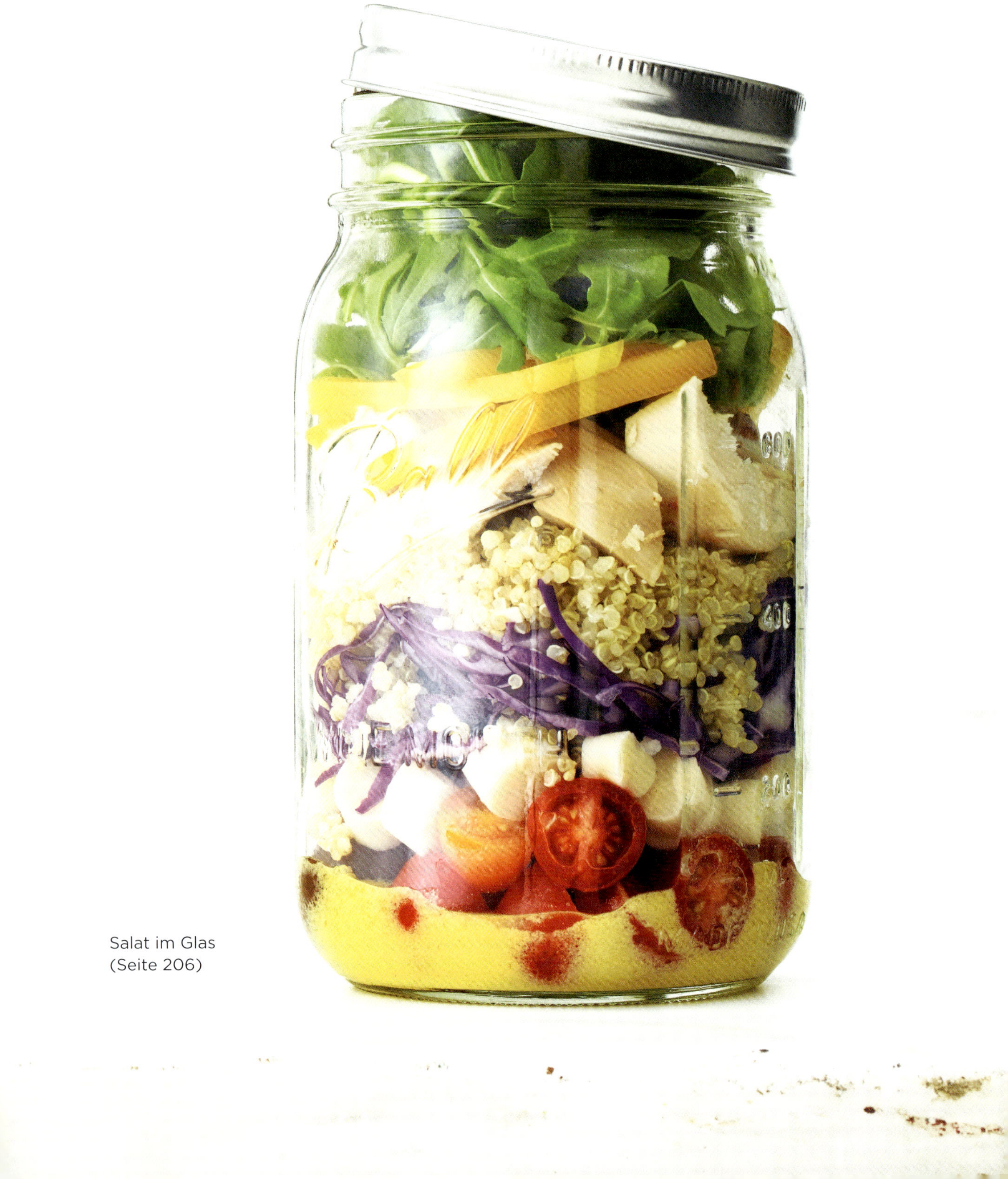

Salat im Glas
(Seite 206)

Die H.I.L.F.E.-Küche

Mittagessen

Lassen Sie in der Mittagspause die Kantine links liegen – und den Wunsch, den Hosenknopf aufzumachen. Die folgenden Gerichte geben Ihnen neue Energie für den Nachmittag.

Alle Mengenangaben gelten für eine Person.

Energieteller mit Lachs

1 PORTION

100 g brauner Reis, gegart

80 g Lachsfilet, gegart

100 g schwarze Bohnen aus der Dose, gewaschen und abgetropft

2 EL Salsa, selbst gemacht (Rezept Seite 195 oder Fertigprodukt ohne Zuckerzusatz)

Limettensaft

beliebige Menge Gemüse Ihrer Wahl (Liste Seite 180)

Den Reis auf einen Teller geben und Lachs, Bohnen, Salsa und einen Spritzer Limettensaft sowie Gemüse (aus der Liste von Seite 180) hinzufügen.

Haben Sie keine Bedenken bei tiefgekühltem Lachs: Er ist preisgünstiger und genauso gesund wie frischer. Wenn Sie es eilig haben, tauen Sie ihn im Plastikbeutel in kaltem Wasser auf. In 10 Min. ist er fertig zum Garen und behält eine gute Textur, besonders wenn er gebraten wird.

---

302 kcal, 4 g Fett (1 g gesättigte Fettsäuren), 25 g Protein, 42 g Kohlenhydrate, 4 g Kohlenhydrate, 2 g Zucker, 8 g Ballaststoffe, 609 mg Natrium

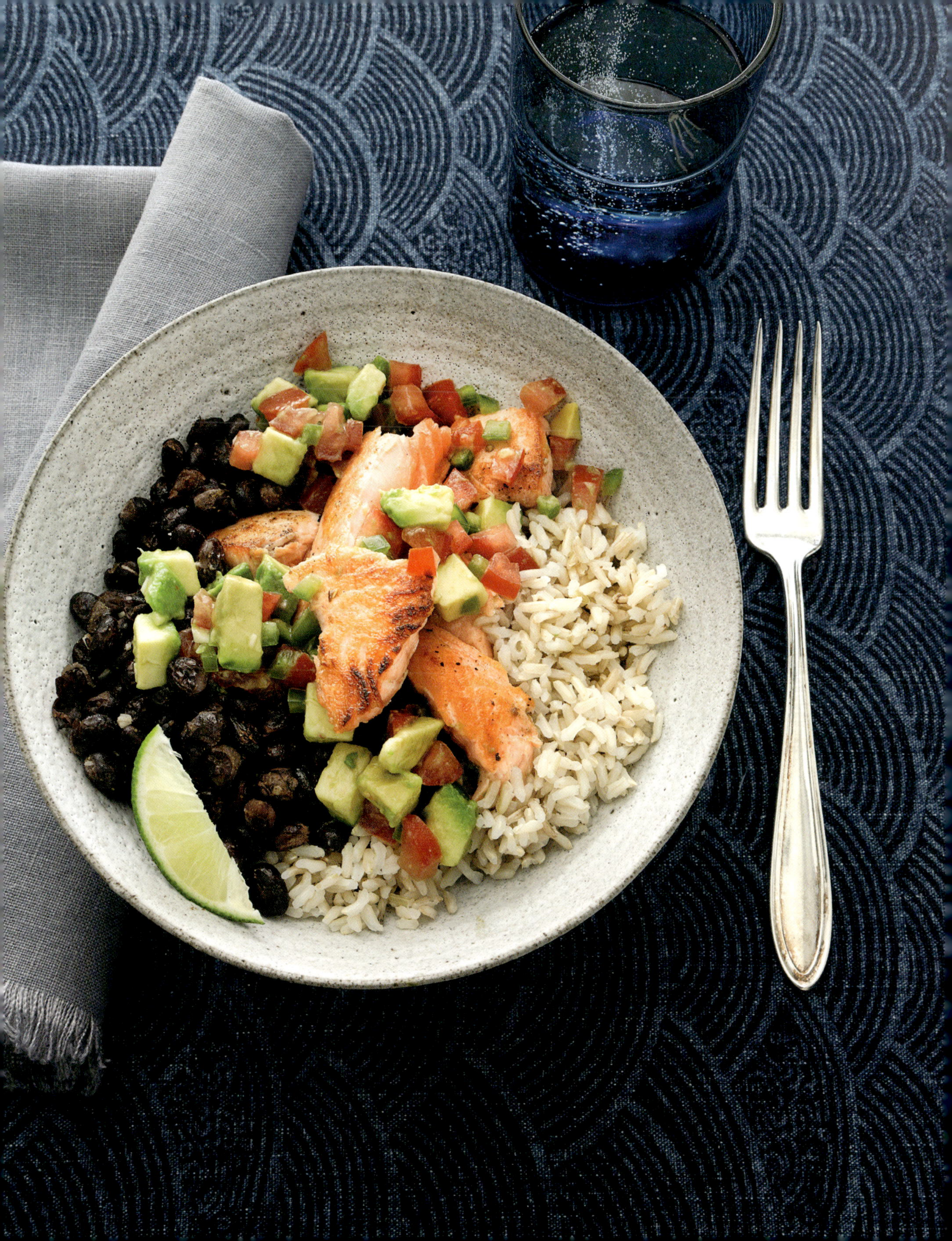

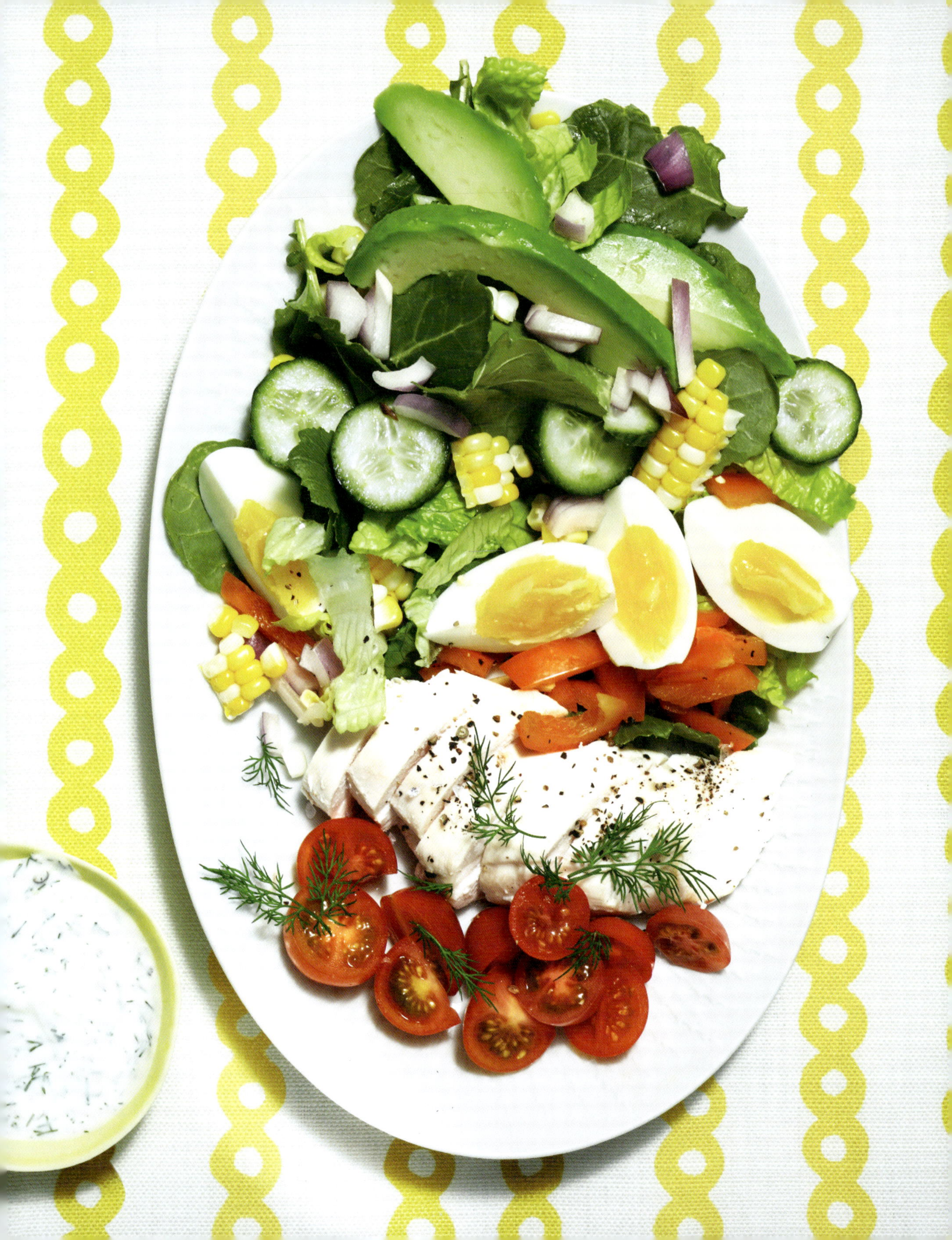

Regenbogensalat mit Mischgemüse, Hähnchen und Buttermilchdressing

Den Grünkohl und die Römersalatherzen in einer Schüssel oder auf einem großen Teller anrichten. Mit Hähnchenbrust, Ei, Kirschtomaten, Paprikaschoten, Mais, Avocado, Gurke und Zwiebel belegen. Mit dem Buttermilchdressing beträufeln.

Ohne Dressing: 364 kcal, 16 g Fett (4 g gesättigte Fettsäuren), 33 g Protein, 25 g Kohlenhydrate, 10 g Zucker, 8 g Ballaststoffe, 136 mg Natrium

1 PORTION

40 g Grünkohl

50 g Römersalatherzen, gehackt

50 g Hähnchenbrustfilet, gegart, in Scheiben

1 hart gekochtes großes Ei, geviertelt

50 g Kirschtomaten, halbiert

50 g Paprikaschote, gehackt

50 g tiefgekühlter Mais, aufgetaut

¼ Avocado, in Scheiben

50 g Gurke, in Scheiben

25 g rote Zwiebel, gehackt

Buttermilchdressing (Rezept Seite 245)

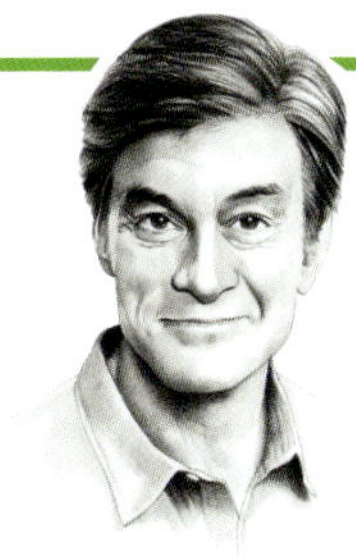

Ein echtes Superfood

Eier sind eine perfekte Proteinquelle. Sie enthalten alle neun essenziellen Aminosäuren, die Ihr Körper braucht.

Supergrüner Salat mit Hähnchenbrustfilet und Parmesan

1 PORTION

15 g frische Minzeblätter

½ TL Olivenöl nativ extra

1 EL frischer Zitronensaft

50 g Hähnchenbrustfilet (ohne Knochen und Haut)

180 g beliebiges Blattgrün

30 g geriebener Parmesan

2 EL Sherryessigdressing (Rezept Seite 245)

Eine geriffelte Grillpfanne auf mittlerer bis starker Stufe erhitzen oder einen Außengrill zum direkten Grillen bei mittlerer Hitze vorbereiten.

Die Hälfte der Minzeblätter fein hacken. Die Minze in eine Schüssel geben und mit dem Olivenöl und dem Zitronensaft mischen. Das Hähnchenbrustfilet in die Schüssel geben und mit der Minzemischung einreiben. Das Fleisch in die Grillpfanne legen und rundum 2–3 Min. garen, bis es blass wird.

Das Gemüse auf einen Teller legen und das Fleisch darauflegen. Den Käse und dann das Sherryessigdressing dazugeben und alles mit den restlichen Minzeblättern bestreuen.

Ohne Dressing: 230 kcal, 12 g Fett (5 g gesättigte Fettsäuren), 24 g Protein, 7 g Kohlenhydrate, 24 g Zucker, 10 g Ballaststoffe, 78 mg Natrium

Extra Gemüse-Power! Zusammen mit dem Hähnchenbrustfilet ein paar Stangen Spargel auf dem Grill rösten.

Italienisches Putenbrustsandwich

In einer kleinen Schüssel Olivenöl, Senf, Zitronensaft, Schnittlauch und Petersilie vermengen. Die Hälfte der Senfmischung auf der Brotscheibe verteilen. Mit Putenfleisch, gerösteten roten Paprikaschoten und Artischockenherzen belegen. Mit der restlichen Senfmischung beträufeln.

Nach Belieben mit Paprikaflocken bestreuen. Zum Schluss mit den Salatblättern belegen; sie ersetzen die obere Brotscheibe des Sandwichs.

---

385 kcal, 14 g Fett (3 g gesättigte Fettsäuren), 32 g Protein, 29 g Kohlenhydrate, 0 g Zucker, 6 g Ballaststoffe, 862 mg Natrium

Extra Gemüse-Power! Einige Gurkenscheiben, rote Zwiebelringe oder Radieschenscheiben dazugeben.

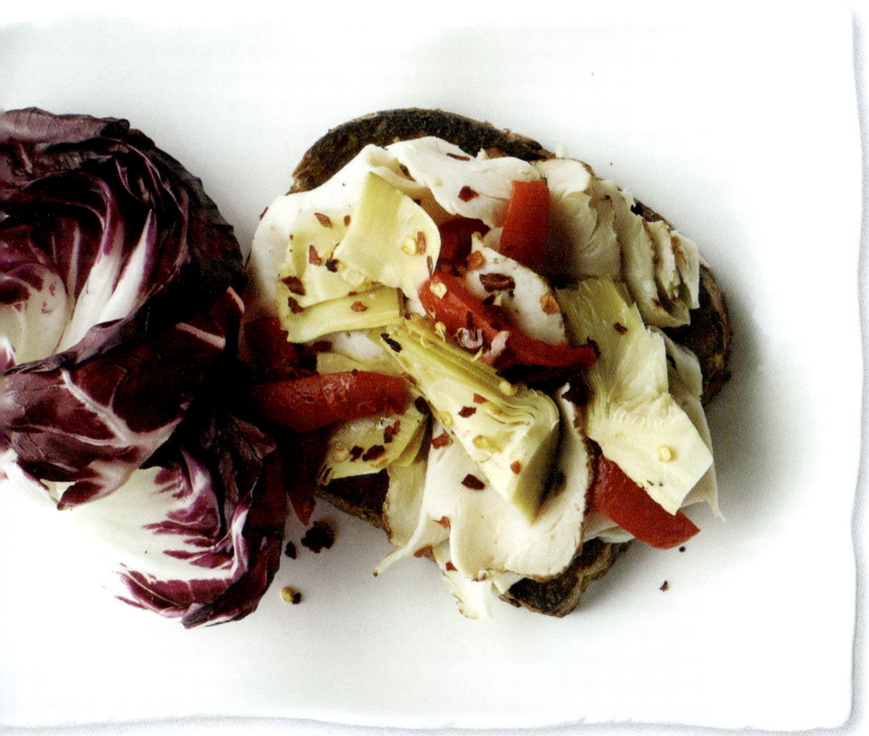

1 PORTION

- 2 TL Olivenöl nativ extra
- 2 TL Dijonsenf
- 1 TL frischer Zitronensaft
- 1 TL Schnittlauchröllchen
- 1 TL gehackte glatte Petersilie
- 1 Scheibe Vollkornbrot, getoastet
- 80 g Putenbrust, gegart, in Scheiben
- 40 g geröstete rote Paprikaschote aus dem Glas, abgetropft
- 3 Artischockenherzen aus dem Glas, abgetropft
- rote Paprikaflocken (optional)
- 2 große Salatblätter (z. B. Radicchio oder Römersalat)

Salat to go im Glas

1 PORTION

2 EL Dijonvinaigrette (Rezept Seite 244)

100 g Strauchtomaten, halbiert

50 g Palmenherzen, in Scheiben

30 g Rotkohl, gehackt

80 g Quinoa, gegart

80 g Hähnchenbrustfilet, gegart und gewürfelt

80 g Paprikaschote, gewürfelt

120 g Babyrucola

In einem Weckglas oder Schraubglas die Zutaten in folgender Reihenfolge aufschichten: Salatdressing, Strauchtomaten, Palmenherzen, Rotkohl, Quinoa, Fleisch und Paprikaschote. Den Rest des Glases mit dem Babyrucola füllen. Das Glas verschließen und möglichst bis zum Verzehr kühlen. Vor dem Servieren gut schütteln.

Siehe Foto auf Seite 198

421 kcal, 19 g Fett (3 g gesättigte Fettsäuren), 29 g Protein, 38 g Kohlenhydrate, 6 g Zucker, 7 g Ballaststoffe, 867 mg Natrium

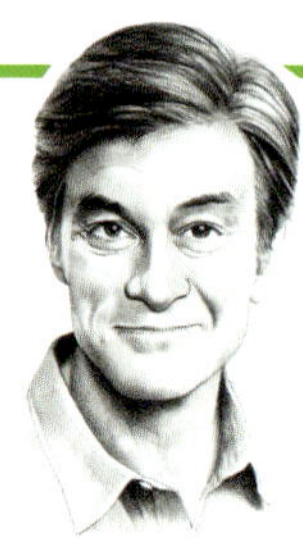

Ein echtes Superfood

Quinoa ist ein sogenanntes Pseudogetreide. Die Samen sind etwa senfkorngroß und reich an Protein, Magnesium, Phosphor und Mangan.

Belegtes Brot mit Gemüse

In einer kleinen Schüssel mit einer Gabel die schwarzen Bohnen mit Limettensaft, Kreuzkümmel, Salz und Olivenöl zu einer Paste zerdrücken. Diese auf der Brotscheibe verteilen. Mit Zucchini, Gurke und nach Belieben Sprossen belegen. Mit Pfeffer würzen und abschließend mit Salatblättern und Tomatenscheiben belegen.

258 kcal, 7 g Fett (1 g gesättigte Fettsäuren), 12 g Protein, 39 g Kohlenhydrate, 6 g Zucker, 9 g Ballaststoffe, 416 mg Natrium

1 PORTION

60 g schwarze Bohnen aus der Dose, gewaschen und abgetropft

Saft von 1 Limette

¼ TL gemahlener Kreuzkümmel

1 Prise grobes Salz

1 TL Olivenöl nativ extra

1 Scheibe Vollkornbrot, geröstet

30 g Zucchini, gewürfelt

6 Scheiben Gurke

2 EL Sprossen beliebiger Art (optional)

frisch gemahlener schwarzer Pfeffer

Blattsalat beliebiger Art

Tomatenscheiben

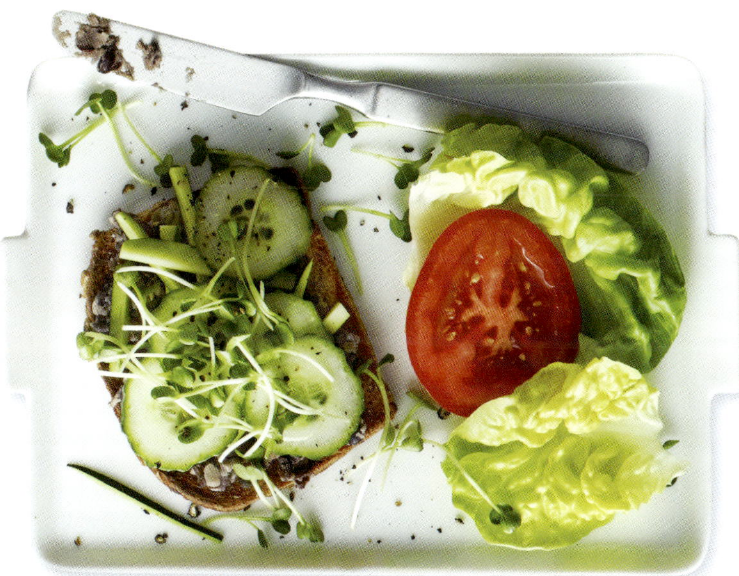

Wildreisschale mit Ei

1 PORTION

90 g Wildreis

400 g Babyspinat

grobes Salz

frisch gemahlener schwarzer Pfeffer

1 großes Ei, als Spiegelei gebraten

Den Wildreis nach Packungsanweisung kochen. Den Spinat verlesen, waschen und trocken schleudern. Wenn der Reis fertig ist, vom Herd nehmen, den Spinat dazugeben und umrühren, bis er zusammengefallen ist. Mit Salz und Pfeffer würzen. Zum Schluss das Spiegelei darauflegen.

Hinweis: Sie können gleich eine größere Menge Wildreis auf Vorrat kochen und den Rest später portionsweise auf Suppen, Salate und sogar Haferflocken streuen, um das jeweilige Gericht etwas sättigender zu machen.

---

305 kcal, 10 g Fett (2 g gesättigte Fettsäuren), 14 g Protein, 47 g Kohlenhydrate, 2 g Zucker, 9 g Ballaststoffe, 530 mg Natrium

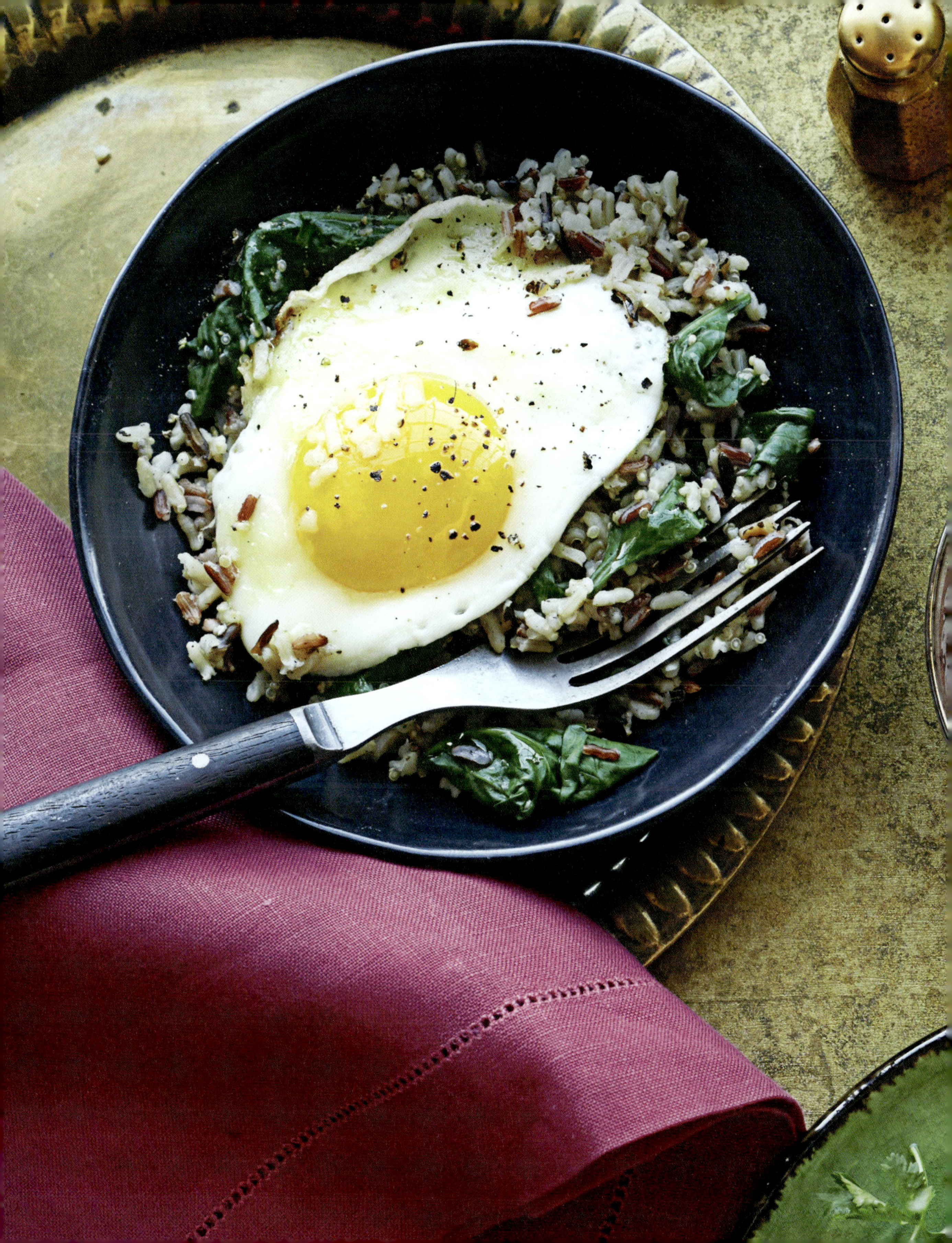

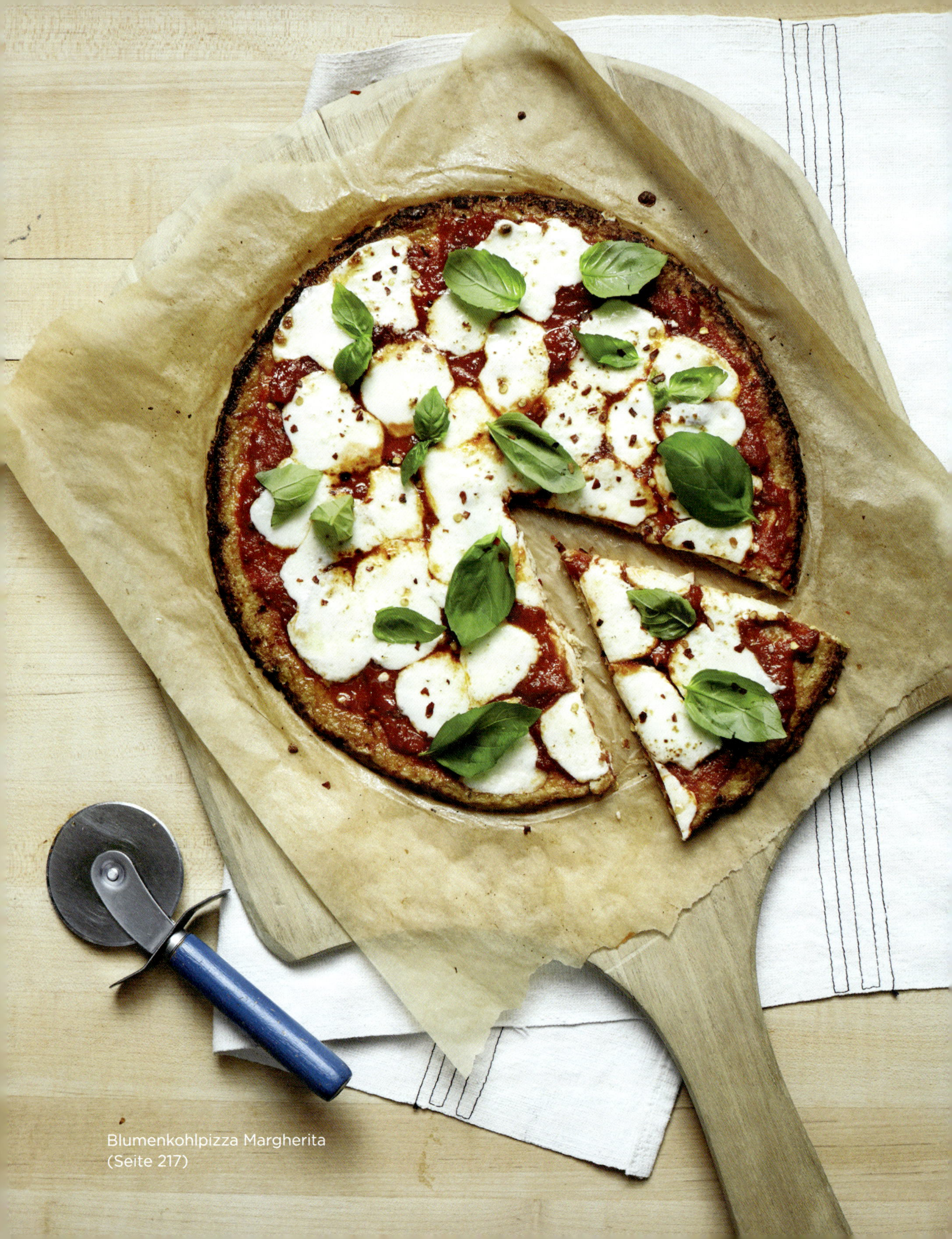

Blumenkohlpizza Margherita
(Seite 217)

Die H.I.L.F.E.-Küche

Abendessen

Nicht nur Sie werden die folgenden 21 Gerichte lieben. Auch Familienmitglieder und Freunde werden sich darüber freuen. Jede Mahlzeit liefert die richtige Balance von Makronährstoffen und viel Geschmack.

Die Mengenangaben gelten für zwei oder vier Personen. Je nachdem, wer zum Essen kommt oder ob etwas übrig bleiben soll, können Sie die Mengen nach oben oder unten anpassen.

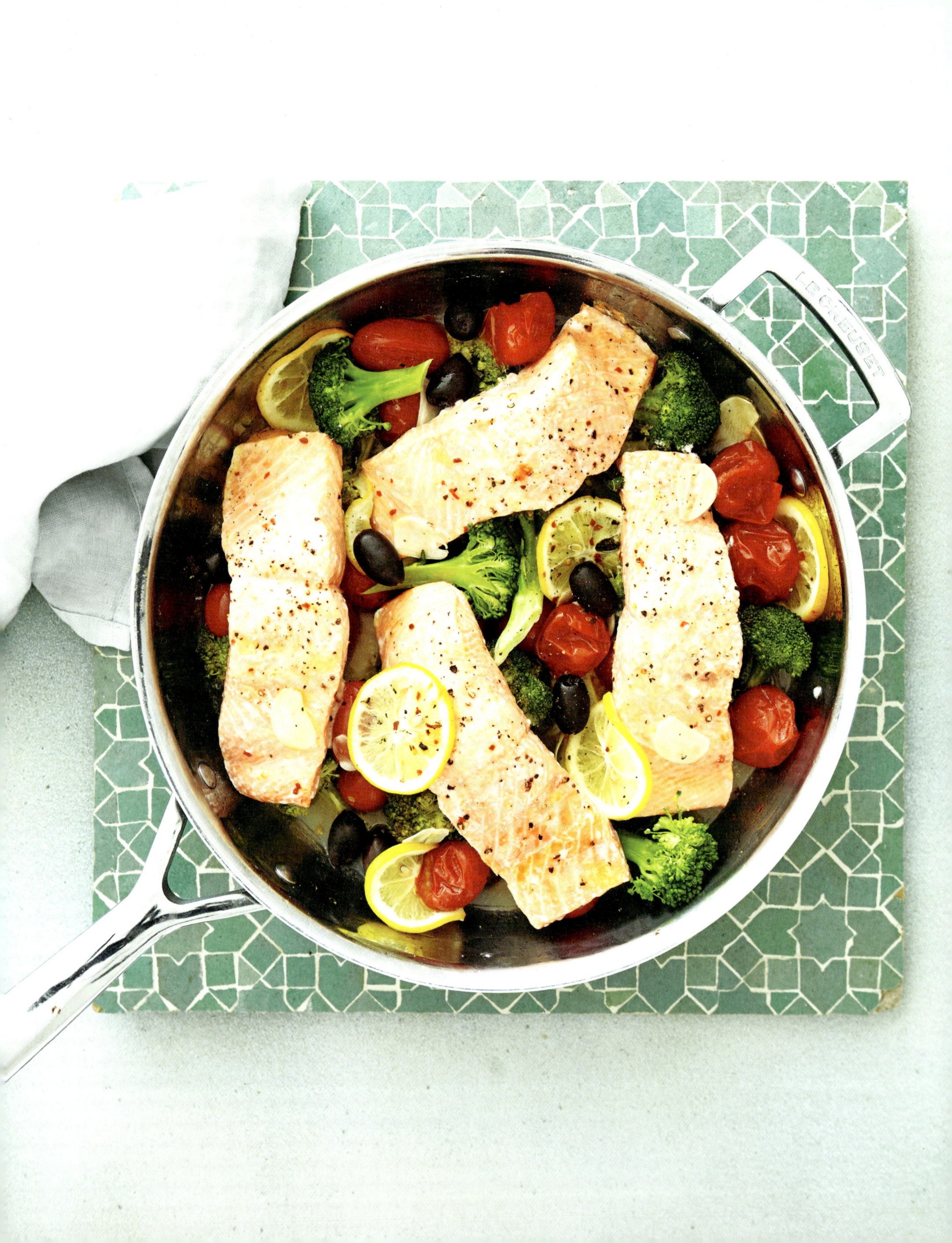
LE CREUSET

Zitronenlachs mit Brokkoli und Tomaten

4 PORTIONEN

2 Zitronen

2 EL Olivenöl

1 Brokkoli (ca. 500 g), in ca. 6 cm lange Röschen mit Stiel zerteilt

280 g Strauch- oder Kirschtomaten

4 Knoblauchzehen, gehobelt

¼ TL rote Paprikaflocken

4 Stücke Lachsfilet ohne Haut (je ca. 170 g)

½ TL grobes Salz

frisch gemahlener schwarzer Pfeffer

160 g entsteinte Kalamata-Oliven

Aus 1 Zitrone ca. 2 EL Saft pressen. Diesen in einer Schüssel mit dem Olivenöl verrühren. Die andere Zitrone in dünne Scheiben schneiden.

Brokkoli, Tomaten und Knoblauch zusammen in eine große Pfanne geben und mit den roten Paprikaflocken bestreuen. Die Lachsfilets nebeneinander darauflegen. Nach Geschmack mit Salz und schwarzem Pfeffer würzen und mit den Zitronenscheiben belegen.

Die Hälfte der Zitronensaft-Öl-Mischung und 250 ml Wasser in die Pfanne geben und den Deckel auflegen. Aufkochen, dann bei schwacher Hitze ca. 10 Min. leicht köcheln lassen, bis der Fisch gar und der Brokkoli zart ist. Die Oliven darauf verteilen. Auf jede Portion etwas von der Sauce in der Pfanne und je ein Viertel der restlichen Zitronen-Öl-Mischung geben.

Pro Portion 390 kcal, 20 g Fett (3 g gesättigte Fettsäuren), 40 g Protein, 13 g Kohlenhydrate, 4 g Zucker, 4 g Ballaststoffe, 511 mg Natrium

Vollkorn-Penne mit Hähnchenbrust

2 PORTIONEN

grobes Salz

120 g Vollkorn-Penne

2 EL Olivenöl

220 g Aubergine, gewürfelt

240 g Zucchini, gewürfelt

200 g Strauchtomaten, halbiert

2 Knoblauchzehen, gehackt

170 g Hähnchenbrustfilet, gegart, in Scheiben

frisch gemahlener schwarzer Pfeffer

frisches oder getrocknetes Basilikum

Pro Portion 515 kcal, 19 g Fett (3 g gesättigte Fettsäuren), 39 g Protein, 56 g Kohlenhydrate, 10 g Zucker, 10 g Ballaststoffe, 798 mg Natrium

In einem großen Topf reichlich Wasser aufkochen und salzen. Die Nudeln hineingeben und nach Packungsanweisung bissfest (al dente) garen. Ca. 150 ml vom Nudelkochwasser abnehmen. Die gegarten Nudeln abgießen und abtropfen lassen.

Während der Nudelgarzeit das Olivenöl in einer Pfanne auf mittlerer Stufe erhitzen. Die Auberginenwürfel und 4 Prisen Salz hineingeben und unter Rühren die Auberginenwürfel 4–5 Min. goldbraun dünsten. Zucchini und 4 Prisen Salz dazugeben und unter Rühren ca. 6 Min. garen, bis die Zucchini goldbraun sind. Tomaten und Knoblauch dazugeben und unter Rühren ca. 2 Min. kochen, bis die Tomaten weich sind.

Das Fleisch, das aufgefangene Nudelwasser und die Nudeln zum Gemüse geben. Alles bei starker Hitze 3 Min. unter Rühren kochen. Mit Pfeffer und weiteren 4 Prisen Salz würzen. Mit Basilikum bestreuen bzw. garnieren.

Extra Gemüse-Power! In die Pfanne noch einige Scheiben Lauch geben. Vor dem Servieren eine Handvoll Rucola unter die Nudeln rühren.

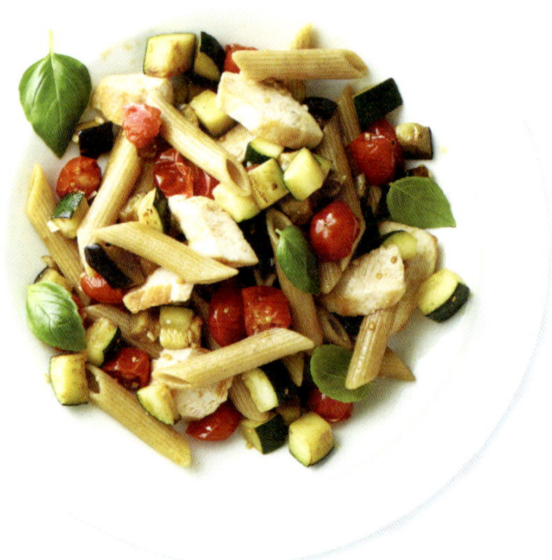

Gewürzte Linsen mit gerösteten grünen Bohnen und Quinoa

Den Backofen auf 220 °C vorheizen. In einem kleinen Topf die Linsen mit der Brühe verrühren und aufkochen. Zugedeckt bei mittlerer bis schwacher Hitze 25–30 Min. köcheln lassen, bis die Linsen weich sind. Dann die übrige Flüssigkeit abgießen. Koriander sowie Knoblauch-, Zwiebel- und Chilipulver und je 1 Prise Salz und Pfeffer unterrühren.

Während der Garzeit der Linsen die grünen Bohnen putzen, waschen, abtrocknen und in einer großen Schüssel mit dem Olivenöl und je 1 Prise Salz und Pfeffer vermengen. Dann auf einem Backblech verteilen und im Ofen ca. 20 Min. garen, bis sie weich sind.

Die warmen Linsen auf der Quinoa servieren und die grünen Bohnen als Beilage reichen.

2 PORTIONEN

160 g getrocknete grüne Linsen

500 ml salzreduzierte Gemüsebrühe (oder Wasser)

1 TL gemahlener Koriander

1 TL Knoblauchpulver

½ TL Zwiebelpulver

½ TL Chilipulver

Salz

frisch gemahlener schwarzer Pfeffer

500 g grüne Bohnen

2 TL Olivenöl

170 g Quinoa, gegart

Pro Portion 380 kcal, 11 g Fett (0 g gesättigte Fettsäuren), 19 g Protein, 55 g Kohlenhydrate, 11 g Zucker, 17 g Ballaststoffe, 290 mg Natrium

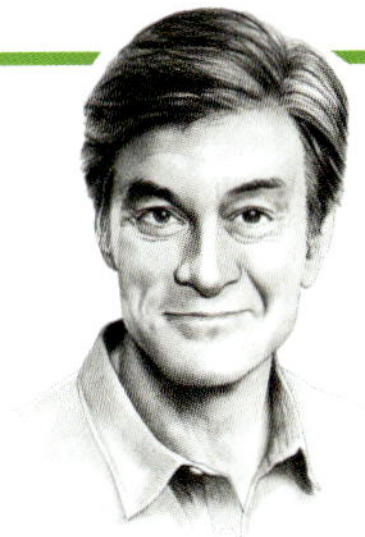

Ein echtes Superfood

Nur 100 g gegarte Linsen enthalten erstaunliche 8 g Ballaststoffe.

Pikante Garnelen-Quinoa-Schale

2 PORTIONEN

2 EL Olivenöl

300 g Zucchini, in Scheiben

2 Knoblauchzehen, gehackt

170 g Garnelen, geschält und entdarmt

2 Prisen Salz

2 Prisen rote Paprikaflocken

1 TL getrockneter Oregano

200 g Strauchtomaten, halbiert

170 g Quinoa, gegart

Pro Portion 330 kcal, 17 g Fett (2 g gesättigte Fettsäuren), 18 g Protein, 28 g Kohlenhydrate, 5 g Zucker, 4 g Ballaststoffe, 616 mg Natrium

Das Olivenöl in einer mittelgroßen Pfanne auf mittlerer Stufe erhitzen. Die Zucchini hineingeben und 2–4 Min. braten, bis sie goldbraun sind. Knoblauch und Garnelen daruntermischen. Ca. 2 Min. garen, bis die Garnelen rosa sind. Salz, rote Paprikaflocken, Oregano und Tomaten hinzufügen. Ca. 2 Min. köcheln lassen, bis die Tomaten weich sind.

Die Quinoa auf die Teller verteilen und den Pfanneninhalt darauf verteilen.

Extra Gemüse-Power! Vor den Zucchini Zwiebelwürfel im Olivenöl andünsten. Oder wenn die Garnelen fast fertig gekocht sind, eine Handvoll Grünzeug (z. B. Grünkohl oder Babyspinat) mit in die Pfanne geben.

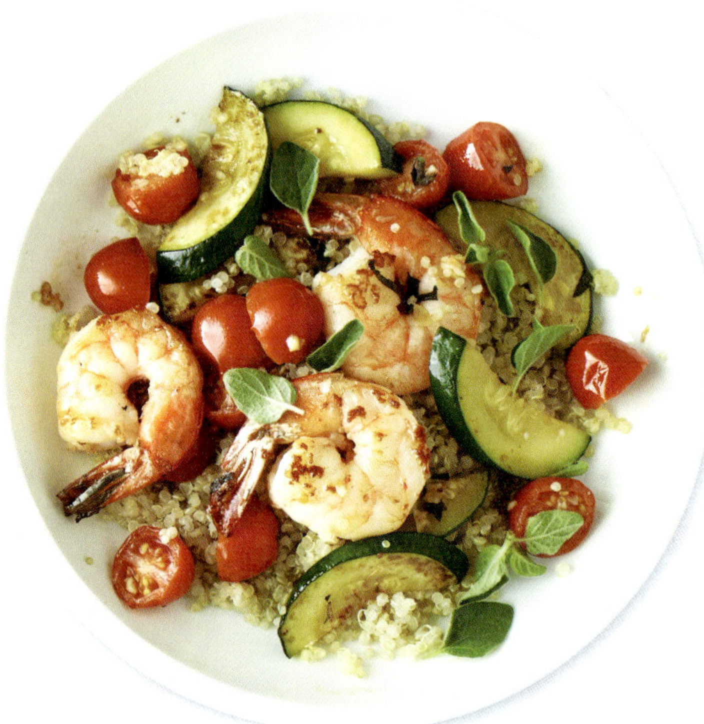

Blumenkohlpizza Margherita

Den Backofen auf 220 °C vorheizen. Ein Backblech mit Backpapier belegen. Den Blumenkohl in Röschen zerteilen und ohne dickere Stiele und Strunk in einer Küchenmaschine in mehreren Portionen grob pürieren. Den Blumenkohl in eine mikrowellengeeignete Schüssel geben, mit einem Teller zudecken und in der Mikrowelle ca. 5 Min. erhitzen. Dann umrühren und etwas abkühlen lassen.

Den Blumenkohl auf ein frisches Geschirrtuch legen. An den Ecken hochheben, auswringen und möglichst viel Flüssigkeit herauspressen. Den Blumenkohl in einer großen Schüssel mit Ei, Eiweiß, Parmesan, Oregano und Salz verrühren. Die Masse auf das Backblech geben und zu einem 0,5 cm dicken Kreis formen (Ø 25–28 cm). Im Ofen ca. 25 Min. goldbraun backen. Tomatensauce und Mozzarella daraufgeben. Wieder in den Ofen schieben und ca. 10–15 Min. backen, bis der Mozzarella geschmolzen ist. Mit Basilikum und Paprikaflocken garnieren.

Siehe Foto auf Seite 210

Extra Gemüse-Power! Etwas Olivenöl in einer Pfanne erhitzen (nicht mehr als 1 EL) und darin Champignons, Paprikaschote oder Zucchinischeiben andünsten. Vor dem Backen auf die Pizza geben.

4 PORTIONEN

- 1 Kopf Blumenkohl (ca. 1 kg)
- 1 großes Ei, leicht gequirlt
- 1 großes Eiweiß, leicht gequirlt
- 60 g Parmesan, gerieben
- ¼ TL getrockneter Oregano
- ½ TL grobes Salz
- 250 ml Tomatensauce (Fertigprodukt ohne Zuckerzusatz)
- 170 g frischer Vollmilch-Mozzarella, in Scheiben
- etwas frisches Basilikum und rote Paprikaflocken

Pro Portion 204 kcal, 13 g Fett (7 g gesättigte Fettsäuren), 14 g Protein, 8 g Kohlenhydrate, 3 g Zucker, 2 g Ballaststoffe, 524 mg Natrium

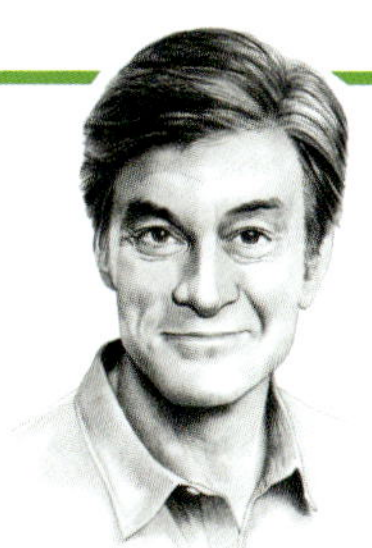

Ein echtes Superfood

Der kalorienarme Blumenkohl ist der große Verwandlungskünstler unter den Gemüsesorten. Er kann sich in Pizzateig, Reis und vieles andere verwandeln. Mein Favorit ist Püree: Blumenkohlröschen einfach dämpfen, abgießen, salzen und pürieren.

Lachs mit Senf-Quinoa-Kruste und Blumenkohlreis

4 PORTIONEN

30 g geschälte Sesamsamen

40 g Quinoa

4 TL Senfkörner

4 TL Paprikapulver

1 TL grobes Salz

1 TL frisch gemahlener schwarzer Pfeffer

4 Lachsfilets (à ca. 170 g) ohne Haut

60 ml Dijonsenf

1 EL + 1 TL Olivenöl

Den Backofen auf 200 °C vorheizen. In einer flachen Schüssel Sesam, Quinoa, Senfkörner, Paprikapulver, Salz und Pfeffer vermischen. Die Lachsfilets mit dem Dijonsenf bestreichen, einzeln in der Sesampanade wälzen und die Panade vorsichtig andrücken.

Das Olivenöl bei mittlerer Hitze in einer großen Pfanne mit Antihaftbeschichtung erhitzen. Die Lachsfilets hineingeben und ca. 4 Min. pro Seite garen, bis sie leicht gebräunt sind. Dann die Lachsfilets auf ein Backblech legen und im Ofen ca. 8 Min. backen. Als Beilage den Blumenkohlreis reichen (siehe unten).

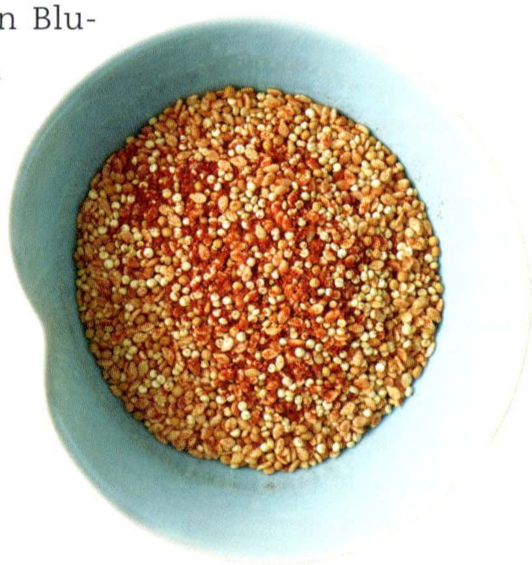

Pro Portion 241 kcal, 7 g Fett (0 g gesättigte Fettsäuren), 5 g Protein, 13 g Kohlenhydrate, 0 g Zucker, 3 g Ballaststoffe, 854 mg Natrium

Blumenkohlreis

4 PORTIONEN

1,4 kg Blumenkohlröschen

1 EL Olivenöl

½ TL grobes Salz

Den Backofen auf 220 °C vorheizen. Die Blumenkohlröschen in einer Küchenmaschine in etwa auf Reiskorngröße zerkleinern oder auf einer Gemüsereibe grob raspeln. Mit Olivenöl und Salz mischen. Auf ein tiefes Backblech geben und 20–30 Min. garen; gelegentlich wenden.

Pro Portion 83 kcal, 4 g Fett (1 g gesättigte Fettsäuren), 4 g Protein, 11 g Kohlenhydrate, 4 g Zucker, 4 g Ballaststoffe, 304 mg Natrium

Puten-Burger mit Salsa und Süßkartoffel-Pommes

Für die Salsa: Tomaten, 40 g Koriandergrün, Zwiebel, Jalapeño, Limettensaft und grobes Salz mischen.

Für die Burger: Fleisch, Chilipulver und Salz mit 120 ml Salsa mischen und zu 2 Pattys formen. Das Olivenöl in einer Pfanne auf mittlerer bis starker Stufe erhitzen. Die Pattys je Seite ca. 2 Min. braten, bis sie gebräunt sind, dann bei schwächster Hitze zugedeckt 5 Min. durchgaren. Auf Salat mit der restlichen Tomatensalsa und Koriander anrichten. Als Beilage die Süßkartoffel-Pommes reichen (siehe unten).

Pro Portion 248 kcal, 13 g Fett (3 g gesättigte Fettsäuren), 24 g Protein, 10 g Kohlenhydrate, 5 g Zucker, 3 g Ballaststoffe, 1541 mg Natrium

2 PORTIONEN

2 mittelgroße Tomaten, fein gehackt

50 g Koriandergrün, gehackt

50 g rote Zwiebel, gehackt

2 EL gehackte Jalapeños (ohne Stiel, Innenwände und Samen)

Saft von 1 Limette

1 TL grobes Salz

250 g Putenhackfleisch

½ TL Chilipulver

½ TL Salz

2 TL Olivenöl

2 große Salatblätter

Süßkartoffel-Pommes

Den Backofen auf 230 °C vorheizen. Süßkartoffel in ca. 1 cm breite Stäbchen schneiden und auf einem Backblech mit Olivenöl und Salz mischen. Im Ofen 20–25 Min. knusprig rösten; dabei einmal wenden.

Pro Portion 110 kcal, 7 g Fett (1 g gesättigte Fettsäuren), 1 g Protein, 12 g Kohlenhydrate, 4 g Zucker, 2 g Ballaststoffe, 275 mg Natrium

2 PORTIONEN

1 mittelgroße Süßkartoffel, geschält

1 EL Olivenöl

¼ TL Salz

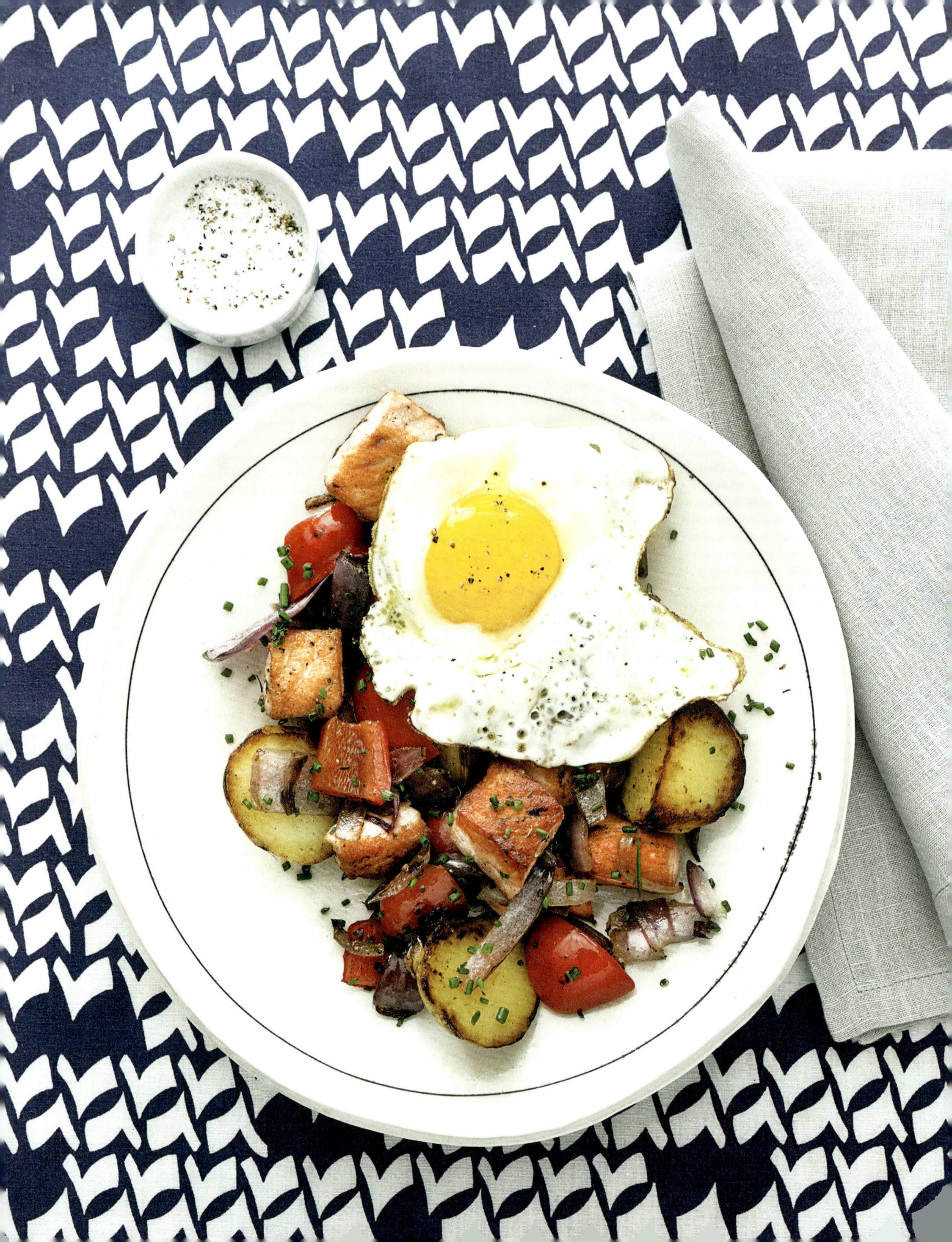

Lachsragout mit Spiegeleiern

Die Süßkartoffel in einem kleinen Topf mit kaltem Wasser bedecken und bei mittlerer Hitze ca. 12 Min. kochen. Abgießen und in Würfel schneiden.

1 EL Öl in einer Pfanne auf mittlerer bis starker Stufe erhitzen. Den Lachs mit je ¼ TL Salz und schwarzem Pfeffer würzen. Im Öl 3–4 Min. goldbraun braten, dann auf einen Teller legen. Die Süßkartoffelwürfel in die Pfanne geben und bei mittlerer Hitze ca. 2 Min. goldbraun braten.

Zwiebel, Paprikaschoten, 2 EL Schnittlauchröllchen, das restliche Salz und den Pfeffer dazugeben. In 4–8 Min. das Gemüse goldgelb und weich dünsten; dabei wenden. Den Lachs dazugeben und ca. 1 Min. erhitzen, bis er durchgegart ist und zu zerfallen beginnt. Gemüse und Lachsstücke in eine Schüssel umfüllen und diese zudecken.

Die benutzte Pfanne auswischen und das restliche Öl hineingeben. Die Eier bei schwacher bis mittlerer Hitze ca. 3 Min. braten, bis das Eiweiß die gewünschte Festigkeit hat. Das Lachsragout auf vier Teller verteilen und je ein Spiegelei daraufgeben. Mit dem restlichen Schnittlauch garnieren.

Pro Portion 440 kcal, 26 g Fett (4 g gesättigte Fettsäuren), 39 g Protein, 1 g Kohlenhydrate, 5 g Zucker, 2 g Ballaststoffe, 418 mg Natrium

4 PORTIONEN

- 1 große Süßkartoffel, geschält
- 2 EL Olivenöl
- 1 Stück (ca. 600 g) Lachsfilet ohne Haut, in ca. 5 cm großen Stücken
- ½ TL grobes Salz
- ½ TL frisch gemahlener schwarzer Pfeffer
- 1 kleine rote Zwiebel, grob gehackt
- 2 kleine Paprikaschoten, grob gehackt
- 3 EL Schnittlauchröllchen
- 4 große Eier

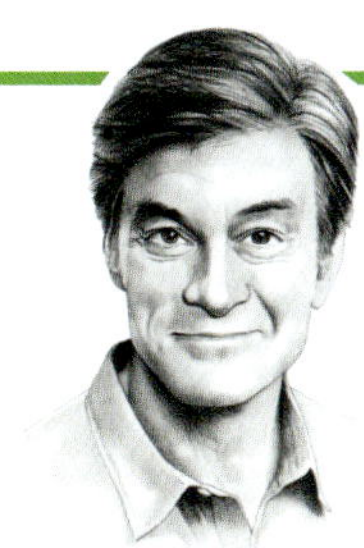

Ein echtes Superfood

Süßkartoffeln gehören zu den besten Quellen für das »Augenvitamin« Betacarotin, das gut für die Sehkraft ist.

Schwarze Bohnen mit Reis und Gemüse

2 PORTIONEN

Rapsöl-Kochspray

90 g tiefgekühlte Maiskörner

1 Hähnchenbrustfilet (ca. 140 g; optional)

3 EL Tomatenwürfel

2 EL rote Zwiebelwürfel

1 EL frischer Limettensaft

1 ½ TL + 2 EL gehacktes Koriandergrün

½ TL gehackte Jalapeño (ohne Stiel, Innenwände und Samen)

1 Prise gemahlener Kreuzkümmel

1 Prise grobes Salz

140 g brauner Reis, gegart

160 g schwarze Bohnen (aus der Dose), gewaschen und abgetropft

½ Avocado, gewürfelt, oder 60 g zubereitete Guacamole

30 g Cheddar, gerieben

Den Backofen auf 190 °C vorheizen. Ein Backblech leicht mit Kochspray besprühen. Den Mais auf dem Blech verteilen und ca. 15 Min. goldbraun rösten.

Inzwischen eine geriffelte Grillpfanne mit Kochspray aussprühen und auf mittlerer Stufe erhitzen. Das Hähnchenbrustfilet darin je Seite 2–3 Min. garen, bis das Fleisch blass wird, dann würfeln.

In einer kleinen Schüssel Mais, Tomaten, Zwiebeln, Limettensaft, 1 ½ TL Koriandergrün, Jalapeño, Kreuzkümmel und Salz miteinander verrühren.

Reis, Bohnen, die Maismischung und Avocado sowie gegebenenfalls das Hähnchenbrustfilet in zwei tiefe Teller geben. Mit dem Käse bestreuen und mit dem restlichen Koriandergrün garnieren.

Ohne Hähnchenbrustfilet: pro Portion 391 kcal, 14 g Fett (4 g gesättigte Fettsäuren), 15 g Protein, 57 g Kohlenhydrate, 3 g Zucker, 6 g Ballaststoffe, 433 mg Natrium

---

Mit Hähnchenbrustfilet: pro Portion 467 kcal, 16 g Fett (4 g gesättigte Fettsäuren), 29 g Protein, 57 g Kohlenhydrate, 3 g Zucker, 13 g Ballaststoffe, 468 mg Natrium

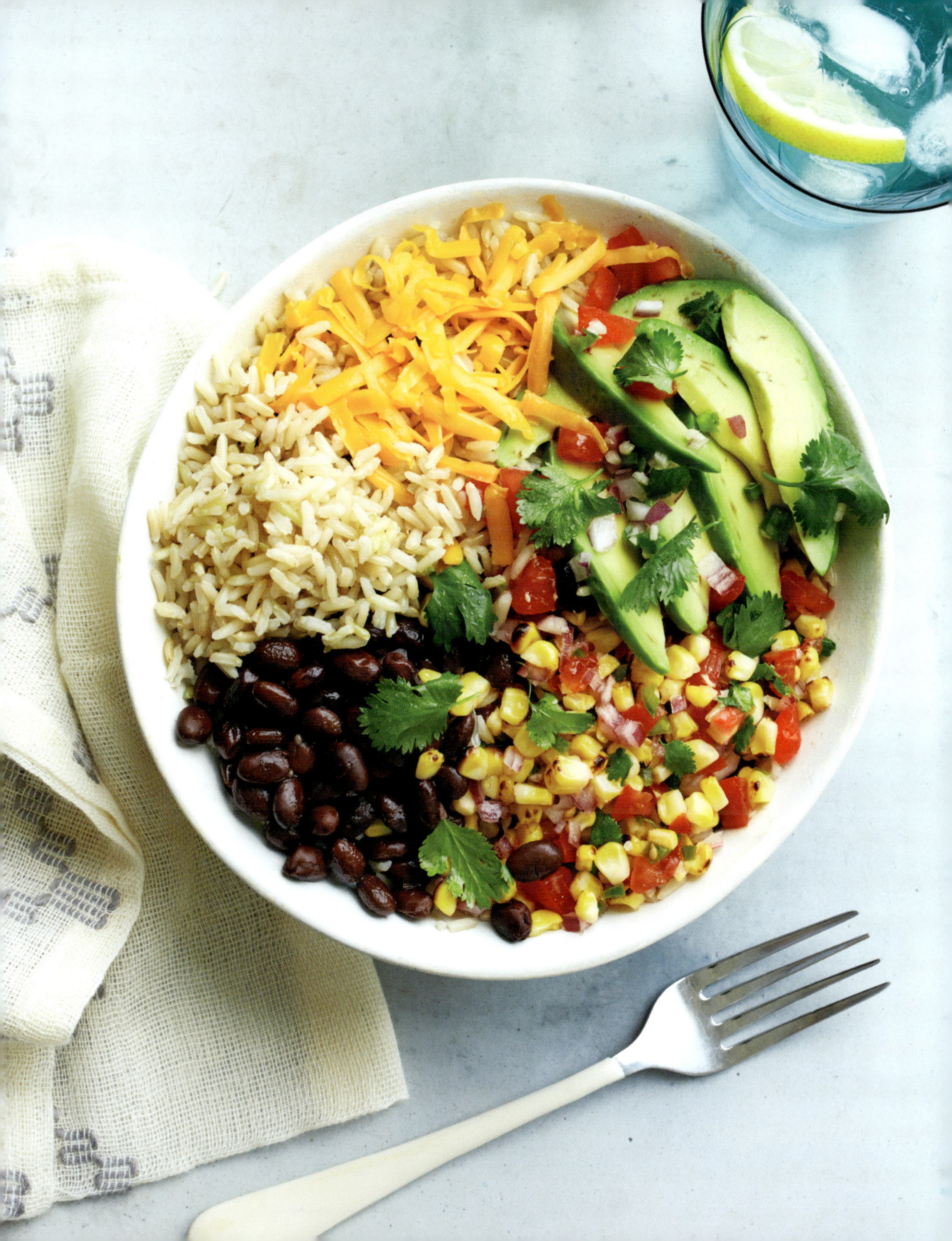

Nudelsalat mit Garnelen und Kräutern

4 PORTIONEN

grobes Salz

220 g Vollkorn-Penne

60 ml frischer Zitronensaft

3 EL grobkörniger Dijonsenf

280 g große Garnelen, geschält und entdarmt (ca. 16 Stück)

frisch gemahlener schwarzer Pfeffer

3 EL Olivenöl nativ extra

1 Knolle Fenchel, in Scheiben gehobelt (Fenchelgrün zum Garnieren)

1 Bund Schnittlauch in Röllchen

3 EL gehackter frischer Estragon (optional)

In einem großen Topf reichlich Wasser aufkochen und salzen. Die Penne hineingeben und nach Packungsanweisung bissfest kochen. Abgießen und abkühlen lassen.

In einer kleinen Schüssel Zitronensaft und Senf mit 2 EL Wasser verrühren. Die Garnelen abtrocknen und mit ¼ TL Salz und Pfeffer würzen. 1 EL Olivenöl in einer großen Antihaftpfanne auf mittlerer bis starker Stufe erhitzen. Die Garnelen portionsweise je 2 Min. pro Seite goldbraun braten. Herausnehmen und mit den Nudeln mischen.

Die Pfanne vom Herd nehmen und die Senfmischung unterrühren; dabei den Bratensatz vom Boden abschaben. Die angewärmte Sauce mit den Nudeln verrühren, dann abkühlen lassen. Den Fenchel, das restliche Olivenöl, Schnittlauch, Estragon (falls verwendet) und ¼ TL Salz zu den Nudeln geben und alles vermischen. Mit Pfeffer abschmecken und mit dem Fenchelgrün garnieren.

Pro Portion 378 kcal, 13 g Fett (2 g gesättigte Fettsäuren), 16 g Protein, 48 g Kohlenhydrate, 5 g Zucker, 7 g Ballaststoffe, 900 mg Natrium

Extra Gemüse-Power! Eine Handvoll Grünzeug wie Rucola, Babyspinat oder zerkleinerten Grünkohl dazugeben.

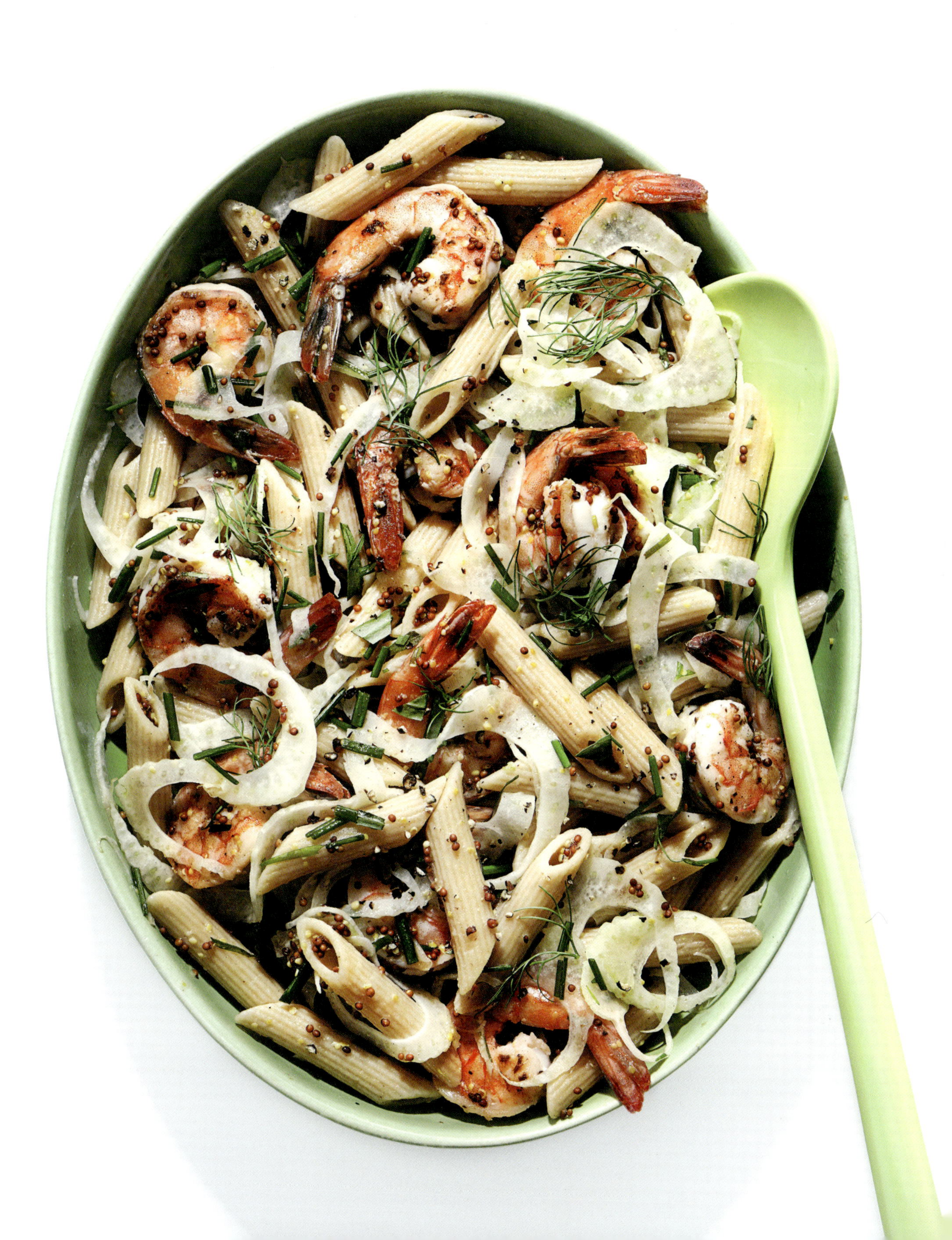

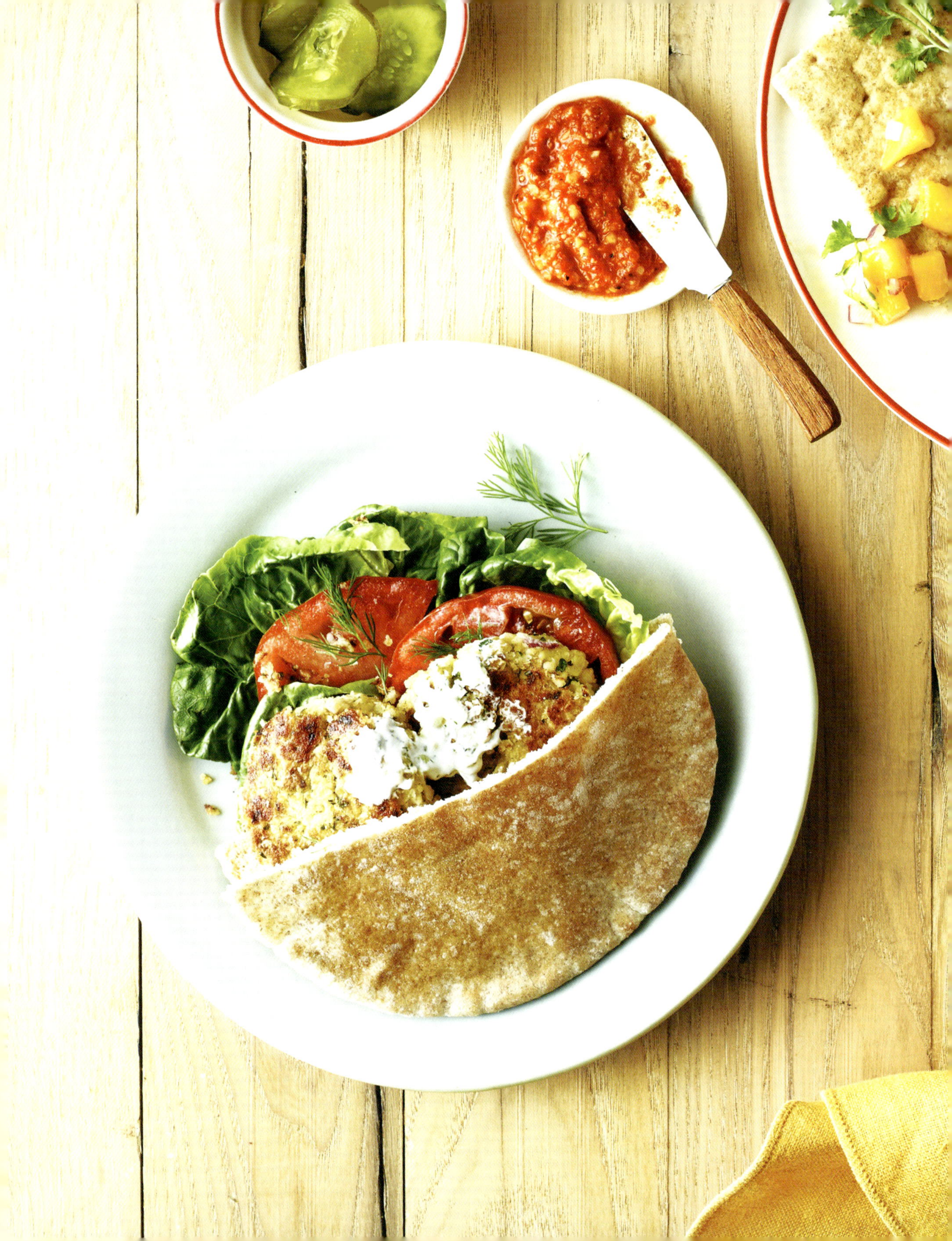

Mediterraner Kichererbsen-Burger

4 PORTIONEN

- 50 g Bulgur
- 1 Dose (ca. 400 g) Kichererbsen, gewaschen und abgetropft
- 75 g zerbröckelter Schafskäse
- 1 großes Ei, leicht gequirlt
- 10 g frische glatte Petersilie, gehackt
- 3 EL rote Zwiebel, fein gehackt
- 2 EL frischer Zitronensaft
- 1 TL gemahlener Kreuzkümmel
- 1 TL grobes Salz
- ½ TL frisch gemahlener schwarzer Pfeffer
- 60 ml Olivenöl
- 2 Vollkorn-Pita-Taschen, halbiert

150 ml Wasser in einem kleinen Topf aufkochen und den Bulgur hineingeben. Zugedeckt bei schwacher Hitze ca. 15 Min. köcheln lassen, bis das Wasser aufgenommen ist.

Den Bulgur zusammen mit Kichererbsen, Schafskäse, Ei, Petersilie, Zwiebel, Zitronensaft, Kreuzkümmel, Salz und Pfeffer in eine Küchenmaschine geben und nicht zu fein hacken. Die Mischung dann zu 8 Pattys (Ø ca. 5 cm) formen.

Das Olivenöl in einer großen Antihaftpfanne auf mittlerer Stufe erhitzen. Die Burger 3–4 Min. pro Seite braten, bis sie goldbraun sind. In jeder Pita-Hälfte 2 Burger servieren.

Pro Portion 333 kcal, 13 g Fett (3 g gesättigte Fettsäuren), 13 g Protein, 43 g Kohlenhydrate, 5 g Zucker, 9 g Ballaststoffe, 663 mg Natrium

Extra Gemüse-Power! Die Burger mit Salat, roten Zwiebeln, Tomaten und Gurken belegen.

Hühnerfleisch mit Vollkorn-Kräuterkruste

2 PORTIONEN

6 EL Vollkornpaniermehl

Schalenabrieb von 1 Bio-Zitrone

2 EL gehackte frische glatte Petersilie

2 TL frisch gemahlener schwarzer Pfeffer

½ TL grobes Salz

1 Hähnchenbrustfilet (ca. 340 g), halbiert

2 große Eier, verquirlt

2 TL Olivenöl

Den Backofen auf 200 °C vorheizen. In einer flachen Schüssel Paniermehl, Zitronenabrieb, Petersilie, Pfeffer und Salz mischen. Das Hühnerfleisch in den Eiern wälzen, dann mit der Panade bestreuen und diese vorsichtig andrücken.

Das Olivenöl in einer Antihaftpfanne auf mittlerer bis starker Stufe erhitzen. Das Hähnchenbrustfilet hineingeben und 1–2 Min. pro Seite anbraten. Dann auf ein Backblech geben und 18–20 Min. backen. Mit einem großen Salat servieren.

Hinweis: Mit Vollkornpaniermehl können Sie nicht nur panieren. Streuen Sie es zum Beispiel über langsam gegarte Gerichte wie Chili oder Eintöpfe, um eine knackige, knusprige Textur zu erhalten.

Ohne Salat: pro Portion 354 kcal, 14 g Fett (3 g gesättigte Fettsäuren), 43 g Protein, 13 g Kohlenhydrate, < 1 g Zucker, 2 g Ballaststoffe, 652 mg Natrium

Extra Gemüse-Power! Mit einer guten Portion gedünsteter grüner Bohnen oder Spargel servieren.

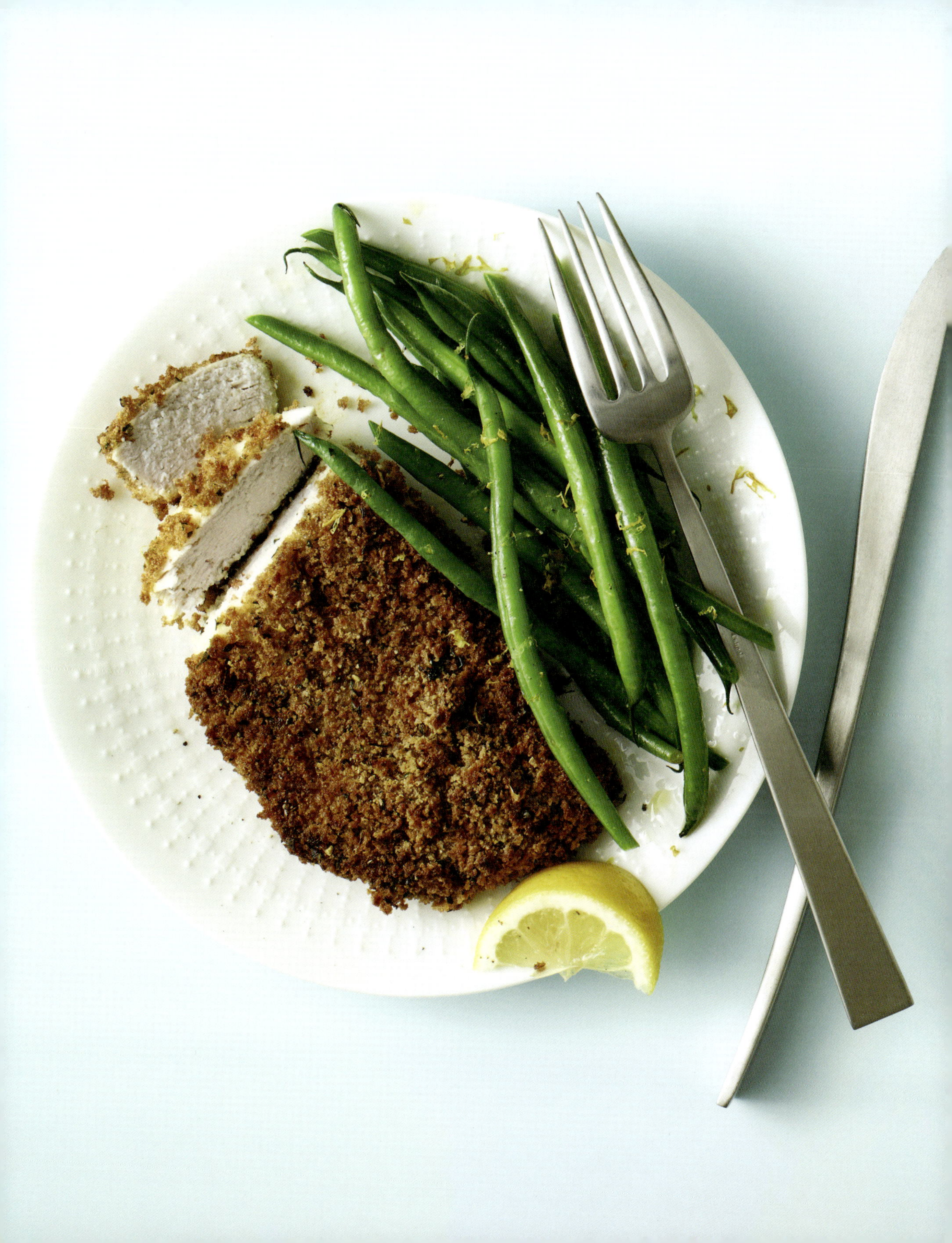

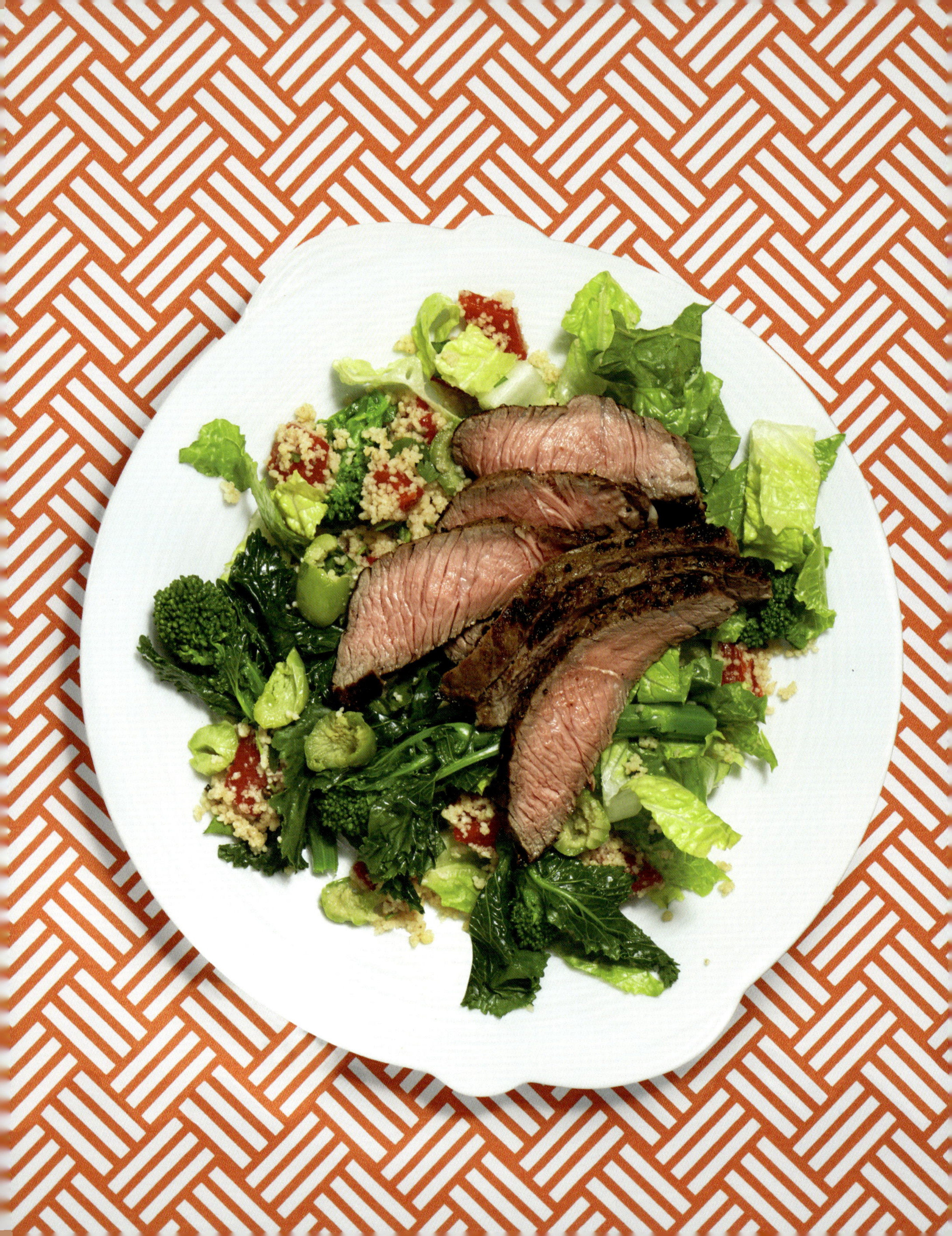

Steak-Abendsalat mit Couscous

In einer großen Schüssel Couscous, Römersalat, Paprikaschoten, Oliven, 4 EL Vinaigrette, Petersilie und ¼ TL Salz miteinander vermischen.

In einem Topf mit Dämpfeinsatz ca. 2 cm hoch Wasser aufkochen. Brokkoli in den Dämpfeinsatz geben und zugedeckt ca. 4 Min. garen, dann herausnehmen und abkühlen lassen.

Das Steak mit dem restlichen ¼ TL Salz und dem schwarzen Pfeffer würzen. Das Olivenöl in einer mittelgroßen Antihaftpfanne auf mittlerer Stufe erhitzen. Das Steak darin je nach Dicke 5–10 Min. braten; dabei einmal wenden. Das fertige Steak 5 Min. ruhen lassen und dann in Scheiben schneiden.

Die Couscous-Gemüse-Mischung sowie den Brokkoli und die Steakscheiben auf vier Teller verteilen und mit der restlichen Vinaigrette beträufeln.

Pro Portion 416 kcal, 20 g Fett (5 g gesättigte Fettsäuren), 19 g Protein, 39 g Kohlenhydrate, 4 g Zucker, 9 g Ballaststoffe, 586 mg Natrium

Extra Gemüse-Power! Zusammen mit dem Brokkoli etwas gehackten Blumenkohl dämpfen.

4 PORTIONEN

500 g Vollkorncouscous, gegart

50 g Römersalatherzen, in Streifen

100 g geröstete rote Paprikaschoten, gehackt

50 g entsteinte Kalamata-Oliven, gehackt

6 EL Rotweinvinaigrette (Rezept Seite 246)

2 EL gehackte frische glatte Petersilie

½ TL grobes Salz

250 g Brokkoli, zerkleinert

250 g Lendensteak ohne Knochen

frisch gemahlener schwarzer Pfeffer

1 EL Olivenöl

Tacos mit scharf gebratenem Buntbarsch

4 PORTIONEN

2 Buntbarschfilets (à 170 g; alternativ Kabeljau oder anderer Weißfisch)

2 TL schwarze Gewürzmischung (Blackened spice rub; siehe Seite 189)

2 TL Olivenöl

140 g tiefgekühlte Maiskörner, aufgetaut (oder frische Körner vom Kolben)

1 mittelgroße rote Paprikaschote, gewürfelt

8 Mais- oder Vollkorn-Tortillas (ca. 15 cm), angewärmt

1 Limette zum Servieren

Eine große Antihaftpfanne auf mittlerer Stufe erhitzen. Die Fischfilets mit der Gewürzmischung einreiben. 1 TL Olivenöl in die Pfanne geben und erhitzen, dann den Fisch hineingeben. Den Fisch durchbraten, bis er angebräunt ist, bei Buntbarsch 2–3 Min. pro Seite. Herausnehmen und auf eine Platte legen.

1 TL Olivenöl in der Pfanne stark erhitzen. Mais und Paprikaschote hineingeben und das Gemüse ca. 5 Min. bräunen; dabei wenden. Jedes Filet vierteln. Die Fischstücke und die Maismischung auf die Tortillas verteilen. Mit Limettenschnitzen servieren.

Siehe Foto auf Seite 190

Pro Portion 246 kcal, 6 g Fett (1 g gesättigte Fettsäuren), 20 g Protein, 31 g Kohlenhydrate, 5 g Zucker, 5 g Ballaststoffe, 120 mg Natrium

Extra Gemüse-Power! Die Tacos mit Kraut oder Salat, geschnittenen Jalapeños, gewürfelten roten Zwiebeln oder gehobelten Radieschen verfeinern.

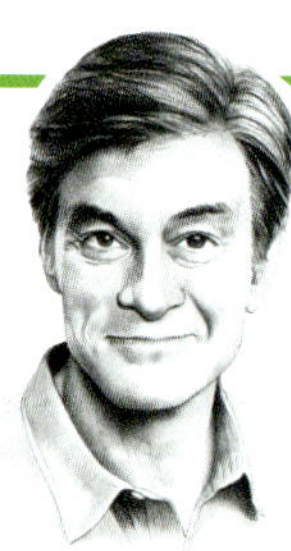

Ein echtes Superfood

Ich bin ein Mais-Fan. Er enthält viele Ballaststoffe, und seine natürliche Süße kann Ihnen helfen, Ihr Verlangen nach etwas Süßem zu stillen.

Gebratener Reis mit Hühnerfleisch

1 EL Rapsöl in einer großen Antihaftpfanne auf mittlerer Stufe erhitzen. Die Eier hineingeben und 2 Min. rühren. Das Rührei auf eine Platte geben.

In der Pfanne 1 weiteren EL Rapsöl erhitzen. Reis, Mischgemüse und Zuckererbsen hineingeben und unter Rühren ca. 3 Min. garen. Hähnchenfleisch, Sojasauce und Rührei unterrühren. Mit der gehackten Frühlingszwiebel garnieren.

Pro Portion 406 kcal, 20 g Fett (4 g gesättigte Fettsäuren), 20 g Protein, 43 g Kohlenhydrate, 4 g Zucker, 5 g Ballaststoffe, 642 mg Natrium

Extra Gemüse-Power! Fügen Sie in kleine Stücke geschnittene Wasserkastanien und/oder Bambussprossen hinzu.

4 PORTIONEN

2 EL Rapsöl

2 große Eier, verquirlt

500 g brauner Reis, gegart

300 g tiefgekühltes Mischgemüse, aufgetaut

150 g Zuckererbsen, gehackt

280 g Hähnchenfleisch ohne Haut, gegart und gewürfelt

2 EL salzreduzierte Sojasauce

Frühlingszwiebel zum Garnieren, gehackt (optional)

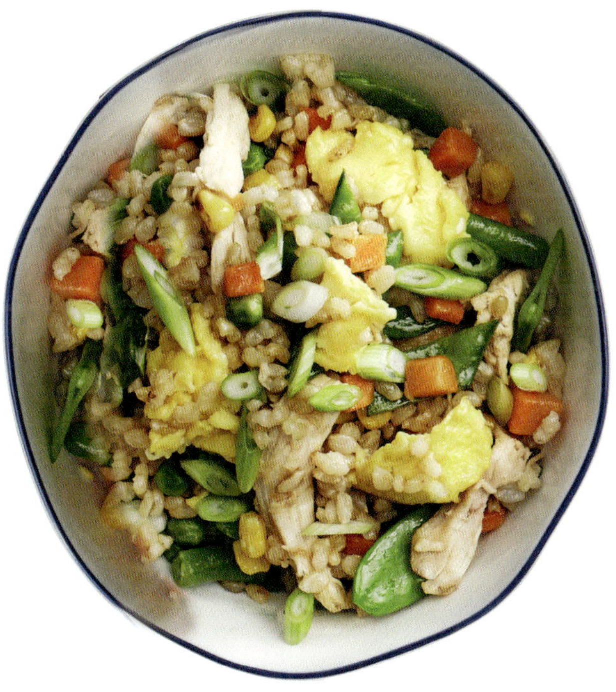

Asiatisches Tofu-Steak mit Nudeln

2 PORTIONEN

2 Stauden Baby-Pak-Choi

4 TL Rapsöl

1 Prise rote Paprikaflocken

170 g fester Tofu, entwässert und abgetrocknet

½ mittelgroße rote Paprikaschote, dünn geschnitten

5 Frühlingszwiebeln, gehackt

2 TL Knoblauch, gehackt

2 EL salzreduzierte Sojasauce

140 g Vollkornspaghetti, gegart

Pro Portion 310 kcal, 15 g Fett (1 g gesättigte Fettsäuren), 16 g Protein, 33 g Kohlenhydrate, 4 g Zucker, 6 g Ballaststoffe, 653 mg Natrium

Den Pak Choi mundgerecht schneiden. 2 TL Rapsöl in einer mittelgroßen Pfanne auf mittlerer Stufe erhitzen. Pak Choi dazugeben unter Rühren 3–4 Min. garen, bis die Stängel knusprig-zart sind. Dann auf einen Teller legen.

In der Pfanne das restliche Öl und die Paprikaflocken auf mittlerer Stufe erhitzen. Den Tofu hineingeben und 1 Min. pro Seite anbraten. Paprikaschote, die Frühlingszwiebeln (bis auf einen kleinen Rest) und Knoblauch hinzufügen. Unter Rühren 1 Min. dünsten.

Die Sojasauce, 2 EL Wasser und die Spaghetti dazugeben, alles vermengen und heiß werden lassen. Mit dem Pak Choi servieren. Die restlichen Frühlingszwiebeln daraufstreuen.

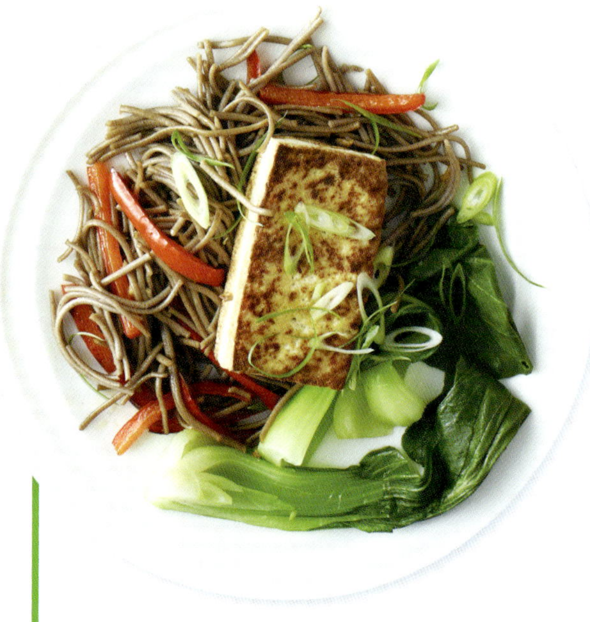

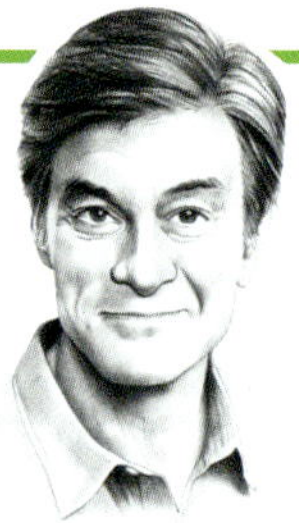

Ein echtes Superfood

Ich liebe pflanzliche Proteinquellen wie Tofu. Laut einer neuen Studie kann der Sojakäse beim Abnehmen helfen.

Schnelle Vollkornnudeln mit Brokkolisauce

In einem großen Topf reichlich Wasser aufkochen und salzen. Die Rigatoni darin nach Packungsanweisung bissfest kochen. 60 ml Nudelkochwasser abnehmen, die Nudeln in ein Sieb abgießen und abtropfen lassen.

Das Olivenöl in einer großen Pfanne auf mittlerer Stufe erhitzen. Knoblauch darin 1 Min. braten. Brokkoli und 250 ml Wasser hinzufügen und zugedeckt bei mittlerer Hitze ca. 7 Min. kochen. Dann offen garen, bis das Wasser verdampft ist.

Die Nudeln, das abgemessene Nudelwasser und den Käse zugeben. Mit Salz, Pfeffer und den Paprikaflocken würzen.

Extra Gemüse-Power! Sie können das Gericht mit Blumenkohl etwas nahrhafter machen oder mit Blattsalat servieren.

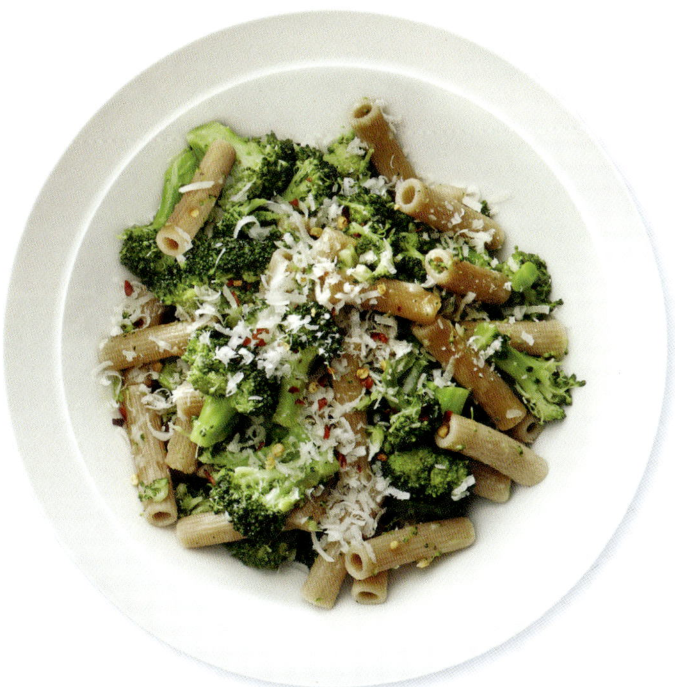

4 PORTIONEN

¼ TL grobes Salz

350 g Vollkorn-Rigatoni (oder andere kleine Nudeln)

2 EL Olivenöl

1 Knoblauchzehe, gehackt

1 kg Brokkoliröschen

30 g Parmesan, gerieben

¼ TL frisch gemahlener schwarzer Pfeffer

1 Prise rote Paprikaflocken

Pro Portion 422 kcal, 11 g Fett (2 g gesättigte Fettsäuren), 15 g Protein, 69 g Kohlenhydrate, 4 g Zucker, 10 g Ballaststoffe, 309 mg Natrium

Rucolasalat mit Spiegelei und Spargel

4 PORTIONEN

250 g grüner Spargel, fingerlang geschnitten

1 EL Olivenöl

4 große Eier

150 g Babyrucola

60 ml Schnittlauchvinaigrette (Rezept Seite 246)

200 g Parmesan, gehobelt

Schnittlauchröllchen zum Garnieren (optional)

frisch gemahlener schwarzer Pfeffer

4 Scheiben Vollkornbrot, geröstet

In einem Topf mit Dämpfeinsatz ca. 2 cm hoch Wasser aufkochen. Den Spargel in den Dämpfeinsatz geben und zugedeckt ca. 5 Min. garen, dann herausnehmen und abkühlen lassen.

Das Öl in einer großen Antihaftpfanne auf mittlerer Stufe erhitzen. Die Eier hineingeben und ca. 3 Min. braten. In einer großen Schüssel die Rucolablätter mit 3 EL Vinaigrette mischen. Rucola und Spargel auf 4 Teller verteilen und mit je 1 Spiegelei garnieren. Mit der restlichen Vinaigrette beträufeln und mit dem Käse sowie nach Belieben etwas Schnittlauch und Pfeffer bestreuen. Mit dem Toast servieren.

Ja, das Foto zeigt rohen Schinken auf dem Teller, und der ist kein Bestandteil des 21-Tage-Plans. Ich will Ihnen damit nur zeigen, wie Sie meine Gerichte abwandeln können, wenn die drei Wochen vorüber sind. Roher Schinken wie Parmaschinken ist in Maßen nicht schädlich; er enthält Eisen, allerdings sehr viel Salz. Fügen Sie einfach eine Zutat zum Grundrezept hinzu, und schon haben Sie ein anderes Gericht. Werden Sie kulinarisch kreativ!

Ohne Vinaigrette: pro Portion 275 kcal, 15 g Fett (5 g gesättigte Fettsäuren), 18 g Protein, 17 g Kohlenhydrate, 5 g Zucker, 4 g Ballaststoffe, 432 mg Natrium

Extra Gemüse-Power! Machen Sie mal Spargel-»Nudeln«: Mit einem Sparschäler von den rohen Spargelstangen lange, dünne Streifen abschneiden. Zu Salaten oder Vollkornnudelgerichten geben.

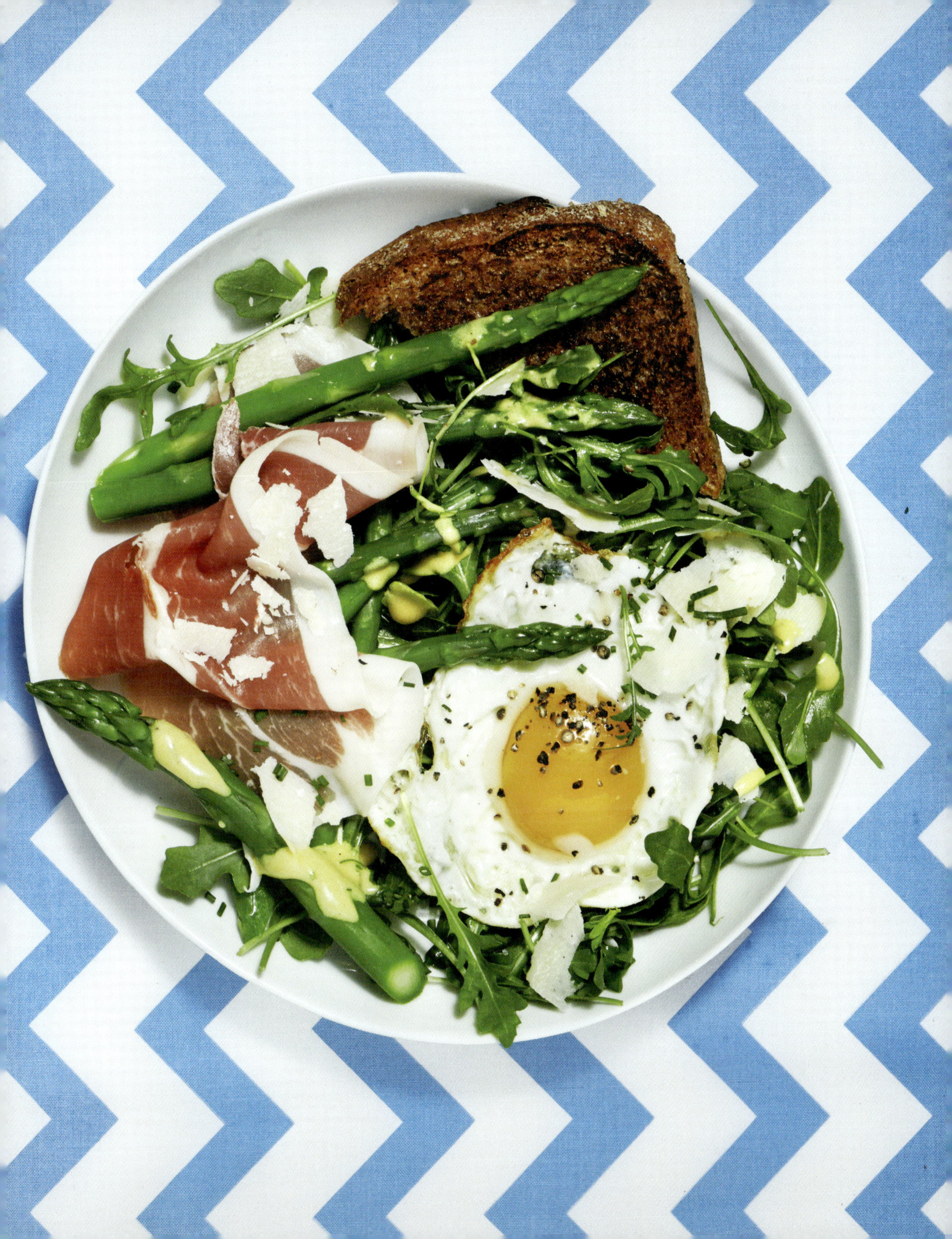

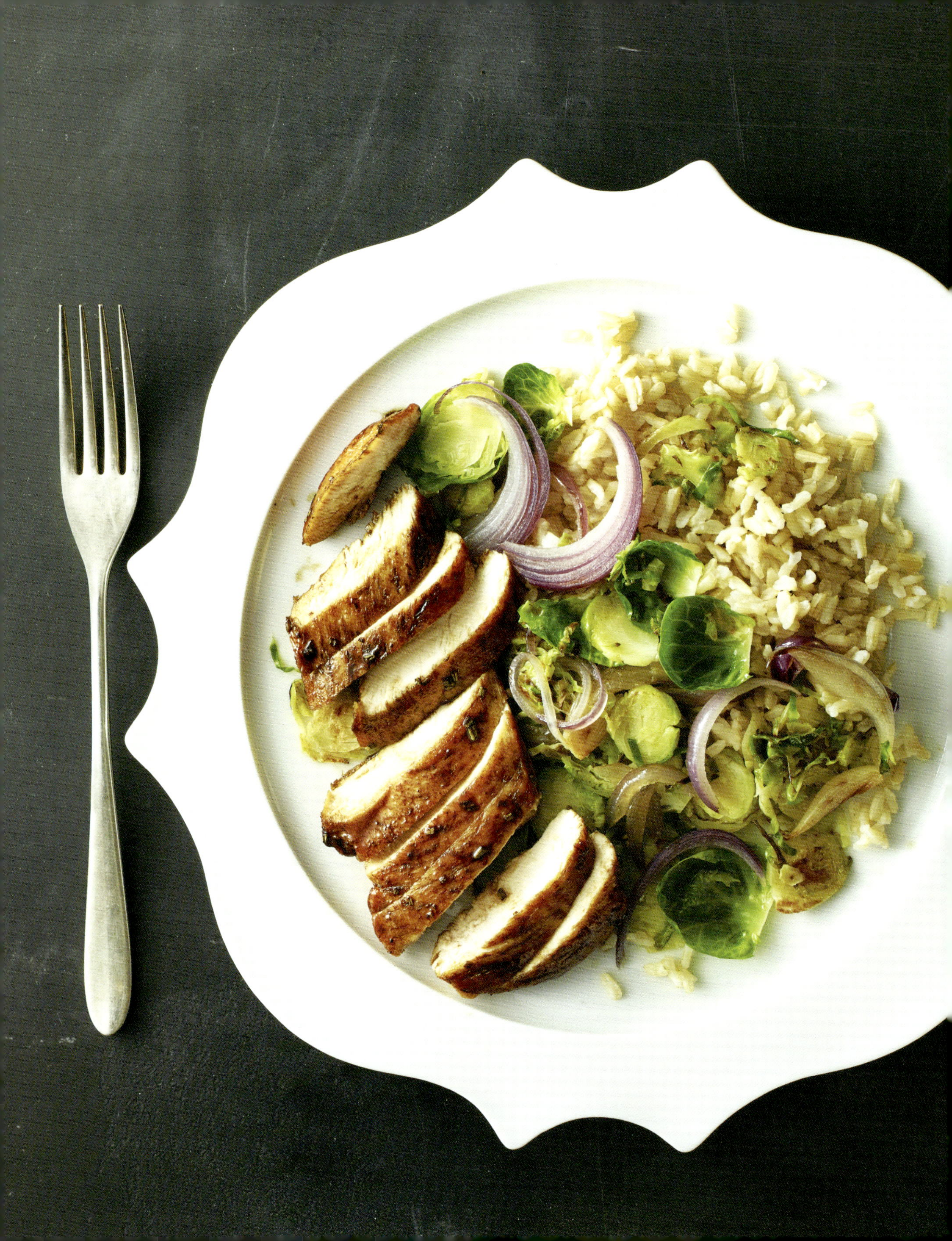

Balsamico-Hähnchenbrust mit Rosenkohl und braunem Reis

Eine mittelgroße Antihaftpfanne auf mittlerer bis starker Stufe erhitzen. Die Hähnchenschnitzel mit Salz, Rosmarin, 1 TL Olivenöl und Pfeffer würzen. Bei mittlerer Hitze das Hähnchenfleisch 2–3 Min. pro Seite braten. Essig dazugeben und in ca. 30 Sek. verkochen; dabei das Fleisch einmal wenden. Auf einen Teller geben und warm halten.

Die Pfanne auswischen. 2 TL Olivenöl auf mittlerer Stufe erhitzen, die Zwiebel hineingeben und in ca. 5 Min. weich dünsten. Das restliche Öl, Rosenkohl und 60 ml Wasser hinzufügen und alles gut vermengen. Abdecken und 1 Min. köcheln lassen. Dann die Hitze erhöhen und 3–4 Min. offen garen, bis der Rosenkohl weich ist.

Das Hähnchenfleisch in Scheiben schneiden und mit dem Rosenkohl und dem Reis servieren.

Pro Portion 400 kcal, 15 g Fett (2 g gesättigte Fettsäuren), 30 g Protein, 34 g Kohlenhydrate, 5 g Zucker, 5 g Ballaststoffe, 314 mg Natrium

2 PORTIONEN

2 Hähnchenbrustschnitzel (à 100 g)

⅔ TL grobes Salz

2 TL gehackter frischer Rosmarin

5 TL Olivenöl

frisch gemahlener schwarzer Pfeffer

2 EL Aceto balsamico

½ rote Zwiebel, in Scheiben

8 Rosenkohlröschen, gehobelt

200 g brauner Reis, gegart

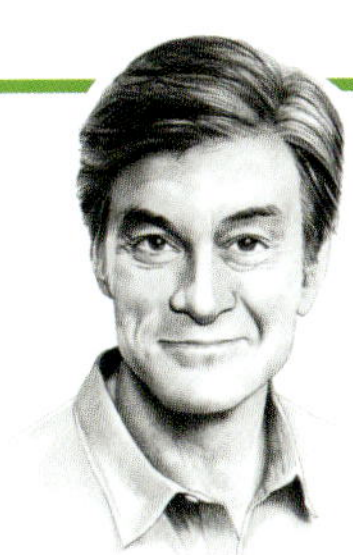

Ein echtes Superfood

Rosenkohl hat viel zu bieten: Er ist reich an Kalium, Eisen und den Vitaminen C und K.

Spiegeleier mit Mangold

4 PORTIONEN

2 EL Olivenöl

130 g Zwiebel, fein gewürfelt

2 Knoblauchzehen, gehackt

500 g Mangold, gewaschen, entstielt und grob gehackt

2 EL Naturjoghurt (1,5 % Fett)

3 EL geriebener Parmesan

1 TL frischer Zitronensaft

¼ TL + 1 Prise grobes Salz

frisch gemahlener schwarzer Pfeffer

4 große Eier

4 Vollkorn-Pita-Taschen oder 4 Scheiben Vollkornbrot, geröstet

Das Olivenöl in einer mittelgroßen Pfanne auf mittlerer Stufe erhitzen. Zwiebel und Knoblauch hineingeben und unter Rühren 4 Min. braten. Den Mangold portionsweise dazugeben und 5 Min. garen, bis er zart wird. Vom Herd nehmen.

Joghurt, 1 EL Parmesan, Zitronensaft, ¼ TL Salz und Pfeffer einrühren. Die Eier darüber aufschlagen. Mit dem restlichen Käse und 1 Prise Salz bestreuen. Dann ca. 10 Min. zugedeckt garen, bis die Eier fest geworden sind. Mit dem Brot servieren.

Pro Portion 250 kcal, 14 g Fett (3 g gesättigte Fettsäuren), 13 g Protein, 19 g Kohlenhydrate, 4 g Zucker, 4 g Ballaststoffe, 543 mg Natrium

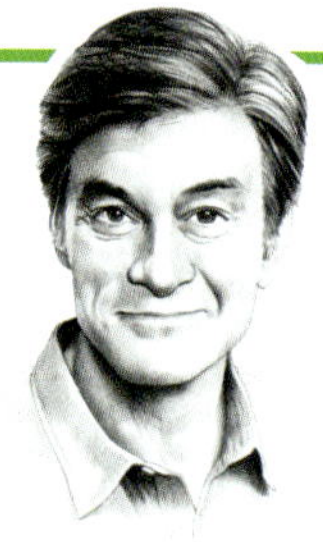

Ein echtes Superfood

Eine Portion Mangold deckt mehr als den täglichen Vitamin-K-Bedarf (ein wichtiger Nährstoff für die Blutgerinnung).

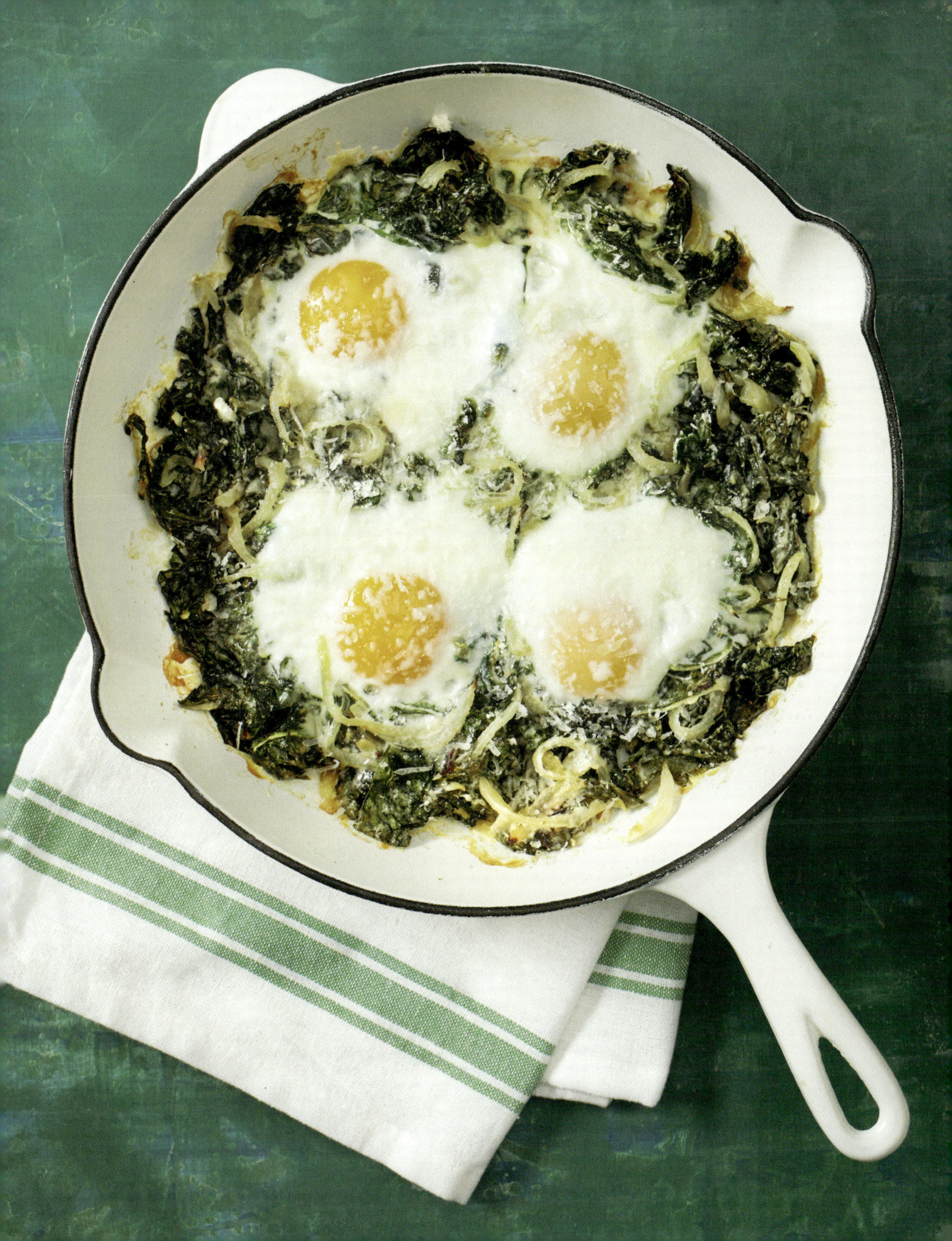

Thunfisch alla Puttanesca

4 PORTIONEN

350 g Vollkorn-Penne

1 EL Olivenöl

2 Knoblauchzehen, gehackt

40 g Kalamata-Oliven, entsteint und gehackt

1 EL gehackte Kapern

1 Dose stückige Tomaten (800 g)

1 Prise rote Paprikaflocken

1 Dose Thunfisch in Öl (ca. 150 g), abgetropft

In einem großen Topf reichlich Wasser aufkochen und salzen. Die Penne hineingeben und nach Packungsanweisung bissfest (al dente) garen; dann in einem Sieb abtropfen lassen.

Das Olivenöl in einer großen Pfanne auf mittlerer Stufe erhitzen. Knoblauch, Oliven und Kapern hineingeben und 3 Min. dünsten. Die Tomaten und die Paprikaflocken dazugeben und 5 Min. köcheln lassen.

Zum Schluss die Tomatensauce mit den Nudeln und dem Thunfisch verrühren.

Pro Portion 461 kcal, 10 g Fett (1 g gesättigte Fettsäuren), 19 g Protein, 73 g Kohlenhydrate, 9 g Zucker, 9 g Ballaststoffe, 797 mg Natrium

Extra Gemüse-Power! Zusammen mit Knoblauch, Oliven und Kapern noch Champignons in die Pfanne geben. Oder nach Zugabe der Tomaten gehackte Artischockenherzen (aus Glas oder Dose in Wasser) daruntermischen.

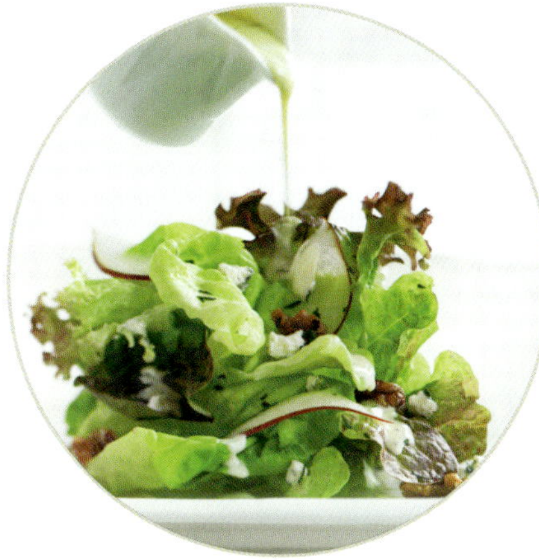

Die H.I.L.F.E.-Küche

Salatdressings

Meine Salatsaucen sind einfach zuzubereiten und können im Kühlschrank aufbewahrt werden. Damit haben Sie immer eine Zutat für Salate, aber auch für Teigwaren und Gemüse zur Hand, wenn Sie diese etwas aufpeppen möchten.

Eine Portion Dressing entspricht zwei Esslöffeln.

Klassische Vinaigrette

ETWA 6 PORTIONEN

1 mittelgroße Schalotte, gehackt

3 EL Rotweinessig

1 EL Dijonsenf

½ TL grobes Salz

¼ TL frisch gemahlener schwarzer Pfeffer

120 ml Olivenöl nativ extra

In einer kleinen Schüssel Schalotte, Essig, Senf, Salz und Pfeffer mischen. Das Olivenöl hinzufügen und alles mit dem Schneebesen gründlich verquirlen. In einer Flasche oder einem Schraubglas kühl aufbewahren. Im Kühlschrank bis zu 5 Tage haltbar.

Pro Portion 149 kcal, 18,0 g Fett (2,5 g gesättigte Fettsäuren), 0,1 g Protein, 0,9 g Kohlenhydrate, 0,4 g Zucker, 0,2 g Ballaststoffe, 222 mg Natrium

Dijonvinaigrette

ETWA 8 PORTIONEN

60 ml frischer Zitronensaft

1 EL + 1 TL grobkörniger Dijonsenf

120 ml Olivenöl nativ extra

1 Prise grobes Salz

frisch gemahlener schwarzer Pfeffer nach Geschmack

In einer kleinen Schüssel Zitronensaft, Senf, Olivenöl, Salz und Pfeffer gründlich miteinander verquirlen. In einer Flasche oder einem Schraubglas kühl aufbewahren. Im Kühlschrank bis zu 14 Tage haltbar.

Pro Portion 126 kcal, 16,4 g Fett (2,3 g gesättigte Fettsäuren), 0,0 g Protein,0,7 g Kohlenhydrate, 0,2 g Zucker, 0,0 g Ballaststoffe, 91 mg Natrium

Sherryessigdressing

In einer kleinen Schüssel Essig, Olivenöl, Senf, Schalotte, Petersilie, Salz und Pfeffer gründlich verquirlen. In einer Flasche oder einem Schraubglas kühl aufbewahren. Im Kühlschrank bis zu 14 Tage haltbar.

Pro Portion 156 kcal, 15,4 g Fett (2,1 g gesättigte Fettsäuren), 0,1 g Protein, 0,4 g Kohlenhydrate, 0,1 g Zucker, 0,1 g Ballaststoffe, 173 mg Natrium

ETWA 7 PORTIONEN

3 EL Sherryessig

120 ml Olivenöl nativ extra

2 EL grobkörniger Dijonsenf

1 EL gehackte Schalotte

1 EL gehackte frische glatte Petersilie

¼ TL grobes Salz

¼ TL frisch gemahlener schwarzer Pfeffer

Buttermilchdressing

In einer kleinen Schüssel Buttermilch, Joghurt, Zwiebel, Knoblauch, Dill, Salz und Pfeffer gründlich verquirlen. In einer Flasche oder einem Schraubglas kühl aufbewahren. Im Kühlschrank bis zu 14 Tage haltbar.

Pro Portion 19 kcal, 0,4 g Fett (0,2 g gesättigte Fettsäuren), 1,5 g Protein, 1,6 g Kohlenhydrate, 1,1 g Zucker, 0,1 g Ballaststoffe, 114 mg Natrium

ETWA 7 PORTIONEN

60 ml fettarme Buttermilch

60 ml Joghurt (1,5 % Fett)

1 EL gehackte Zwiebel

1 Knoblauchzehe, gehackt

2 EL frischer Dill, fein gehackt

¼ TL grobes Salz

¼ TL frisch gemahlener schwarzer Pfeffer

Rotweinvinaigrette

ETWA 8 PORTIONEN

60 ml + 2 EL Rotweinessig

2 TL Dijonsenf

2 Knoblauchzehen, gehackt

½ TL grobes Salz

½ TL frisch gemahlener schwarzer Pfeffer

60 ml + 2 EL Olivenöl nativ extra

15 g frische glatte Petersilie, gehackt

In einer kleinen Schüssel Essig, Senf, Knoblauch, Salz und Pfeffer mischen. Das Olivenöl hinzufügen und noch einmal alles gründlich verquirlen und die Petersilie unterrühren. In einer Flasche oder einem Schraubglas kühl aufbewahren. Im Kühlschrank bis zu 14 Tage haltbar.

Pro Portion 100 kcal, 10,2 g Fett (1,4 g gesättigte Fettsäuren), 0,1 g Protein, 0,5 g Kohlenhydrate, 0,0 g Zucker, 0,1 g Ballaststoffe, 152 mg Natrium

Schnittlauchvinaigrette

ETWA 8 PORTIONEN

60 ml weißer Aceto balsamico oder Weißweinessig

2 EL Dijonsenf

½ TL frisch gemahlener schwarzer Pfeffer

60 ml + 2 EL Olivenöl nativ extra

2 EL Schnittlauchröllchen

In einer kleinen Schüssel Essig, Senf und Pfeffer mischen. Das Olivenöl hinzufügen und noch einmal alles gründlich verquirlen und den Schnittlauch unterrühren. In einer Flasche oder einem Schraubglas kühl aufbewahren. Im Kühlschrank bis zu 14 Tage haltbar.

Pro Portion 152 kcal, 12,5 g Fett (1,7 g gesättigte Fettsäuren), 0,1 g Protein, 1,3 g Kohlenhydrate, 0,0 g Zucker, 0,1 g Ballaststoffe, 114 mg Natrium

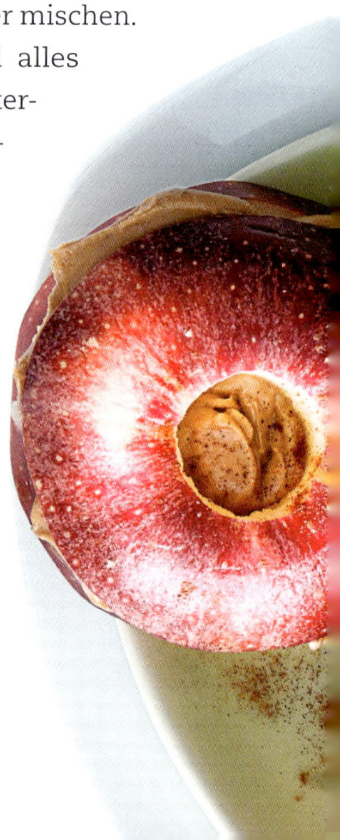

Snacks

Von superschnellen Minimahlzeiten bis zu leckeren Knabbereien für Sie und Ihre Gäste decken diese 21 Rezepte alles ab.

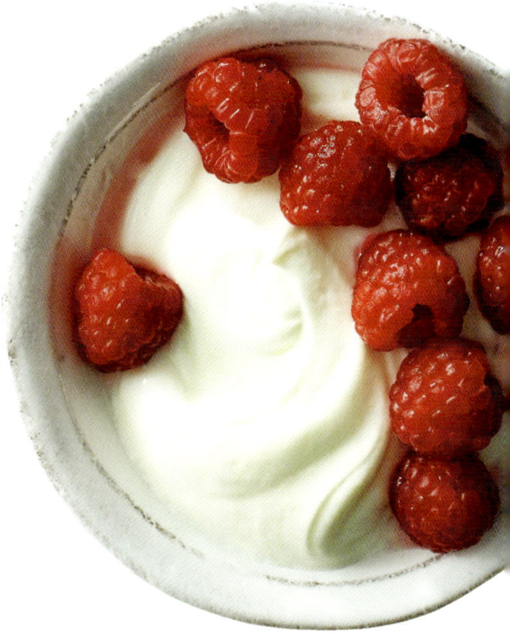

Für Eilige

Schritt 1: In den Kühlschrank greifen.
Schritt 2: Snack essen. Einfacher geht's nicht.

1. Einen **Apfel** oder eine **Birne** in Scheiben schneiden und mit **2 EL Nussbutter** genießen. Nach Wunsch mit Zimt bestreuen.

2. **75 ml Naturjoghurt** (1,5 % Fett) mit **Nusskernen** oder **Beeren** mischen.

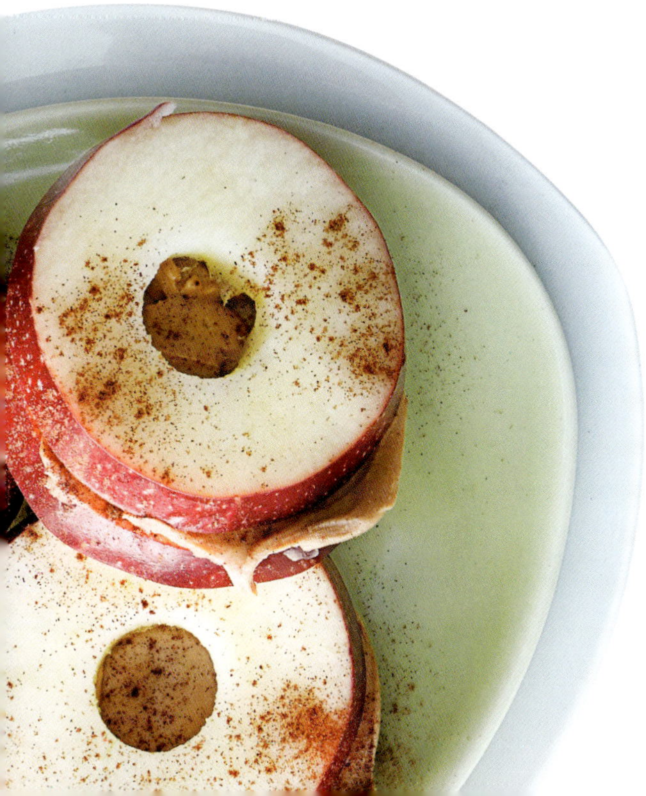

3. **Mozzarella** sollten Sie immer vorrätig haben. Essen Sie ein Stück mit ein paar gesunden **Crackern,** entweder Vollkorn- oder Nusscracker. Oder nehmen Sie **rohes Gemüse** Ihrer Wahl dazu.

4. Essen Sie ein **hart gekochtes Ei** mit ein paar gesunden **Crackern** oder viel **Gemüse.**

5. Als Snack geeignetes **Gemüse** sollten Sie immer zu Hause haben: Babykarotten, Zuckererbsen oder Sorten, die sich in Scheiben oder Stäbchen schneiden lassen wie Paprikaschote, Rettich, Gurke, Karotte, Sommerkürbis oder Sellerie. Als Dip dazu empfehle ich **2 EL Hummus** (Rezept Seite 249 oder ein Fertigprodukt ohne Zusatzstoffe).

6. Oder Sie dippen Ihr **Snackgemüse** in **2 EL Nussbutter.**

7. Nehmen Sie **ein Stück Obst,** etwa einen Apfel, eine Orange, eine Banane oder eine Kiwi und als Beilage dazu **30 g Nusskerne.**

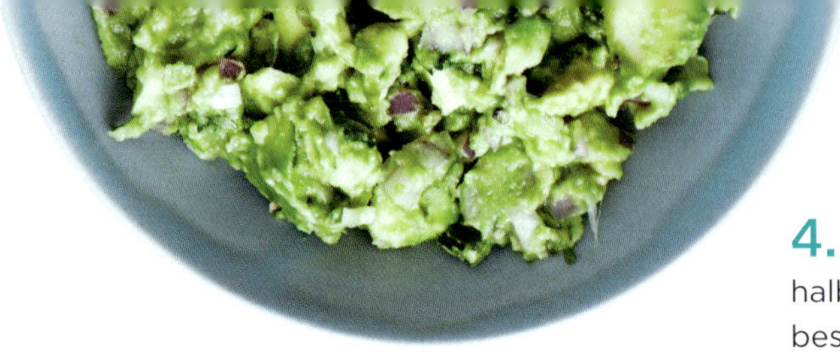

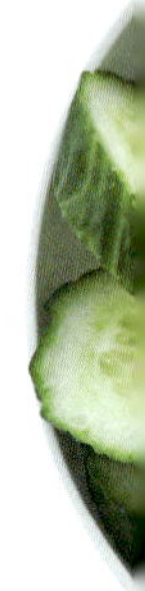

Kaum Aufwand

Leckere Snacks im Handumdrehen: schnippeln, würzen, fertig.

1. Old-Bay-Popcorn mit Supersamen: Ca. 20 g mit Heißluft hergestelltes Popcorn mit ½ TL Olivenöl nativ extra vermengen. ½ TL Old-Bay-Gewürz und 1 EL geröstete geschälte Sonnenblumenkerne dazugeben und nochmals gut vermischen.

2. Gemüse mit Avocadodip: ¼ Avocado mit Limettensaft und 1 Prise Salz sowie nach Belieben etwas gehackter roter Zwiebel pürieren.

3. Paprika-Mandel-Popcorn: Ca. 20 g mit Heißluft hergestelltes Popcorn mit 1 TL Olivenöl nativ extra vermengen. Mit 2 EL gerösteten Mandelscheiben, ¼ TL geräuchertem Paprikapulver und etwas grobem Salz vermischen.

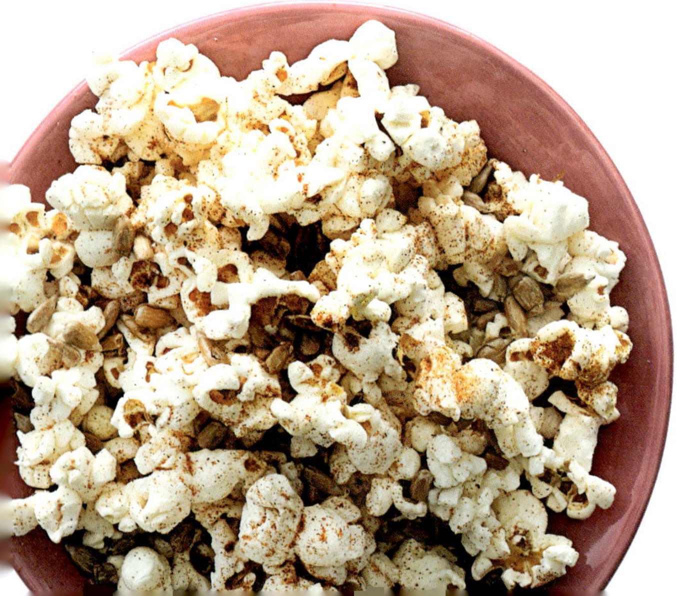

4. Tomaten»pizzen«: 3 mittelgroße Tomaten halbieren und mit 1 EL geriebenem Parmesan bestreuen (oder mit einer Mischung aus Parmesan und zerzupftem Mozzarella). 1–2 Min. goldbraun grillen. Mit ½ TL Aceto balsamico beträufeln. Mit 1 TL geschnittenen Basilikumblättern garnieren.

5. Curry-Karottensticks: Ca. 50 g Karottenstäbchen in einer Mischung aus 1 EL gehacktem Koriandergrün, 2 TL frischem Limettensaft, ¼ TL Currypulver, ¼ TL gemahlenem Kreuzkümmel und 1 Prise grobem Salz wälzen.

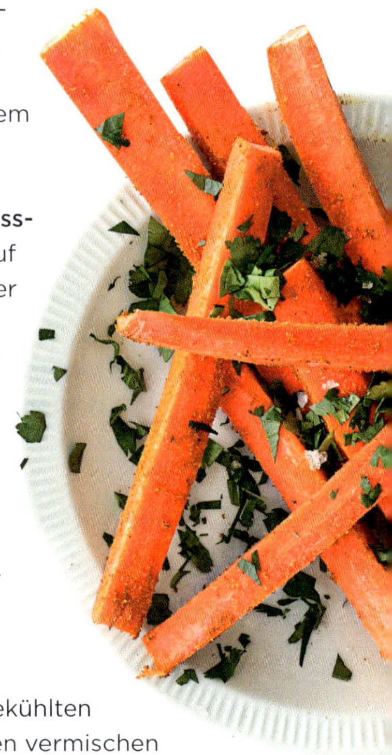

6. Gemüserollen mit Nussbutter: 2 EL Nussbutter auf 4 entstielte Mangoldblätter streichen. Mit Paprika-, Gurken- und Selleriestreifen belegen. Gehacktes Koriandergrün und Minzeblätter aufstreuen, mit Limettensaft beträufeln. Die Blätter aufrollen und quer in Stücke schneiden.

7. Traubenjoghurt: Ca. 60 ml Naturjoghurt (1,5 % Fett) mit 80 g tiefgekühlten roten oder weißen Trauben vermischen und mit etwas Zimt würzen.

8. Rosenkohlchips: 12 große Rosenkohlröschen putzen und in einzelne Blätter teilen. Diese auf einem geölten Backblech mit 3 TL Olivenöl mischen. Bei 190 °C unter gelegentlichem Wenden ca. 15 Min. knusprig bräunen. Mit 1½ TL salzreduzierter Sojasauce vermengen.

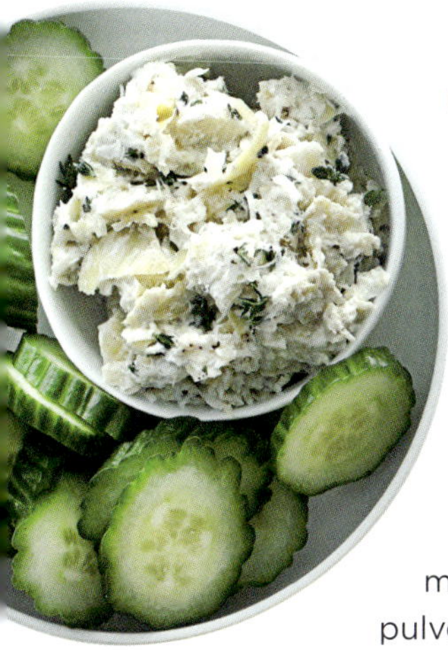

Größere Mengen

Die folgenden Snackrezepte ergeben je vier Portionen – genug, um sie mit Freunden zu teilen oder sich einen Vorrat anzulegen.

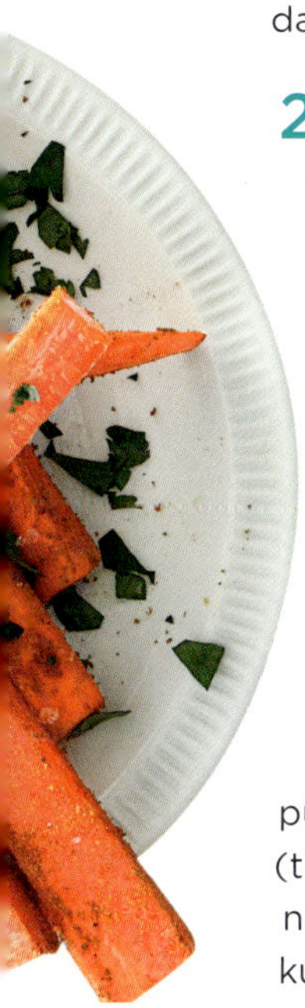

1. Kürbiskerne mit Chili: 140 g geschälte Kürbiskerne mit 2 TL Olivenöl, ½ TL Chilipulver und ¼ TL grobem Salz vermengen. Auf einem Backblech im Ofen 8–10 Min. bei 190 °C knusprig rösten; dabei wenden.

2. Gurkenscheiben mit Artischockendip: In einem Rührbecher folgende Zutaten pürieren: 400 g Artischockenherzen (aus Glas oder Dose, gespült und abgetropft), 6 EL geriebenen Parmesan, 250 ml Naturjoghurt (1,5 % Fett), 2 TL gehackten frischen Thymian und ¼ TL grobes Salz sowie frisch gemahlenen schwarzen Pfeffer. Mit Gurkenscheiben servieren.

3. Gemüse mit Edamame-Pesto-Dip: In einem Rührbecher folgende Zutaten pürieren: Ca. 160 g geschälte Edamame (tiefgekühlt, aufgetaut), je 2 EL Olivenöl nativ extra, gehacktes frisches Basilikum, Mandelscheiben oder -stifte und geriebener Parmesan sowie 1 EL Wasser und je ¼ TL grobes Salz und frisch gemahlener schwarzer Pfeffer. Mit Basilikum garnieren und mit Gemüse Ihrer Wahl servieren.

4. Geräucherter Hummus mit Gemüse: In einem Rührbecher folgende Zutaten pürieren: 400 g Kichererbsen (aus Glas oder Dose, gespült und abgetropft), 2 EL Olivenöl nativ extra, 1 EL frischer Zitronensaft, ½ TL Sriracha-Sauce und ½ TL geräuchertes Paprikapulver. Etwas Paprikapulver daraufstreuen und mit Gemüse Ihrer Wahl servieren.

5. Gebackene Süßkartoffelstreifen: Mit einem Sparschäler 2 Süßkartoffeln längs in dünne Streifen schneiden. Auf einem Backblech mit 4 TL Olivenöl mischen und 15–20 Min. bei 190 °C goldbraun backen. Mit grobem Salz würzen.

6. Geröstete Kichererbsen: Auf einem Backblech ca. 400 g Kichererbsen (gespült und abgetropft) mit 1 EL Olivenöl, 1 TL gemahlener Kurkuma, ½ TL gemahlenem Kreuzkümmel, 1 gehackten Knoblauchzehe und ¼ TL grobem Salz sowie schwarzem Pfeffer vermengen. Im Backofen ca. 18 Min. bei 220 °C rösten, dabei ab und zu wenden.

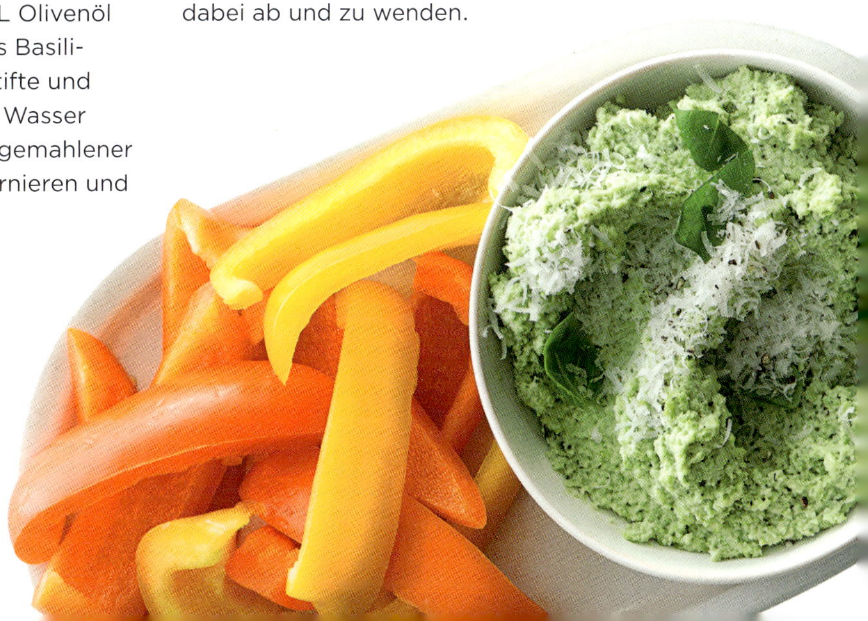

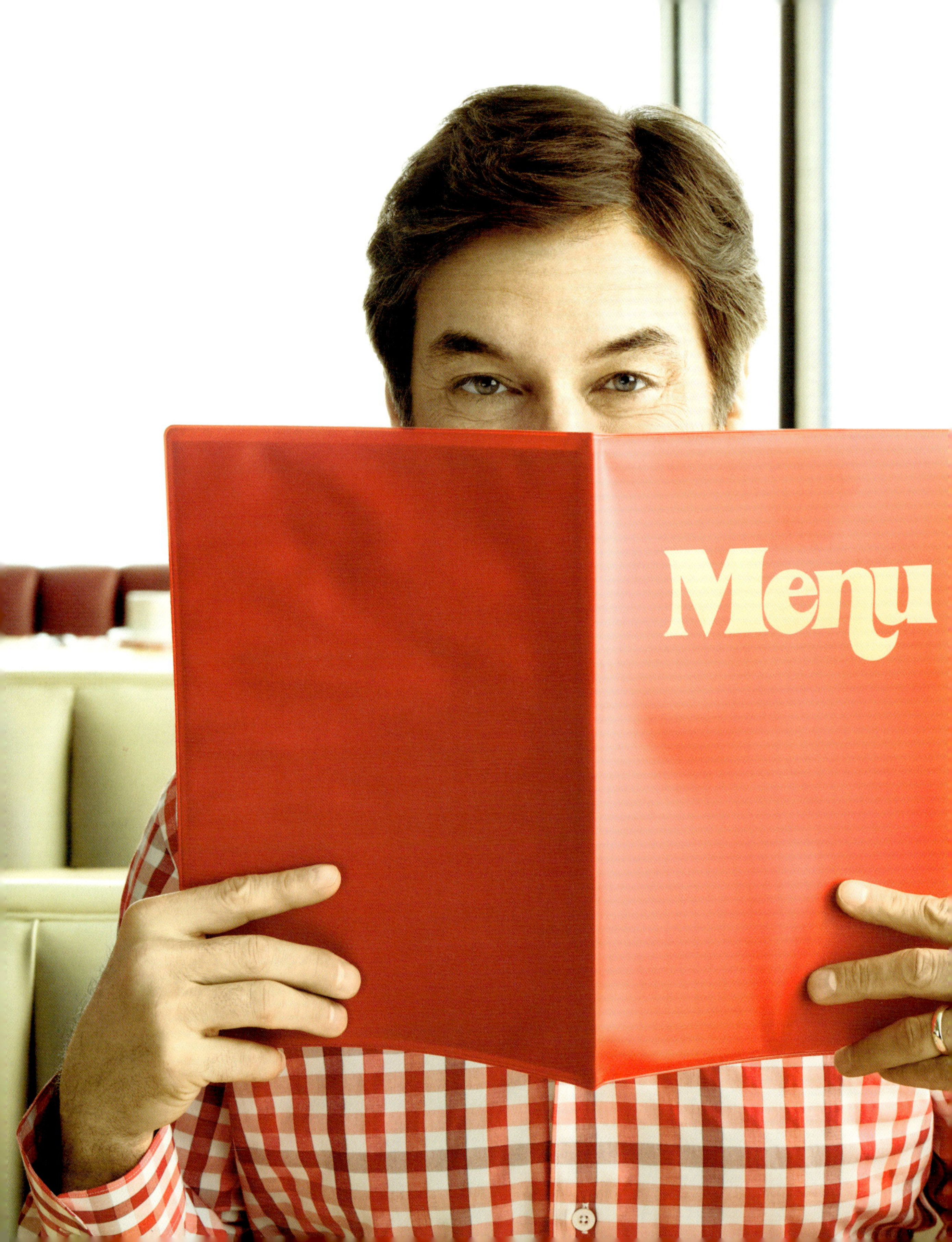
Menu

16.

So geht's weiter: Tag 22 und danach

Inzwischen wissen Sie bereits eine ganze Menge darüber, wie Sie sich mithilfe Ihrer Ernährung in Schwung bringen können. Sie wissen, dass gesundes Essen Präventivmedizin ist und überaus köstlich schmecken kann. Sie wissen, warum Essen mir und meiner Familie so viel bedeutet. Und Sie haben Ihre Reise mit dem 21-Tage-Plan begonnen.

Aber was passiert danach? Wetten, dass Sie sich während der 21 Tage einige neue Gewohnheiten angeeignet und neue Ideen in die Tat umgesetzt haben? Letztendlich geht es bei dem Plan nicht nur um die ersten 21 Tage. Es geht um die Wochen, Monate und Jahre danach. Was Sie dann tun, welche Entscheidungen Sie dann treffen, wird Ihr Lebensrezept sein und vielleicht eine neue Familientradition begründen, von Ihnen erträumt und durchgesetzt, von Ihnen weitergegeben. Der Schlüssel liegt darin, Ihre drei wichtigsten Essumgebungen zu bewältigen: Essen zu Hause, Essen im Restaurant oder in der Kantine und Essen unterwegs.

Ihr Schwerpunkt wird immer beim Essen zu Hause liegen, denn das Beste, was Sie für Ihre gesunde Dynamik tun können, ist das Selberkochen. Nur so können Sie wirklich genau bestimmen und kontrollieren, was Sie essen. Natürlich können Sie weiter auch außer Haus essen, aber schränken Sie das besser ein. Mit dem richtigen Rezept kann ein Mahl zu Hause genauso ein Event sein wie ein Essen in einem schicken Restaurant. Und Sie müssen auch nicht *immer* nur supergesundes Essen kochen. Es ist viel besser, Sie braten sich selbst mal ein Hähnchen, statt die kalorienträchtigen und versalzenen panierten Versionen dieses Gerichts im Fast-Food-Lokal zu mampfen.

Sie können natürlich weiterhin die Gerichte aus dem 21-Tage-Plan zubereiten, aber jetzt kommen noch etliche gesunde und köstliche Rezepte dazu, die ich in diesem Kapitel beschreiben werde. Und wenn Sie auswärts essen sollten, halten Sie sich an meine Ratschläge zu gesundem Essen in Restaurants ab Seite 266.

Umgebung 1: zu Hause essen

Zuerst einmal dürfen Sie sich aber auf die Schulter klopfen, dass Sie den 21-Tage-Plan absolviert haben. Drei Wochen lang alles selbst zu kochen ist keine Kleinigkeit. Sie haben Ihrem Körper damit viel Gutes getan. Verwöhnen Sie ihn weiter, indem Sie sich an die folgenden einfachen Strategien halten. Binnen spätestens zwei Wochen haben Sie sich an die Abläufe gewöhnt, und Ihr Wohlbefinden wird sich mächtig steigern.

1. Stellen Sie sich einen Einkaufs-Wochenplan auf. Überlegen Sie sich vorher, was Sie die Woche über auf den Tisch bringen wollen, und machen Sie eine Einkaufsliste, an die Sie sich bitte tatsächlich halten. Mit einer Liste kauft man automatisch weniger ein; laut einer Studie lassen sich so pro Woche bis zu 6500 kcal sparen. Halten Sie sich im Laden an die Liste, sind Sie vor Impulskäufen von Süßkram und Ähnlichem gefeit und kaufen nichts, was Sie teilweise später wegwerfen. Sie können sich das gesunde Kochen außerdem beim Einkaufen leicht machen, denn es gibt durchaus gesunde Fertiggerichte. Statt Gemüse selbst vorzubereiten, können Sie manches fertig gewürfelt kaufen. Wenn Sie wenig Zeit zum Kochen haben, sparen Sie Zeit mit Tiefkühlgemüse, gehobelten Pilzen, Roten Beten im Glas, schnell kochendem Vollkorngetreide, hart gekochten Eiern, fertigem Vollkornpizzateig …

2. Automatisieren Sie Ihr Frühstück. Überlegen Sie sich, was Sie im Allgemeinen frühstücken wollen, und zwar möglichst nur eine oder zwei Optionen. Dabei bleiben Sie jeden Tag. Je kleiner die Auswahl, desto einfacher ist es, eine gute Entscheidung zu treffen.

Ein sensationeller Start in Ihren Tag

Mal was Neues zum Frühstück: Für einen Avocado-Toast eine halbe Avocado zerdrücken und auf eine Scheibe Vollkorntoast streichen, mit Zitronensaft und Olivenöl beträufeln und mit Paprikaflocken bestreuen. Nach Belieben eine Tomatenscheibe darauflegen. Ein köstliches Frühstück, das lange vorhält und im Nu auf dem Tisch steht.

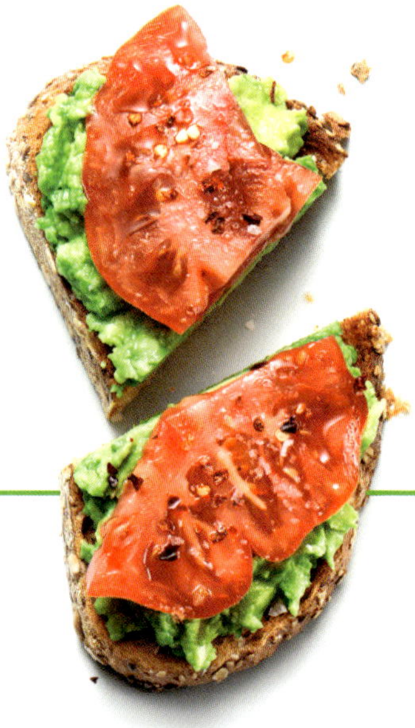

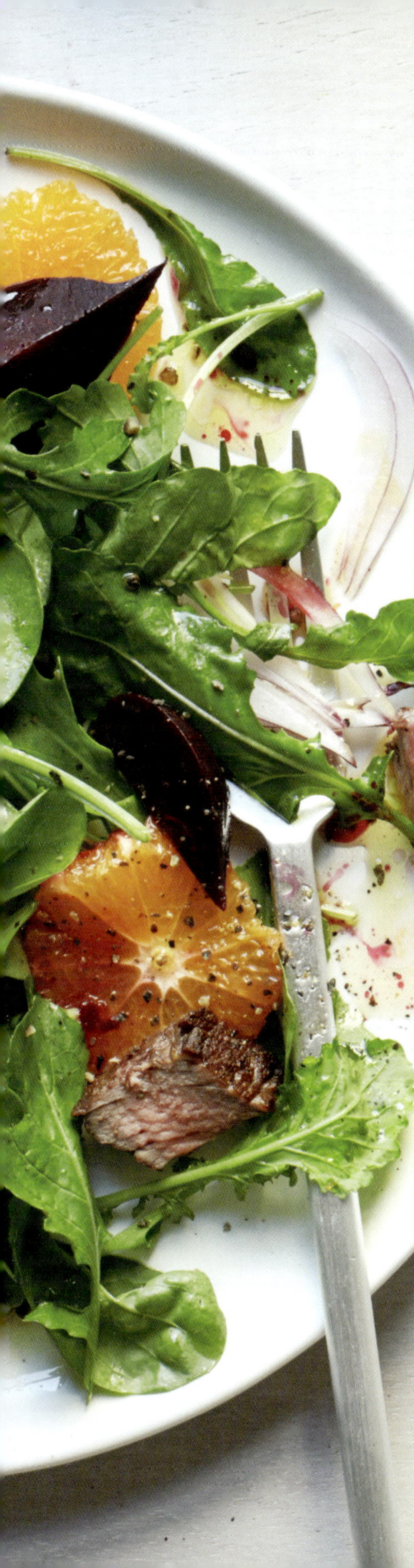

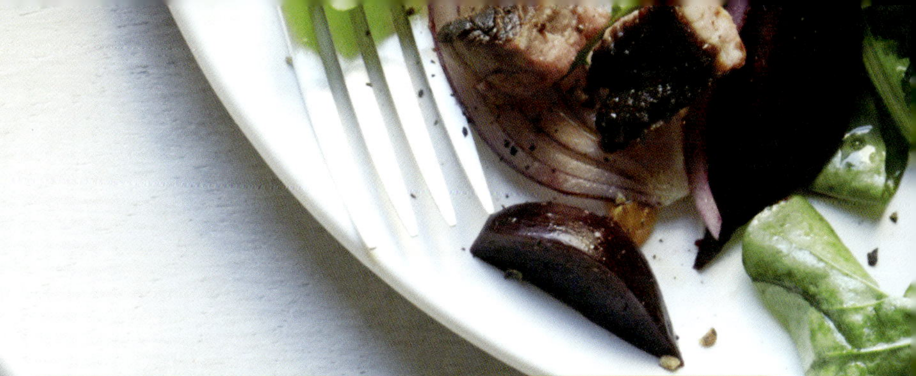

Schlaue Supermarkt-Strategien

Selbst wenn Sie genau wissen, was Sie kaufen wollen, werden Sie von anderen Proddukten in Versuchung geführt. Aber keine Angst: Meine Tipps zeigen Ihnen wirksame Abwehrstrategien auf.

Essen Sie einen gesunden Snack wie z. B. einen Apfel, bevor Sie einkaufen. Eine Studie hat ergeben, dass Sie dann ohne weiteres Nachdenken 25 % mehr Gemüse und Obst kaufen werden.

Nehmen Sie jedes Mal einen Einkaufszettel mit. Er wird Ihnen helfen, Impulskäufe zu vermeiden.

Füllen Sie den Einkaufswagen so wie den Teller. Ihre Essteller sollten Sie zur Hälfte mit Gemüse und zu je einem Viertel mit Proteinen und komplexen Kohlenhydraten beladen (siehe Seite 254). Ihr Einkaufswagen sollte genau das widerspiegeln: Die Ladung sollte zur Hälfte aus Gemüse und Obst bestehen. Die andere Hälfte teilen sich Protein- und Vollkornprodukte. Süßigkeiten? Lassen Sie nur eine ganz kleine Ecke Platz dafür oder verzichten Sie ganz darauf.

Lesen Sie die Zutatenliste auf den Etiketten. Im Idealfall sollte das nicht lange dauern! Weniger ist in der Regel mehr, wenn es um Zutaten geht.

Planen Sie Ihren Laufweg. Mit einer festen Route durch Ihren Supermarkt verringern Sie die Gefahr, dass Sie von den falschen Lebensmitteln angelockt werden.

Nehmen Sie sich Zeit. Forscher der Cornell University haben gezeigt, dass Menschen, die in Eile oder müde und erschöpft einkaufen, eher minderwertige Produkte wählen.

Lockt Sie trotz allem immer noch das Junkfood an? Kauen Sie Kaugummi. Studien haben gezeigt, dass Kaugummikauer im Durchschnitt 7 % weniger zuckerhaltige und verarbeitete Lebensmittel kaufen.

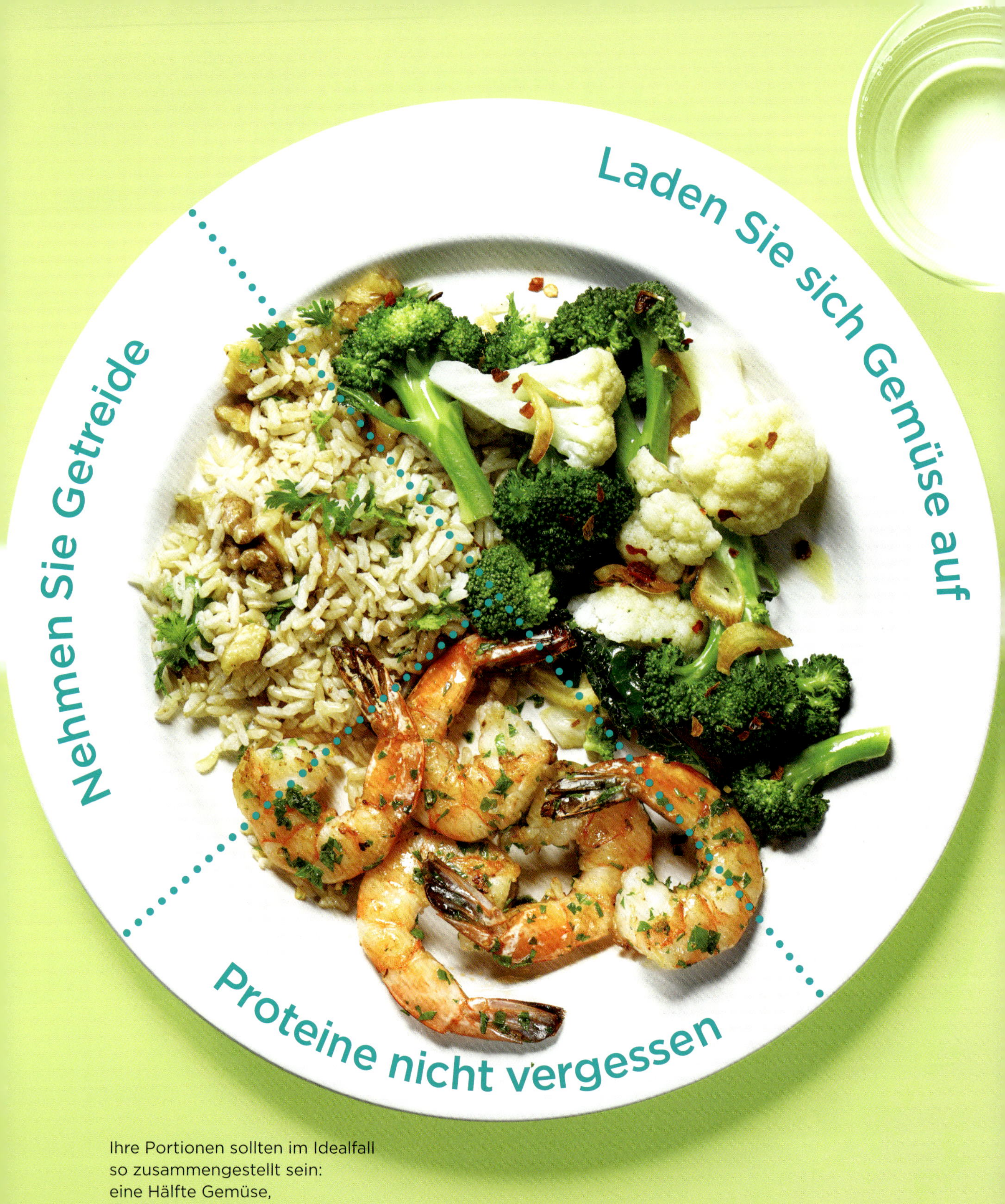
Nehmen Sie Getreide
Laden Sie sich Gemüse auf
Proteine nicht vergessen

Ihre Portionen sollten im Idealfall so zusammengestellt sein: eine Hälfte Gemüse, ein Viertel Proteinquellen und ein Viertel komplexe Kohlenhydrate.

3. Essen Sie jeden Tag Salat. Mit einer großen Portion Salat täglich haben Sie bereits genug Gemüse gegessen. Salat muss nicht immer grüner Blattsalat sein. Essen Sie zum Beispiel auch mal einen warmen Salat mit Getreide und geschnittenem Gemüse oder genießen Sie variierende Salate zum Abendessen. Ihrer Fantasie sind keine Grenzen gesetzt. Hauptsache, es steht jeden Tag ein Salat auf Ihrem Speiseplan.

4. Die sichere Abendessensformel. Von Ihrer Entscheidung, was Sie abends auf Ihren Tisch bringen, hängt vieles ab. Eine bestimmte Ernährungsweise wird erst durch das richtige Abendessen zum Erfolg. Wir sind daran gewöhnt, abends die Hauptmahlzeit zu uns zu nehmen, und so unterläuft es uns allzu schnell einmal, dass wir zu viel essen. Außerdem sind wir abends oftmals müde oder erschöpft, sodass wir am liebsten einfach etwas schnell Zubereitetes essen möchten, das uns umgehend satt und zufrieden macht. So kommt man dann ziemlich schnell vom guten Weg ab. Dagegen hilft die grundlegende Formel: **zur Hälfte Gemüse, ein Viertel Proteinquellen und ein Viertel komplexe Kohlenhydrate.** So einfach ist das. Halten Sie sich jeden Abend daran, und Sie erhalten im richtigen Verhältnis alle Nährstoffe, die Sie brauchen. Ein Beispiel: Vollkornnudeln mit der gleichen Menge Brokkoli und etwas gewürfeltem Hühnerfleisch, dazu ein Salat. Am nächsten Abend machen Sie vielleicht eine schnelle Gemüsepfanne mit Tofu und braunem Reis. Oder einen Spinatsalat mit Quinoa und Lachs. Die Möglichkeiten sind unbegrenzt. Fangen Sie am besten mit meinem Baukasten für das Abendessen ab Seite 258 an.

Umgebung 2: Essen auf Reisen

Die Freuden des Reisens sind vielfältig: Sehenswürdigkeiten entdecken, Abenteuer erleben, Zeit mit der Familie. Auch das Essen im Ausland ist oft spannend. Weniger schön ist ein drei Kilo schweres Souvenir in Form von Übergewicht. Ich möchte, dass Sie auf Reisen die Spezialitäten des Landes ohne schlechtes Gewissen genießen und vielleicht Neues entdecken. Sie dürfen aber nicht irgendwelchen Fast-Food-Müll in sich hineinstopfen, auch wenn er sich in einer fremden Sprache vielleicht besser anhört.

Nehmen Sie Ihre eigenen Mahlzeiten mit. Für den Weg zum Flughafen oder lange Autofahrten ist das Einpacken der eigenen Snacks unabdingbar: Portionspackungen mit Knabbereien wie Pistazien und Oliven, Reißverschlussbeutel mit Karotten, Brokkoli und Paprikastreifen, hart gekochte Eier, gewaschenes Obst sowie solches mit dicker Schale, das man nicht waschen muss, etwa Orangen, Bananen und Kiwis.

Beginnen Sie den Tag richtig. Auf Reisen ist ein intelligentes Frühstück Ihr bester Freund. Mein normales Frühstück zum Beispiel besteht fast immer aus Naturjoghurt mit Beeren. Auf Reisen passe ich es einfach den Gegebenheiten an. Bei meinen Eltern in der Türkei esse ich dann eben türkischen Joghurt mit Gurken- und Tomatenstückchen. Am Frühstücksbuffet im Hotel bediene ich mich an dem dort angebotenen Joghurt und nehme mir dazu eine Schale Obstsalat. Mein Standardfrühstück verhilft mir zu einem nährstoffreichen Start, und sollte ich später am Tag ausnahmsweise von meinen Ernährungsgrundsätzen abweichen, habe ich zumindest die Gewissheit, dass ich mich schon mit einer sehr gesunden Mahlzeit versorgt habe.

Getränke nicht vergessen. Haben Sie möglichst immer eine Wasserflasche dabei oder essen Sie zwischendurch Obst und Gemüse mit viel Wasser, etwa Wassermelonen, Erdbeeren oder Gurken.

Bauen Sie Gesundheit in den Urlaub ein. Beginnen Sie einen Tag mit einem Bummel über den Bauernmarkt, pflücken Sie die Äpfel in Ihrem Garten, kaufen Sie Gemüse in einem Hofladen, sammeln Sie Pilze oder machen Sie ein Picknick auf einer Wanderung.

Ihr Hotelzimmer als »Küche«. Ich selbst würde nicht gerade Panini mit dem Bügeleisen aufwärmen, obwohl ich das schon gesehen habe, aber ich nutze die Minibar zum Aufbewahren von Kokoswasser, Joghurt oder Essensresten. Mit einem Wasserkocher im Hotelzimmer können Sie nicht nur das Wasser für Ihren mitgebrachten Tee aufkochen, sondern auch für Haferflocken oder einen Vollkorncouscous.

Folgen Sie den Tipps der Feinschmecker. Bevor Sie sich auf den Weg zu einer Sehenswürdigkeit machen, können Sie auf diversen Blogs, lokalen Websites oder Instagram nach Lokalen in der Nähe suchen, die Ihnen behagen und die gesundes Essen anbieten. So meiden Sie Touristenfallen, die für teures Geld minderwertiges Zeug servieren.

Im Zweifel Fisch. Fisch ist eigentlich immer eine gute Wahl, sofern er nicht paniert und frittiert ist.

Seien Sie offen für Neues. Wenn Sie Gelegenheit haben, Obst oder Gemüse auf neue Art zu genießen, tun Sie es. In Kalifornien lasse ich mir gerne Orangen in einem Avocadosalat mit roten Zwiebeln schmecken. Und Succotash, ein indianischer Bohnen-Mais-Eintopf, begeistert mich immer, wenn ich in den Südstaaten bin. Er enthält außer Limabohnen und Mais, die ich auch zu Hause gern im Eintopf esse, Tomaten und Okraschoten. Wenn Sie ein neues Lieblingsgericht finden, nehmen Sie das Rezept mit nach Hause.

Die richtige Wahl bei alkoholischen Getränken. 0,4 l Bier hat rund 200 kcal, und die Wissenschaft sagt, dass das Trinken in Maßen Ihr Herzinfarktrisiko reduzieren kann. 0,25 l Wein hat

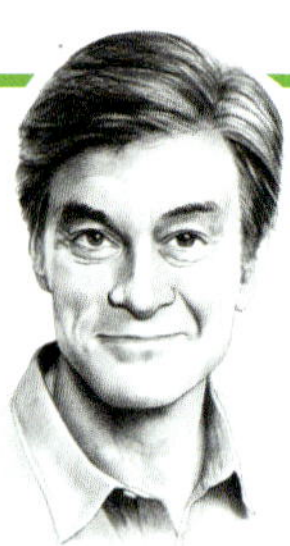

Ein echtes Superfood

Der Verzehr von mindestens 200 g Erdbeeren pro Woche kann dazu beitragen, das Herzinfarktrisiko zu senken.

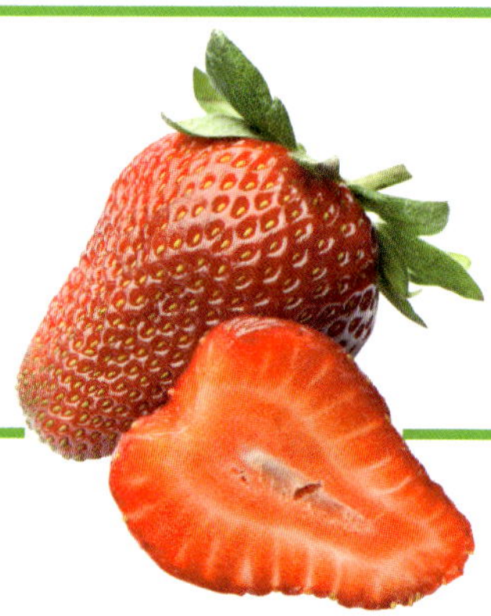

ca. 175 kcal plus arterienfreundliche Antioxidantien. Und eine Piña Colada? Damit nehmen Sie mehr als 650 kcal und 80 g Zucker zu sich!

Lassen Sie es langsam angehen. Mit das Beste am Urlaub ist die frei verfügbare Zeit. Nehmen Sie sich ausgiebig Zeit für Ihre Mahlzeiten, statt schnell etwas zu verdrücken. Selbst an einem anstrengenden Besichtigungstag können Sie eine Stunde Mittagspause einplanen.

Halbe-halbe. Teilen Sie verschiedene Gerichte untereinander. Nehmen Sie mal zwei Vorspeisen und ein großes Hauptgericht und trinken einen Cappuccino als Dessert.

Gönnen Sie sich ruhig mal eine Dessertspezialität. Nehmen Sie sich vor, eine süße Leckerei am Tag zu genießen, die dann aber wirklich etwas Besonderes sein muss. Das Frühstücksbüfett bietet immer Brot und süße Aufstriche. Es wird Ihnen leichtfallen, sich zurückzuhalten, wenn Sie wissen, dass Sie sich später belohnen werden. Was ist schöner: ein Weißmehlbrötchen mit abgepackter Kirschmarmelade oder eine phänomenale Kirschtorte im besten Café der Stadt?

Alles mit Gemüse oder Obst. Einen Salat sollten Sie nie auslassen. Aber Sie können sich Ihre gesunden Vitamine auch anders holen. Seien Sie erfinderisch: Essen Sie zu Fleisch statt Nudeln grünes Blattgemüse, sparen Sie 150 kcal. Eine Pizza vegetariana hat pro Pizzastück 50 kcal weniger als eine mit Salami. Ihre morgendlichen Haferflocken reichern Sie mit einem geriebenen Apfel an. Und wenn Sie in Bitterschokolade getauchte Erdbeeren anstelle des Eisbechers mit Sahne wählen, sparen Sie Hunderte von Kalorien und gewinnen Ballaststoffe und Antioxidantien.

Umgebung 3: Essen gehen

Ich bin ein großer Fan von selbst gekochtem Essen, aber jeder lässt sich hin und wieder gern im Restaurant verwöhnen. Dann muss man einmal nicht selbst in der Küche stehen und hat die Chance, neue Gerichte kennenzulernen.

Restaurants verwenden oft zu viel Butter und andere Fette, Salz und Zucker. Aber wenn Sie klug bestellen, können Sie all das meiden. Ich habe Ihnen eine Liste von Speisen zusammengestellt, die Sie in Restaurants unbesorgt ordern können.

Wenn Sie Fisch oder Hähnchen – natürlich nicht paniert und frittiert – mit gedünstetem oder gebratenem Gemüse bestellen, können Sie eigentlich nichts falsch machen. Beginnen Sie mit einem Salat (als Dressing nur Olivenöl und Essig) und sagen Sie, dass Sie kein Brot wünschen. Und was ist mit Spezialitäten? Meine Tipps dazu finden Sie ab Seite 266.

Baukasten fürs Abendessen

Wissen Sie nicht, was Sie zum Abendessen kochen sollen? Mit dieser Formel liegen Sie immer richtig: ein Teil Protein, zwei Teile Gemüse und ein Teil Getreide. Das ergibt eine gesunde, schnelle und leckere Mahlzeit.

Sie können Eiweißlieferanten aus dem 21-Tage-Plan sowie einfach zuzubereitende Kohlenhydrate und ein Gemüse kombinieren:

- Lachs mit Quinoakruste, etwas Vollkorncouscous und als Gemüse geschmorte Kirschtomaten
- Balsamico-Hähnchen mit »Blumenkohlreis« und Quinoa
- Gewürzte Linsen plus sautierten Spinat und gebratene Süßkartoffeln
- Asiatisches Tofu-Steak mit einer einfachen Gemüsepfanne und einer Portion Hirse

Oder Sie bestellen im Restaurant mehrere Komponenten, die Sie zu einem gesunden Ganzen zusammenfügen:

- Chinesisches Hähnchen und Brokkoli und dazu weiteres gedämpftes Gemüse und braunen Reis
- Vollkornspaghetti mit Fleischbällchen, dazu einen großen Salat
- Sushi-Rollen mit Lachs und Avocado, dazu braunen Reis und Edamame-Bohnen

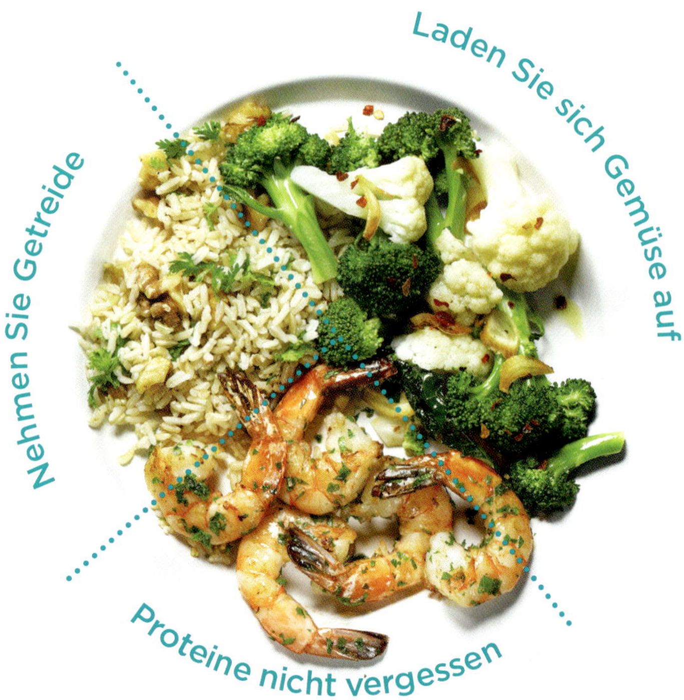
Laden Sie sich Gemüse auf
Nehmen Sie Getreide
Proteine nicht vergessen

Lust auf ein neues, alltagstaugliches Abendessen? Wählen Sie aus den folgenden gesunden Rezepten, mit denen Sie Proteine, Getreide und Gemüse zu leckeren Mahlzeiten kombinieren können – immer nach dieser Formel:

25 % Proteine

Sautierte Garnelen mit Kräutern

Kichererbsen in Tomatensauce

Hähnchenbrustfilet mit Orange und Oliven

50 % Gemüse

Gedünstetes Blattgemüse mit Zwiebeln

Geröstetes Ofengemüse

Medley aus Brokkoli und Blumenkohl

25 % Getreide

Quinoa mit Zitrone

Kräuterhirse mit Walnusskernen

Emmer-Pilaw

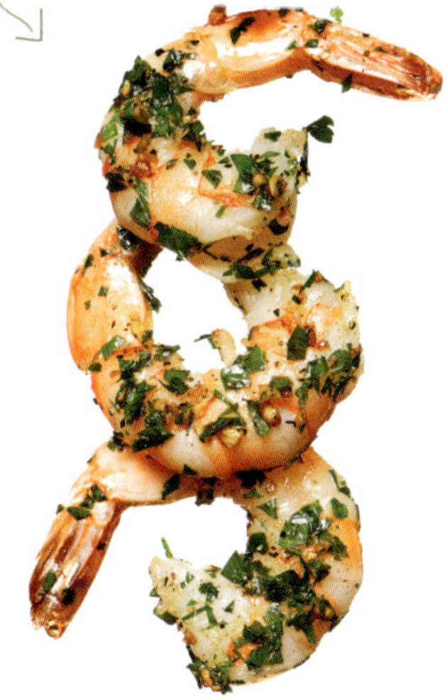

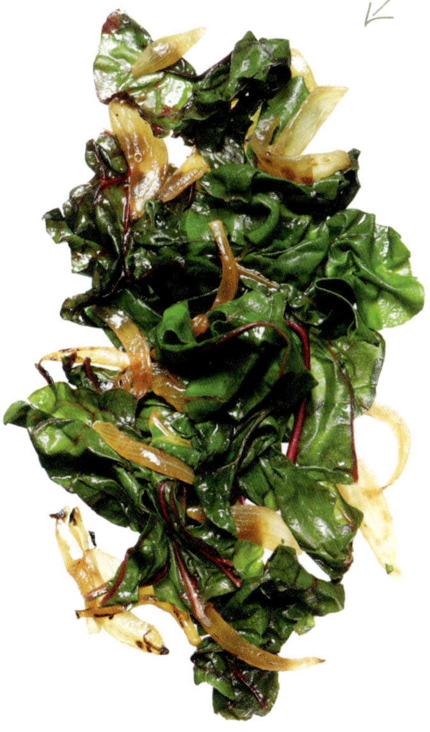

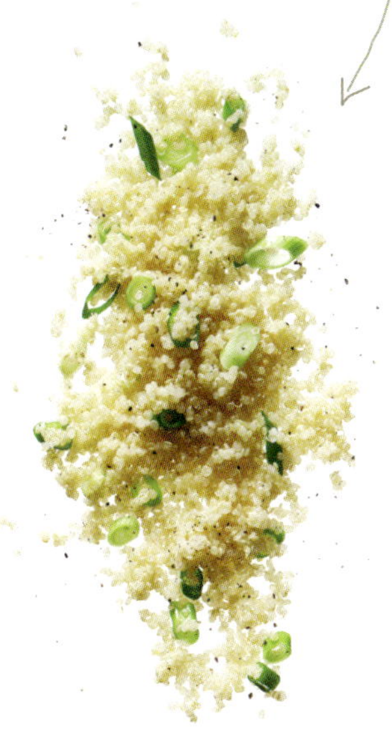

1. Eine Proteinquelle aussuchen

Sautierte Garnelen mit Kräutern

4 PORTIONEN

1 EL Olivenöl

1 TL gehackter Knoblauch

500 g große Garnelen, geschält und geschält (ca. 20 Stück)

15 g frische glatte Petersilie oder Koriandergrün, gehackt

Salz

frisch gemahlener schwarzer Pfeffer

Das Olivenöl in einer großen Pfanne auf mittlerer Stufe erhitzen. Knoblauch hineingeben und ca. 1 Min. goldbraun braten. Die Garnelen hinzufügen und unter Rühren 3–4 Min. braten, bis das Fleisch fest und weiß ist. Petersilie dazugeben, mit Salz und Pfeffer abschmecken.

Pro Portion 113 kcal, 5 g Fett (1 g gesättigte Fettsäuren), 16 g Protein, 2 g Kohlenhydrate, 0 g Zucker, 0 g Ballaststoffe, 644 mg Natrium

Kichererbsen in Tomatensauce

4 PORTIONEN

1 Dose Kichererbsen (ca. 400 g), gespült und abgetropft

250 ml Marinara-Sauce (hausgemacht oder Fertigprodukt ohne Zucker)

rote Paprikaflocken

30 g Schafskäse, zerbröckelt (optional)

Die Kichererbsen in einen kleinen Topf oder eine mikrowellengeeignete Schüssel geben und mit der Marinara-Sauce und den roten Paprikaflocken abschmecken. Auf dem Herd oder in der Mikrowelle aufwärmen. Nach Belieben mit Schafskäse bestreuen (1 g Protein, 25 kcal und 2 g Fett pro Portion).

Pro Portion 126 kcal, 4 g Fett (1 g gesättigte Fettsäuren), 7 g Protein, 17 g Kohlenhydrate, 4 g Zucker, 5 g Ballaststoffe, 310 mg Natrium

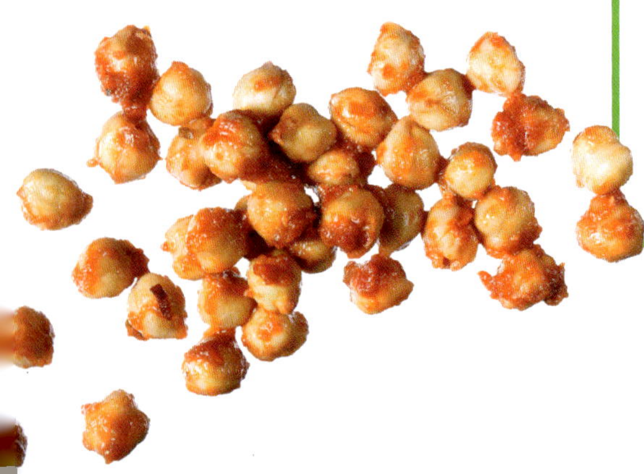

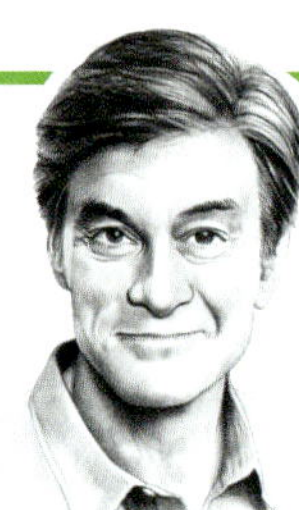

Ein echtes Superfood

Kichererbsen versorgen Sie nicht nur mit Ballaststoffen und Proteinen, sondern decken auch je nach Lebensalter 10–25 % Ihres täglichen Eisenbedarfs.

Hähnchenbrustfilet mit Orange und Oliven

Den Ofen auf 180 °C vorheizen. Das Olivenöl in einer mittelgroßen ofenfesten Pfanne auf mittlerer Stufe erhitzen. Das Hähnchenbrustfilet mit Salz und Pfeffer würzen und in die Pfanne geben. Auf beiden Seiten 2–3 Min. braun braten. Dann im Ofen 15 Min. backen, bis das Fleisch in der Mitte hell ist.

Fleisch aus der Pfanne nehmen und beiseitestellen, die Pfanne auf den Herd stellen. Orangenabrieb und -saft hineingeben und bei mittlerer Hitze aufkochen, dabei den Bratensatz vom Pfannenboden schaben. Oliven dazugeben und köcheln lassen, bis die Masse leicht eingedickt ist, dann das Fleisch wieder in die Pfanne geben und in der Sauce schwenken.

Pro Portion 171 kcal, 6 g Fett (1 g gesättigte Fettsäuren), 24 g Protein, 3 g Kohlenhydrate, 2 g Zucker, 0 g Ballaststoffe, 254 mg Natrium

4 PORTIONEN

1 TL Olivenöl

2 Stück (ca. 220 g) Hähnchenbrustfilet (ohne Knochen und Haut)

Salz

frisch gemahlener schwarzer Pfeffer

Schalenabrieb und Saft von 1 Navelorange

30–60 g entsteinte Kalamata-Oliven, gehackt oder in Scheiben

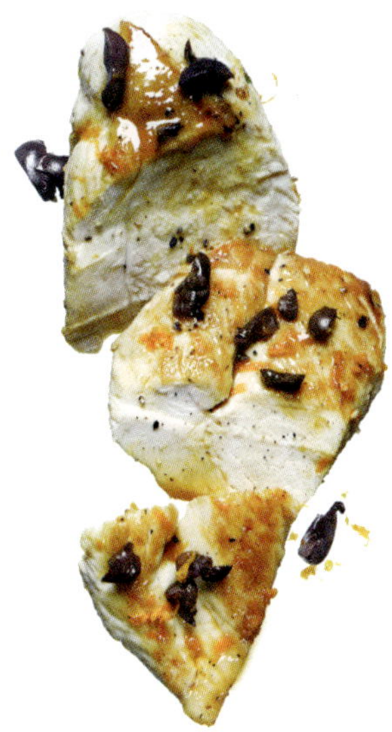

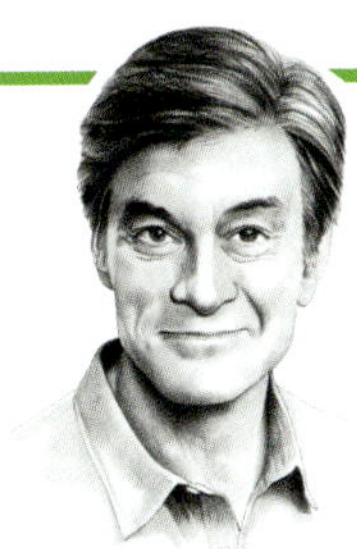

Ein echtes Superfood

Oliven sind eine hervorragende Quelle einfach ungesättigter Fettsäuren, die Ihr Herz unterstützen, indem sie Ihren Cholesterinspiegel senken.

2. Wählen Sie das Gemüse

Medley aus Brokkoli und Blumenkohl

4 PORTIONEN

½ mittelgroßer Brokkoli, in Röschen zerteilt

½ mittelgroßer Blumenkohl, in Röschen zerteilt

1 EL Olivenöl

2 Knoblauchzehen, gehobelt

½ Zitrone

Salz

rote Paprikaflocken

In einem Topf mit Dämpfeinsatz ca. 2 cm hoch Wasser aufkochen. Brokkoli und Blumenkohl in den Dämpfeinsatz geben und zugedeckt ca. 4 Min. bissfest garen. Wenn Sie keinen frischen Brokkoli oder Blumenkohl haben, können Sie ca. 600 g tiefgekühlte Röschen in der Mikrowelle erhitzen.

Inzwischen das Olivenöl in einer kleinen Pfanne auf schwacher bis mittlerer Stufe erhitzen. Den Knoblauch in die Pfanne geben und unter gelegentlichem Rühren ca. 3 Min. goldbraun dünsten. Das Gemüse aus dem Dämpfeinsatz nehmen, in der Knoblauch-Öl-Mischung schwenken und die Zitrone darüber ausdrücken. Mit Salz und roten Paprikaflocken würzen.

Pro Portion 63 kcal, 4 g Fett (1 g gesättigte Fettsäuren), 3 g Protein, 7 g Kohlenhydrate, 1 g Zucker, 3 g Ballaststoffe, 32 mg Natrium

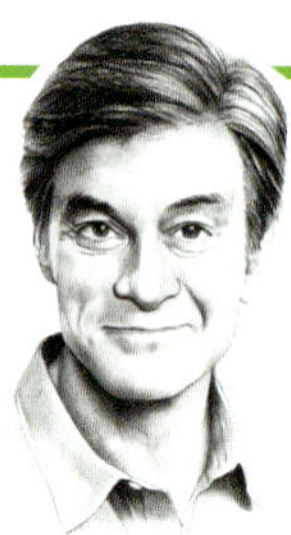

Ein echtes Superfood

Mit knapp 200 g Blumenkohl decken Sie mehr als die Hälfte Ihres täglichen Bedarfs an Vitamin C. Außerdem versorgt Sie Blumenkohl gut mit Ballaststoffen, Vitamin K und Folsäure.

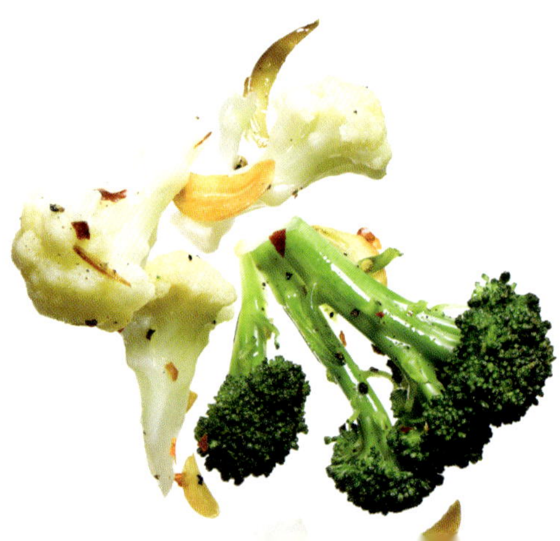

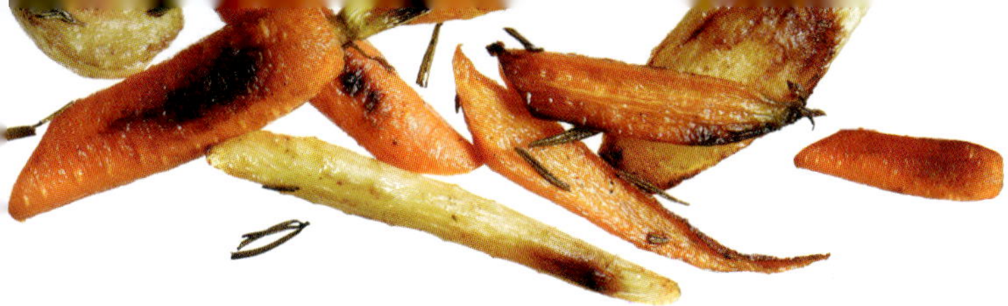

Geröstetes Ofengemüse

Den Ofen auf 220 °C vorheizen. Auf einem Backblech alle Zutaten gut vermischen und verteilen. Rund 25 Min. im Backofen rösten, dann wenden und weitere 10 Min. goldbraun rösten.

Pro Portion 138 kcal, 7 g Fett (1 g gesättigte Fettsäuren), 2 g Protein, 18 g Kohlenhydrate, 7 g Zucker, 5 g Ballaststoffe, 78 mg Natrium

4 PORTIONEN

500 g Karotten, geschält und quer halbiert

3 Pastinaken, geschält, längs und quer halbiert

2 Rübchen, in Stücken

2 EL Olivenöl

Salz | frisch gemahlener schwarzer Pfeffer

½ TL Paprikapulver

1 EL gehackter frischer Rosmarin (optional)

Gedünstetes Blattgemüse mit Zwiebeln

2 TL Olivenöl in einer großen Pfanne auf mittlerer Stufe erhitzen. Die Zwiebel hineingeben und mit Salz und Pfeffer würzen. 8–10 Min. dünsten, bis die Zwiebel gebräunt ist; dabei wenden. Die Brühe angießen, bei schwächster Hitze 6 Min. köcheln lassen.

Die Zwiebelscheiben in eine Schüssel geben und die Pfanne auf mittlere bis starke Hitze bringen. 1 EL Olivenöl hineingeben, dann den Mangold. Mit Salz und Pfeffer leicht würzen und 2–3 Min. garen. Die Zwiebel wieder in die Pfanne geben und alles mischen.

Pro Portion 71 kcal, 6 g Fett (1 g gesättigte Fettsäuren), 2 g Protein, 4 g Kohlenhydrate, 2 g Zucker, 1 g Ballaststoffe, 182 mg Natrium

4 PORTIONEN

2 TL + 1 EL Olivenöl

1 kleine Zwiebel, in dünnen Scheiben

Salz | frisch gemahlener schwarzer Pfeffer

60 ml salzreduzierte Hühnerbrühe

600 g Mangold, Stiele entfernt, Blätter in große Stücke gezupft (oder anderes grünes Blattgemüse)

3. Jetzt noch etwas Getreide

Quinoa mit Zitrone

6 PORTIONEN

500 ml salzreduzierte Hühnerbrühe

200 g Quinoa

Saft von ½ Zitrone (1–2 EL)

1 EL Olivenöl

4 Frühlingszwiebeln, in Röllchen

Salz

frisch gemahlener schwarzer Pfeffer

In einem kleinen Topf die Brühe aufkochen. Quinoa hineingeben, bei schwächster Hitze zugedeckt ca. 15 Min. köcheln lassen, bis das Wasser aufgenommen ist. Mit einer Gabel auflockern, in eine Schüssel geben und Zitronensaft, Olivenöl und Frühlingszwiebeln unterrühren. Mit Salz und Pfeffer abschmecken.

Pro Portion 130 kcal, 4 g Fett (0 g gesättigte Fettsäuren), 4 g Protein, 19 g Kohlenhydrate, 0 g Zucker, 2 g Ballaststoffe, 134 mg Natrium

Kräuterhirse mit Walnüssen

6 PORTIONEN

200 g Hirse

40 g Walnusskerne, grob gehackt und geröstet

15 g Koriandergrün oder glatte Petersilie, grob gehackt

¼ TL Salz

frisch gemahlener schwarzer Pfeffer

In einem mittelgroßen Topf die Hirse mit 500 ml Wasser aufkochen, dann bei schwächster Hitze zugedeckt ca. 15 Min kochen, bis das Wasser aufgenommen ist. Vom Herd nehmen und zugedeckt 10 Min. ruhen lassen. Mit einer Gabel auflockern, in eine Schüssel geben und die Walnüsse und den Koriander hinzufügen. Mit Salz und Pfeffer abschmecken.

Pro Portion 148 kcal, 5 g Fett (1 g gesättigte Fettsäuren), 3 g Protein, 24 g Kohlenhydrate, 1 g Zucker, 2 g Ballaststoffe, 100 mg Natrium

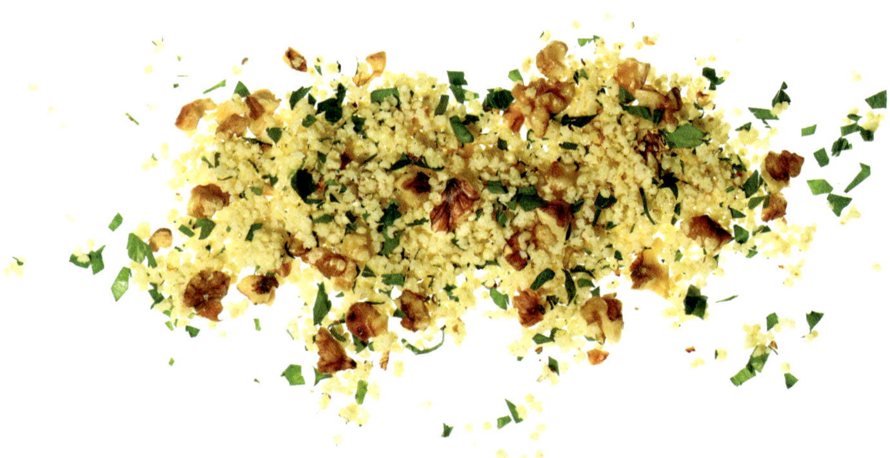

Emmer-Pilaw

Das Olivenöl in einem mittelgroßen Topf auf schwacher bis mittlerer Stufe erhitzen. Zwiebel darin 8–10 Min. weich und goldgelb dünsten. Die Champignons und 1 Prise Salz hinzufügen und unter Rühren weitere 3–4 Min. garen, bis die Pilze weich sind. Emmer dazugeben und unter Rühren 2 Min. garen. Brühe angießen und aufkochen, dann bei schwächster Hitze 25–30 Min. köcheln lassen, bis die gesamte Flüssigkeit aufgenommen und der Emmer weich ist.

Pro Portion 144 kcal, 3 g Fett (0 g gesättigte Fettsäuren), 5 g Protein, 25 g Kohlenhydrate, 1 g Zucker, 4 g Ballaststoffe, 201 mg Natrium

6 PORTIONEN

1 EL Olivenöl

1 kleine Zwiebel, gehackt

130 g Champignons, gehobelt

Salz

200 g Emmer

500 ml salzreduzierte Hühnerbrühe

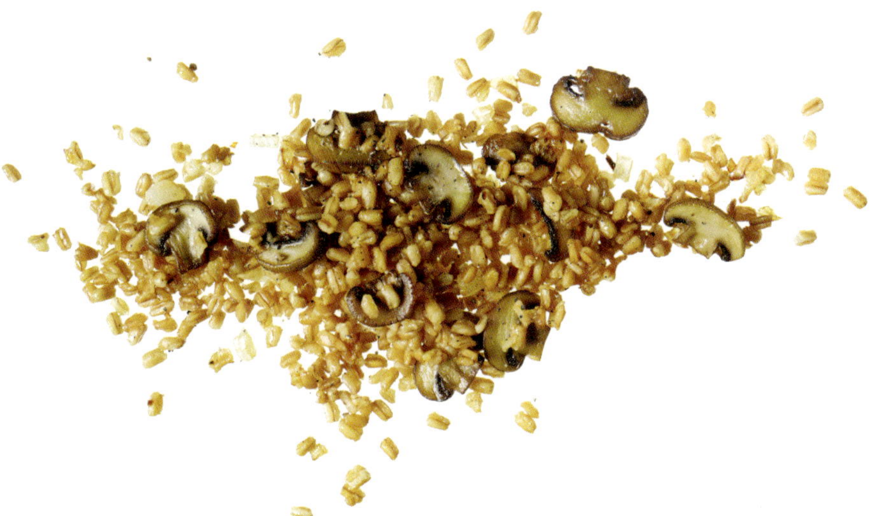

ESSEN GEHEN

CHINESISCH

Tofu mit Brokkoli

Tofu bietet sättigendes Protein. Kombinieren Sie ihn mit einem energiespendenden Gemüse wie Brokkoli.

Buddhas Wonne

Dieses Tofu-Veggie-Gericht macht Ihnen keinen Buddha-Bauch. Es enthält nur ca. 300 kcal.

Chinesische Teigtaschen (Dumplings)

Gedämpfte Dumplings sind etwas weniger kalorienreich als gebratene (10–30 kcal weniger pro Portion). Was wirklich zählt, ist aber die Füllung: Sie sparen mit Gemüse oder Garnelen statt Schweinefleisch fast 100 kcal pro Portion.

Gebratener Reis

Gebratener Reis ist in Ordnung, wenn die Portion nicht zu groß ist: Nehmen Sie etwa so viel Reis, wie in eine Muffinform passt. Möglichst braunen Reis wählen, denn der enthält viermal mehr Ballaststoffe als weißer.

Gemüsepfanne mit Hähnchen

Eine gute Wahl. Die Pilze liefern B-Vitamine, die unserem Körper helfen, Nahrung in Treibstoff umzuwandeln.

Mu-Shu-Huhn

Enthält viel Kohl, der das Potenzial hat, Krebs zu bekämpfen. Als Wraps sollten aber nicht Pfannkuchen dienen, sondern große Salatblätter.

Sautierter Baby-Pak-Choi

Dieses grüne Gemüse ist voller Nährstoffe und potenziell krankheitsbekämpfender Substanzen.

Spareribs

Der Trick: Essen Sie nur eins oder zwei davon. Eine ganze Portion Rippen enthält nämlich fast den Tagesbedarf an gesättigten Fettsäuren.

Gedünstetes Gemüse

Damit können Sie kaum etwas falsch machen. Nehmen Sie Brokkoli und Bohnen – oder was auch immer sonst angeboten wird.

Ganzer Fisch

Eine gute Eiweißquelle. Bestellen Sie gegrillten oder gedünsteten Fisch. Finger weg von allem, was frittiert ist – und oft als »knusprig« oder »gebacken« angepriesen wird.

Wan-Tan-Suppe

Wan Tans sind Teigtaschen, eine Alternative zu Dumplings. Bestellen Sie sich aber nur eine kleine Portion, um Kalorien zu sparen.

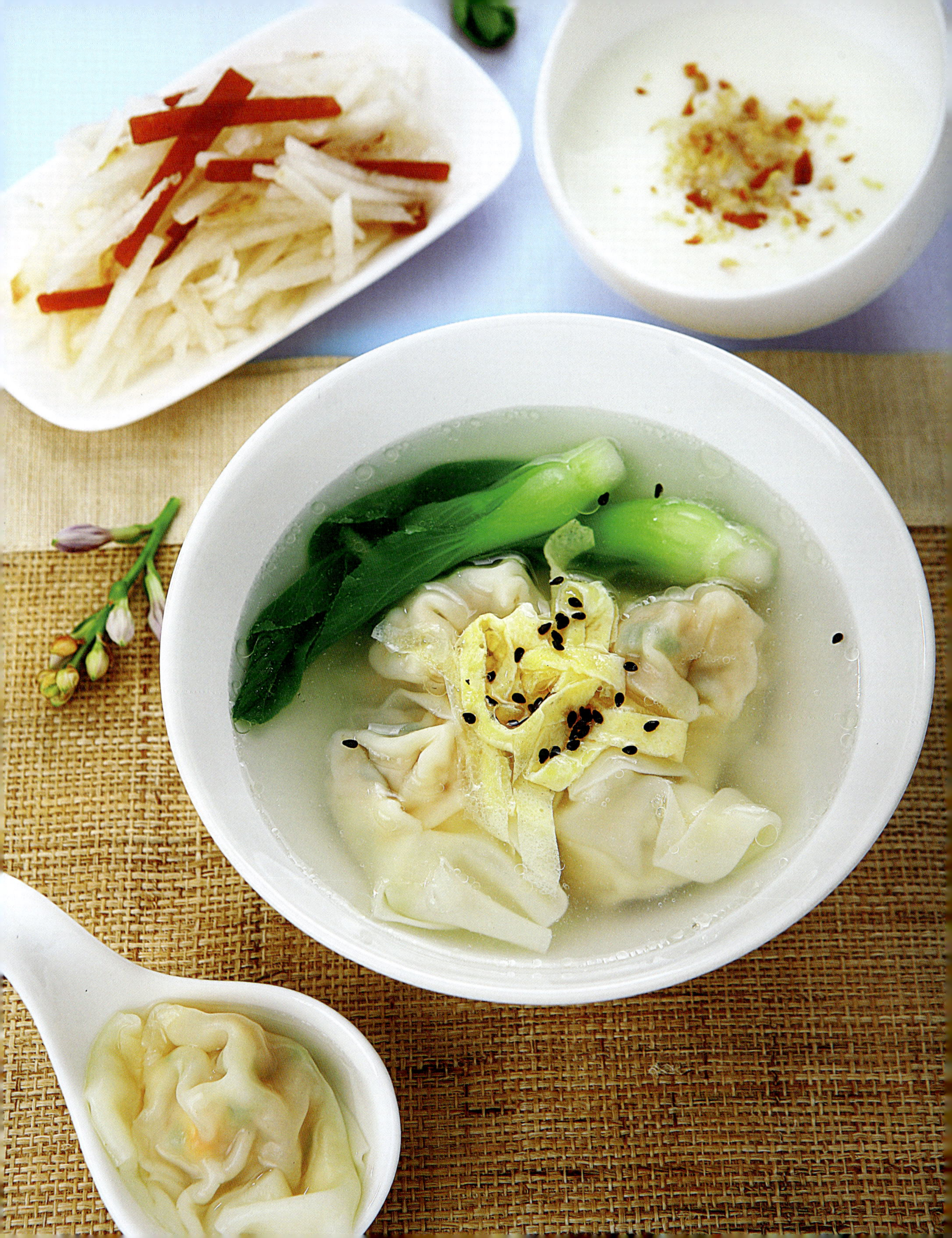

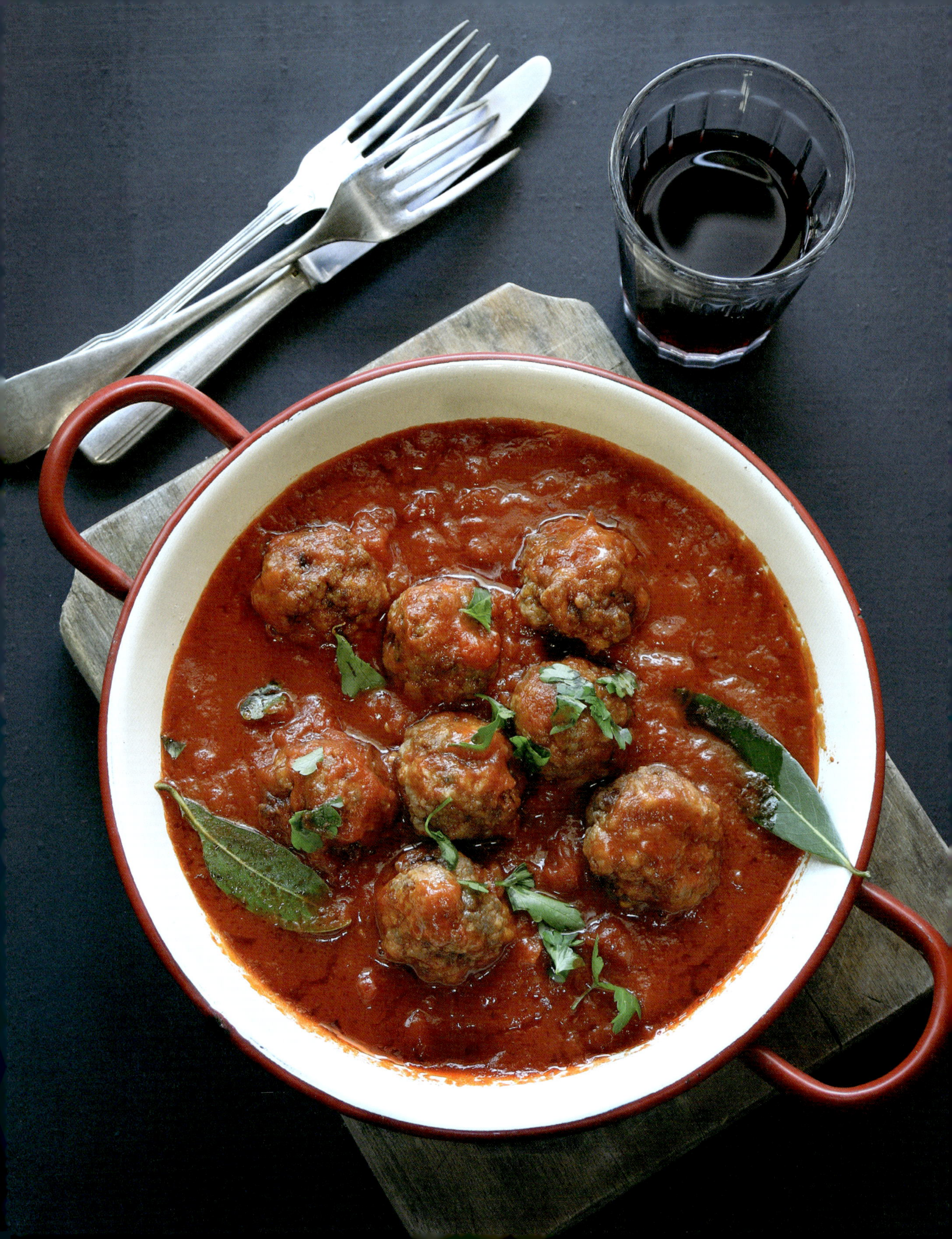

ESSEN GEHEN

ITALIENISCH

Antipasti

Wenn Vorspeisen mit mariniertem Gemüse und Oliven angeboten werden (nicht nur Fleisch und Käse), dann greifen Sie zu. Sie müssen sich keine Sorgen machen, zu viel Öl zu sich zu nehmen, es werden letztendlich nur ein paar Teelöffel sein (ca. 80 kcal), und wahrscheinlich herzgesundes Olivenöl.

Pollo Cacciatore mit Champignons

Das »Hähnchen nach Jägerart«, ein Eiweißlieferant plus Gemüse, ist eine clevere Wahl.

Gegrillter Lachs mit Kräuterkruste

Wenn Sie Lachs als Hauptgang bekommen können, dann greifen Sie zu.

Fleischbällchen in Marinara-Sauce

Teilen Sie eine Portion davon mit ihren Tischgenossen. Ein kleines Fleischbällchen hat ca. 40 kcal und viel hungerstillendes Eiweiß.

Minestrone

Diese Gemüsesuppe macht schon als Vorspeise etwas satt, und Sie werden dann insgesamt weniger Kalorien aufnehmen. Außerdem enthält Minestrone immer Bohnen, die reich an Ballaststoffen und Proteinen sind.

Muscheln Marinara

Muscheln sind reich an Eiweiß und Vitamin B. Marinara-Sauce ist zu empfehlen. Bei Weißweinsauce ist zu viel Butter im Spiel.

Sautierter Spinat in Knoblauch und Olivenöl

Diese Vorspeise sättigt gut und hat normalerweise weniger als 100 kcal.

Garnelen mit Nudeln

Bitten Sie um Vollkornnudeln und essen Sie mehr von den Garnelen als von den Nudeln.

ESSEN GEHEN

MEXIKANISCH

Schwarze Bohnen oder Pintobohnen

Beide Bohnenarten liefern viel Ballaststoffe und Protein. Bohnenmus sollten Sie wegen des zusätzlichen Fettgehalts eher meiden.

Burritos

Wenn Sie einen Burrito (gefüllte Tortilla aus Weizenmehl) bestellen, lassen Sie den Reis weg. Er trägt nichts zum Geschmack bei, und die Tortilla hat schon genug Kohlenhydrate.

Burrito-Bowl

Auch eine gute Wahl. Bestellen Sie aber statt des üblichen weißen Reises lieber Salat oder braunen Reis.

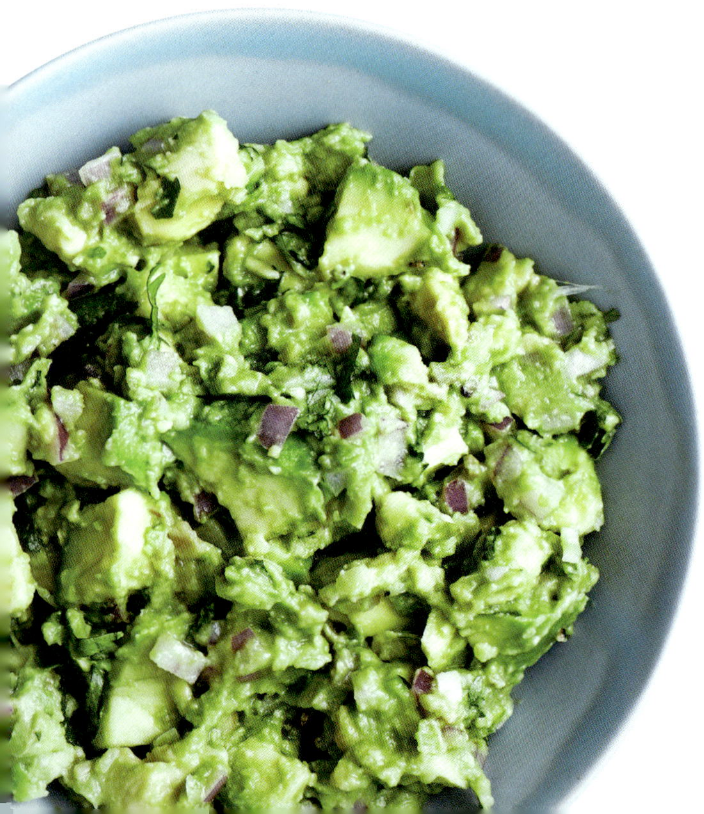

Mole

Diese mexikanische Sauce aus Chilischoten, Gewürzen, Samenkernen und Schokolade ist köstlich und reich an Antioxidantien. Eine sehr empfehlenswerte Zugabe zur Gemüsebeilage!

Chips und Guacamole

Avocados liefern gesunde Fette. Vorsicht mit den Chips! Zwei Handvoll, nicht mehr!

Fajitas

Das Gute daran sind die Paprikaschoten und Zwiebeln. Achten Sie wegen der Kalorien darauf, dass die Portion nicht zu groß ist. Oder lassen Sie sich die Hälfte einpacken.

Tacos

Tacos mit gegrilltem Hähnchenfleisch oder Fisch oder aber Bohnen-Tacos sind eine gute Wahl. Bei der Sauce aber bitte nur sparsam zugreifen.

Sangría

Mmh, leckere Antioxidantien. Trinken Sie ein Glas und essen Sie ein paar von den Früchten als Ballaststoff-Bonus.

ESSEN GEHEN

SALATBAR

Die Basis

Gemischte Blattsalate: immer eine gute Wahl, fast ohne Kalorien.

Rotkohl: »Blattlila« klingt nicht ganz so gut wie »Blattgrün«, aber das spricht nicht gegen Rotkohl. Die violette Farbe kommt von herzgesunden Verbindungen. Rotkohl eignet sich besonders gut für Salate, die vorab zubereitet werden, da er nicht so schnell durchweicht.

Spinat oder Grünkohl: Zugreifen! Viele Nährstoffe bei fast null Kalorien. Wählen Sie immer das dunkelste Grün, das im Angebot ist, weil es tendenziell die meisten Antioxidantien hat.

Proteine

Kichererbsen: köstliche pflanzliche Proteine.

Eier: Neue wissenschaftliche Studien belegen, dass die Kombination von rohem Gemüse mit gekochten Eiern uns helfen kann, mehr von den Nährstoffen des Gemüses aufzunehmen.

Gegrilltes Hähnchen: Grillen bringt Geschmack ohne übermäßige Kalorienzufuhr.

Zugaben

Oliven: Sie sind reich an gesunden Fetten, und es sind nur ein paar wenige nötig, um Ihren Teller mit Aromen aufzupeppen.

Walnusskerne: Ich füge jedem Salat ein paar knusprige Nüsse und/oder Samenkerne hinzu. Walnüsse gehören zu meinen Lieblingen, denn sie bringen herzgesunde Omega-3-Fettsäuren. 1 Portion entspricht ca. 30 g.

Gemüse

Karotten: Namensgeber einer Gruppe von Krankheitsbekämpfern, der Karotinoide. Karotten enthalten besonders viel davon; ebenso orangefarbene Paprikaschoten.

Rote Zwiebeln: immer eine clevere Ergänzung mit viel Geschmack und fast ohne Kalorien.

Tomaten: Der rote Farbstoff in Tomaten, das Lycopin, neutralisiert freie Radikale und senkt das Risiko einer Herzerkrankung und von manchen Krebsarten.

Gelbe Paprikaschoten: Das sind antioxidative Kraftpakete, so wie einige andere gelbe und gelborangefarbige Produkte.

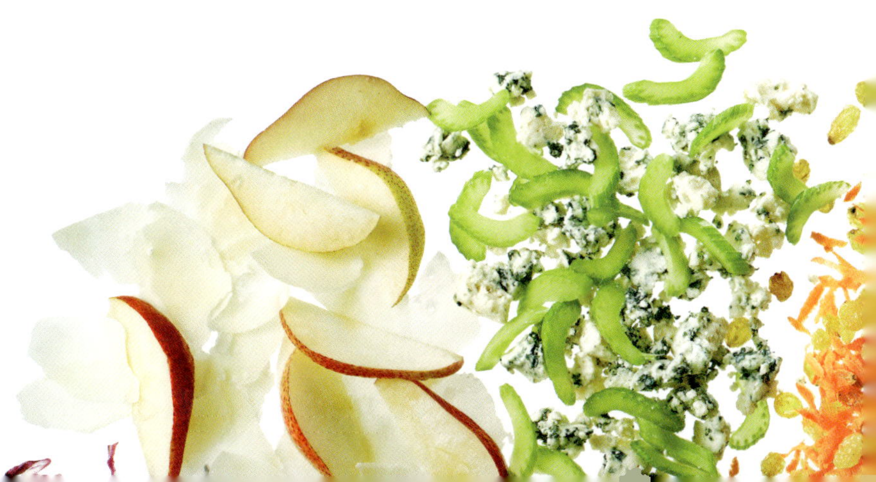

ESSEN GEHEN

SANDWICH-LADEN

Extras

Avocados: cremig und äußerst herzgesund.

Mayonnaise: Ein Löffelchen dieser Mischung aus Eiern, Öl und Zitronensaft ist erlaubt. Auch auf der Ja-Liste: Öl, Essig und alle Arten von Senf.

Fleisch und Käse

Gegrillt oder gebraten: Frisch gegartes Fleisch ist viel besser als verarbeitetes wie Wurst, die oft ungesunde Zusatzstoffe und zu viel Salz, also Natrium, enthält. Jedes Roastbeef ist also jeder Salami bei Weitem vorzuziehen. Hähnchen und Truthahn sind unsere Favoriten.

Kalorientrick: Nehmen Sie Fleisch oder Käse, aber nicht beides zusammen. Die meisten Käsesorten sind ernährungsphysiologisch gleichwertig, also nehmen Sie Ihren Favoriten. Aber egal was Sie wählen: Zwei Scheiben sind genug!

Drei Super-Kombinationen

Mit Hähnchen: Avocado, gegrilltes Hähnchenbrustfilet, Salat, Tomate, Senf, Salz und Pfeffer.

Veggie-Sandwich: Paprikaschote, Banane und/oder Jalapeño-Peperoni, Gurken, Tomate, rote Zwiebel, Provolone-Käse, Öl und Essig.

Gesunde Frikadelle: ein Patty, Tomatensauce, Paprikaschote, Oliven, Spinat und italienische Gewürze.

Gemüse

Rohes Gemüse: je mehr, desto besser. Am besten werfen Sie gleich einen ganzen Salat aufs Sandwich und verlangen eine Gabel dazu. Gurken, rote Zwiebeln, Paprikaschote, Tomaten …

Dasselbe in Grün: Salat ist toll, Spinat toppt ihn noch. Welches grüne Gemüse Sie als Sandwichbelag auch wählen, am besten bestellen Sie gleich eine doppelte Portion davon.

Eingelegte Peperoni: Sie bringen jede Menge Geschmack und haben nur wenige Kalorien. Aber das Einlegen macht sie ziemlich salzig. Sie enthalten also viel Natrium, weshalb Sie sie sparsam verwenden sollten.

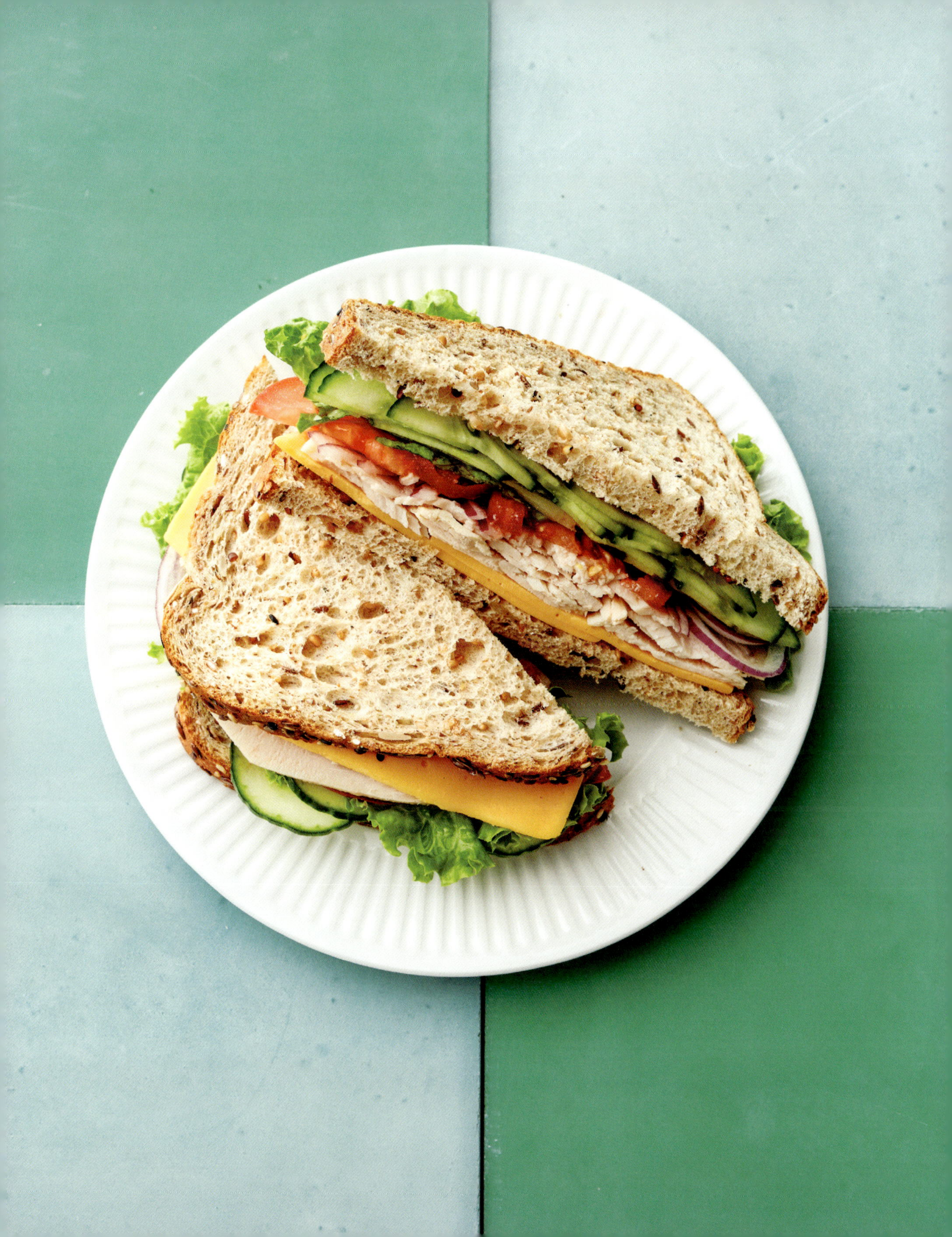

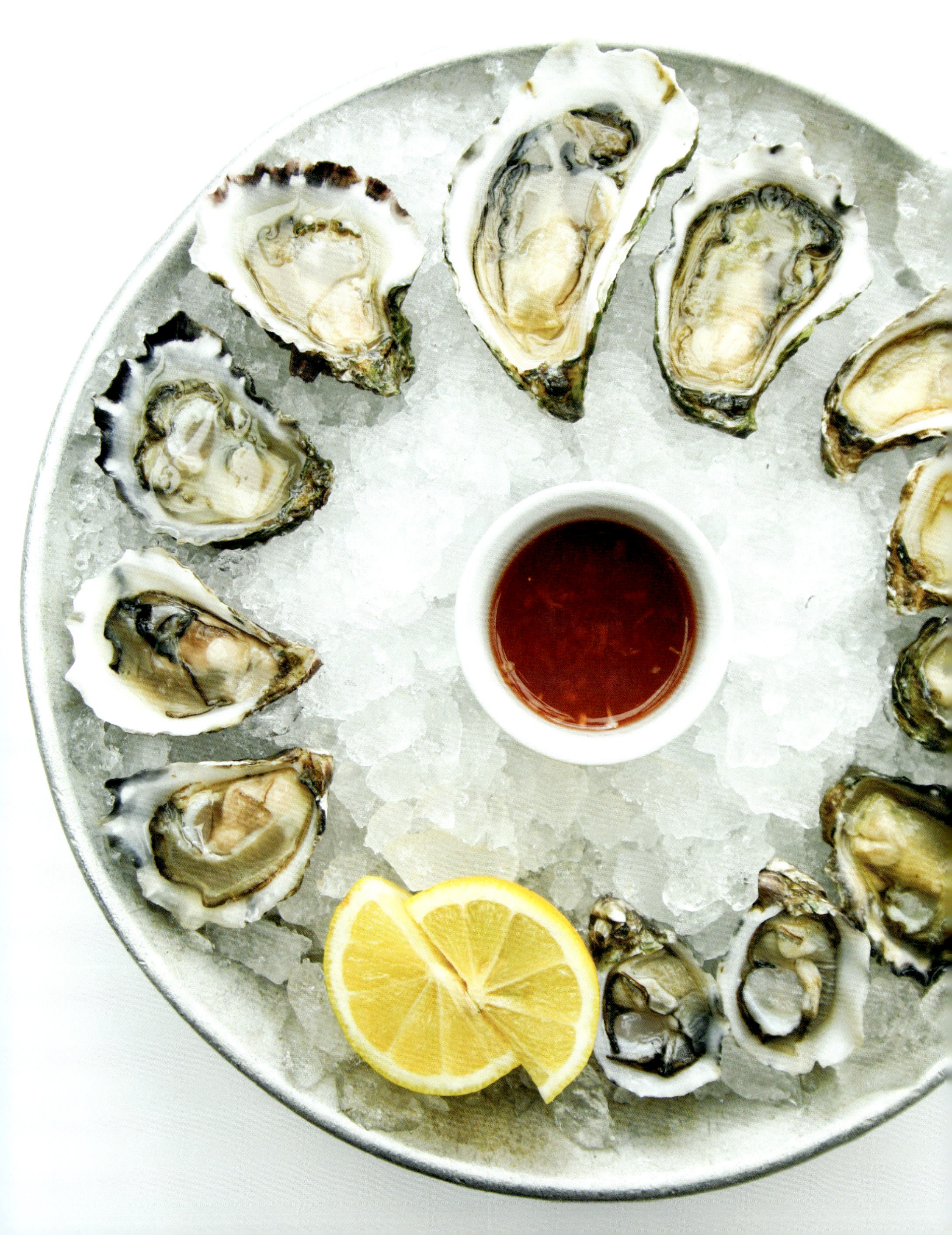

ESSEN GEHEN

FISCH UND MEERESFRÜCHTE

Scharf gebratener Seewolf

Ein hochwertiger und schmackhafter Fisch mit gesunden Fetten, Vitaminen und viel sättigendem Protein.

Tagesfang

Die Art der Fische ist weniger wichtig als die Zubereitung. Gegrillter Fisch ist immer eines der gesündesten Gerichte auf der Speisekarte.

Krabbenbeine

Ein Bein enthält schon ca. 25 g Protein, daneben wichtige Nährstoffe wie Zink und Selen.

Hummerbrötchen

Hummersalat wird zwar mit Mayonnaise oder Butter zubereitet, aber das bisschen ist noch keine Kalorienfalle. Eine Portion hat 320 kcal.

Clam Chowder

Nur eine Tasse (ca. 250 ml) dieser sämigen Muschelsuppe macht schon richtig satt. Eine Manhattan Clam Chowder weist weniger Kalorien auf als eine à la New England.

Austern

Eine nährstoffreiche Delikatesse, die zum Beispiel Eisen und Zink enthält. Genießen Sie sie roh oder gegrillt. Panierte und frittierte Austern sind sehr kalorienreich. Meiden Sie generell alles Frittierte. Eine übliche Portion Fisch mit Pommes bürdet Ihnen sage und schreibe fast 2000 kcal auf!

Krabbencocktail

Ein Vergnügen ohne Reue (sechs große Garnelen = ca. 60 kcal). Mit Zitronensaft verfeinern.

Gedämpfte Miesmuscheln

Eine Portion dieser gesunden kleinen Jungs (ca. 10 Stück) deckt 130 % des täglichen Eisenbedarfs und liefert außerdem viel Vitamin B_{12}.

Gedünsteter Hummer

Hauen Sie rein! Sogar mit Buttersauce nehmen Sie mit einem 600 g schweren Hummer nicht mehr als 550 kcal zu sich.

ESSEN GEHEN

SUPPENKÜCHE

Schwarze Bohnensuppe

Ein echter Knaller. Diese Suppe ist kalorienarm und versorgt Sie mit großen Mengen Ballaststoffen und Proteinen. (Ich bin übrigens auch ein großer Fan ihrer kleinen wohlschmeckenden Schwester, der Linsensuppe.)

Minestrone

Diese kalorienarme Suppe ist eine ballaststoffreiche Mischung aus Gemüse, Nudeln und Bohnen. Außerdem liefert sie eine gesunde Dosis Vitamin A.

Tomatensuppe

Diese Suppe enthält viele Antioxidantien wie zum Beispiel den roten Tomatenfarbstoff Lycopin, der das Krebsrisiko senkt. Essen Sie sie als vegetarischen Anteil einer Mahlzeit, die außerdem protein- und stärkehaltige Produkte umfasst.

Gemüse(creme)suppe

Fragen Sie vor dem Bestellen nach den Zutaten. Eine Gemüsecremesuppe ersetzt kalorienmäßig oft locker eine Hauptmahlzeit, während eine reine Gemüsesuppe eine leichte Vorspeise ist.

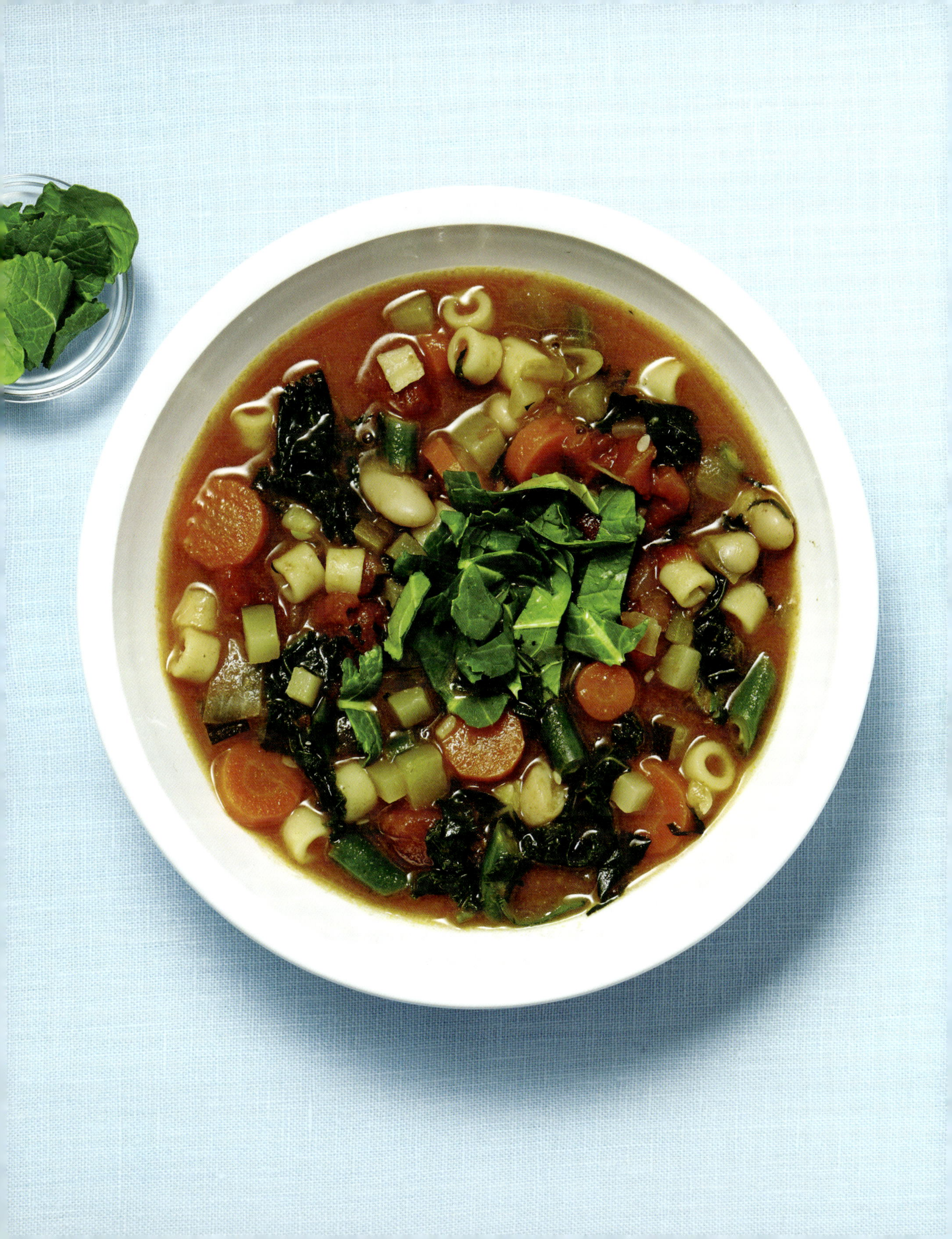

SMOOTHIE- UND SAFTBAR

Rote-Bete-Saft: Dieses Wurzelgemüse ist ein guter Lieferant von Folsäure, und rohe Knollen weisen mehr davon auf als gegarte, die eingeschweißt oder in Gläsern verkauft werden.

Beeren-Joghurt-Smoothie: eine gute Wahl, wenn er mit Naturjoghurt (im Idealfall griechischem) und echten Beeren gemixt ist. Manche Lokale verwenden allerdings tiefgekühlten Joghurt und/oder Fruchteis, was nicht so gesund ist.

Karottensaft: Schon ein kleines Glas deckt den Vitamin-A-Bedarf für fast eine Woche.

Grüner Saft: Grüne Gemüsesorten sind Ernährungskraftpakete, aber Säfte oder Smoothies damit sind oft mit zuckerhaltigem Ananas-, Orangen- oder Apfelsaft gesüßt. Wenn Fruchtsaft nicht die Hauptzutat ist, dann greifen Sie zu.

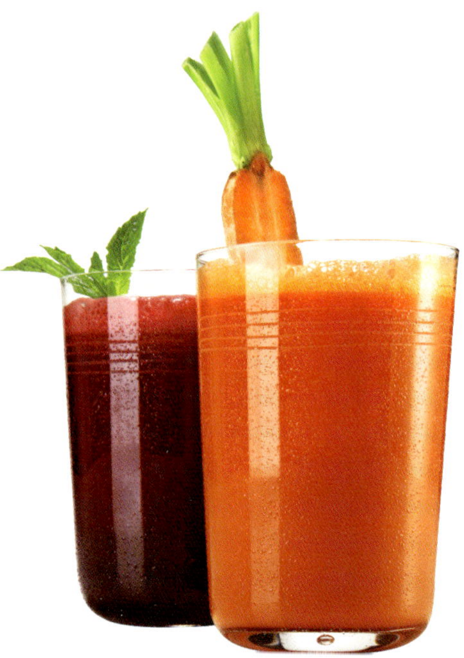

Erdnussbutter-Bananen-Smoothie: Erkundigen Sie sich nach den Zutaten. Wenn ein solcher Smoothie wirklich nur Banane, Nussbutter und vielleicht etwas Milch oder Joghurt enthält, ist er absolut empfehlenswert. Sind aber Schokolade und tiefgekühlter Joghurt drin, handelt es sich um ein Dessert und nicht um einen gesunden Snack oder ein Frühstück.

Zusätze

Chiasamen: 2 EL von diesen Supersamen liefern ungefähr 8 g Ballaststoffe und sind damit eine gute Zutat zu eher ballaststoffarmen Säften, die Sie länger sättigt.

Ingwer: Ingwer gibt Ihrem Getränk einen würzigen Kick und trägt zur Senkung Ihres Cholesterinspiegels bei.

Grünzeug: In vielen Smoothie-Bars ist mindestens eine Handvoll Grünzeug Bestandteil fast jedes Smoothies. Das ist gut so, denn Blattgemüse bereichert sowohl den Geschmack als auch den Nährstoffgehalt.

Weizengras: Diese Superfood-Pflanze zeichnet sich durch eine gesunde Mischung aus Aminosäuren, Vitaminen und Mineralstoffen aus.

ESSEN GEHEN

CAFÉ ODER COFFEESHOP

Der Trick, wie man gesund im Café bestellt? **Kaffee** bestellen! Ganz normalen Kaffee. Man kann nichts falsch machen mit der guten alten Tasse Kaffee und vielleicht etwas Milch dazu. Wenn Ihnen das noch nicht reicht, lassen Sie sich Zimt anstelle von Zucker geben. So hat der Kaffee 25 kcal, mit 2 Zuckerwürfeln ca. 50 kcal, also auch kein Weltuntergang.

Verzichten Sie auf die trendigen »Lattes«, auch auf die Lightversionen (»Skinny Latte«). Letztere enthalten zwar fettarme Milch, davon aber sehr viel. Bestellen Sie besser ganz altmodisch einen Café au Lait, halb Kaffee, halb Milch und damit etwa die Hälfte der Kalorien.

Cappuccino wird mit heißem Milchschaum zubereitet und ist deshalb luftiger und kalorienärmer. Ein Cappuccino (0,3 l) mit Schaum aus fettarmer Milch hat nur 80 kcal.

Meiden Sie aromatisierten Sirup. Pro Schuss Sirup müssen Sie mit 20 kcal rechnen, und die summieren sich schnell.

Aber bitte ohne Sahne. Eine Portion Schlagsahne enthält locker 70 kcal und 8 g Fett!

Möchten Sie spontan frühstücken? Holen Sie sich ein Frühstückssandwich. Die meisten großen Kaffeehausketten haben Sandwiches mit weniger als 300 kcal im Angebot. Ein Sandwich mit Ei schmeckt gut und versorgt Sie mit Protein.

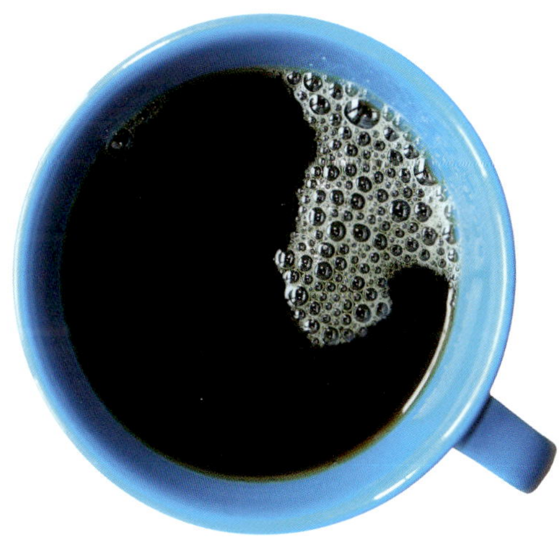

ESSEN AUF

PARTYS

All die gefüllten Täschchen und Röllchen, die man sich von einem Tablett oder Büfett schnappt – sie sehen zwar klein aus, ihre stattlichen Nährwerte summieren sich aber böse, während Sie sich nebenbei damit verwöhnen. Folgen Sie meinen Tipps, um das Essen auf der Party clever zu genießen.

Hier können Sie getrost zugreifen

Bruschetta: Olivenöl und Tomaten sind ein Power-Duo. Achten Sie aber auf die Größe. Wenn die Brotscheiben Sandwichgröße haben, nehmen Sie nur ein Stück.

Käseplatte: Gegen Käse ist an sich nichts einzuwenden, aber belassen Sie es bei einem bis zwei Würfeln. Wenn Sie Trauben auf der Platte sehen, greifen Sie zu. Die Garnitur ist schließlich auch zum Essen da.

Hähnchenspieße: lecker und sättigend. Eine Portion Hähnchen ist ungefähr so viel, wie Ihre Handfläche bedecken würde.

Schokoladenüberzogene Erdbeeren: Die köstlichen Beeren haben nur ca. 50 kcal pro Stück!

Rohes Gemüse: Niemand wird komisch gucken, wenn Sie sich ausgiebig bei der Rohkost bedienen. Auch gut: Gemüsespieße und Oliven. Wenn Gemüsesticks mit Dips angeboten werden, nehmen Sie zwei Löffel Dip.

Russische Eier: Sie sind zwar kalorienreicher als normale Eier, aber versorgen Sie trotzdem mit Protein sowie dem lebenswichtigen Nährstoff Cholin, der mit der Gehirnfitness in Verbindung gebracht wird. Ein gut funktionierendes Gehirn brauchen nicht nur Russen.

Mini-Quiches: Eier und Gemüse bieten Ernährungsvorteile. Der buttrige Teig macht sie zu einem Genuss. Also nicht übertreiben.

Gemischte Nüsse: Eine Handvoll macht Sie satt.

Krabbencocktail: nährstoffreich und kalorienarm. Sechs Krabben reichen; oder drei, wenn Sie noch andere Proteinbringer auf dem Teller haben.

Lachsröllchen mit Frischkäse: Der sehr herzgesunde Lachs ist uns immer willkommen, und die Geschmackskombination ist toll.

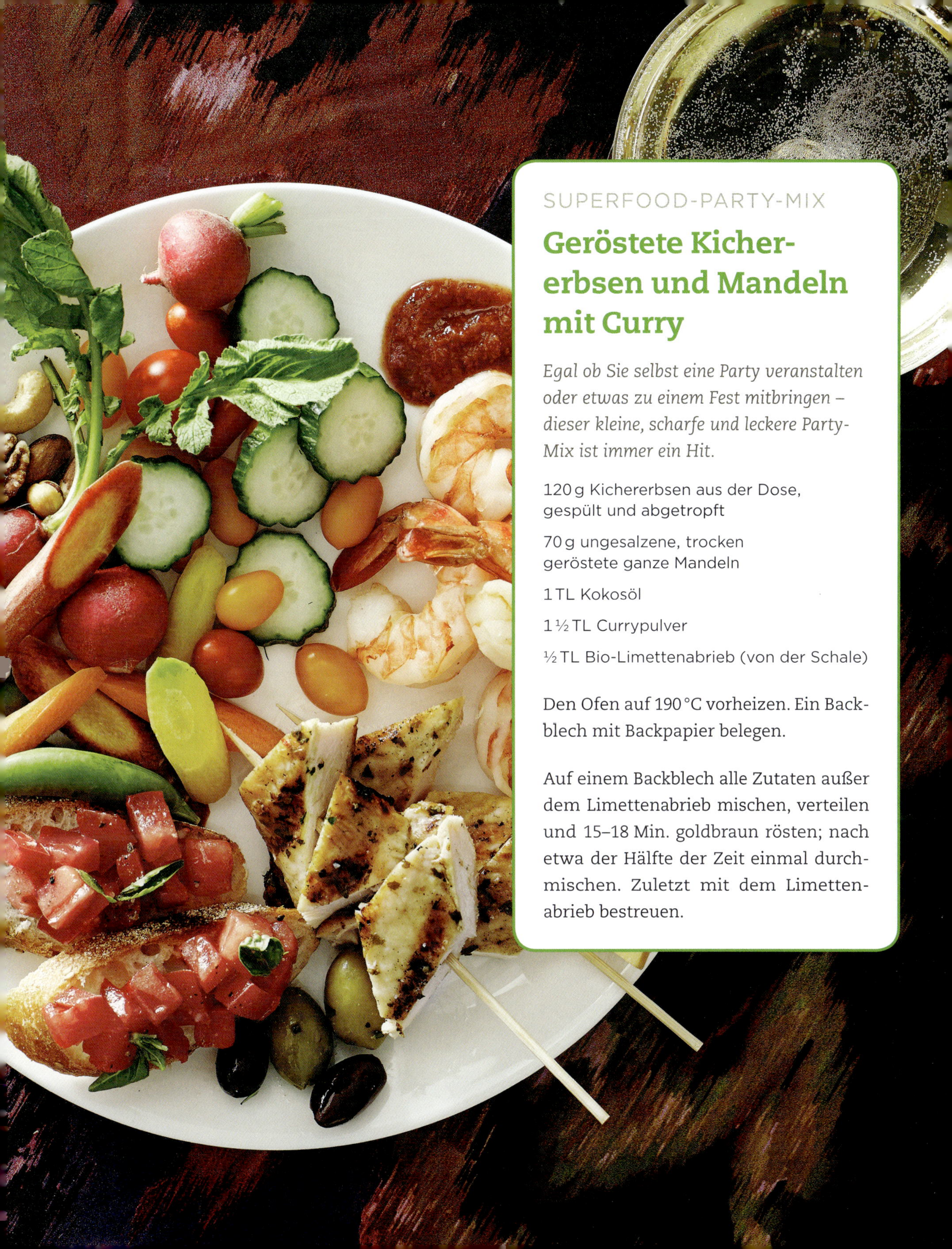

SUPERFOOD-PARTY-MIX

Geröstete Kichererbsen und Mandeln mit Curry

Egal ob Sie selbst eine Party veranstalten oder etwas zu einem Fest mitbringen – dieser kleine, scharfe und leckere Party-Mix ist immer ein Hit.

120 g Kichererbsen aus der Dose, gespült und abgetropft

70 g ungesalzene, trocken geröstete ganze Mandeln

1 TL Kokosöl

1 ½ TL Currypulver

½ TL Bio-Limettenabrieb (von der Schale)

Den Ofen auf 190 °C vorheizen. Ein Backblech mit Backpapier belegen.

Auf einem Backblech alle Zutaten außer dem Limettenabrieb mischen, verteilen und 15–18 Min. goldbraun rösten; nach etwa der Hälfte der Zeit einmal durchmischen. Zuletzt mit dem Limettenabrieb bestreuen.

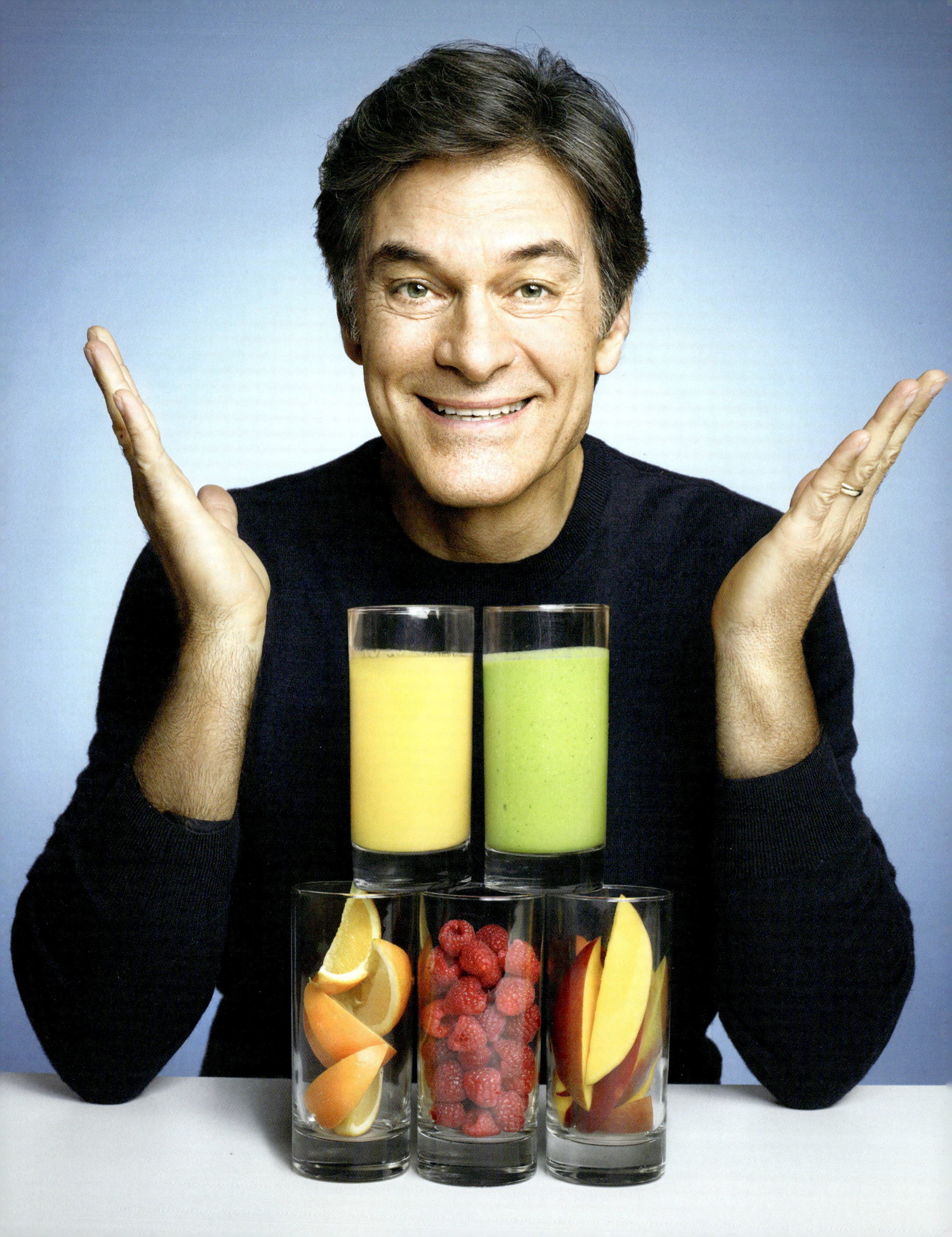

17.

Die 3-Tage-H.I.L.F.E.-Kur zur inneren Reinigung

Denken Sie einmal daran, wie wohl Sie sich in einer aufgeräumten und frisch geputzten Umgebung fühlen, sei es in Ihrer Küche, wenn Sie all die Flecken und Spritzer mit Zitronenduft weggewischt haben und alles wieder glänzt, oder in Ihrem Auto, wenn Sie leere Verpackungen, Staub und Abfälle entfernt, alles gewienert und die Polster gesaugt haben.

Genau das passiert bei einer inneren Reinigung Ihres Körpers: Sie hilft Ihnen, den im Laufe der Zeit angesammelten Schmutz aus Ihren Organen zu entfernen, alle Ihre Systeme neu zu starten und Ihre Lebensampeln auf Grün zu stellen.

Auch wenn Sie den 21-Tage-Plan durchgeführt haben und sich weiterhin auf die H.I.L.F.E.-Art ernähren, stellt sich vielleicht ab und zu das Bedürfnis nach einer inneren Reinigung ein. Ich selbst mache vier innere Reinigungen pro Jahr, und zwar immer zum Wechsel der Jahreszeiten. Das gibt mir jedes Mal die Möglichkeit, mich zu regenerieren und hinsichtlich meiner Ernährung am Ball zu bleiben. Auch ein Zweimonatsrhythmus wäre sinnvoll; noch öfter sollten Sie die Reinigung aber nicht durchführen. Eine weitere Option wäre, sich immer dann zu reinigen, wenn Sie eine Weile in puncto Ernährung etwas disziplinlos waren, etwa nach dem Urlaub oder einem Feierwochenende.

Der Zweck ist, Ihren Körpersystemen einen Schub zu geben, indem Sie Ihre Organe mit einer großen Dosis gesunder Nahrungsmittel stärken und ungesunde Lebensmittel ganz weglassen; indem Sie Ihre Kalorien ein wenig einschränken, damit Ihr Magen erkennt, dass er gar nicht so viel Nahrung braucht; und indem Sie sich gesünder fühlen, weil Sie gesünder essen. Mit anderen Worten: Eine Reinigung hilft

Ihnen, sich von Junkfood-Schlacken zu befreien, und bringt Sie wieder auf den richtigen Weg zur gesunden Ernährung.

Sie werden während der dreitägigen Reinigung nicht dramatisch abnehmen, auch wenn Ihre Waage aus verschiedenen Gründen weniger anzeigen wird. Aber der Nährstoffschub wird Sie in die richtige Richtung lenken. Ich sage Ihnen genau, was Sie während der drei Tage essen sollen, schicke aber einige allgemeine Richtlinien voraus:

Schränken Sie die Kalorienzufuhr ein, aber hungern Sie nicht. Bei meinem 3-Tage-Plan nehmen Sie pro Tag ca. 1250 kcal zu sich, was fast 20 % weniger ist als beim 21-Tage-Plan. Trotzdem erhält Ihr Körper alle notwendigen Nährstoffe. Es geht ja ums Reinigen und nicht darum, Sie drei Tage darben zu lassen, sodass Sie am Ende am Tischtuch nagen. Vielleicht werden Sie etwas Appetit verspüren und nicht gerade Bäume ausreißen wollen, aber hungern werden Sie nicht.

Seien Sie streng zu sich. Normalerweise halte ich Sie nicht an, sich konsequent an rigide Regeln zu halten, und ermuntere Sie vielmehr, sich ab und zu auch mal etwas außer der Reihe zu gönnen. Aber bei einer nur 72 Stunden dauernden Reinigungskur müssen Sie tatsächlich strikter sein: kein Zucker, keine stark verarbeiteten Lebensmittel, kein Alkohol, kein Koffein (wenn Sie anfällig für Entzugssymptome sind, sollten Sie sich vorbereiten, indem Sie bereits einige Wochen vor Beginn der Reinigung das Koffein zurückfahren: in der ersten Woche ca. 25 % weniger, in der zweiten 50 % und in der dritten 75 %. Wenn Sie dann mit der Reinigung beginnen, werden Sie ohne Koffein auskommen. Das ist ein wichtiger Teil des Prozesses, mit dem Sie Ihren Darm auf Vordermann bringen. Dank der sauberen Nahrungsmittel, die Sie während der Kur essen, werden sich Ihre Organe etwa so fühlen, als würden sie in einem glasklaren Bergsee schwimmen.

Apropos Wasser: Trinken Sie nur Leitungs- und/oder Mineralwasser und Kräutertee. Trinken Sie während der drei Tage sehr viel. Wenn Ihnen Wasser zu fade ist, fügen Sie einen Spritzer Zitronensaft hinzu.

Das einfache Mantra: reparieren und verjüngen. Genau das ist es, was die reinigenden Nahrungsmittel tun, während sie dafür sorgen, dass Ihre Organe, Systeme, Gewebe und der Blutkreislauf so funktionieren, wie sie sollten.

Hier kommt nun mein dreitägiger »Tritt in den Hintern«.

Der Speiseplan für die innere Reinigung

Keine seltenen Zutaten, keine komplizierte Zubereitung; nur gutes, einfaches, gesundes Essen. Sie haben zwei Möglichkeiten: Sie können sich für eine Mischung aus festen und trinkbaren Lebensmitteln oder für eine Flüssigreinigung entscheiden. Der Vorteil der reinen Flüssigkeitskur: Sie reduziert die Belastung des Darms und gibt ihm eine Atempause. Wenn Sie das überzeugt, gehen Sie diesen Weg. Sonst ist auch eine Mischung aus Smoothies und festen Lebensmitteln gut.

Die 3-Tage-H.I.L.F.E.-Reinigungskur

Die Rezepte dazu finden Sie ab der nächsten Seite. Wenn Sie zwischendurch Hunger haben, trinken Sie eine nährstoffreiche Brühe, die jeden Tag in unbegrenzter Menge erlaubt ist (siehe Seite 290).

	TAG 1	TAG 2	TAG 3
Frühstück	Rühreier mit Tomate und Obst ODER Zitrus-Energie-Smoothie	Hafergrütze mit Äpfeln und Mandeln ODER Apfel-Mandel-Supersaft	Heidelbeer-Wachmacher-Smoothie
Mittagessen	Rucola-Quinoa-Salat ODER Spinat-Avocado-Smoothie	Brokkolisuppe mit weißen Bohnen ODER Grünkohlsalat mit Avocado, Zitrusfrüchten und Nüssen	Grüngemüse-Smoothie
Abendessen	Curry-Karottensuppe	Vegetarisches Chili mit braunem Reis ODER Grünkohl-Gurken-Supersaft	Linsensuppe mit viel Gemüse
Snack	Einer der Snacks für Eilige (siehe Seite 247) ODER Heidelbeer-Pfirsich-Snack-Smoothie	Einer der Snacks für Eilige (siehe Seite 247) ODER Brombeer-Honigmelone-Snack-Smoothie	Einer der Snacks für Eilige (siehe Seite 247) ODER Nektarinen-Karotten-Snack-Smoothie

Frühstück

Rühreier mit Tomate und Obst

1 PORTION

Rapsöl-Kochspray

1 große Tomate, gewürfelt

1 großes Ei

2 große Eiweiß

Salz

frisch gemahlener schwarzer Pfeffer

1 kleine Banane, in Scheiben

1 kleine Orange, geschält und in Scheiben

1 EL geschroteter Leinsamen

¼ TL Zimtpulver

Eine kleine Pfanne mit Kochspray besprühen und auf mittlerer Stufe erhitzen. Die Tomate hineingeben und ca. 2 Min. weich dünsten. In einer kleinen Schüssel das Ei und die Eiweiße verquirlen, mit in die Pfanne geben und verrühren. Mit Salz und Pfeffer würzen. Banane und Orange mit Leinsamen und Zimt bestreuen und dazu essen.

330 kcal, 8 g Fett (2 g gesättigte Fettsäuren), 14 g Protein, 57 g Kohlenhydrate, 35 g Zucker, 10 g Ballaststoffe, 125 mg Natrium

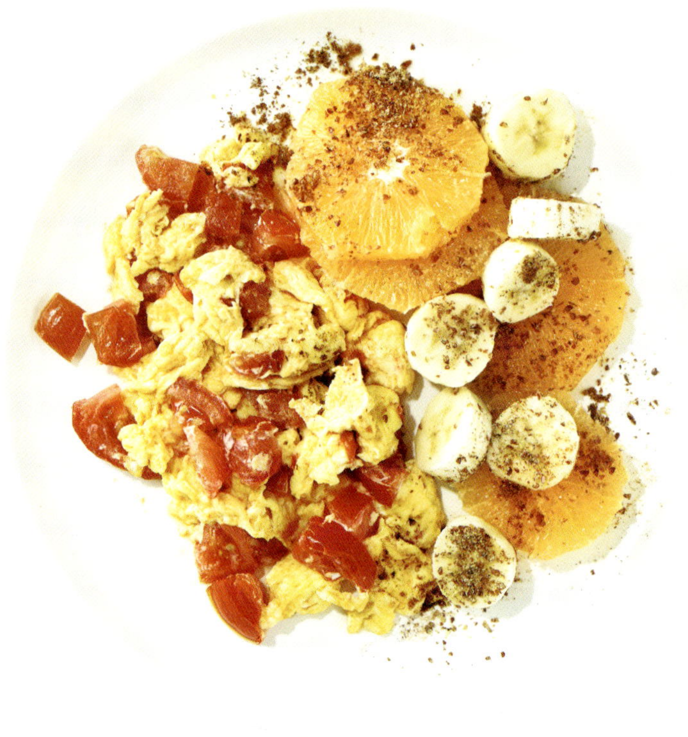

Zitrus-Energie-Smoothie

Alle Zutaten in einem Mixer oder mit dem Pürierstab in einem Rührbecher so lange pürieren, bis alles glatt und cremig ist.

295 kcal, 8 g Fett, 14 g Protein, 47 g Kohlenhydrate, 29 g Zucker, 9 g Ballaststoffe, 220 mg Natrium

1 PORTION

1 kleine Banane, geviertelt

1 Orange, geschält, geviertelt, entkernt

½ TL Zimtpulver

125 ml Naturjoghurt (1,5 % Fett)

500 ml ungesüßte Mandelmilch

2 TL geschroteter Leinsamen

1 Handvoll Eiswürfel nach Belieben

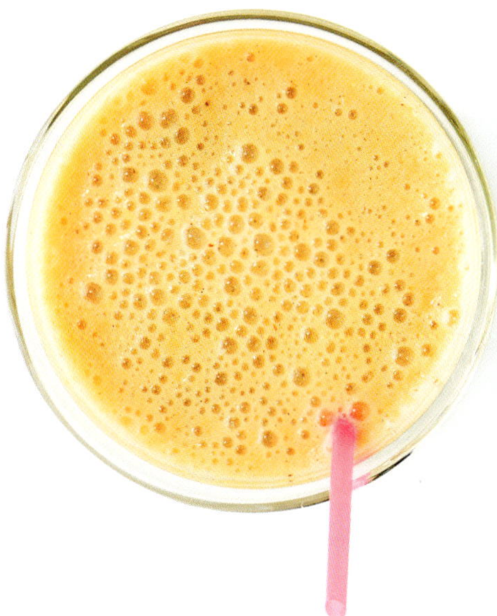

Hafergrütze mit Äpfeln und Mandeln

1 PORTION

1 Apfel, entkernt
und gewürfelt

1 EL Chiasamen

1 EL Mandelblättchen

100 g Hafergrütze, gegart

½ TL Zimtpulver

Apfel, Chiasamen und Mandeln auf die Hafergrütze geben und mit Zimt bestreuen.

350 kcal, 13 g Fett, 10 g Protein, 57 g Kohlenhydrate, 17 g Zucker, 16 g Ballaststoffe, 15 mg Natrium

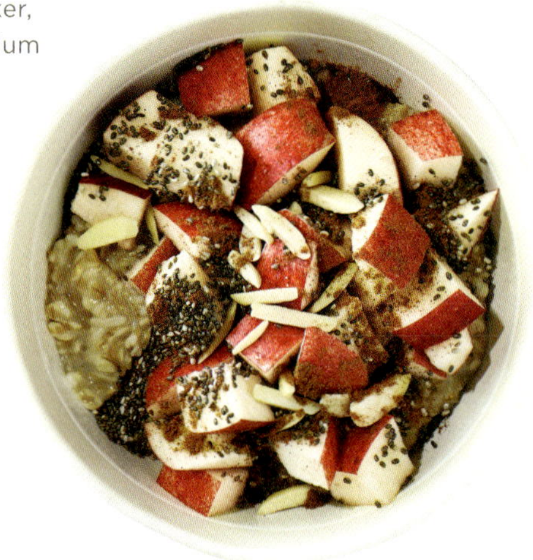

Apfel-Mandel-Supersaft

1 PORTION

1 Granny-Smith-Apfel,
geschält, entkernt, zerkleinert

½ kleine Banane

5 Mandeln

1 EL Erdnussbutter

250 ml ungesüßte
Mandelmilch

1 EL Chiasamen

½ TL Zimtpulver

1 Handvoll Eiswürfel
nach Belieben

Alle Zutaten in einem Mixer oder mit dem Pürierstab in einem Rührbecher so lange pürieren, bis alles glatt und cremig ist.

347 kcal, 18 g Fett, 9 g Protein, 44 g Kohlenhydrate, 24 g Zucker, 10 g Ballaststoffe, 251 mg Natrium

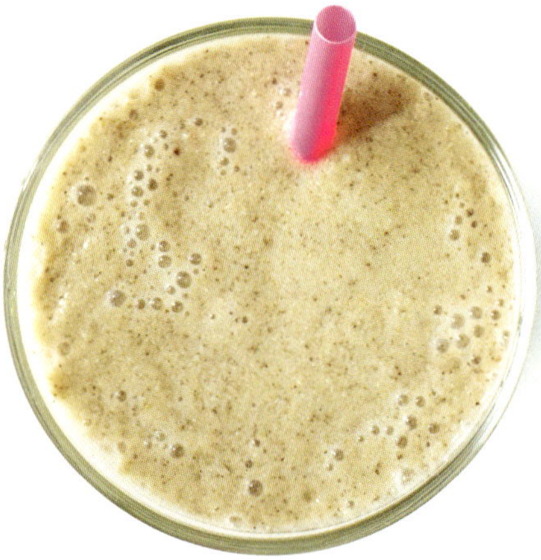

Heidelbeer-Wachmacher-Smoothie

Alle Zutaten in einem Mixer oder mit dem Pürierstab in einem Rührbecher so lange pürieren, bis alles glatt und cremig ist. Fügen Sie 2 oder 3 Eiswürfel hinzu, wenn Sie ein halbgefrorenes Getränk haben möchten.

313 kcal, 11 g Fett (2 g gesättigte Fettsäuren), 14 g Protein, 45 g Kohlenhydrate, 25 g Zucker, 11 g Ballaststoffe, 278 mg Natrium

1 PORTION

300 ml ungesüßte Mandelmilch

150 g tiefgekühlte Heidelbeeren

125 ml Naturjoghurt (1,5 % Fett)

1 EL Chiasamen

¼ TL Zimtpulver

½ mittelgroße tiefgekühlte Banane

250 g Spinat

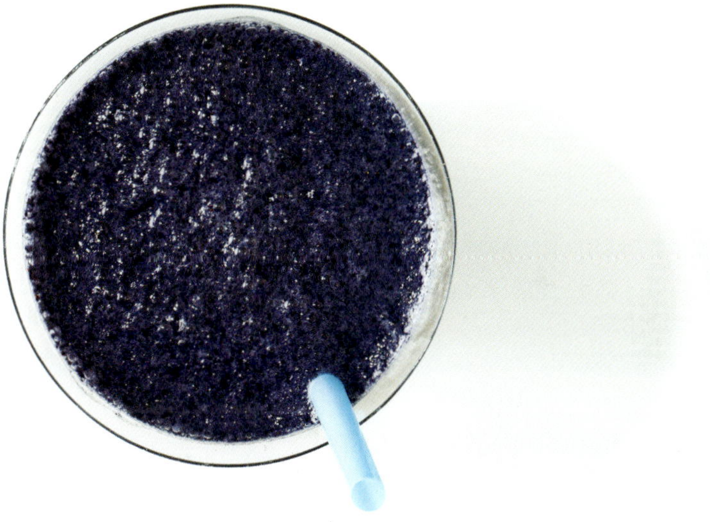

Zwischen den Mahlzeiten

Gemüsebrühe gegen den Hunger zwischendurch

ERGIBT ETWA 3 LITER

2 EL Olivenöl

2 Stangen Lauch, gut gewaschen und gehackt

2 mittelgroße Karotten, geschält und gehackt

2 Selleriestangen, gehackt

1 Kartoffel, geschält, ca. 2 cm groß gewürfelt

30 g getrocknete Pilze, mit Wasser abgespült

1 Knoblauchknolle, geschält und halbiert

1 Stück frischer Ingwer (ca. 2,5 cm), geschält und gehackt

2 EL gehacktes Koriandergrün

1 Streifen Bio-Zitronenschale (ca. 7 cm lang)

200 ml fettreduzierte Kokosmilch

100 ml weiße Misopaste

2 EL salzreduzierte Sojasauce

½ TL Cayennepfeffer

½ TL gemahlener Koriander

Wenn Sie eine reine Flüssigkeitskur machen, sollten Sie immer diese sättigende Brühe in petto haben, die Sie zwischen den Mahlzeiten bei der Stange hält oder die Sie sogar statt einer oder zwei der Mahlzeiten auf dem Plan essen können. Sie ist einfach zuzubereiten und lenkt Sie ab, wenn sich vor Ihrem geistigen Auge Cremetorten oder Käsesandwiches türmen. Füllen Sie eine Thermoskanne mit der heißen Brühe und trinken Sie, wenn Hungergefühl aufkommt.

In einem großen Topf auf mittlerer Stufe das Olivenöl erhitzen. Lauch, Karotten und Sellerie hineingeben und unter gelegentlichem Rühren 5 Min. dünsten. Rund 5,5 l Wasser dazugießen, restliche Zutaten hinzufügen. Aufkochen, dann bei schwächster Hitze ca. 2½ Stunden köcheln lassen. In eine große Schüssel abseihen, feste Bestandteile entsorgen. Hält sich 2–3 Monate im Kühlschrank oder tiefgefroren.

---

55 kcal, 3,5 g Fett (1 g gesättigte Fettsäuren), 1 g Protein, 5 g Kohlenhydrate, 2 g Zucker, 0 g Ballaststoffe, 313 mg Natrium

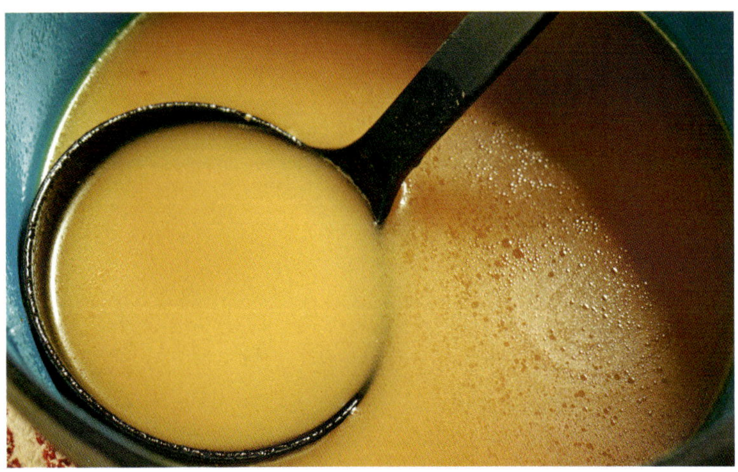

Mittagessen

Rucola-Quinoa-Salat

In einer Schüssel Gemüse, Käse und Quinoa mit dem Dressing vermischen.

Mit Vinaigrette: 428 kcal, 9 g Fett, 14 g Protein, 40 g Kohlenhydrate, 13 g Zucker, 9 g Ballaststoffe, 281 mg Natrium

1 PORTION

350 g Babyrucola

1 Selleriestange, in Scheiben

1 mittelgroße Karotte, geschält und grob gerieben

100 g vorgegarte Rote Bete, gewürfelt

50 g Ziegenkäse, zerbröckelt

100 g Quinoa, gegart

1 ½ EL klassische Vinaigrette (Rezept Seite 181)

Spinat-Avocado-Smoothie

Alle Zutaten in einem Mixer mit 250 ml Wasser und 4 oder 5 Eiswürfeln verrühren und glatt pürieren.

368 kcal, 26 g Fett (4 g gesättigte Fettsäuren), 17 g Protein, 22 g Kohlenhydrate, 8 g Zucker, 11 g Ballaststoffe, 83 mg Natrium

1 PORTION

50 g Spinat

150 g Gurke, geschält und entkernt

15 Mandeln

½ Avocado, entkernt und geschält

125 ml Naturjoghurt (1,5 % Fett)

1 TL frischer Zitronensaft

1 Prise Cayennepfeffer

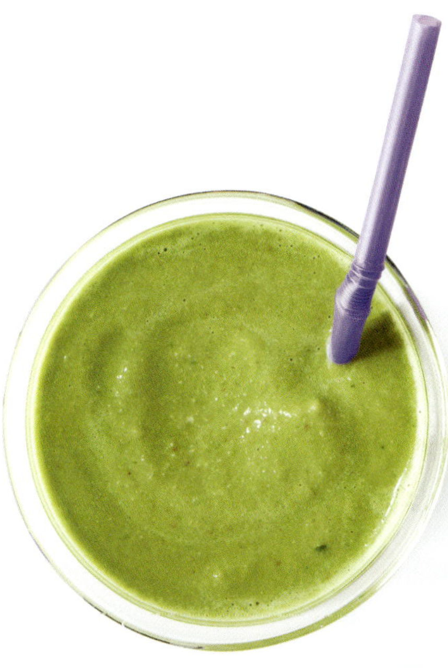

Brokkolisuppe mit weißen Bohnen

1 PORTION

½ TL Olivenöl

50 g Zwiebel, fein gewürfelt

½ Knoblauchzehe, gehackt

350 ml salzreduzierte Gemüsebrühe

125 g weiße Bohnen (Cannellinibohnen) aus der Dose, abgespült und abgetropft

350 g Brokkoliröschen

1 ½ TL frischer Zitronensaft

1 Prise Cayennepfeffer

1 Prise Salz

1 Prise frisch gemahlener schwarzer Pfeffer

Das Olivenöl in einem mittelgroßen Topf erhitzen. Zwiebel hineingeben und zugedeckt 5–7 Min. dünsten. Knoblauch, Brühe, Bohnen und Brokkoli hinzufügen. Aufkochen, dann bei schwächster Hitze 30 Min. köcheln lassen. Mit Zitronensaft, Cayennepfeffer, Salz und schwarzem Pfeffer würzen.

Die Suppe vorsichtig in einen Mixer geben und glatt pürieren. Mit einem kleinen Salat servieren.

Ohne Salat: 290 kcal, 3,5 g Fett, 21 g Protein, 49 g Kohlenhydrate, 3 g Zucker, 15 g Ballaststoffe, 188 mg Natrium

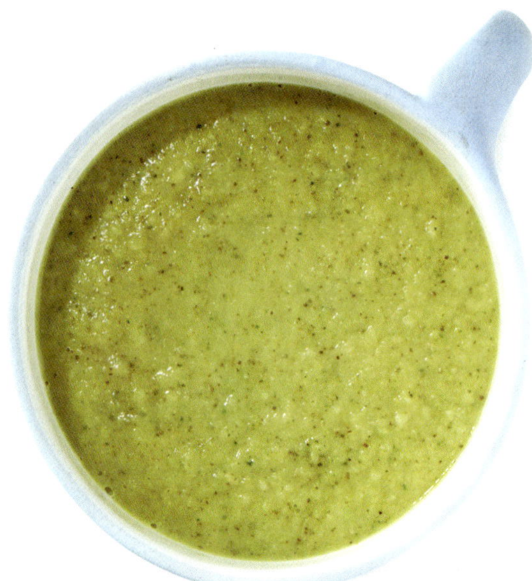

Grünkohlsalat mit Avocado, Zitrusfrüchten und Nüssen

In einer großen Schüssel Grünkohl, Zitronensaft, Olivenöl, Salz und Pfeffer mischen. Den Kohl mit den Händen kneten (siehe unten), um die Blätter zart zu machen. Mit Avocado, Zitrusfrüchten und Pekannüssen belegen.

---

358 kcal, 23 g Fett (3 g gesättigte Fettsäuren), 9 g Protein, 38 g Kohlenhydrate, 1 g Zucker, 10 g Ballaststoffe, 206 mg Natrium

1 PORTION

200 g Grünkohlblätter, entstielt und zerkleinert

1 ½ TL frischer Zitronensaft

1 ½ TL Olivenöl nativ extra

1 Prise grobes Salz

1 Prise frisch gemahlener schwarzer Pfeffer

¼ Avocado, entkernt, geschält und gewürfelt

½ Zitrusfrucht (z. B. rosa Grapefruit oder Orange), geschält, entkernt und geschnitten

20 g geröstete Pekannusskerne, klein gehackt

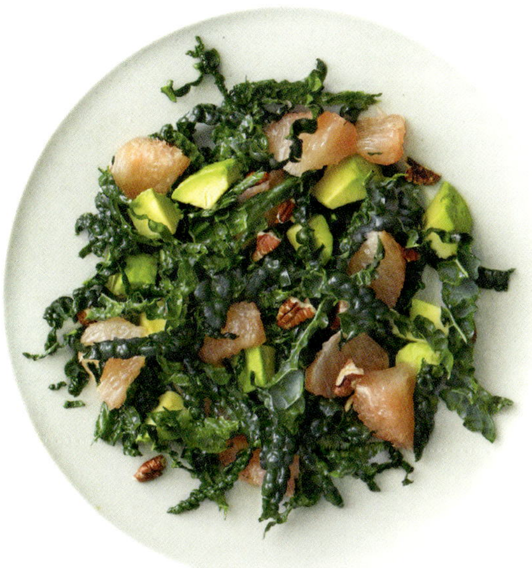

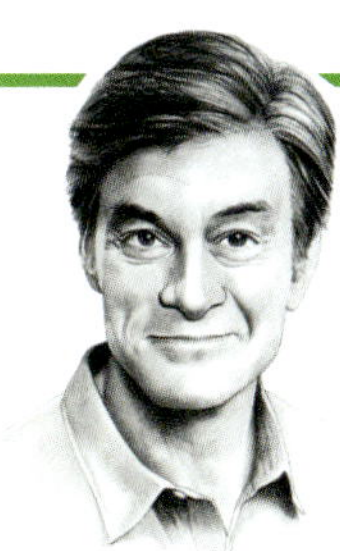

Den Grünkohl massieren

Bei diesem etwas harten Gemüse wirkt eine Massage Wunder. Werden die Blätter vor dem Verarbeiten massiert, sind sie leichter zu kauen und verdauen. Die entstielten Blätter mit Öl und Zitronensaft einige Minuten lang kneten, bis sie weich sind und einen helleren Grünton haben.

Grüngemüse-Smoothie

1 PORTION

30 g Grünkohlblätter, entstielt und gehackt

20 g Spinat

150 g tiefgekühlte Ananasstücke

300 ml ungesüßte Mandelmilch

½ TL Zimtpulver

2 TL Chiasamen

½ TL frischer Zitronensaft

120 ml Naturjoghurt (1,5 % Fett)

Alle Zutaten in einem Mixer glatt pürieren.

---

264 kcal, 8 g Fett (2 g gesättigte Fettsäuren), 14 g Protein, 36 g Kohlenhydrate, 9 g Zucker, 8 g Ballaststoffe, 279 mg Natrium

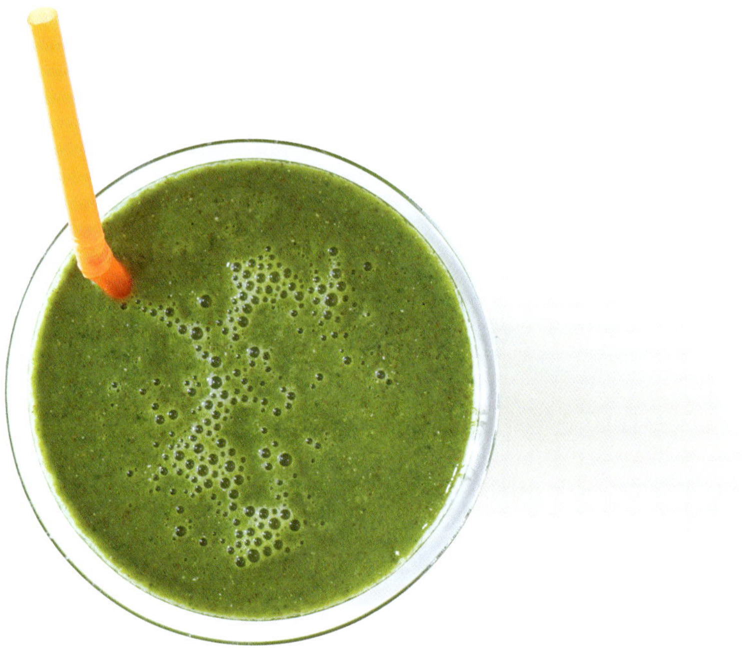

Abendessen

Curry-Karottensuppe

Das Olivenöl in einem mittelgroßen Topf auf schwacher bis mittlerer Stufe erhitzen. Knoblauch und Zwiebel hineingeben und 2–5 Min. dünsten. Karotten, Currypaste, Brühe, Salz und Pfeffer hinzufügen. Aufkochen, dann zugedeckt bei schwacher Hitze 20–25 Min. köcheln lassen. Vom Herd nehmen und die Kokosmilch dazugeben. Die Suppe vorsichtig in einen Mixer geben und pürieren, bis sie glatt ist. Vor dem Servieren den Joghurt unterrühren.

---

300 kcal, 12 g Fett, 18 g Protein, 32 g Kohlenhydrate, 17 g Zucker, 7 g Ballaststoffe, 190 mg Natrium

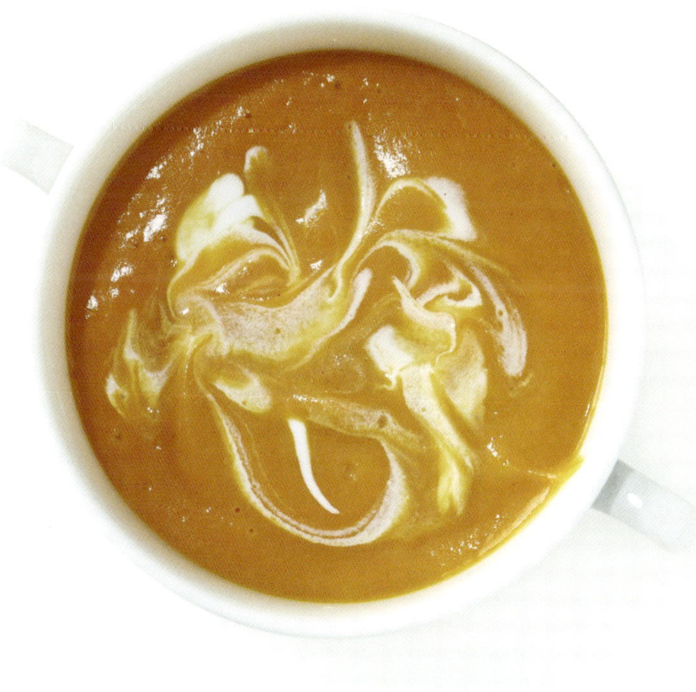

1 PORTION

2 TL Olivenöl

2 Knoblauchzehen, gehackt

½ mittelgroße Zwiebel, gehackt

80 g Karotten, geschält und geraspelt

1 TL rote Currypaste

250 ml salzreduzierte Hühnerbrühe oder Gemüsebrühe

1 Prise Salz

1 Prise frisch gemahlener schwarzer Pfeffer

120 ml fettreduzierte Kokosmilch

80 ml Naturjoghurt (1,5 % Fett)

Vegetarisches Chili mit braunem Reis

1 PORTION

1 EL Olivenöl

90 g Zwiebel, fein gewürfelt

1 TL Knoblauch, gehackt

1 ½ TL Chilipulver

1 TL gemahlener Kreuzkümmel

1 mittelgroße rote Paprikaschote, gewürfelt

1 Dose Kidneybohnen (ca. 400 g), durch ein Sieb abgegossen

1 Dose stückige Tomaten (ca. 400 g)

180 g brauner Reis, gegart

2 EL Naturjoghurt (1,5 % Fett)

Das Olivenöl in einem mittelgroßen Topf auf mittlerer Stufe erhitzen. Zwiebel, Knoblauch, Chilipulver und Kreuzkümmel hineingeben und ca. 7 Min. dünsten, bis die Zwiebel weich ist. Paprikaschote, Bohnen und Tomaten hinzufügen und garen, bis die Paprikawürfel weich sind.

Das Gemüse auf den Reis geben, mit dem Joghurt garnieren.

---

456 kcal, 10 g Fett (2 g gesättigte Fettsäuren), 19 g Protein, 74 g Kohlenhydrate, 12 g Zucker, 15 g Ballaststoffe, 846 mg Natrium

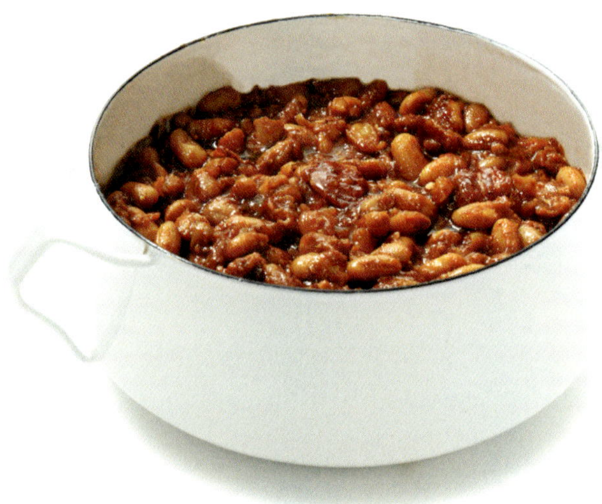

Grünkohl-Gurken-Supersaft

Alle Zutaten in einem Mixer mit 120 ml kaltem Wasser und ca. 100 g Eiswürfeln mischen und pürieren.

234 kcal, 5 g Fett (2 g gesättigte Fettsäuren), 13 g Protein, 37 g Kohlenhydrate, 25 g Zucker, 8 g Ballaststoffe, 49 mg Natrium

Dazu können Sie sich einen »Gurkensalat« nach asiatischer Art gönnen: Gurkenscheiben mit je einem Spritzer Sojasauce und weißem Essig würzen und mit roten Paprikaflocken abschmecken.

1 PORTION

30 g Grünkohl, gehackt

15 g Rotkohl, gehackt

½ grüner Apfel, entkernt und gewürfelt

80 g tiefgekühlte Heidelbeeren

120 ml Naturjoghurt (1,5 % Fett)

40 g Gurke, gewürfelt

2 TL Chiasamen

60 ml frischer Orangensaft

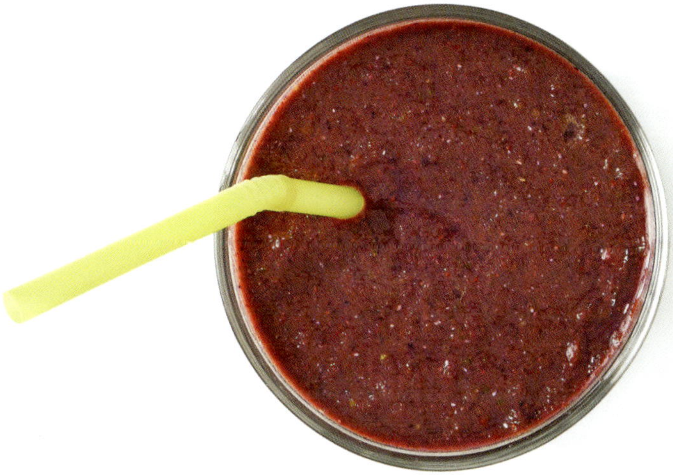

Linsensuppe mit viel Gemüse

1 PORTION

1 TL Olivenöl

¼ gelbe Zwiebel, gehackt

½ mittelgroße Karotte, geschält und gewürfelt

½ Selleriestange, in Scheiben

½ mittelgroße Zucchini, gewürfelt

4 grüne Bohnen, halbiert

2 ½ EL getrocknete grüne Linsen

½ TL getrocknetes Basilikum

½ TL getrockneter Thymian

½ TL getrockneter Oregano

1 Dose stückige Tomaten (ca. 400 g)

250 ml salzreduzierte Gemüsebrühe

2 Mangoldblätter, zerkleinert (oder Babyspinat)

Salz

frisch gemahlener schwarzer Pfeffer

Das Olivenöl in einem mittelgroßen Topf auf mittlerer Stufe erhitzen. Zwiebel, Karotte und Sellerie hineingeben und 3–4 Min. dünsten. Zucchini und grüne Bohnen dazugeben und 2–3 Min. mitdünsten. Linsen, Kräuter, Tomaten und Brühe unterrühren und alles aufkochen, dann zugedeckt bei schwacher Hitze 25–30 Min. köcheln lassen, bis die Linsen weich sind. Mangold dazugeben. Mit Salz und Pfeffer abschmecken. Zum Schluss die Suppe vorsichtig in den Mixer geben und leicht stückig pürieren.

---

340 kcal, 6 g Fett, 17 g Protein, 56 g Kohlenhydrate, 13 g Zucker, 14 g Ballaststoffe, 250 mg Natrium

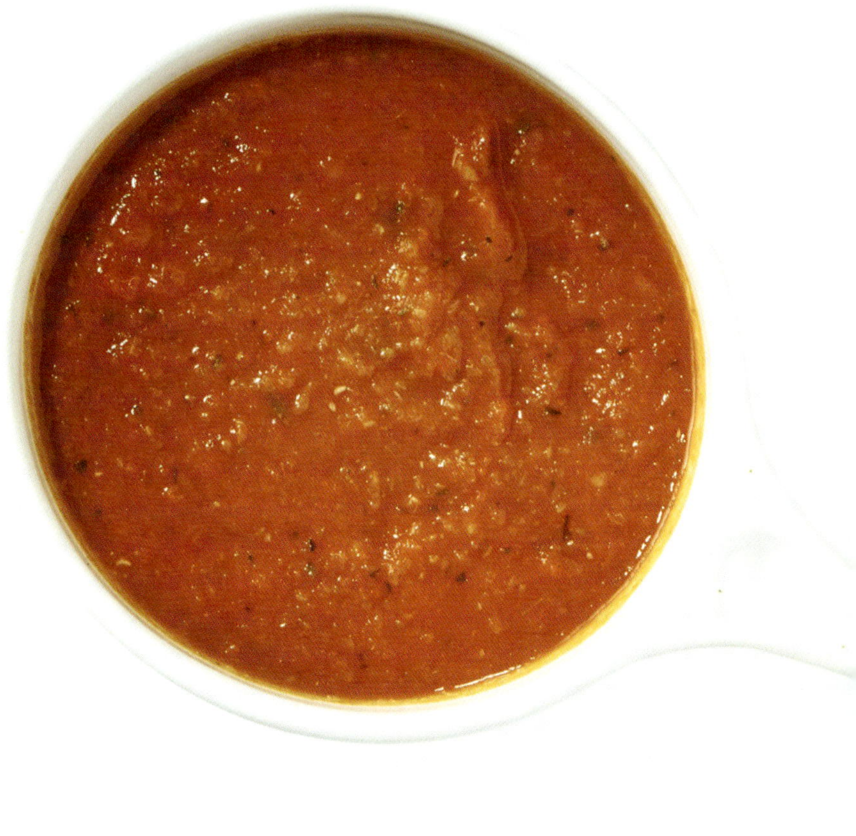

Snack-Smoothies

Heidelbeer-Pfirsich-Snack-Smoothie

Alle Zutaten in einem Mixer glatt pürieren.

140 kcal, 3 g Fett, 5 g Protein, 26 g Kohlenhydrate, 20 g Zucker, 3 g Ballaststoffe, 59 mg Natrium

1 PORTION

120 g Heidelbeeren (frisch oder tiefgekühlt)

40 g Pfirsich, frisch oder aus der Dose, in Scheiben

120 ml fettarme Milch

1 TL frischer Zitronensaft

Brombeer-Honigmelone-Snack-Smoothie

Alle Zutaten in einem Mixer glatt pürieren.

139 kcal, 3 g Fett, 6 g Protein, 25 g Kohlenhydrate, 20 g Zucker, 5 g Ballaststoffe, 81 mg Natrium

1 PORTION

200 g Honigmelone

60 g Brombeeren

120 ml fettarme Milch

1 TL frischer Limettensaft

Nektarinen-Karotten-Snack-Smoothie

Alle Zutaten in einem Mixer glatt pürieren.

196 kcal, 2 g Fett, 8 g Protein, 41 g Kohlenhydrate, 30 g Zucker, 5 g Ballaststoffe, 62 mg Natrium

1 PORTION

200 g Nektarinen, in Scheiben

30 g Karotte, geschält, in Scheiben

80 g Ananas, gewürfelt

60 ml frischer Orangensaft

60 ml Naturjoghurt (1,5 % Fett)

¼ TL Kurkuma

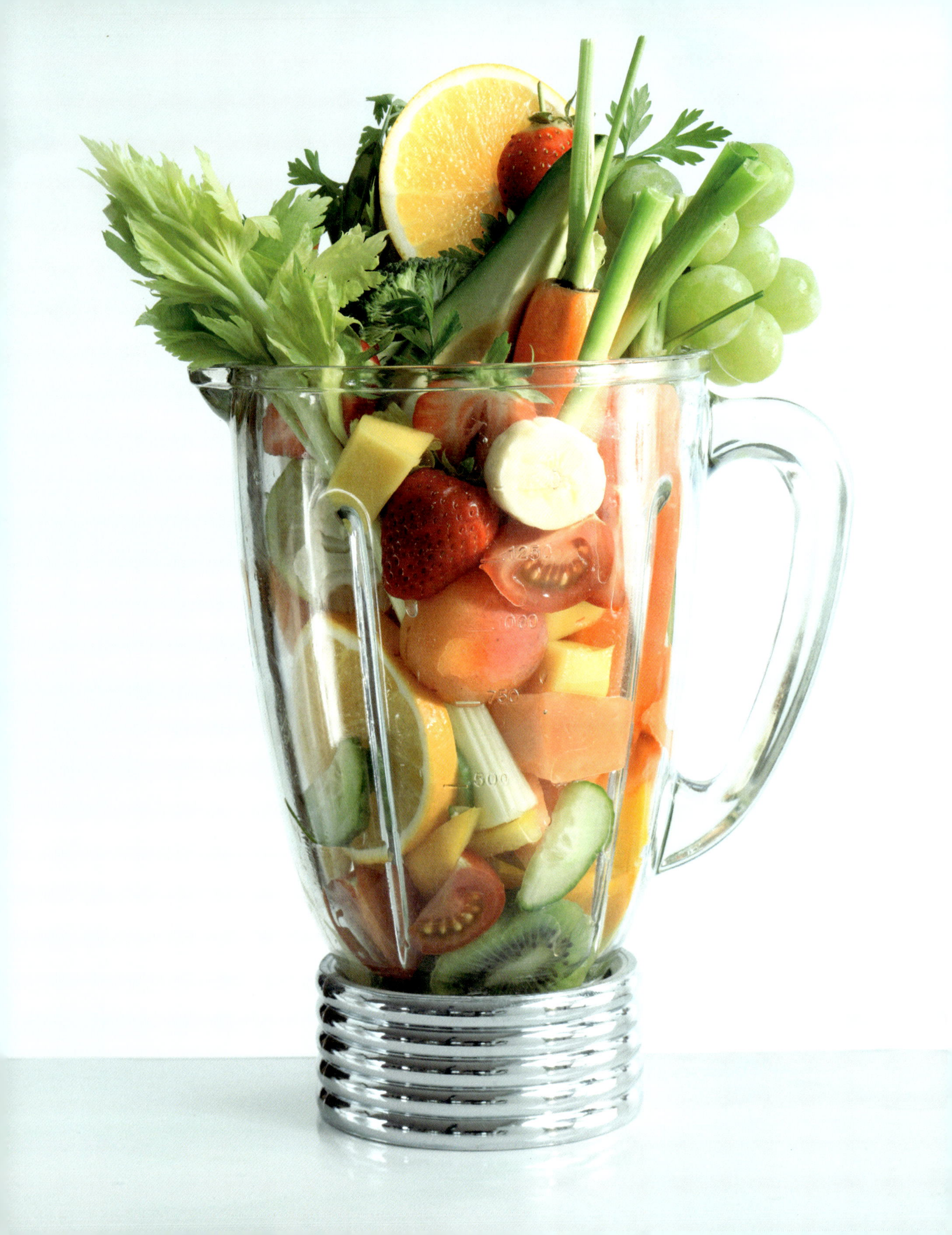
1250
750
500

18.

Noch mehr Tipps, Tricks und Taktiken

Wir lieben den Mixer in unserer Küche. Wir können einen ganzen Haufen Zutaten hineinwerfen, einfach einen Knopf drücken und werden mit etwas Gesundem und Köstlichem belohnt, egal ob wir Smoothies, Saucen oder würzige Gemüsesäfte zubereiten.

Dieses Kapitel ist ein *Informations*-Mixer, in den ich eine Reihe nützlicher Zutaten gebe. Nehmen Sie heraus, was immer Sie anspricht und sich positiv auf Ihre Essgewohnheiten auswirken könnte. Freuen Sie sich auf weitere Rezepte, ein paar Taktiken und viele Ideen, wie Sie die H.I.L.F.E.-Methode in die Praxis umsetzen können.

Würzen

Die Gewürzmagie darf in keiner Küche fehlen. Was immer Sie kochen – lassen Sie die Gewürze nicht im Regal verstauben.

Die richtigen Gewürze können sowohl den Geschmack als auch die gesundheitliche Wirkung Ihrer selbst gekochten Speisen verbessern, und das fast ohne Kalorien. Also öffnen Sie die kleinen Gläser, Beutel und Dosen und probieren Sie ein paar von meinen Rezepten aus. Die Gewürzmengen sind hier genau angegeben, aber im Laufe der Zeit bekommen Sie selbst ein Gefühl dafür und können Ihren Eingebungen folgen. Wenn Sie einmal in Schwung sind, können Sie die Rezepte auch ganz zur Seite legen und munter experimentieren.

Schwarzer Pfeffer

Mehr als ein Basisgewürz; Pfeffer kann auch der Star der Show sein.

Zitronen-Pfeffer-Garnelen: 600 g geschälte und entdarmte Garnelen in 2 EL Olivenöl mit 2 TL gehacktem Knoblauch, ¾ TL frisch gemahlenem schwarzem Pfeffer und ½ TL grobem Salz bei mittlerer Hitze 4 Min. braten. 1 TL Bio-Zitronenschalenabrieb und 1 EL frischen Zitronensaft unterrühren. Die Garnelen mit Zitronenspalten servieren. *Für 4 Personen, 165 kcal*

Warme Ananas in süßer Sauce: 3 EL reinen Ahornsirup mit ½ TL frisch gemahlenem schwarzem Pfeffer und ½ TL reinem Vanilleextrakt mischen. Ca. 1,5 cm dicke Scheiben frische Ananas (rund 600 g) in der Hälfte der Sirupmischung wälzen. 10 Min. bei 230 °C backen. Mit dem restlichen Sirup bestreichen und weitere 10 Min. backen. Zum Dessert mit Naturjoghurt (1,5 % Fett) servieren. *Für 4 Personen, 142 kcal*

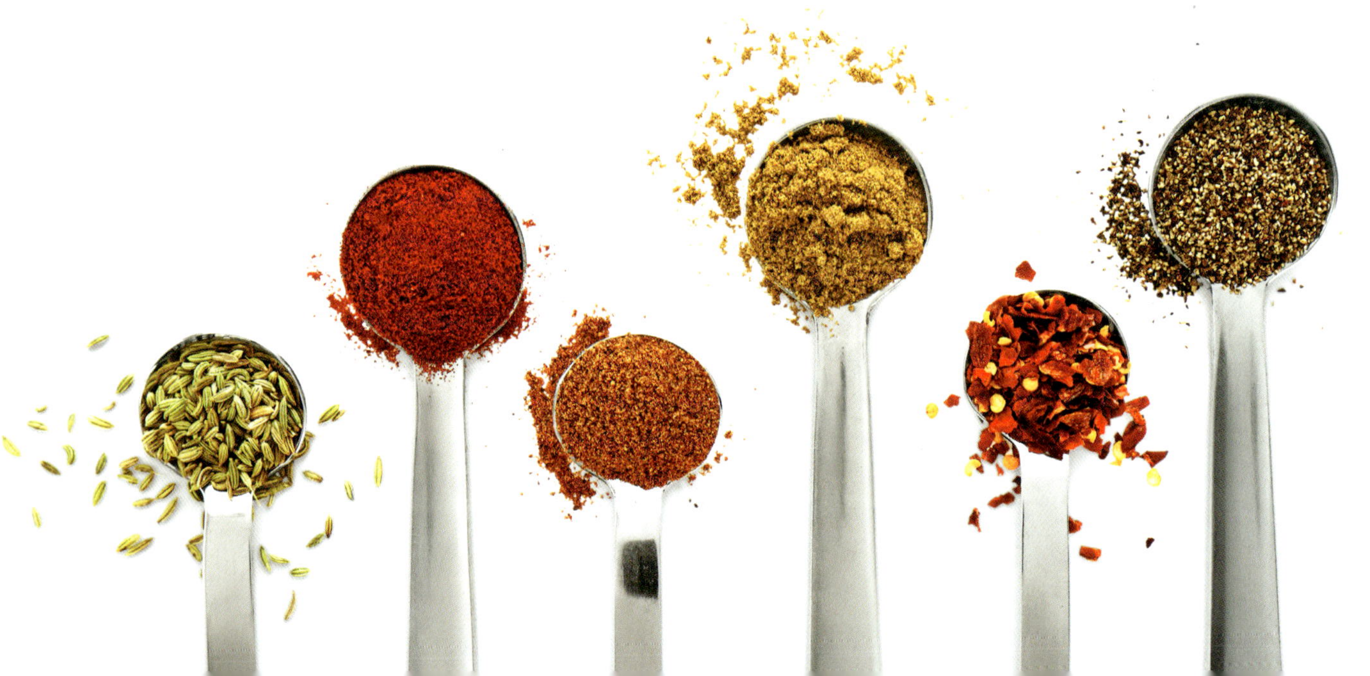

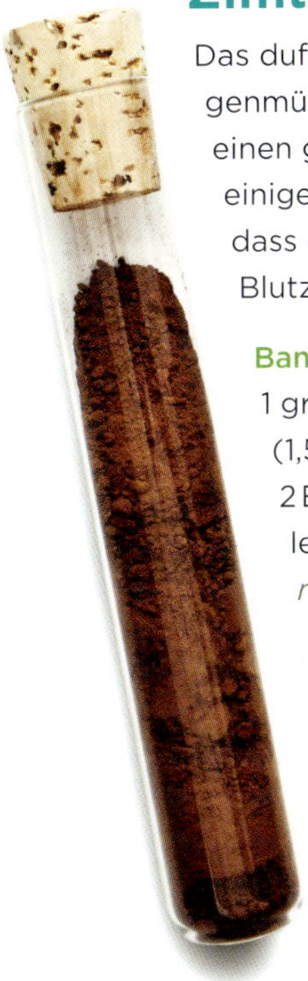

Zimt

Das duftende Pulver, das viele in ihr Morgenmüsli rühren, schmeckt gut und bringt einen gesundheitlichen Nutzen mit sich. In einigen Studien wurde nämlich festgestellt, dass die tägliche Aufnahme von Zimt den Blutzuckerwert senkt.

Bananen-Dattel-Smoothie: Im Mixer 1 große Banane, 120 ml Naturjoghurt (1,5 % Fett), 250 ml zerstoßenes Eis, 2 EL gehackte Datteln und 1 TL gemahlenen Zimt glatt pürieren. *Für 2 Personen, 129 kcal*

Quinoa-Frühstücksbrei: Reste von gegarter Quinoa mit fettarmer Milch vermischen (Milchmenge je nach gewünschter Dicke des Breis) und aufwärmen. Mit Zimtpulver bestreuen, getrocknete Früchte und einen Schuss reinen Ahornsirup daraufgeben.

Kreuzkümmel

Diese geheime Zutat vieler Chilipulver eignet sich hervorragend für Bohnengerichte und ist generell ein gutes Gewürz für alle indischen oder mexikanischen Speisen.

Kichererbsen-Pita-Sandwich: Im Mixer 1 Dose Kichererbsen (ca. 400 g), gespült und abgetropft, 3 EL Olivenöl nativ extra, 2 EL frischen Zitronensaft, 1 TL gemahlenen Kreuzkümmel, ½ TL grobes Salz und nach Geschmack frisch gemahlenen schwarzen Pfeffer pürieren. Mit Tomaten und Rucola in Vollkorn-Pita-Hälften servieren. *Für 4 Personen, 293 kcal*

Suppen: Streuen Sie gemahlenen Kreuzkümmel auf Ihre Bohnensuppe oder auf jede Suppe, die einen Geschmackskick gebrauchen kann.

Gewürztes Salatdressing: Machen Sie eine Salatsauce aus Olivenöl, Limettensaft, einem Spritzer Honig und bis zu ½ TL gemahlenem Kreuzkümmel. Sie eignet sich zum Beispiel für einen Bohnensalat mit Avocadowürfeln.

Fenchelsamen

Einen lakritzähnlichen Geschmack haben Fenchelsamen. Zum Zerkleinern mörsern oder mit einem großen Messer zerdrücken.

Fenchel-Karotten-Suppe: 130 g gehackte Zwiebel in 2 EL Olivenöl mit 1 gewürfelten Knoblauchzehe, 1½ TL zerdrückten Fenchelsamen und ½ TL grobem Salz sowie nach Geschmack frisch gemahlenem schwarzem Pfeffer bei mittlerer Hitze 3 Min. dünsten. 500 g zerkleinerte Karotten und 650 ml salzreduzierte Gemüsebrühe hinzufügen. Zugedeckt 20 Min. köcheln lassen. Vorsichtig in einen Mixer geben und pürieren. Mit einem Klecks Naturjoghurt garnieren. *Für 4 Personen, 146 kcal*

Tomaten-Fenchel-Nudeln: Bis zu 1½ TL zerkleinerte Fenchelsamen in Marinara-Sauce geben. Mit Vollkornnudeln und geriebenem Parmesan vermengen.

Lachs mit Fenchelkruste: 1½ TL Fenchelsamen zerkleinern. Mit Olivenöl, Bio-Zitronenschale, grobem Salz und frisch gemahlenem schwarzem Pfeffer mischen. Filets damit würzen und backen.

Ingwer

Sie kennen Ingwer vielleicht bisher nur als Gewürz für Ingwerplätzchen, aber er ist auch eine ebenso gesunde wie köstliche Zutat für Gemüse und Heißgetränke. Wissenschaftler haben Ingwer außerdem als Alternative zu Medikamenten gegen Arthritisschmerzen, Menstruationsbeschwerden und Migräne getestet.

Gebackener Gewürzkürbis: 600 g Butternut-Kürbis würfeln und mit einer Mischung aus 1½ EL Olivenöl, 1 gehackten Knoblauchzehe, 1 TL gemahlenem Ingwer, ½ TL gemahlenem Kreuzkümmel, ½ TL grobem Salz, ¼ TL Zimtpulver und nach Geschmack frisch gemahlenem schwarzem Pfeffer vermengen. Bei 220 °C 30 Min. backen, nach etwa der Hälfte der Zeit einmal durchmischen. *Für 4 Personen, 107 kcal*

Ingwertee: 500 ml Wasser mit 1 EL frischem Zitronensaft, 1 EL Honig, ¾ TL gemahlenem Ingwer, ¼ TL gemahlener Kurkuma und 1 Prise Cayennepfeffer verrühren und aufkochen. *Für 2 Personen, 37 kcal*

Grüne Bohnen mit Ingwer: Grüne Bohnen nicht zu lange kochen. Etwas gehackten Knoblauch und gemahlenen Ingwer in Olivenöl dünsten, dann die grünen Bohnen dazugeben und gut vermischen. Mit 1 Prise grobem Salz bestreuen und etwas frischen Zitronensaft daraufgeben.

Muskatnuss

Muskat kommt bei zahlreichen süßen, aber auch herzhaften Gerichten zum Einsatz.

Karamellisierte Birnen: 2 Birnen entkernen und in Stücke schneiden. 1 EL ungesalzene Butter mit 1 EL Honig, 1½ TL reinem Vanilleextrakt, 1 Msp. geriebener Muskatnuss und 1 Msp. Zimtpulver bei mittlerer Hitze schmelzen. Birnen dazugeben und ca. 7 Min. glasig dünsten; dabei den Sirup einrühren. Mit Naturjoghurt (1,5 % Fett) servieren. *Für 4 Personen, 97 kcal*

Sautierter Babyspinat: Spinat mit Knoblauchwürfelchen in Olivenöl anbraten. Mit Muskatnuss bestreuen und mit frischem Zitronensaft abschmecken.

Kartoffelpüree: Kartoffelpüree oder Kartoffeln nach Geschmack mit Muskatnuss bestreuen.

Rote Paprikaflocken

Verwenden Sie Paprikaflocken immer dann, wenn Sie sich nach Wärme sehnen.

Scharfe Karotten: 1 kg Karotten, längs halbiert, in einer Mischung aus 1½ EL Olivenöl, 1 TL grobem Salz und ½ TL rotem Pfeffer wälzen. Bei 220 °C rund 30 Min. backen. *Für 4 Personen, 138 kcal*

Gewürzte Mango: Eine gewürfelte Mango mit Limettensaft und Paprikaflocken bestreuen.

Feta-Toasts: Eine Mischung aus zerbröseltem Schafskäse, Paprikaflocken, Thymian und Honig auf Vollkorntoastscheiben streichen.

Safran

Etwas blumig und bitter – auf eine feine Art. Dieses Gewürz kann Depressionen lindern, da jede Prise ein Antioxidans namens Crocin liefert. Weichen Sie Safranfäden kurz in Wasser ein, bevor Sie sie in den Topf geben. Das setzt das Aroma frei, und Speisen wie Reis erhalten eine schöne goldgelbe Farbe.

Safrangarnelen: ¼ TL gemörserte Safranfäden ca. 3 Min. in 1 EL warmem Wasser einweichen. 130 g gehackte Zwiebel in 2 EL Olivenöl mit 2 TL gehacktem Knoblauch, dem Safranwasser, ½ TL grobem Salz sowie nach Geschmack frisch gemahlenem schwarzem Pfeffer bei mittlerer Hitze 4 Min. dünsten. 500 g geschälte und entdarmte Garnelen hinzufügen und 4 Min. garen. 2 EL frischen Limettensaft unterrühren. *Für 4 Personen, 160 kcal*

Safranreis: 1 Prise oder zwei gemörserte Safranfäden 3 Min. in 1 EL warmem Wasser einweichen. In Risotto oder andere Reisgerichte einrühren.

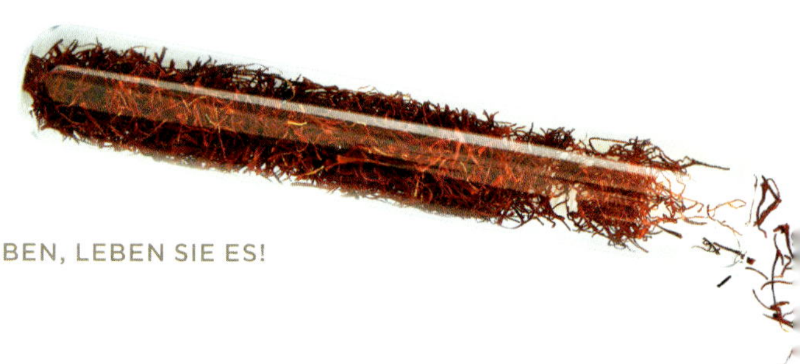

Suppe mit Pep: 1 Prise oder zwei gemörserte Safranfäden 3 Min. in 1 EL warmem Wasser einweichen. In Tomatensuppe, Fischsuppe oder Minestrone einrühren.

Geräuchertes Paprikapulver

Mit seinen süchtig machenden Raucharomen macht dieses Gewürz aus einfachen Mahlzeiten ein Geschmackserlebnis.

Gewürzte Süßkartoffeln: 3 oder 4 Süßkartoffeln (ca. 900 g) in ca. 1,5 cm dicke Würfel schneiden und in einer Mischung aus 2 EL Olivenöl, 2 TL geräuchertem Paprikapulver, 2 gehackten Knoblauchzehen, 1 TL grobem Salz und ½ TL frisch gemahlenem schwarzem Pfeffer wälzen. Bei 230 °C rund 25 Min. backen. *Für 4 Personen, 219 kcal*

Rote Pfeffersauce: Im Mixer 1 Glas geröstete rote Paprikaschoten (350 g; abgetropft), 50 g Mandelblättchen; 80 g geriebenen Parmesan, 1 EL Olivenöl nativ extra, 1 EL Rotweinessig, 1 TL geräuchertes Paprikapulver, 1 gehackte Knoblauchzehe, 2 TL grobes Salz plus nach Geschmack frisch gemahlenen schwarzen Pfeffer mixen. Zu gebratenem Fisch oder Fleisch servieren. *66 kcal pro 2 EL*

Rühreier mit Raucharoma: Zu je 2 großen, in eine Schüssel geschlagenen Eiern 1 Msp. geräuchertes Paprikapulver und je 1 große Prise grobes Salz und frisch gemahlenen schwarzen Pfeffer geben. Verquirlen und in der Pfanne stocken lassen.

Paprikabrathähnchen: Verfeinern Sie Ihr Lieblingsrezept für Brathähnchen, indem Sie das Hähnchen vor dem Braten mit einer Marinade aus 1 EL Olivenöl, 2 TL geräuchertem Paprikapulver, 1 TL grobem Salz und ½ TL frisch gemahlenem schwarzem Pfeffer einreiben.

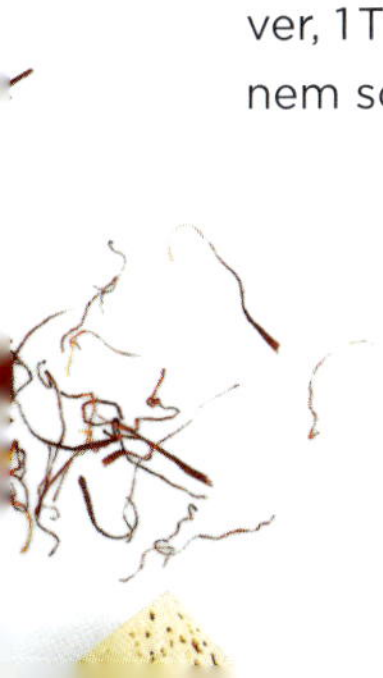

Kurkuma

Kurkuma ist sozusagen die Streberin im Gewürzregal. Die Gelbwurz enthält als wirksamen Bestandteil das Antioxidans Curcumin, das laut einem 2015 in der Fachzeitschrift Molecules erschienenen Bericht krebsvorbeugend und krebshemmend wirkt und bei entzündlichen Erkrankungen wie Arthritis zur Linderung eingesetzt wird. Wenn Sie Kurkuma mit schwarzem Pfeffer kombinieren, kann Ihr Körper noch mehr Curcumin aufnehmen.

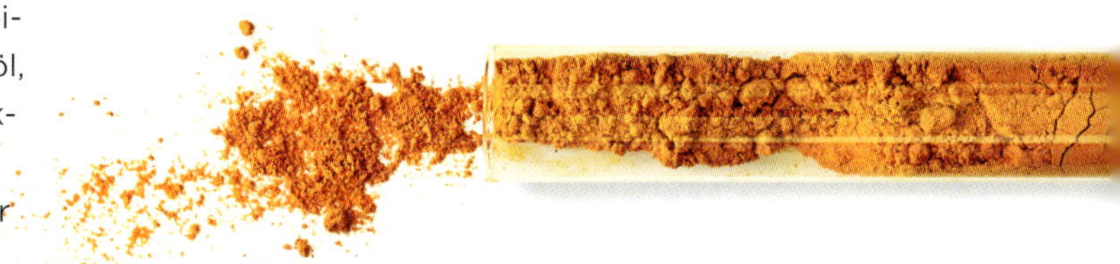

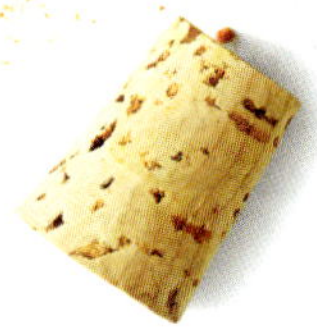

Blumenkohl-Kokos-Suppe: 200 g gehackte Zwiebel in 2 EL Olivenöl mit 3 gehackten Knoblauchzehen, 1 TL gemahlener Kurkuma und ¾ TL grobem Salz sowie frisch gemahlenem schwarzem Pfeffer nach Geschmack bei mittlerer Hitze 4 Min. dünsten. Dann 500 ml Wasser, 900 g Blumenkohlröschen und 250 ml fettreduzierte Kokosmilch einrühren. 15 Min. köcheln lassen. Alles im Mixer pürieren. *Für 4 Personen, 173 kcal*

Gewürzte Rühreier: Zu je 2 großen, in eine Schüssel geschlagenen Eiern ¼ TL gemahlenen Kreuzkümmel und 1 Msp. gemahlene Kurkuma sowie je 1 große Prise grobes Salz und frisch gemahlenen schwarzen Pfeffer geben. Verquirlen und in der Pfanne stocken lassen.

Alkohol

Wenn Sie sich an meine Geschichten über Luigi und die Menschen in den »blauen Zonen« erinnern (siehe ab Seite 33), wissen Sie bereits, was ich von Alkohol halte. Er ist bei vielen Menschen eben einfach ein Teil ihres Lebens, den sie genießen. Einige alkoholische Getränke enthalten sogar Inhaltsstoffe, die Gesundheit und Langlebigkeit fördern können. Sich beim Alkohol zu mäßigen kann je nach Situation - Hochzeiten, Happy Hours, Ausgehen am Samstagabend etc. - schwierig sein. Schon mancher hat sich gefragt, warum er trotz sehr vernünftiger Ernährungsweise einfach nicht abnimmt, und dabei außer Acht gelassen, dass Alkohol ganz schön kalorienreich ist. Wenn Sie ein Gesellschaftstrinker sind, der dazu neigt, sich ab und zu einen hinter die Binde zu gießen, und vielleicht auch mal einen zu viel, dann beherzigen Sie die folgenden Tipps:

- Bestellen Sie sich zu jedem alkoholischen Getränk ein Glas Wasser. Und bevor das Wasser leer ist, bestellen Sie keinen weiteren Drink.

- Champagner und Schaumwein haben weniger als 90 kcal pro 0,1-Liter-Glas. Lassen Sie es also gelegentlich ruhig perlen und sprudeln, wenn Sie etwas zu feiern haben.

- Bestellen Sie keine Mixgetränke mit Tonic Water, denn das enthält pro Portion 62 kcal und 16 g Zucker. Sodawasser ist vorzuziehen.

- Wenn Sie exotischere Mixgetränke wie Margarita oder Whisky Sour bevorzugen, bitten Sie den Barkeeper darum, nur wenig Zuckersirup zu verwenden. Auch damit schmeckt ein Cocktail immer noch süß genug.

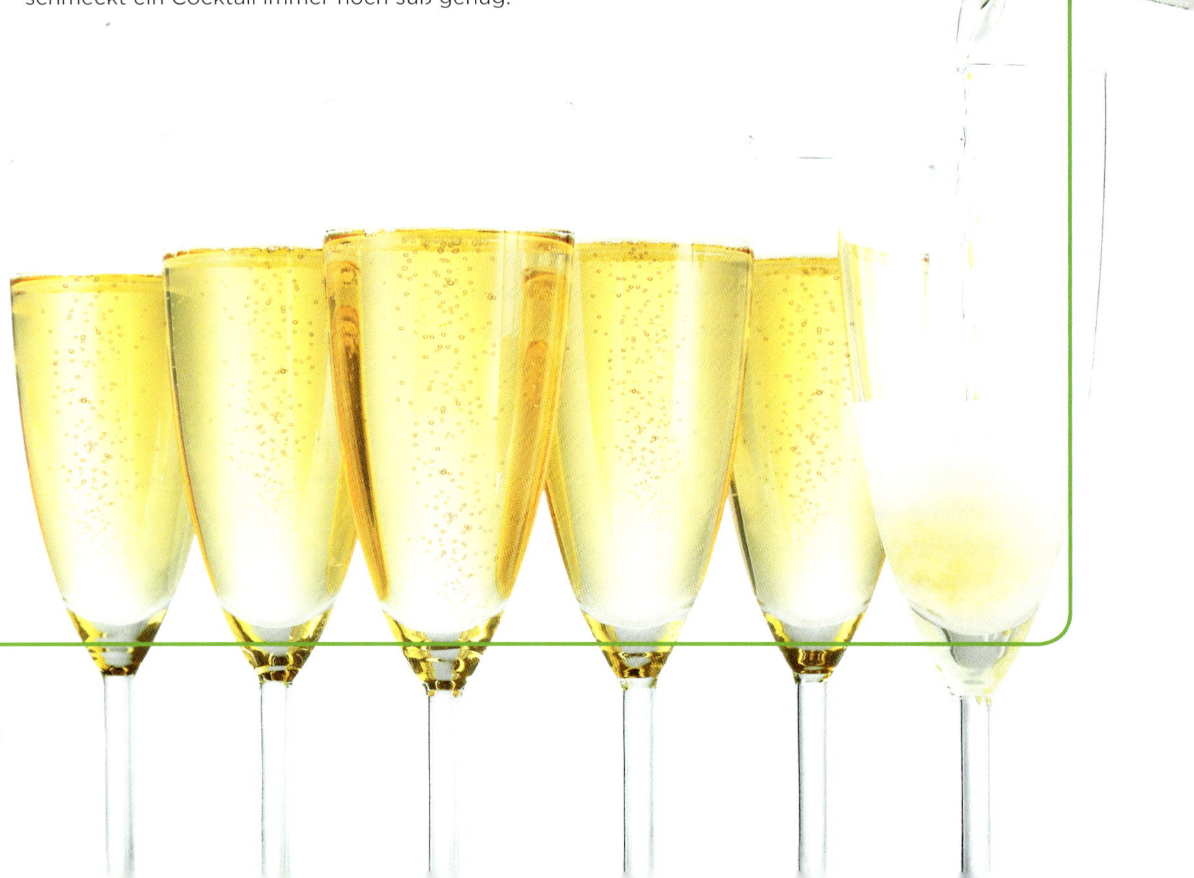

Give Cheese a Chance

Viele Vegetarier lieben Käse und verlassen sich auf ihn als Quelle für Protein und Kalzium. Feinschmecker genießen ihn wegen seiner Vielfalt in Geschmack und Konsistenz. Wer Diät hält, für den ist Käse Teufelszeug, weil er ein fast allgegenwärtiger Bestandteil ungesunder und sehr kalorienreicher Lebensmittel ist: Käsepizza, Käsegebäck, Käsefondue, Chips mit Käsedip ... Mit viel Salz und gesättigten Fettsäuren kann Käse kein wesentlicher Bestandteil einer gesunden Ernährung sein.

Müssen Sie Käse also komplett weglassen? Nein. Wenn Sie ihn mögen und nicht ganz darauf verzichten möchten, essen Sie ihn von Zeit zu Zeit und in Maßen; zum Beispiel so:

- Beschränken Sie sich auf eine Portion pro Tag und machen Sie sich klar, was eine Portion ist, nämlich bei den meisten Sorten 30–40 g. Wenn Sie Reibekäse auf einen Salat geben wollen, dann nur 1–2 EL und keine Lkw-Ladung. Bei Cheddar ist eine Portion etwa so groß wie ein Weinkorken, bei Feta wie zwei Golfbälle.

- Wählen Sie vor allem weichere Sorten wie Mozzarella und Brie, weil sie mehr Flüssigkeit und damit weniger Kalorien enthalten.

- Reiben Sie den Käse. Wenn er auf dem Gericht verteilt ist, brauchen Sie nicht viel, um seinen Geschmack zu genießen.

- Proteinreicher Hüttenkäse ist sehr vielseitig. Er passt zum Beispiel immer gut zu Obst. Wenn Sie ihn pikant mögen, fügen Sie gehackte Oliven und frische Kräuter sowie einen Spritzer Aceto balsamico hinzu.

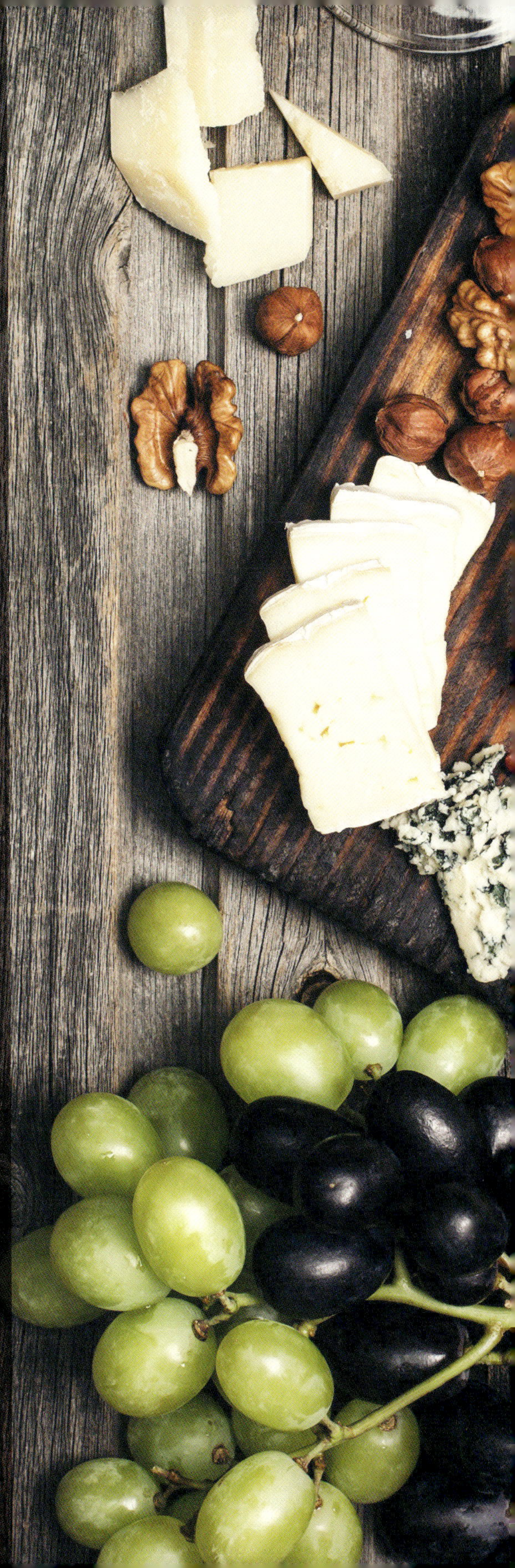

Vorratsbrühe

Sicher, man kann im Supermarkt Instantbrühe kaufen – aber diese selbst gemachte Brühe ist ohne jegliche Zusätze und schmeckt viel besser.

Universal-Gemüsebrühe

FÜR CA. 2,5 LITER

2 EL Olivenöl

2 Stangen Lauch, gut gewaschen und gehackt

2 mittelgroße Karotten, geschält und gehackt

2 Selleriestangen, gehackt

1 Kartoffel, geschält, ca. 2 cm groß gewürfelt

30 g getrocknete Pilze, mit Wasser abgespült

1 Knoblauchknolle, geschält und halbiert

8 Stängel frische glatte Petersilie, grob gehackt

½ TL getrockneter Oregano

¼ TL frisch gemahlener schwarzer Pfeffer

1 Lorbeerblatt

Immer auf Lager: Meine Frau Lisa kocht alle zwei Wochen einen Topf von dieser Brühe und benutzt sie dann für Suppen, Saucen, Vollkorngerichte und vieles mehr. Die Brühe können Sie für 2–3 Monate einfrieren, sodass sie immer zur Hand ist. Praktisch sind in Eiswürfelschalen gegossene selbst gemachte »Suppenwürfel«. Die Brühe eignet sich für alle Rezepte mit Gemüsebrühe als Zutat. Sie ist übrigens nicht ganz so reichhaltig wie die »Reinigungs«-Brühe auf Seite 290.

Das Olivenöl in einem großen Topf auf mittlerer Stufe erhitzen. Lauch, Karotten und Sellerie hineingeben und unter gelegentlichem Rühren 5 Min. dünsten. 4 l Wasser und die restlichen Zutaten hinzufügen. Aufkochen, dann bei schwacher Hitze zugedeckt 1½ Stunden köcheln lassen. In eine große Schüssel abseihen.

Wenn Sie den Siebinhalt nicht entsorgen möchten, können Sie mit dem Pürierstab aus den festen Bestandteilen zusammen mit etwas Brühe eine Gemüsecremesuppe machen. Im Kühlschrank aufbewahren und/oder portionsweise einfrieren.

Pro Portion (250 ml) 243 kcal, 3 g Fett, 0 g Protein, 2 g Kohlenhydrate, 1 g Zucker, 0 g Ballaststoffe, 10 mg Natrium

Erkältungsbrühe

Bei uns zu Hause hat eine Erkältung immerhin den Vorteil, dass dann diese köstliche und nahrhafte Hühnersuppe auf den Tisch kommt.

Hühnersuppe der Familie Oz

Das Getreide nach Packungsanweisung kochen und beiseitestellen. Den Backofen auf 200°C vorheizen. Die Knoblauchknollen oben so anschneiden, dass die Zehen angeschnitten sind. Auf ein Stück Aluminiumfolie legen, mit Olivenöl beträufeln und mit Salz bestreuen. Die Folie zu Päckchen zusammenfalten und den Knoblauch ca. 30 Min. backen. Die Knollen aus dem Ofen nehmen und die Folie öffnen. Abkühlen lassen und weichen Zehen aus den Knollen drücken; den Rest wegwerfen. Im Mixer den gerösteten Knoblauch zusammen mit der Hühnerbrühe pürieren.

2EL Olivenöl in einem großen Schmortopf auf mittlerer Stufe erhitzen. Zwiebel und Karotten hineingeben und dünsten, bis die Zwiebel glasig ist. Jalapeño hinzufügen und in ca. 2 Min. weich dünsten. Ingwer unterrühren und garen, bis der Ingwerduft freigesetzt wird. Die Knoblauchbrühe dazugießen, die Petersilie hinzufügen. Getreidekörner, Hähnchenbrustfilet und Zitronensaft dazugeben. Nach Belieben abschmecken und heiß servieren.

---

451 kcal, 11 g Fett (2 g gesättigte Fettsäuren), 34 g Protein, 58 g Kohlenhydrate, 3 g Zucker, 0,5 g Ballaststoffe, 198 mg Natrium

ETWA 4 PORTIONEN

300 g Emmer, Einkorn oder Dinkel

2 Knoblauchknollen

Olivenöl

Salz

1,5 l salzreduzierte Hühnerbrühe

1 mittelgroße Zwiebel, gewürfelt

2 mittelgroße Karotten, geschält, in Scheiben

1 Jalapeño, dünn geschnitten (ohne Stiel, Innenwände und Samen)

1 Stück frischer Ingwer (ca. 2,5 cm lang), gehackt

30 g frische glatte Petersilie, gehackt (optional)

280 g Hähnchenbrust, gegart und gewürfelt

Saft von 1 Zitrone

Heiß geliebte Pizza

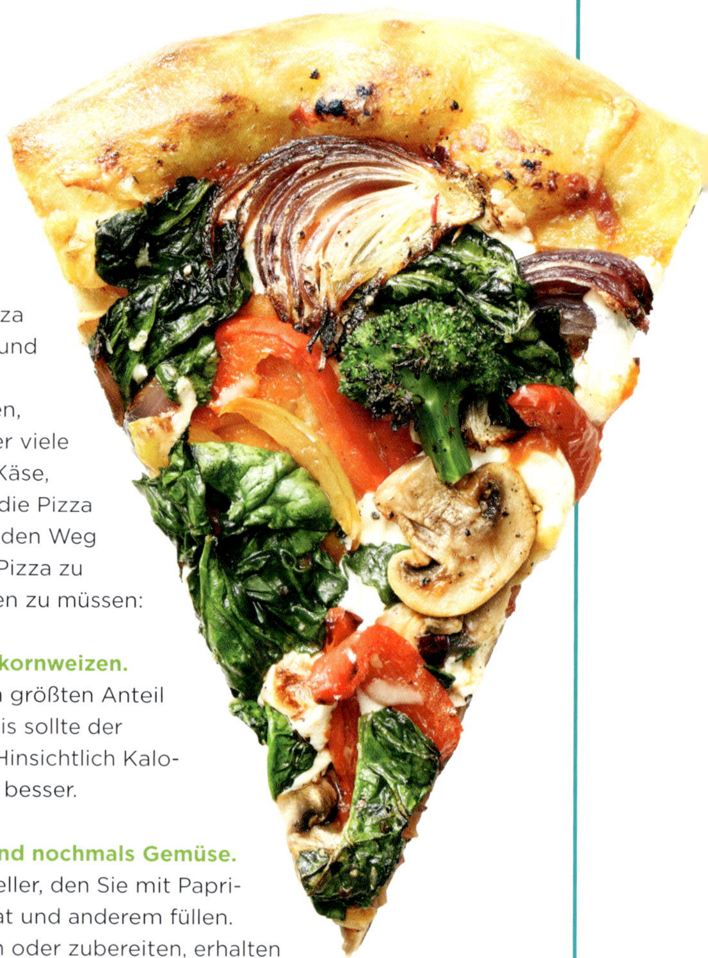

Was ist das einzige Essen, von dem ich immer wieder höre, dass jemand »einfach nicht darauf verzichten kann«? Klar: die Pizza. Schließlich ist sie zu unserem Symbol für Bequemlichkeit geworden. Wenn sich ein paar Leute treffen, werden schnell ein paar Pizzen bestellt, die allen schmecken. In den USA werden pro Sekunde rund 350 Stücke Pizza verdrückt. Die Kombination aus Sauce, Kruste und Käse ist einfach verführerisch.

Gegen Tomatensauce gibt es nichts zu sagen, sie hat zweifellos gesundheitliche Vorteile. Aber viele Arten von Teig und Belag und übermäßig viel Käse, ganz zu schweigen von fetter Salami, machen die Pizza ungesund. Ich denke aber, dass es einen gesunden Weg gibt, eine Möglichkeit, öfter mal eine gesunde Pizza zu essen, ohne Abstriche beim Geschmack machen zu müssen:

- **Machen oder kaufen Sie einen Teig aus Vollkornweizen.** Die Aromen von Sauce und Belag haben den größten Anteil am Pizzageschmack; wenigstens bei der Basis sollte der Gesundheitsaspekt im Vordergrund stehen. Hinsichtlich Kalorien gilt außerdem: je dünner der Teig, desto besser.

- **Sie kennen mein Motto: Gemüse, Gemüse und nochmals Gemüse.** Nehmen Sie die Pizza als schönen, flachen Teller, den Sie mit Paprikaschoten, Pilzen, Artischockenherzen, Spinat und anderem füllen. Wenn Sie sich eine Veggie-Variante bestellen oder zubereiten, erhalten Sie Vitamine sowie Mineral- und Ballaststoffe ohne viele zusätzliche Kalorien. Da dürfen Sie herzhaft zugreifen. Sollten Sie aber finden, dass eine Pizza ohne Salami gar nicht essbar ist, nehmen Sie wenigstens Geflügelsalami oder braten Sie sich ein paar Speckstreifen stattdessen.

- **Wählen Sie zuckerarme Tomatensauce.** Viele Sorten enthalten zugesetzten Zucker. Nehmen Sie sich etwas Zeit, um eine zu finden, die ohne das süße Zeug auskommt.

- **Wenn Sie in eine Pizzeria gehen, bestellen Sie sich zuerst einen großen Salat.** Damit ist Ihr Magen schon mal gut gefüllt, und Ihnen reicht danach ein ungefähr handgroßes Pizzastück, das Sie sich ohne schlechtes Gewissen schmecken lassen können.

Der schlaue Snack

Mit ihren Aminosäuren und etwa 6 g Protein pro Stück sorgen hart gekochte Eier für ein gewisses Sättigungsgefühl. Eine Zeit lang hatten Eier einen schlechten Ruf, weil Sie angeblich den Cholesterinspiegel erhöhen. Vergessen Sie das; Eier enthalten vielmehr Magnesium, das hilft, Blutdruck und Cholesterin in Schach zu halten. Außerdem sind hart gekochte Eier prima zu transportieren.

Werfen Sie bloß das Eigelb nicht weg! Es ist zwar kalorienhaltiger als das Eiweiß, aber dafür auch reich an den Vitaminen B_6 und B_{12}, die gegen Ermüdung und Gedächtnisverlust wirken. Es enthält auch die Vitamine A, E, K und D; Letzteres fördert die Knochengesundheit und kann sogar gegen Bluthochdruck helfen. Außerdem liefert Eigelb den wichtigen Nährstoff Folsäure, dem vorbeugende Wirkung gegen Herzkrankheiten und Schlaganfälle zugeschrieben wird. Das in Eigelb enthaltene Cholin ist wichtig für die Gehirn- und Leberfunktion, und Lutein und Zeaxanthin unterstützen die Augengesundheit.

Um den Geschmack zu variieren, können Sie ein Ei mit Hummus und Vollkorngebäck kombinieren. Oder Sie peppen es mit Salz, Pfeffer und Paprikapulver auf. Senf passt ebenfalls hervorragend dazu. Sie können auch ein hart gekochtes Ei in Würfel schneiden und zu Gemüse oder Salat geben. So bekommen Sie etwas Protein und optimieren den Geschmack Ihrer Beilagen. Praktisch: In vielen Läden findet man hart gekochte Eier nicht nur zu Ostern.

Verwenden Sie zum Kochen nicht zu frische, sondern etwa eine Woche gelagerte Eier. So können Sie sie nach dem Kochen am bequemsten pellen.

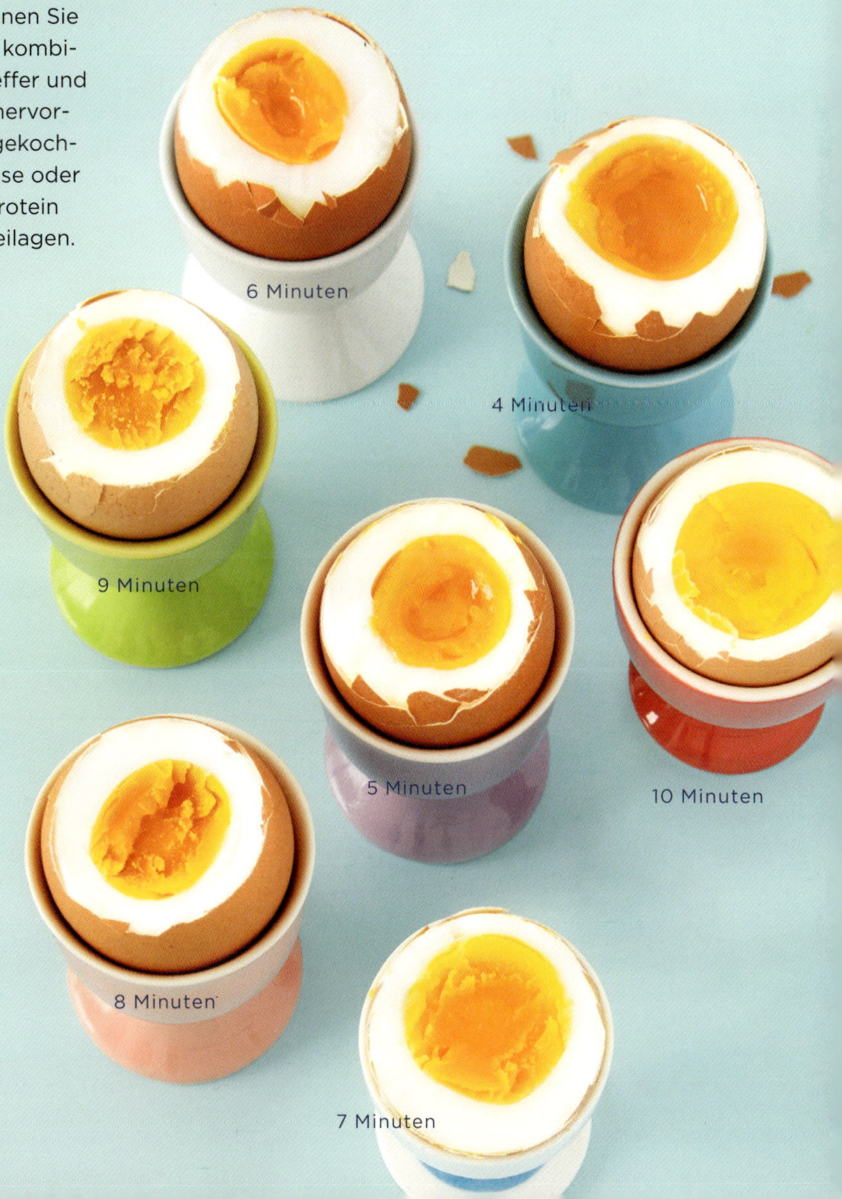

Wie möchten Sie Ihr Frühstücksei? Ganz weich, ganz hart oder etwas dazwischen?

Eier am stumpfen Ende anpiksen, in kochendes Wasser legen und die gewünschte Zeit kochen. Danach mit kaltem Wasser abschrecken.

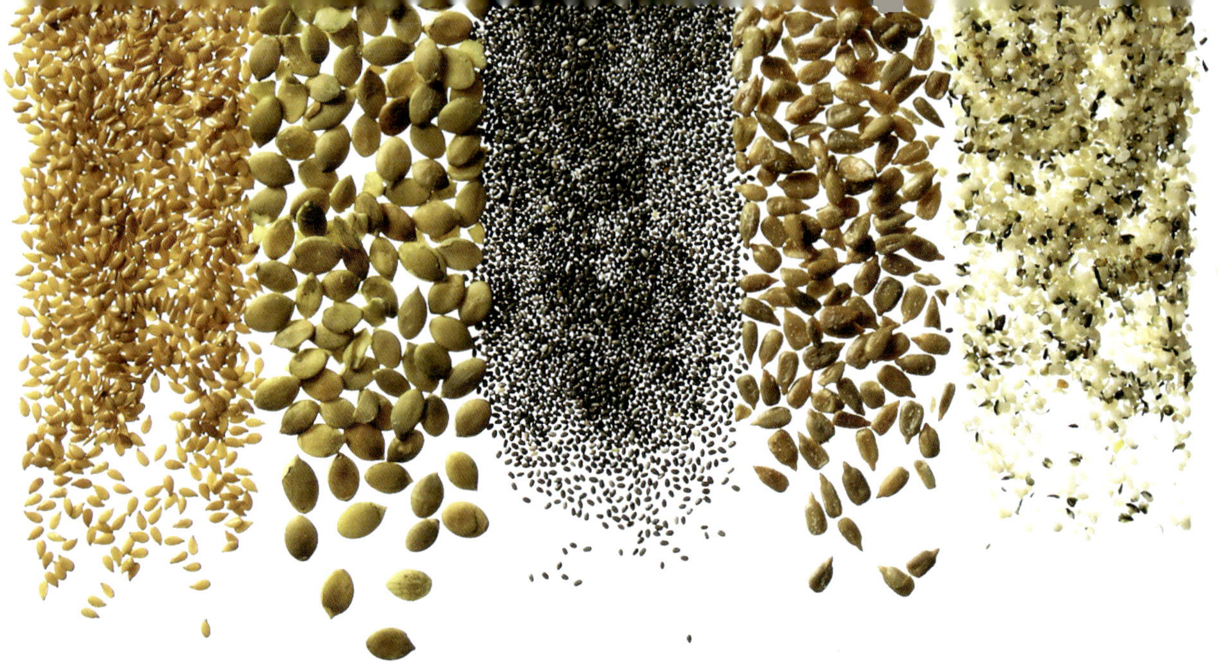

Was Ihnen Kerne und Samen Gutes tun

Die Körnchen sind reich an Proteinen und gesunden Fetten, was sie zu einem tollen Snack oder einem großartigen Topping für Salate macht. Auch in Smoothies machen sie sich natürlich bestens. Hier sind einige meiner Favoriten:

Leinsamen: ideal für Fischverächter

Leinsamen enthalten große Mengen Ballaststoffe, cholesterinsenkende Verbindungen namens Lignane und gesunde Omega-3-Fettsäuren, die man sonst aus Fisch bezieht. Essen Sie Leinsamen zum Beispiel in Joghurt oder als Panade für Fisch oder Fleisch. Um die Nährstoffe aus der harten Außenschicht aufzuschließen, isst man ihn immer geschrotet oder gemahlen.

Kürbiskerne: ideal zur Abwehr von Diabetes

Kürbiskerne, auch Pepitas genannt, sind eine gute Quelle für Magnesium (1EL hat so viel wie eine große Banane), einen Mineralstoff, mit dem viele Menschen nicht ausreichend versorgt sind. Magnesium kann Ihr Risiko für Herzkrankheiten, Schlaganfall und Diabetes senken.

Chiasamen: reichlich Ballaststoffe

Die löslichen Ballaststoffe in Chiasamen quellen im Darm auf. Das danach eintretende Sättigungsgefühl hilft beim Abnehmen – Sie haben dann gar nicht mehr das Bedürfnis, in die Süßigkeitenschublade zu greifen. Diese Samen sind in der Rohform knusprig und werden in Flüssigkeiten wie Smoothies und Joghurt geleeartig.

Sonnenblumenkerne: ideal für die Haushaltskasse

Die preiswerten Kerne sind eine hervorragende Quelle für Vitamin E (1EL reicht für ein Fünftel des Tagesbedarfs). Suchen Sie nach geschälten Samenkernen, die als »roh« gekennzeichnet sind – sie sind dann nicht in Öl geröstet, was die Kalorienzahl erhöhen würde.

Hanfsamen: Proteine zum Knabbern

Die nussig schmeckenden Samen der Hanfpflanze überzeugen durch ihren hohen Proteingehalt und liefern noch dazu wichtige Omega-3-Fettsäuren. Verwechseln Sie sie nicht mit ihren Cannabis-Cousins, aus denen Marihuana gewonnen wird. Hanfsamen vernebeln Ihr Gehirn nicht, ganz im Gegenteil. Bestreuen Sie Ihr Müsli damit oder geben Sie sie in einen Smoothie.

Minifilets einmal anders

Um Hähncheninnenfilets selbst zu panieren, verwenden Sie gesunde Zutaten für die Panade: Zerkleinerte, gepuffte braune Reiskörner eignen sich ebenso dafür wie gegarte Quinoa.

Oder Sie probieren es mit dem folgenden Panaderezept mit Paniermehl und Nüssen: Mischen Sie 50 g gemahlene Nüsse (Pekannusskerne, Pistazien, Mandeln oder Walnusskerne), 80 g Vollkornpaniermehl oder Semmelbrösel aus Vollkornbrot und ca. 50 g einer der nachfolgend aufgeführten Würzkombinationen. Das Mischungsverhältnis bestimmen Sie nach Geschmack. Drücken Sie die Panade gut an und braten Sie die Filets dann ganz durch, bis die Kruste goldgelb ist.

WÜRZMISCHUNGEN

- Gehackter Rosmarin + Zitronensaft + Bio-Zitronenschale + Knoblauch + Salz
- Gehackte Frühlingszwiebeln + geriebener Meerrettich + Salz
- Gehacktes Koriandergrün + Limettensaft + Kreuzkümmel + Knoblauch
- Zitronensaft + Bio-Zitronenschale + Schnittlauchröllchen + Kapern

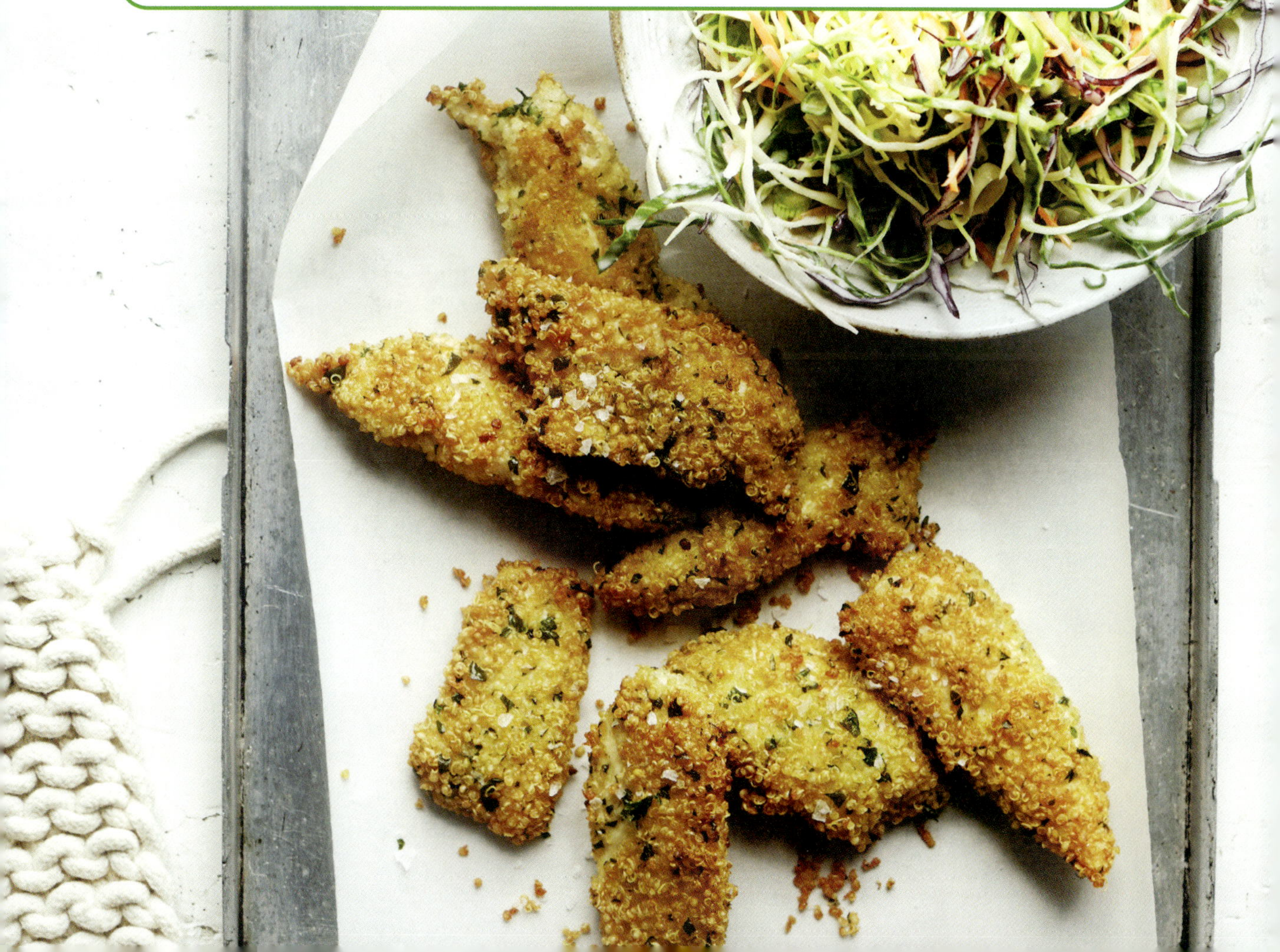

Superkraft auf dem Teller

Laden Sie sich Gemüseberge auf – aber vergessen Sie nicht, dass es noch andere gute Nahrungsmittel gibt, mit denen Sie Ihren Teller füllen können. Nachstehend habe ich Ihnen ein paar kalorienarme Optionen aufgeführt, die für Masse *und* Klasse auf dem Teller sorgen.

Erdbeeren: Servieren Sie zu Grillhähnchen eine Salsa aus gewürfelten Erdbeeren, Jalapeño, Koriander, Limettensaft, roter Zwiebel und Salz. Eine echter Gourmet-Knüller!

Mit Heißluft hergestelltes Popcorn: Fügen Sie gepoppten Puffmais Ihrem selbst gemachten Studentenfutter hinzu oder nehmen Sie es als Croûton-Ersatz zu Salaten oder Suppen.

Gepufftes Quinoa: Lassen Sie Quinoa wie Puffmais in einem erhitzten Topf aufpoppen; den Topf immer wieder kräftig schütteln. Die kleinen gepufften Samen können Sie zum Beispiel in Joghurt einrühren oder über Hummus streuen. Auch sehr gut: Süßkartoffeln mit gepufftem Quinoa, dazu frische Kräuter und eine einfache Joghurtsauce.

Weiße Bohnen: Für eine Gemüsecremesuppe nehmen Sie fettarme Milch statt Sahne. Für eine herrlich cremige Konsistenz fügen Sie pürierte weiße Bohnen hinzu.

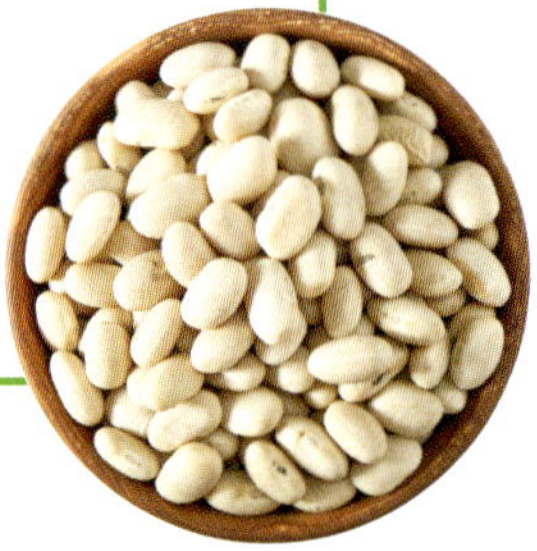

Alles so gesund wie möglich!

Ja, diese grundlegende Devise lässt sich sogar auf Schinken anwenden. Hier ein paar Tipps, wie sogar »Problemfälle« etwas gesünder werden:

Speck: Schneiden Sie Speck in Würfel und geben Sie ihn sparsam zu gedünstetem Gemüse, Blattsalat oder einem Vollkorngericht.

Burger: Mischen Sie fein gehacktes Gemüse wie Pilze, Zwiebeln oder Blumenkohl ins Hackfleisch, um die Kalorien zu reduzieren.

Butter: Die Portionsgröße ist 1 TL. Je mehr Geschmack die Butter hat, desto weniger brauchen Sie davon. Mischen Sie 100 g weiche Butter mit Extras und kühlen Sie sie dann wieder ab. Drei Kombinationen (je 1–2 EL) haben sich bewährt: Koriander + Limettensaft + Chipotle-Pulver (aus geräucherten Jalapeños), Schnittlauch + Dill, Zitronensaft + Old-Bay-Gewürz.

Mayonnaise: sehr kalorienreich, aber in geringer Menge vertretbar. Mischen Sie gekaufte Mayonnaise zu gleichen Teilen mit Joghurt (1,5 % Fett) oder machen Sie sie selbst (siehe Seite 42).

Werden Sie Smoothie-Meister

Das Tolle an Smoothies: Sie können sie so zubereiten, dass sie unglaublich gesund, sättigend und schmackhaft sind, indem Sie die Zutaten auf jede erdenkliche Weise mischen und kombinieren. Der Nachteil: In einer einzigen Mixerladung steckt leicht der gesamte Tagesbedarf an Kalorien. Mit ein paar Schlucken haben Sie drei Mahlzeiten intus. Stellen Sie Ihre Smoothies also mit Verstand zusammen. Hier ist die Zauberformel:

Die Basis: fettarmer Joghurt (maximal 200 ml) oder Seidentofu, dazu eine Flüssigkeit (80 ml) wie fettarme Milch, mit Wasser verdünnter Frucht- und/oder Gemüsesaft, Nuss-, Reis- oder Sojamilch oder Kokoswasser.

Gemüse und Obst: ganz nach Ihrer kulinarischen Fantasie! Beeren und Mango funktionieren gut. Eine halbe Banane macht den Smoothie etwas dickflüssiger. Für einen noch cremigeren Smoothie geben Sie eine halbe Avocado dazu, die darüber hinaus gesunde Fette liefert.

Gesundheitskick: Komplettieren Sie den Smoothie mit Leinsamen, Hanfsamen, Chiasamen, Nüssen oder 1 EL Nussbutter.

Spritzigkeit: Zutaten für etwas Süße oder Würze sind Ingwer, Zimt, Bio-Zitronen- oder -Limettenschale, ungesüßtes Kakaopulver, Honig, Datteln und Kurkuma.

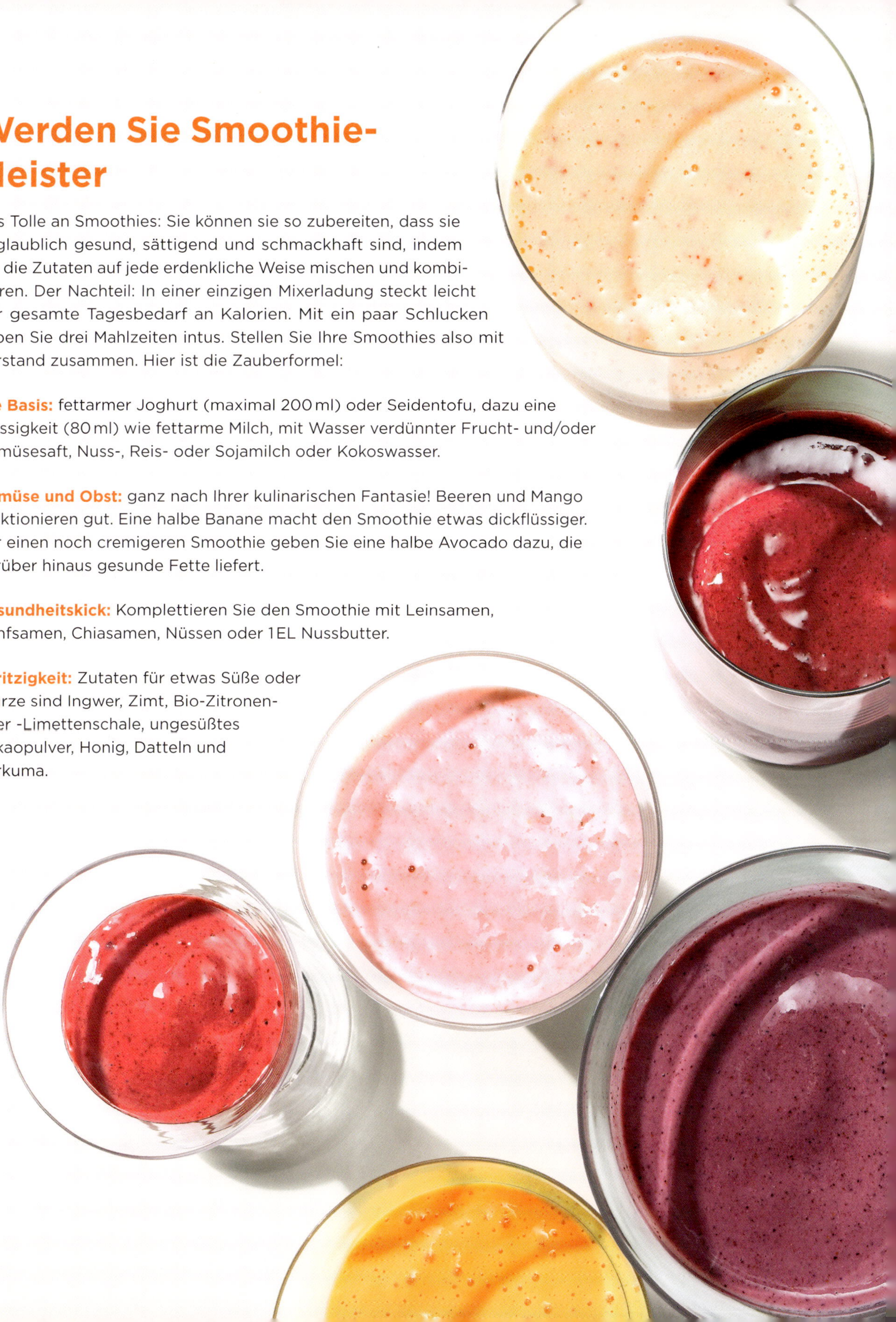

Wochenendfrühstück

Wir läuten das Wochenende gerne mit einem Familienfrühstück ein, bei dem wir uns unter anderem ein großes Omelett teilen. Probieren Sie es einmal mit dem folgenden Grundrezept, die Zutaten können Sie nach Belieben variieren. Ein Omelett oder eine Frittata (die italienische Version) eignen sich auch hervorragend dafür, nicht mehr ganz taufrisches Gemüse aus Ihrem Kühlschrank in ein tolles Gericht zu verwandeln.

Spinat-Pilz-Omelett

4 PORTIONEN

1 EL Olivenöl

1 kleine Zwiebel, gehackt

220 g Champignons, geputzt und gehobelt

60 g Babyspinat, gewaschen

8 große Eier

½ TL Salz

4 TL ungesalzene Butter

¼ TL grobes Salz

1 Msp. frisch gemahlener schwarzer Pfeffer

Das Olivenöl in einer großen Antihaftpfanne auf mittlerer Stufe erhitzen. Zwiebel und Champignons darin ca. 7 Min. anbraten, bis die Champignons goldbraun sind. Den Spinat dazugeben und weitere 4 Min. garen, bis die Blätter zusammengefallen sind. Die Mischung in einem Sieb abtropfen lassen. Die Pfanne sauber auswischen.

Die Eier und das Salz mit 120 ml Wasser verquirlen. 1 TL Butter in der Pfanne auf mittlerer Stufe erhitzen. Ein Viertel der Eiermischung in die Pfanne gießen. Die Masse stocken lassen; Rand des gestockten Omeletts mit einem Pfannenwender anheben, damit noch flüssige Eimasse darunterlaufen kann, und braten, bis das Omelett fest ist. Ein Viertel der Pilz-Spinat-Mischung auf einer Hälfte des Omeletts verteilen, das Omelett zusammenklappen und auf einen vorgewärmten Teller gleiten lassen. Das Ganze mit der restlichen Butter, Eiermischung und Füllung wiederholen und weitere 3 Omeletts backen. Mit grobem Salz und Pfeffer würzen.

Pro Portion 229 kcal, 17 g Fett (6 g gesättigte Fettsäuren), 15 g Protein, 5 g Kohlenhydrate, 2 g Zucker, 1 g Ballaststoffe, 523 mg Natrium

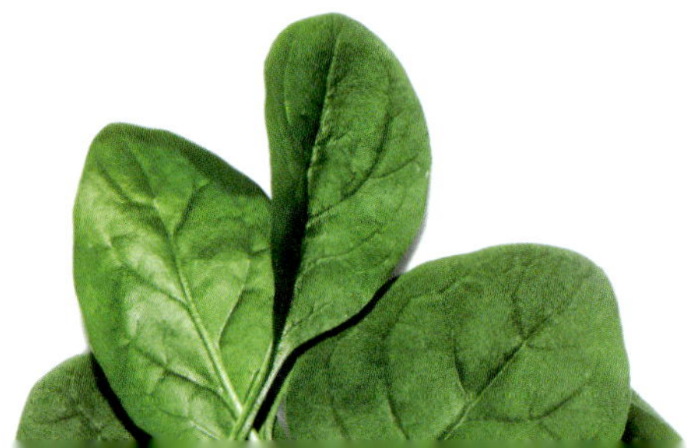

Frittata mit Paprikaschoten und Zwiebeln

Den Backofen auf 190 °C vorheizen. In einer Schüssel Eier, Eiweiß, Milch und Zitronensaft verquirlen. Das Olivenöl in einer Antihaftpfanne (Ø ca. 20 cm) auf mittlerer bis starker Stufe erhitzen. Zwiebel, Paprikaschoten, Salz und schwarzen Pfeffer hineingeben. Unter Rühren ca. 3 Min. garen, bis die Zwiebelwürfel weich sind.

Das Gemüse und den Käse in die Eiermasse mischen, dann in die Pfanne gießen. Die Frittata 20–25 Min. backen, bis sie in der Mitte fest und der Käse geschmolzen ist. 4–5 Min. abkühlen lassen, dann in vier Teile schneiden und servieren.

Pro Portion 179 kcal, 10 g Fett (5 g gesättigte Fettsäuren), 17 g Protein, 4 g Kohlenhydrate, 3 g Zucker, 1 g Ballaststoffe, 293 mg Natrium

4 PORTIONEN

4 große Eier

das Eiweiß von 8 großen Eiern

2 EL fettarme Milch

¼ TL frischer Zitronensaft

1 EL Olivenöl

60 g rote oder braune Zwiebel, fein gewürfelt

80 g gemischte rote und gelbe Paprikaschoten, gehackt

1 Prise grobes Salz

1 Prise frisch gemahlener schwarzer Pfeffer

160 g Cheddar, gerieben

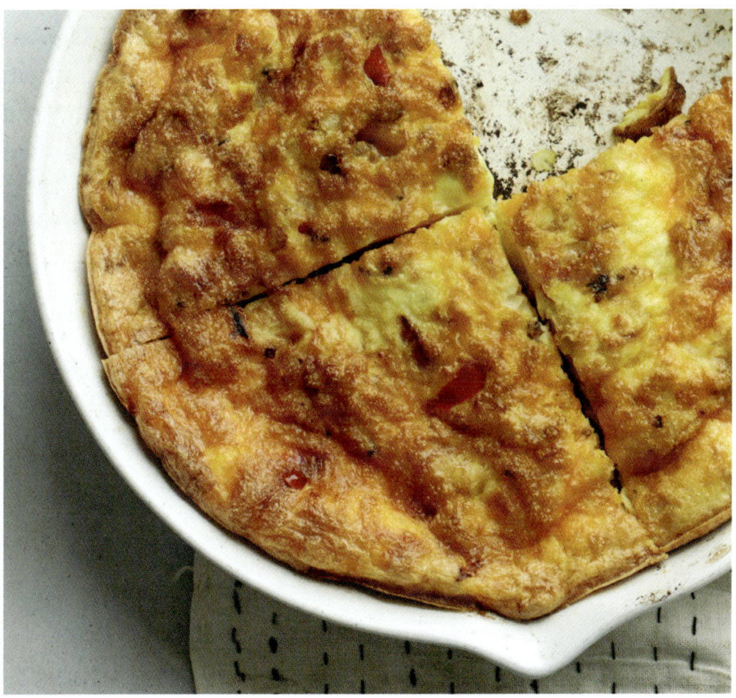

Ehrengast Gemüse

Wenn Sie zu einem Festessen eingeladen haben, sollte auch das Gemüse auf den Tellern glänzen. Aber keine Sorge, diese »Beilagen« schmecken so gut, dass Sie sie als Hauptspeise auf den Tisch bringen können.

Gerösteter Rosenkohl mit Trauben

8 PORTIONEN

750 g Rosenkohl, geputzt und halbiert

3 EL Olivenöl

½ TL grobes Salz

¼ TL frisch gemahlener schwarzer Pfeffer

3 große Schalotten, in Scheiben (ca. 2,5 cm dick)

320 g kernlose rote Trauben

1 EL Rotweinessig

20 g ungesalzene geröstete Mandeln, grob gehackt

Den Backofen auf 220 °C vorheizen. Auf einem Backblech die Rosenkohlhälften mit 2 EL Olivenöl, Salz und Pfeffer vermengen. Auf einem zweiten Blech die Schalotten und Trauben mit 1 EL Olivenöl mischen. Rosenkohlhälften und Trauben im Ofen rösten. Wenn die Oberseite braun ist, wenden, und zwar den Rosenkohl nach ca. 20 Min., die Trauben nach ca. 15 Min. Insgesamt 25–35 Min. rösten, bis die Röschenhälften goldbraun und knusprig sind.

Die Trauben aus dem Ofen nehmen. Den Essig mit 1 EL Wasser verrühren, auf die Trauben träufeln und alles mit einem Holzwender vom Blech abschaben. Die Traubenmischung und den Rosenkohl zusammen auf eine Platte geben und mit den Mandeln bestreuen.

Pro Portion 149 kcal, 8 g Fett (1 g gesättigte Fettsäuren), 4 g Protein, 17 g Kohlenhydrate, 9 g Zucker, 4 g Ballaststoffe, 142 mg Natrium

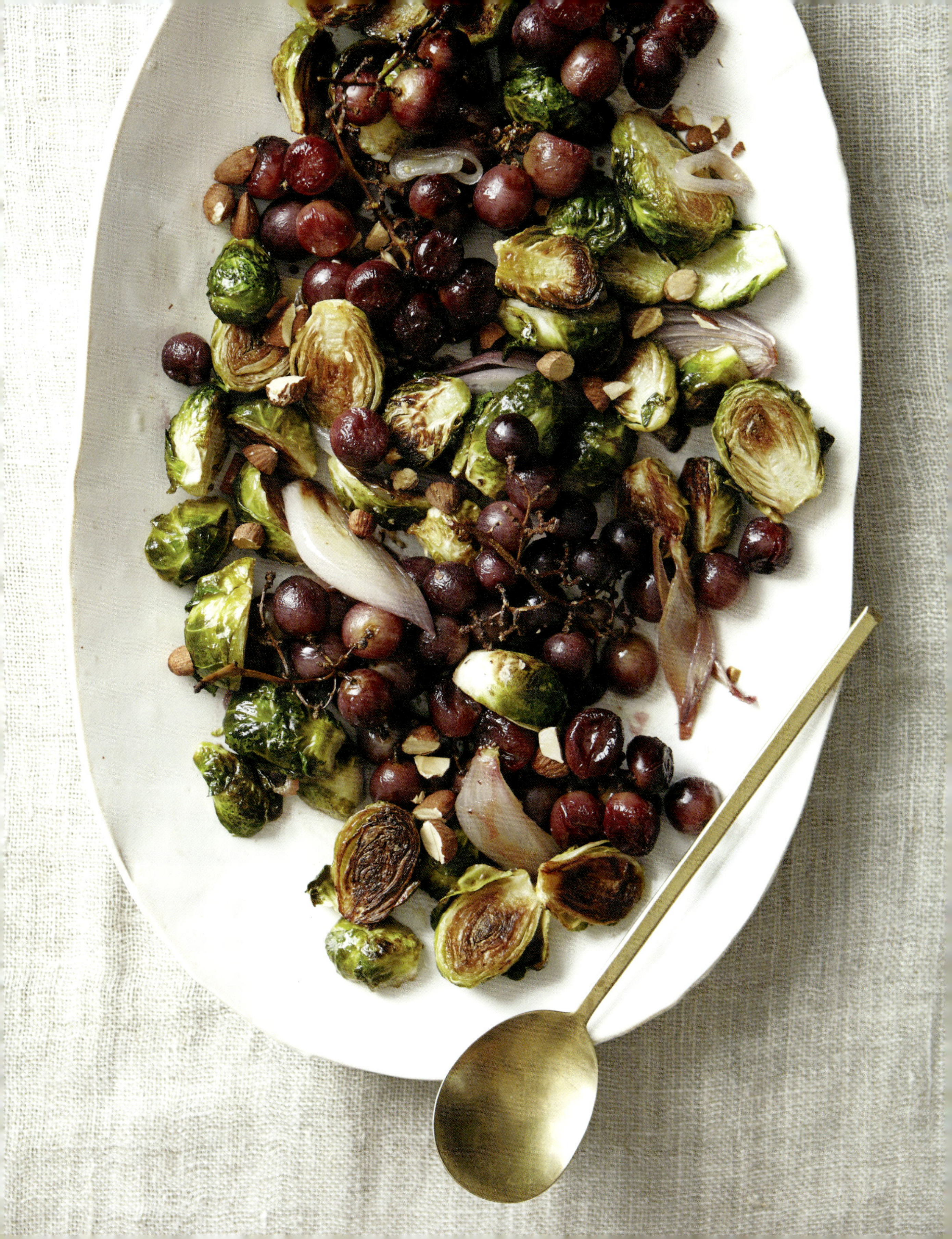

Gefüllter Eichelkürbis mit Getreide

8 PORTIONEN

5 Eichelkürbisse, halbiert und entkernt

2 EL Olivenöl nativ extra + etwas zum Beträufeln

1 TL grobes Salz

½ TL frisch gemahlener schwarzer Pfeffer

350 g weiße Champignons, geputzt und gehobelt

1 große Zwiebel, gewürfelt

1 EL gehackter frischer Rosmarin

250 g entstielte Grünkohlblätter, gehackt

600 g Emmer, Einkorn oder Dinkel, gegart

200 g zerbröckelter Ziegenkäse

1 EL gehackte frische glatte Petersilie zum Bestreuen

rote Paprikaflocken zum Bestreuen

Den Backofen auf 190 °C vorheizen. Die Kürbisse mit 1 EL Olivenöl beträufeln und mit ½ TL Salz und ¼ TL schwarzem Pfeffer würzen. Die Hälften mit der Schnittseite nach unten auf zwei Backbleche legen und jeweils 60 ml Wasser angießen. 25–45 Min. backen, bis das Kürbisfleisch weich ist.

Aus dem Ofen nehmen, aber den Ofen eingeschaltet lassen. Die Kürbisse umdrehen und abkühlen lassen. 8 Hälften mit einem Löffel in der Mitte bis auf eine ca. 2,5 cm dicke Schicht Fruchtfleisch aushöhlen und das Innere in eine Schale geben. Die restlichen 2 Hälften vollständig aushöhlen und die Schalen entsorgen.

In einer großen antihaftbeschichteten Pfanne 1 EL Olivenöl auf mittlerer bis starker Stufe erhitzen. Champignons, Zwiebel und Rosmarin hineingeben und ca. 6 Min. unter Rühren dünsten, bis die Zwiebelwürfel weich sind.

Grünkohl hinzufügen und 1–2 Min. mitgaren. Das Getreide und das Kürbisfleisch darunterrühren und mit dem restlichen Salz und Pfeffer würzen. Vom Herd nehmen und den Ziegenkäse unter die Füllung mischen. Diese auf die 8 Kürbisschalen verteilen und alles auf den Backblechen 35–45 Min. goldbraun backen. Vor dem Servieren mit Olivenöl beträufeln und mit Petersilie und Paprikaflocken bestreuen.

Pro Portion 309 kcal, 9 g Fett (4 g gesättigte Fettsäuren), 11 g Protein, 51 g Kohlenhydrate, 1 g Zucker, 8 g Ballaststoffe, 363 mg Natrium

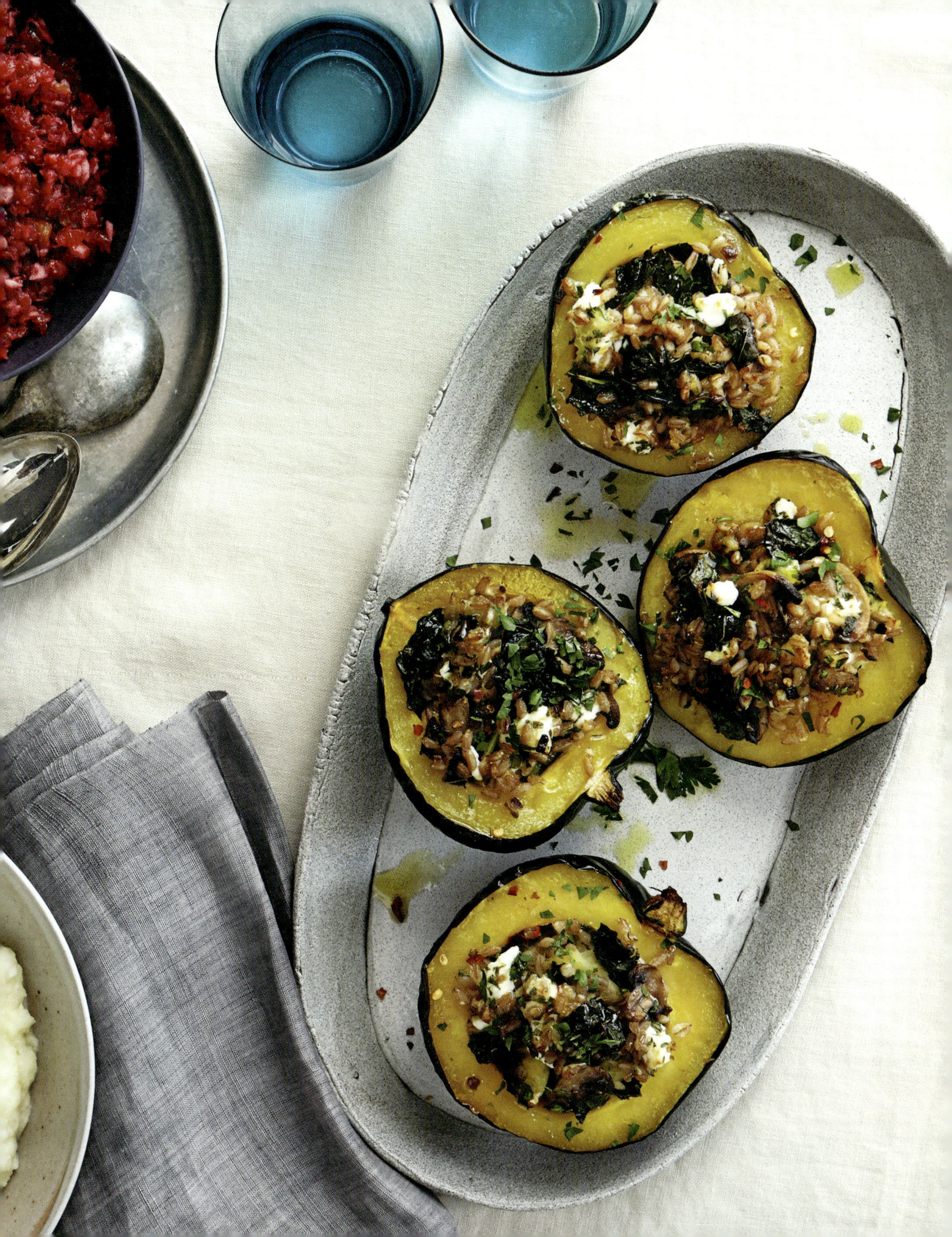

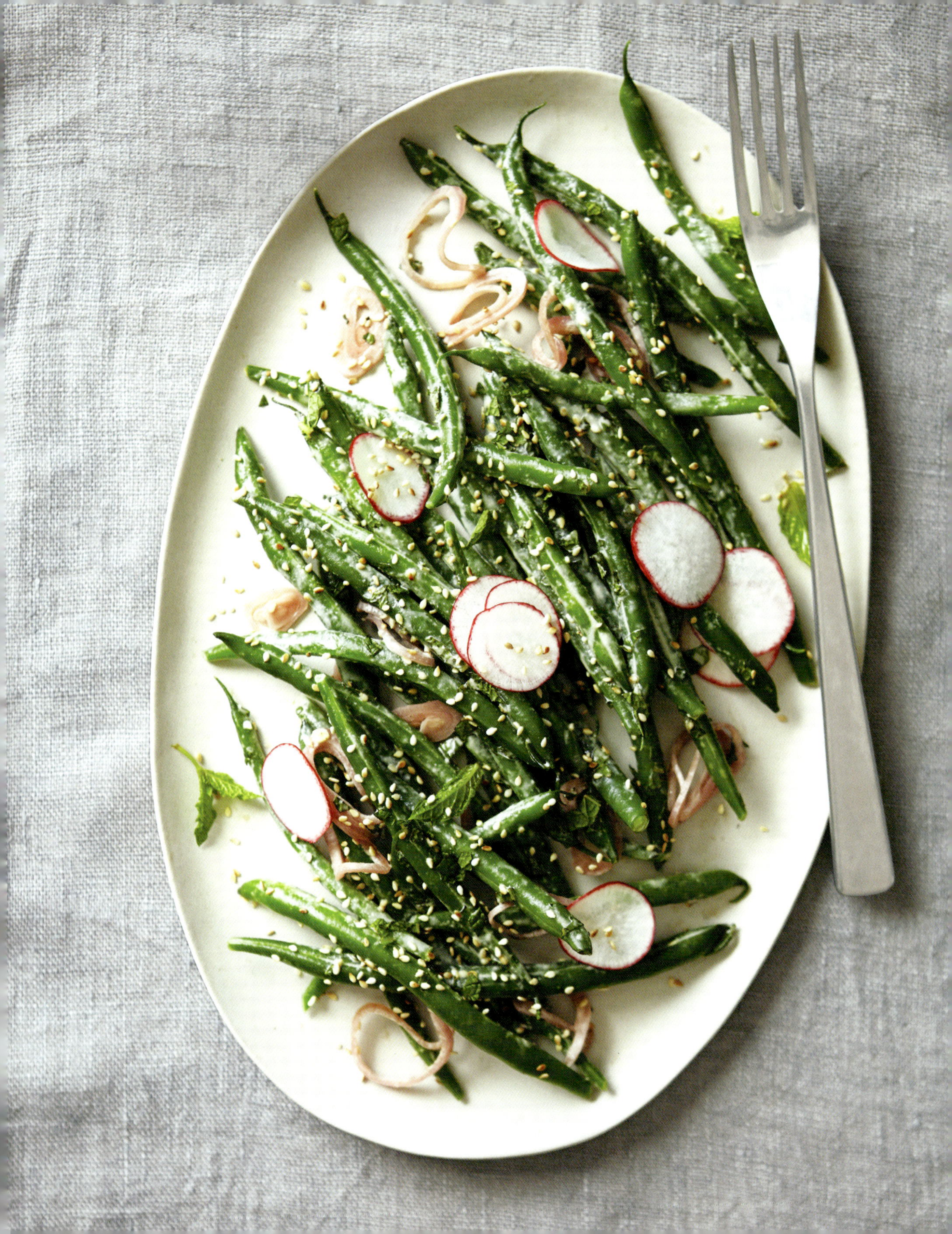

Grüne Bohnen mit Tahina

Einen großen Topf Wasser aufkochen. Die grünen Bohnen darin gar kochen. Abtropfen lassen und in Eiswasser abschrecken. Dann abkühlen und abtropfen lassen.

In einer Schüssel Tahina, Zitronensaft, Knoblauch, Cayennepfeffer, Olivenöl, ¼ TL Salz und 3 EL Wasser verquirlen.

Den Essig in der Mikrowelle ca. 20 Sek. erhitzen und über die Schalottenscheiben gießen. Ca. 10 Min. einwirken und abkühlen lassen, dann in eine Schüssel abgießen. Die grünen Bohnen mit dem Essig, dem restlichen Salz, dem schwarzen Pfeffer, der Minze und dem Sesam vermischen. Mit Schalotte und Radieschenscheiben bestreuen.

Tipp: Verwenden Sie Tahina statt Mehlschwitze zum Verdicken von Suppen und fügen Sie damit zugleich eine köstlich nussige Note hinzu. Während des Kochens 1–2 EL Tahina pro Portion einrühren.

Pro Portion 109 kcal, 8 g Fett (1 g gesättigte Fettsäuren), 3 g Protein, 7 g Kohlenhydrate, 3 g Zucker, 2 g Ballaststoffe, 129 mg Natrium

8 PORTIONEN

600 g grüne Bohnen, geschnitten

60 ml Tahina (Sesampaste)

2 EL frischer Zitronensaft

1 kleine Knoblauchzehe, gehackt

1 Prise Cayennepfeffer

2 EL Olivenöl nativ extra

½ TL grobes Salz

60 ml Rotweinessig

1 große Schalotte, in Scheiben

¼ TL frisch gemahlener schwarzer Pfeffer

2 EL gehackte frische Minze

1 EL Sesamsamen, geröstet

Radieschen zum Garnieren, gehobelt

Gebratene Süßkartoffeln mit Ingwer und Curry

8 PORTIONEN

6 mittelgroße Süßkartoffeln, grob gewürfelt

1 Stück frischer Ingwer (7–8 cm lang), geschält und in streichholzdünne Streifen geschnitten

250 ml Orangensaft (vorzugsweise frisch)

2 EL Olivenöl

½ TL grobes Salz

¼ TL frisch gemahlener schwarzer Pfeffer

1 TL Currypulver

100 g Pekannusskerne

Den Ofen auf 220 °C vorheizen. Süßkartoffeln, Ingwer, Orangensaft, Olivenöl, Salz, Pfeffer und Currypulver auf einem Backblech vermischen und verteilen. Im Ofen ca. 20 Min. rösten. Umrühren und die Pekannüsse dazugeben. Unter gelegentlichem Rühren weitere 20–30 Min. rösten, bis die Süßkartoffeln weich und angebräunt sind.

Pro Portion 202 kcal, 8 g Fett (1 g gesättigte Fettsäuren), 3 g Protein, 30 g Kohlenhydrate, 10 g Zucker, 5 g Ballaststoffe, 201 mg Natrium

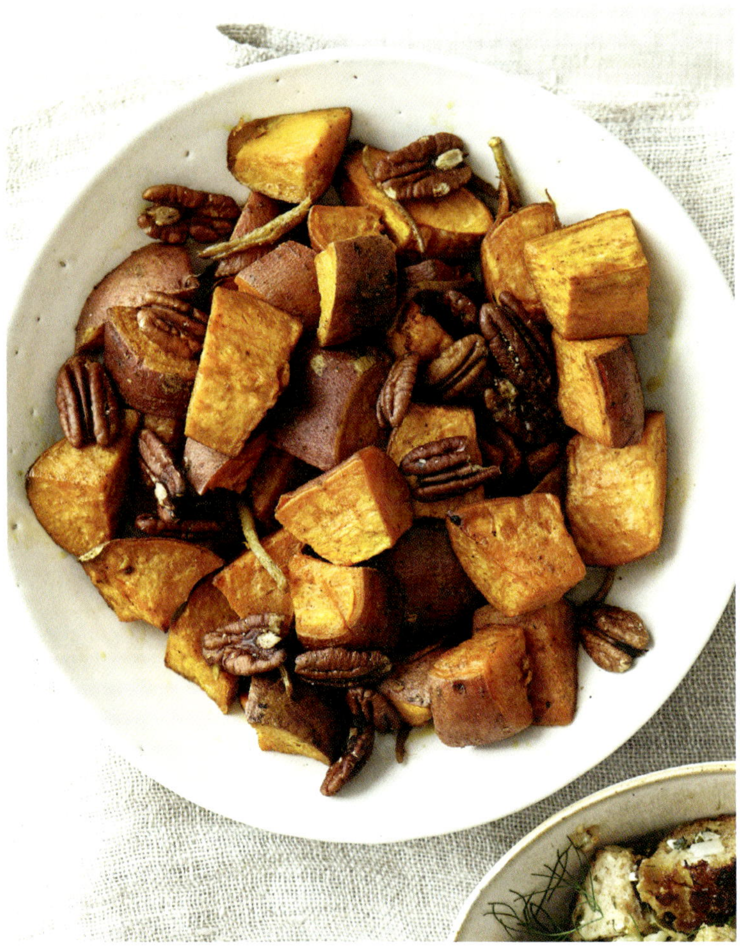

Salat aus Grünkohl, Cranberrys und Haselnüssen

In einem Mixer Buttermilch, Joghurt, Estragon, Petersilie, Zitronensaft, Knoblauch und 1 großzügige Prise Salz und Pfeffer glatt pürieren. Die Grünkohlblätter waschen, alle dicken, zähen Stängel entfernen. Die Blätter trocken tupfen und zerkleinern. Den Grünkohl mit dem Dressing vermischen, auf einer Platte anrichten und das Ganze mit Cranberrys und Haselnüssen bestreuen.

Pro Portion 122 kcal, 6 g Fett (2 g gesättigte Fettsäuren), 6 g Protein, 14 g Kohlenhydrate, 7 g Zucker, 3 g Ballaststoffe, 70 mg Natrium

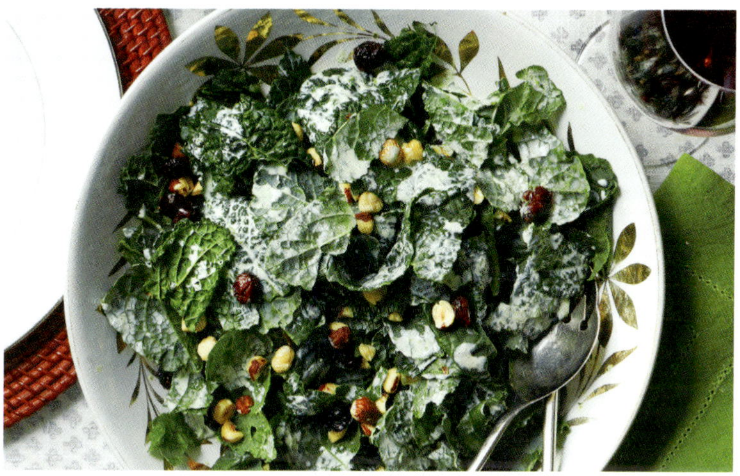

10 PORTIONEN

150 ml fettarme Buttermilch

200 ml Joghurt aus Vollmilch

30 g Estragonblätter

30 g glatte Petersilienblätter

2 EL frischer Zitronensaft

1 kleine Knoblauchzehe

grobes Salz

frisch gemahlener schwarzer Pfeffer

1 kg Grünkohl oder Palmkohl, entstielt

75 g getrocknete Cranberrys, grob gehackt

60 g geröstete Haselnusskerne, grob gehackt

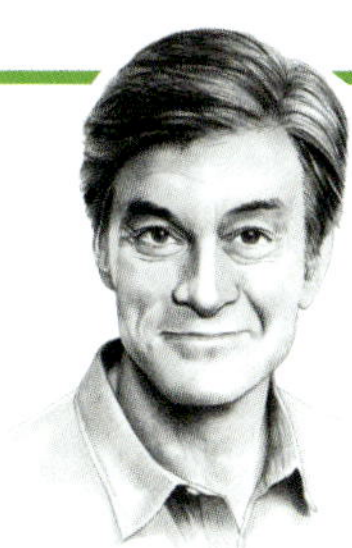

Ein echtes Superfood

Haselnüsse enthalten viel Folsäure – wichtig für den Knochenaufbau und unerlässlich zur Vorbeugung gegen Geburtsschäden. Die Häutchen der Nüsse bringen eine Extradosis Antioxidantien. Etwa 90 % des weltweiten Angebots werden in der Türkei angebaut. Das meiste davon wird wohl für Nutella & Co. verwendet. Ich empfehle sie als Zutat für Salate, auf Hüttenkäse gestreut oder geröstet und gewürzt als Snack. So sind sie gesund!

Röstgemüse mit Olivendressing

10 PORTIONEN

1 kg Pastinaken, geschält, geputzt, je nach Dicke längs halbiert oder geviertelt

5 EL Olivenöl nativ extra

2 TL grobes Salz

1 kg Süßkartoffeln, geschält, geputzt, längs in Stücke geschnitten

125 g entsteinte Oliven, grob gehackt

3 EL frischer Zitronensaft

1 EL fein gehackte Schalotte

1 kleine Knoblauchzehe, fein gehackt

30 g frische Minzeblätter, grob gehackt

30 g frisches Koriandergrün, grob gehackt

Den Backofen auf 190 °C vorheizen. Die Pastinaken auf einem Backblech mit 1 EL Olivenöl und 1 TL Salz mischen und verteilen. Die Süßkartoffeln mit 1 EL Olivenöl und dem restlichen Salz in einer Schicht auf ein zweites Blech legen.

Die Pastinaken im Ofen 10 Min. rösten, dann wenden. Das andere Blech mit den Süßkartoffeln ebenfalls in den Ofen schieben. Nach ca. 20 Min. wenden und weitere 20–30 Min. rösten, bis diese weich und leicht gebräunt sind.

Für das Dressing die Oliven, das restliche Olivenöl, den Zitronensaft, die Schalotte und den Knoblauch verquirlen. Das fertig gegarte Gemüse auf eine Platte geben und das Dressing darauf verteilen. Mit Minze und Koriander bestreuen. Heiß oder lauwarm servieren.

Pro Portion 196 kcal, 9 g Fett (1 g gesättigte Fettsäuren), 2 g Protein, 28 g Kohlenhydrate, 8 g Zucker, 6 g Ballaststoffe, 271 mg Natrium

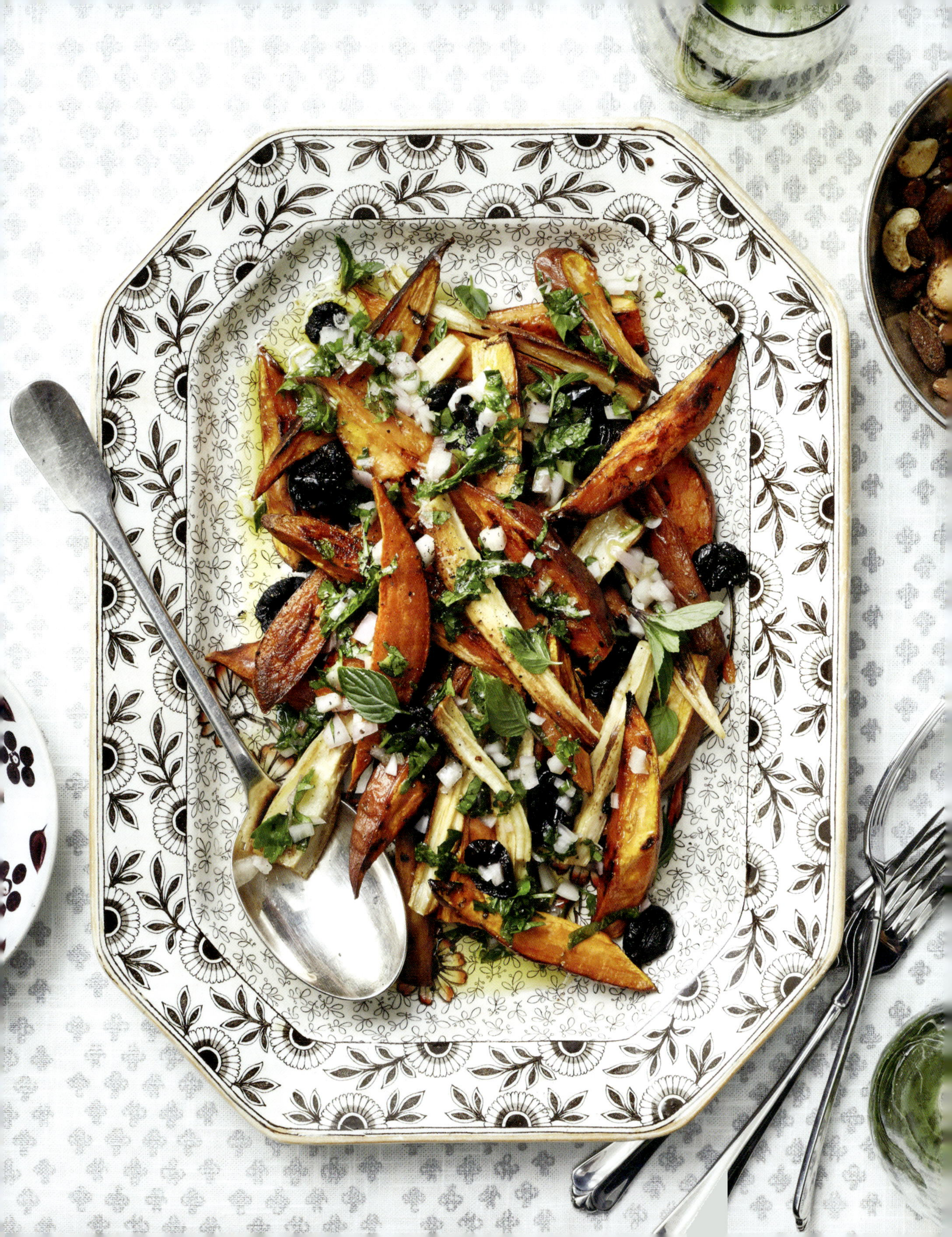

Leichte Küchenklassiker

Diese leichten Varianten beliebter Standardgerichte sind viel gesünder und reich an Superfood-Inhaltsstoffen.

Paniertes Hähnchenfilet mit Buttermilch-Krautsalat

4 PORTIONEN

100 ml fettarme Buttermilch

3 EL Schnittlauch- oder Frühlingszwiebelröllchen

1 EL Mayonnaise

1 TL Honig

½ TL Dijonsenf

½ TL grobes Salz

½ TL frisch gemahlener schwarzer Pfeffer

250 g Weißkohl, gehobelt

250 g Quinoa, gegart

60 ml + 1 ½ TL Olivenöl

1 EL fein geriebener Parmesan

2 EL gehackte frische glatte Petersilie

500 g Hähncheninnenfilets (ca. 8 Stück)

1 großes Ei, verquirlt

Den Ofen auf 180 °C vorheizen. Ein Backblech mit Backpapier belegen.

Buttermilch, Schnittlauch, Mayonnaise, Honig, Senf und je ¼ TL Salz und Pfeffer in einer Schüssel verquirlen. Mit dem Weißkohl vermischen und in den Kühlschrank stellen.

Quinoa mit 1 ½ TL Olivenöl verrühren. Auf dem Backpapier verteilen und ca. 20 Min. rösten; dabei öfter wenden. Quinoa herausnehmen (Ofen nicht ausschalten), abkühlen lassen und dann mit dem Käse, der Petersilie und dem restlichen Salz und Pfeffer mischen.

Die Hähnchenfilets einzeln in das verquirlte Ei tauchen und dann in der Quinoamischung wälzen, sodass beide Seiten paniert werden. 60 ml Olivenöl auf mittlerer bis starker Stufe in einer großen Antihaftpfanne erhitzen. Darin die Filets, eventuell portionsweise, in 2–3 Min. pro Seite goldbraun braten. Auf ein Backblech geben und 3–5 Min. backen. Mit dem Krautsalat servieren.

Siehe Foto auf Seite 313

Pro Portion 330 kcal, 15 g Fett (3 g gesättigte Fettsäuren), 29 g Protein, 19 g Kohlenhydrate, 5 g Zucker, 3 g Ballaststoffe, 413 mg Natrium

Käsemakkaroni mit Butternut-Kürbis

Den Backofen auf 190 °C vorheizen. Eine flache Auflaufform (2–2,5 l Inhalt) einfetten. In einem großen Topf reichlich Wasser aufkochen und salzen. Die Nudeln darin nach Packungsanweisung bissfest (al dente) kochen und für die letzten 4 Min. der Garzeit die Kürbiswürfel dazugeben. 125 ml vom Kochwasser abnehmen, dann die Nudeln durch ein Sieb abgießen und abtropfen lassen. Den Topf abtrocknen und beiseitestellen. In einem Rührbecher Milch und Nudelwasser mit Mehl, Senf, Worcestersauce und Pfeffer verquirlen.

Im Kochtopf 2 TL Olivenöl auf mittlerer Stufe erhitzen, Zwiebel unter Rühren ca. 5 Min. weich dünsten. ½ TL Salz und die Milchmischung dazugeben, aufkochen und 2–3 Min. kochen, bis die Flüssigkeit leicht eingedickt ist.

Vom Herd nehmen. 200 g Reibekäse dazugeben und glatt rühren. Nudeln und Kürbisfleisch hinzufügen und etwas vermischen, dann mit einem Löffel in die Auflaufform geben und mit dem restlichen Käse bestreuen. 15–20 Min. im Backofen backen, bis die Masse goldbraun ist und blubbert.

Pro Portion 396 kcal, 18 g Fett (10 g gesättigte Fettsäuren), 18 g Protein, 44 g Kohlenhydrate, 6 g Zucker, 5 g Ballaststoffe, 518 mg Natrium

6 PORTIONEN

2 TL Olivenöl + etwas für die Auflaufform

1 ½ TL grobes Salz

220 g Vollkorn- oder Quinoanudeln (Hörnchen, Muscheln oder Fusilli)

600 g Butternut- oder Moschuskürbis, ca. 0,5 cm groß gewürfelt

350 ml fettarme Milch

2 EL Vollkornmehl (vorzugsweise weißer Vollkornweizen)

1 TL gemahlener Senf

1 TL Worcestersauce

½ TL frisch gemahlener schwarzer Pfeffer

1 mittelgroße Zwiebel, fein gehackt

250 g scharfer Cheddar, gerieben

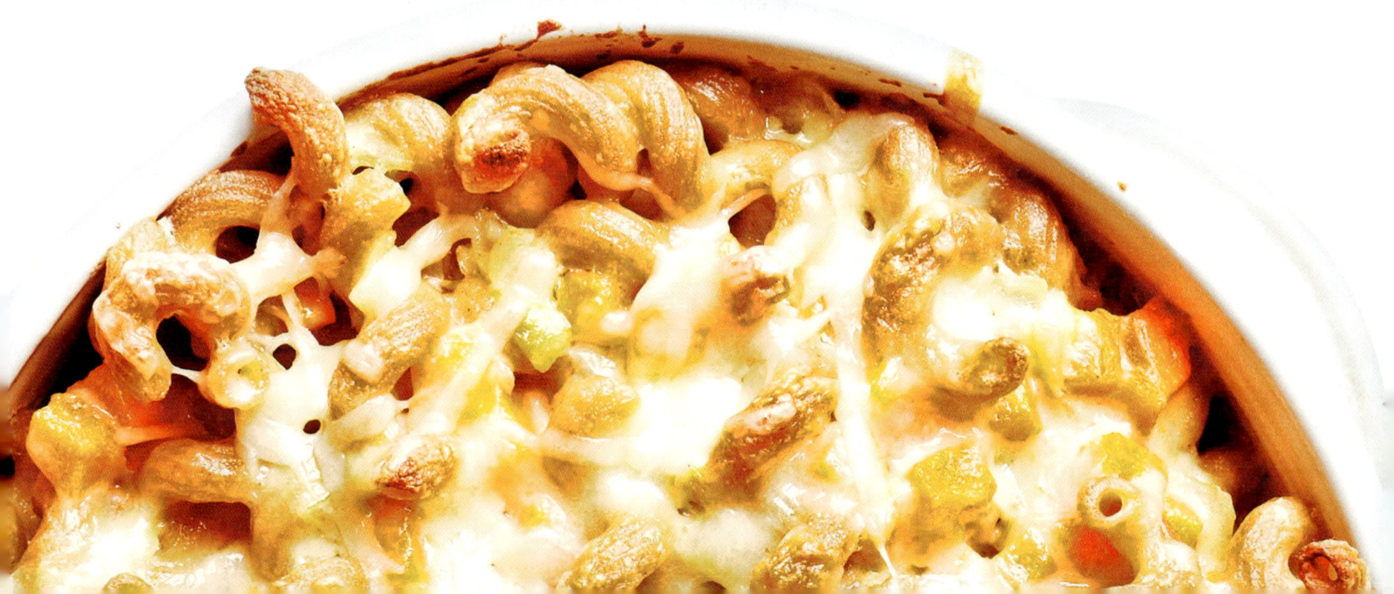

Chickenwings mit Ingwer und Frühlingszwiebeln

4 PORTIONEN

2 EL Distelöl + etwas für das Backblech

1 kg Hähnchenflügel (Spitze abgeschnitten, im Gelenk geteilt)

1 ¼ TL grobes Salz

6 Frühlingszwiebeln, fein gehackt

1 EL gehackter frischer Ingwer

¼ TL rote Paprikaflocken

Den Backofen auf 230 °C vorheizen. Ein Backblech leicht einölen, dann die Hähnchenflügel darauf verteilen und mit ¼ TL Salz würzen. Im Ofen in ca. 35 Min. goldbraun und knusprig braten. Inzwischen Frühlingszwiebeln, Ingwer, 1 TL Salz und die roten Pfefferflocken mit 2 EL Distelöl pürieren.

Die Hähnchenflügel aus dem Ofen nehmen und mit der Sauce vermengen. Weitere ca. 15 Min. backen, bis die Sauce fest geworden ist.

Pro Portion 291 kcal, 22 g Fett (5 g gesättigte Fettsäuren), 21 g Protein, 2 g Kohlenhydrate, 1 g Zucker, 1 g Ballaststoffe, 689 mg Natrium

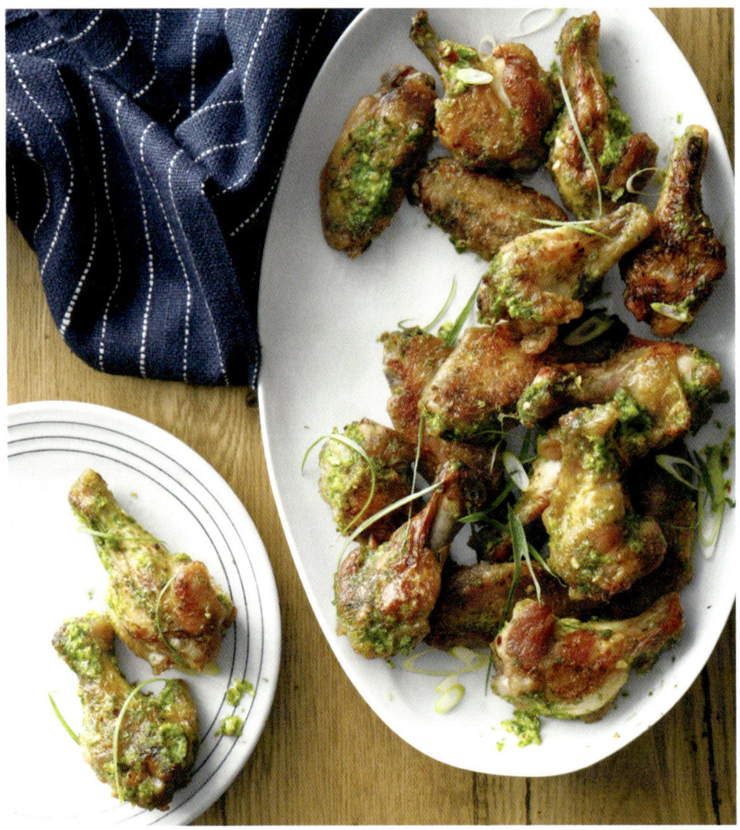

Gebackene Pommes frites

Den Backofen auf 220 °C vorheizen. Die Kartoffeln längs in ca. 1,5 cm dicke Stücke schneiden. Auf einem Backblech verteilen und mit Olivenöl, Rosmarin und Salz mischen. Im Ofen in 30–35 Min. goldbraun backen, dann wenden und weitere 10–15 Min. backen.

Pro Portion 389 kcal, 14 g Fett (2 g gesättigte Fettsäuren), 7 g Protein, 62 g Kohlenhydrate, 2 g Zucker, 5 g Ballaststoffe, 258 mg Natrium

2 PORTIONEN

2 große festkochende Kartoffeln (ca. 350 g)

2 EL Olivenöl

1 EL gehackter frischer Rosmarin

¼ TL grobes Salz

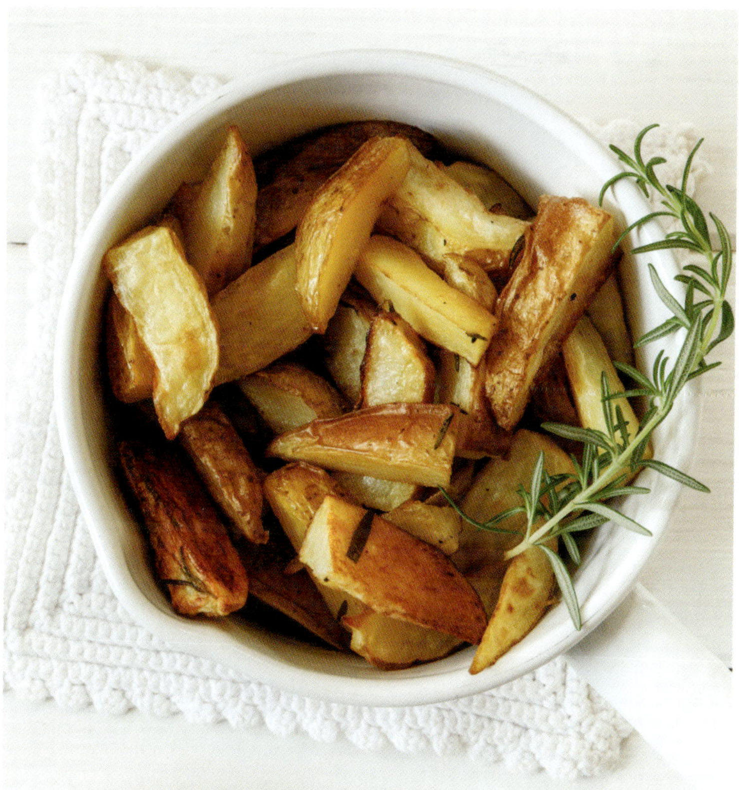

Superfood-Leckereien

Sosehr ich auch einen schönen saftigen Apfel oder eine Birne zum Nachtisch liebe, manchmal reicht ein Stück Obst einfach nicht. Bei den folgenden Rezepten ist für jeden Geschmack etwas dabei. Sie enthalten gesunde Superfoods und befriedigen Ihr Verlangen nach etwas Süßem.

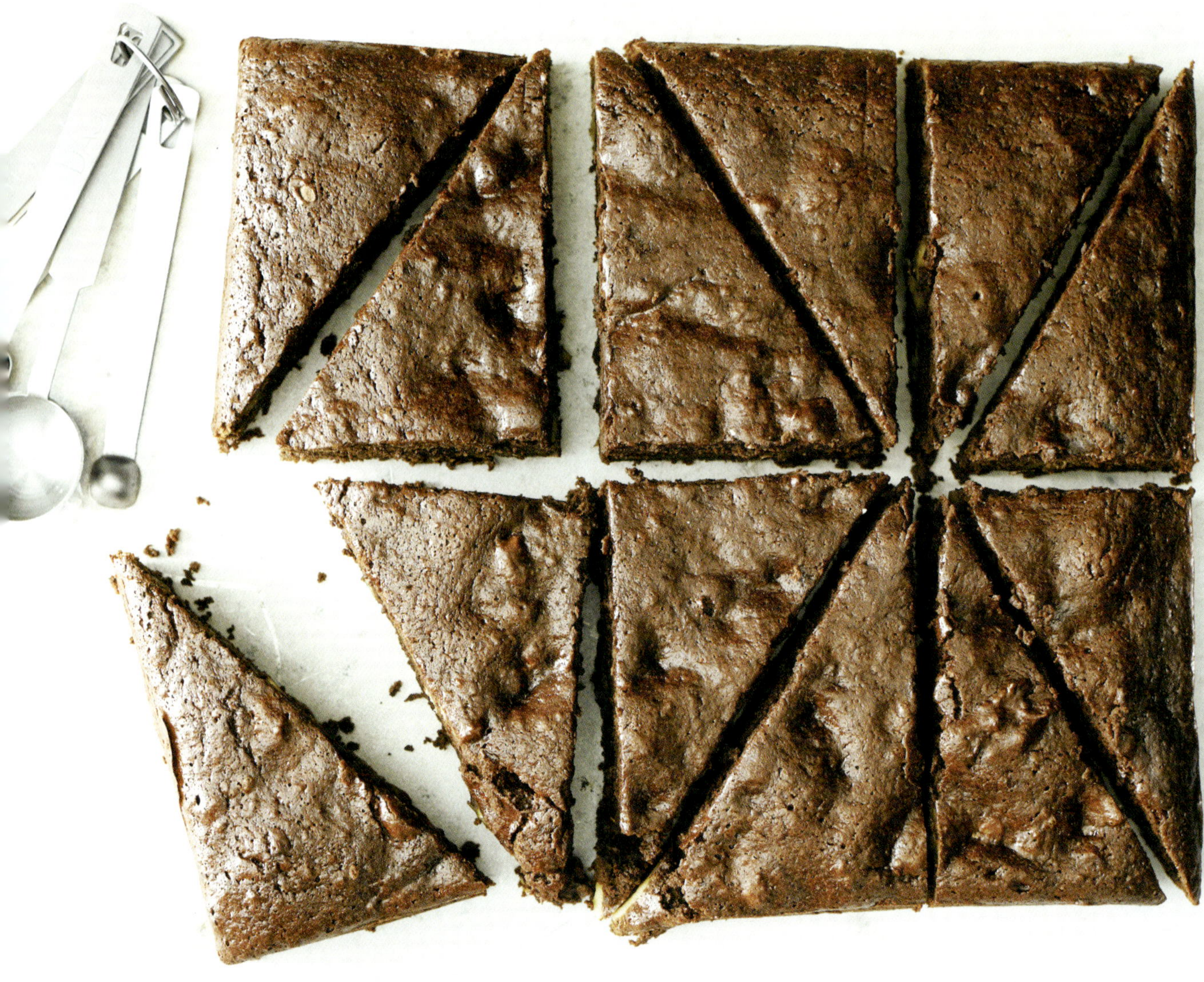

Rote-Bete-Brownies mit dunkler Schokolade

Den Ofen auf 180 °C vorheizen. Eine quadratische Glasbackform (ca. 20 × 20 cm groß) einfetten. Die Beten in einem Mixer mit Orangensaft in ca. 30 Sek. glatt pürieren. In einer Schüssel Mehl, Kakaopulver, Backpulver und Salz vermischen.

Eine Edelstahlschüssel auf einen Topf mit siedendem Wasser stellen; der Schüsselboden darf das Wasser nicht berühren. Butter und Schokolade in der Schüssel schmelzen, dabei gelegentlich umrühren. 4–5 Min. erhitzen, bis alles geschmolzen und glatt ist. Vom Herd nehmen und den Zucker einrühren. Die Eier einzeln darunterschlagen, dann Betenmasse und Vanille unterrühren. Mehlmischung und Nüsse (falls vorgesehen) kurz unterheben, aber nicht ganz homogen vermischen.

Den Teig in die Auflaufform geben und im Ofen 25–30 Min. backen, bis er leicht aufgegangen ist und sich fest anfühlt. Auf einem Kuchengitter abkühlen lassen.

Pro Portion 191 kcal, 10 g Fett (7 g gesättigte Fettsäuren), 3 g Protein, 24 g Kohlenhydrate, 18 g Zucker, 1 g Ballaststoffe, 111 mg Natrium

12 PORTIONEN

125 g geschälte rote Bete, gegart und gehackt

80 ml Orangensaft

60 g Mehl

30 g ungesüßtes Kakaopulver

1 TL Backpulver

¼ TL feines Salz

4 EL ungesalzene Butter + etwas für die Auflaufform

175 g Zartbitterschokolade (z. B. mit 70 % Kakao), fein gehackt

100 g dunkelbrauner Zucker

3 große Eier

2 TL reiner Vanilleextrakt

125 g geröstete ungesalzene Walnusskerne oder Pistazien, gehackt (optional)

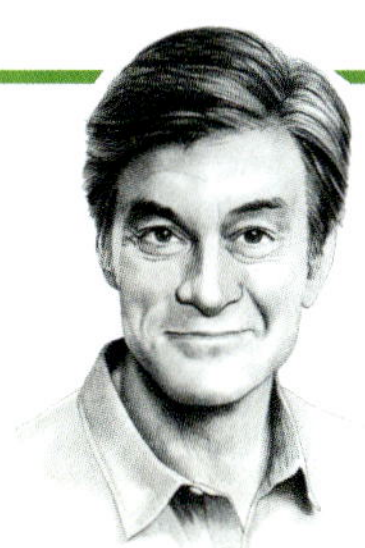

Ein echtes Superfood

Rote Bete ist eine gute Quelle für Vitamin C, Ballaststoffe und Kalium. Viele von uns kennen die Knolle nur als fades Etwas aus der Mensa oder Kantine. Sie zählt zu meinen Lieblingsgemüsesorten, und ich genieße sie gern angebraten mit etwas Olivenöl und gewürzt mit Salz und Pfeffer.

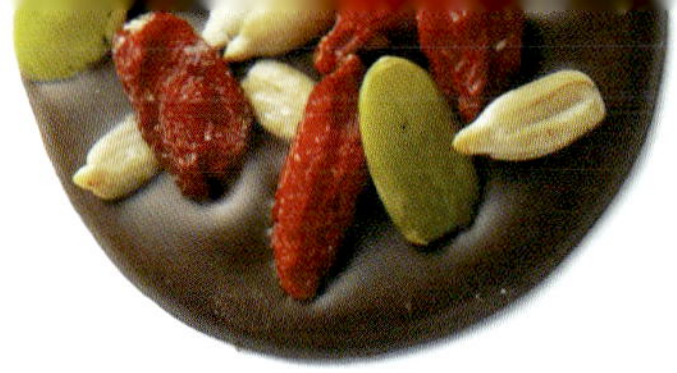

Schokoladenplättchen

4 PORTIONEN À 16 STÜCK

100 g Zartbitterschokolade, fein gehackt

½ TL Rapsöl

1 EL ungesalzene Nusskerne

1 EL Granatapfelsamen

1 EL Trockenfrüchte (große Früchte in kleine Stücke schneiden)

1 EL kandierter Ingwer

Die Schokolade und das Rapsöl in eine mikrowellengeeignete Schüssel geben und 1 Min. in der Mikrowelle erhitzen. Glatt rühren und abkühlen lassen. Ein Backblech mit Backpapier belegen. Je 1 TL Schokolade als Klecks auf das Backblech geben und mit dem Löffel zu Scheibchen verstreichen.

In einer kleinen Schüssel Nüsse, Granatapfelkerne, Trockenfrüchte und kandierten Ingwer vermischen und mit einem Löffel auf die Schokoladenscheibchen verteilen. Ca. 1 Std. abkühlen lassen, bis sie fest sind. Bis zum Servieren im Kühlschrank aufbewahren.

Pro Portion à 4 Stück 188 kcal, 15 g Fett, 4 g Protein, 19 g Kohlenhydrate, 12 g Zucker, 4 g Ballaststoffe, 2 mg Natrium

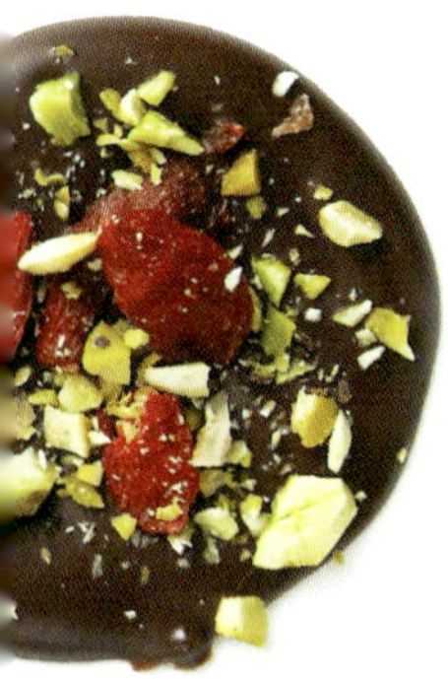

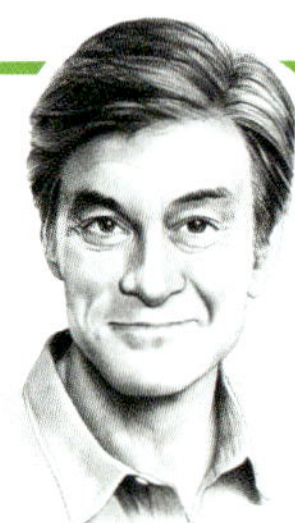

Ein echtes Superfood

Neueste Forschungen zeigen, dass Schokolade Verbindungen enthält, die helfen können, den Blutdruck und die Menge des schlechten Cholesterins zu verringern. Experten empfehlen extradunkle Sorten mit sehr viel Kakao.

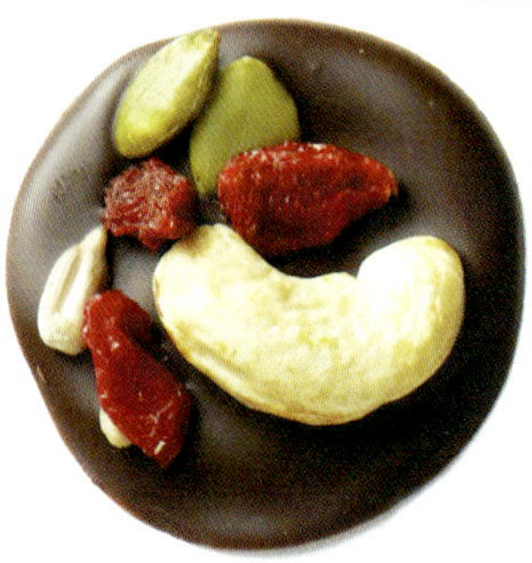

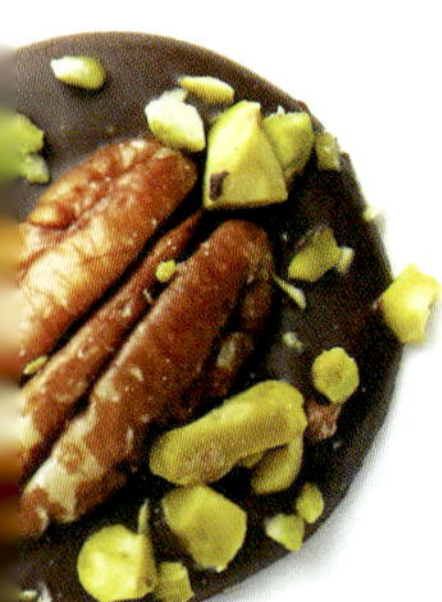

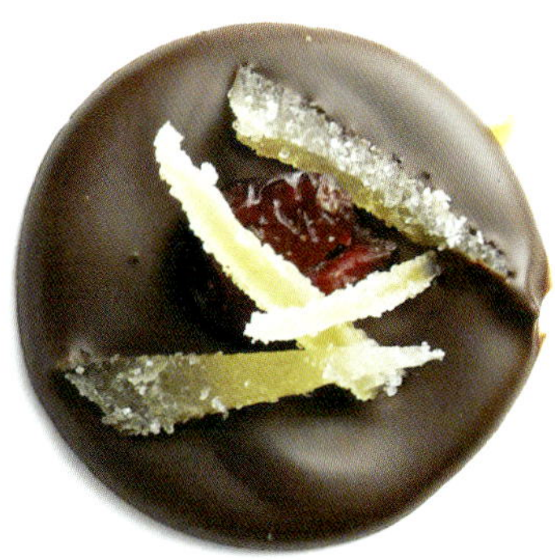

Bananen-»Eiscreme«

4 PORTIONEN

4 tiefgekühlte Bananen

Die tiefgekühlten Bananen mit einem Mixer cremig pürieren. In einen luftdichten Behälter füllen und mindestens 1 Std. erneut einfrieren. Mit einem Eisportionierer servieren.

Gesunde Geschmackszugabe: Dieses Dessert mit nur einer Zutat ist für sich schon großartig. Wenn Sie es noch etwas verfeinern möchten, können Sie beim Pürieren tiefgekühlte Beeren untermischen. Andere mögliche Zutaten sind Kakaopulver, Zimt, etwas Honig oder einige gehackte Nusskerne.

Pro Portion 105 kcal, < 1 g Fett, 1 g Protein, 27 g Kohlenhydrate, 14 g Zucker, 3 g Ballaststoffe, 1 mg Natrium

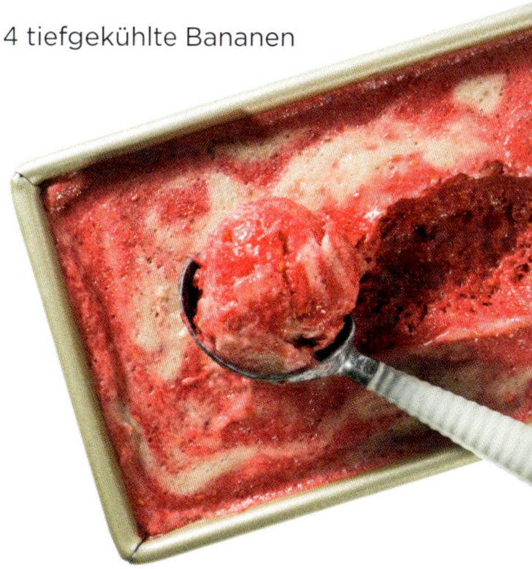

Clementinen mit Schokoladenglasur

4 PORTIONEN

50 g Zartbitterschokolade, fein gehackt

½ TL Rapsöl

4 Clementinen

2 EL fein gehackte geschälte, ungesalzene Pistazien

Die Schokolade zusammen mit dem Rapsöl in der Mikrowelle 45 Sek. lang erhitzen. Danach glatt rühren. Ein Backblech mit Backpapier belegen. Die Clementinen schälen und in ihre Segmente teilen. Jedes einzeln in die Schokolade tauchen, dann in den Pistazien wälzen und auf dem Backblech auslegen. Ca. 25 Min. abkühlen lassen, bis die Schokolade fest ist. Bis zum Servieren im Kühlschrank aufbewahren.

Pro Portion 133 kcal, 8 g Fett (4 g gesättigte Fettsäuren), 3 g Protein, 17 g Kohlenhydrate, 11 g Zucker, 3 g Ballaststoffe, 1 mg Natrium

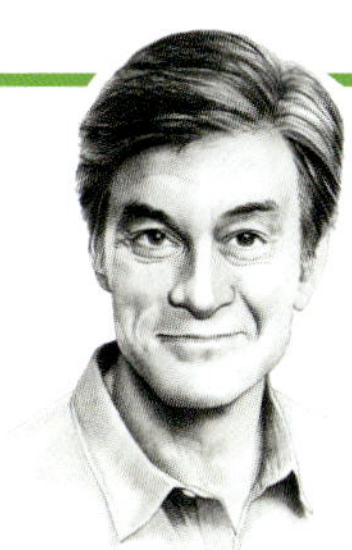

Ein echtes Superfood

Clementinen bringen Ihnen eine ordentliche Portion Kalzium, Folsäure und Vitamin C auf den Teller.

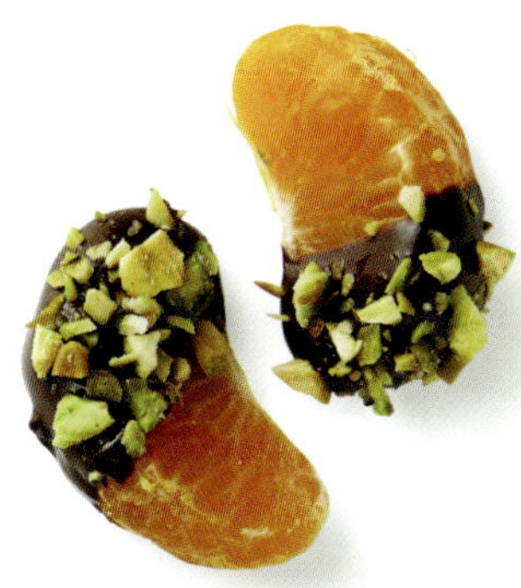

Popcorn mit Pep

Verleihen Sie diesem Vollkornsnack mit wechselnden Zutaten neue Geschmacksrichtungen. Besprühen Sie ca. 1,25 l mit Heißluft hergestelltes Popcorn mit Kochspray, damit die Zutaten daran haften, und bestäuben bzw. bestreuen Sie es mit den folgenden Kombinationen.

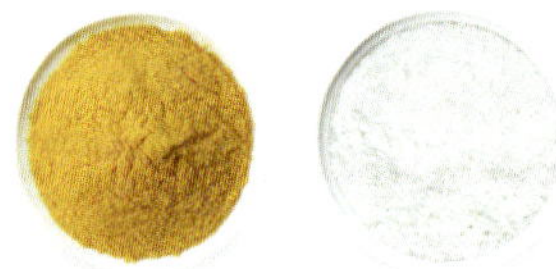

Currypulver und Kokosraspel
(½ TL und 2 EL)

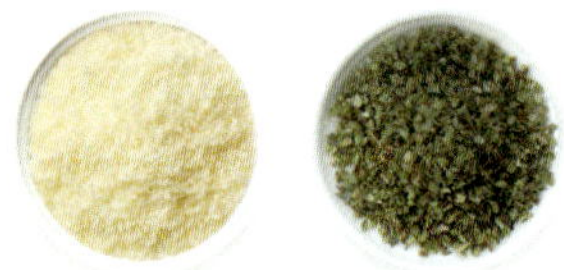

Geriebener Parmesan und getrockneter Oregano
(2 EL und ½ TL)

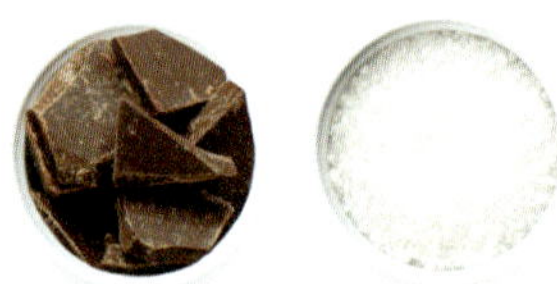

Fein geraspelte Zartbitterschokolade und Meersalz
(30 g und ½ TL)

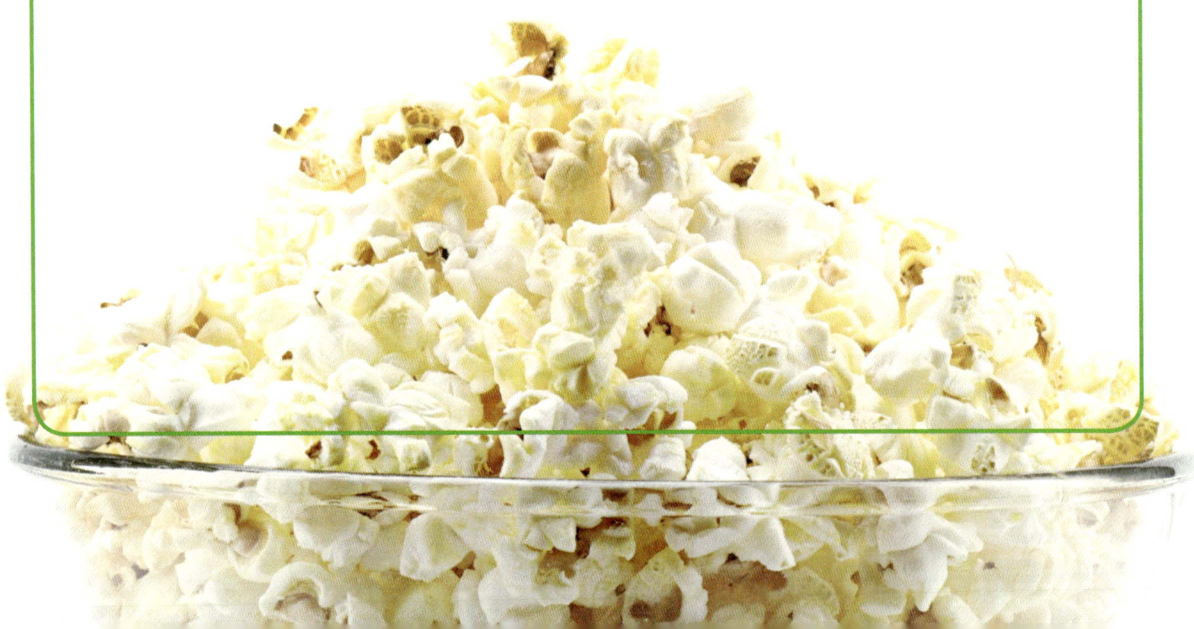

DANKSAGUNG

Mein Buch soll Sie davon überzeugen, dass Essen nähren, heilen, energetisieren und zugleich erfreuen kann. Mit Unterstützung vieler talentierter Mitarbeiter habe ich es auf die Beine gestellt und bin allen zutiefst dankbar. Ich muss zuerst Ted Spiker danken, der Klarheit, Genauigkeit und Humor in alles bringt, was wir zusammen schreiben. Großer Dank geht auch an Jill Herzig, die das Konzept für die Originalausgabe *Food Can Fix It* mitgestaltet und die Seiten mit den Redakteuren meines Magazins *Dr. Oz The Good Life* bearbeitet hat. Ihr Personal half uns, und so geht ein zusätzlicher Dank an Lisa Bain und Rebecca Santiago, zusammen mit Margarita Bertsos, Abby Greene, Marty Munson, Allison Chin und Miranda Van Gelder. Der visuelle Reiz spielt in diesem Buch eine große Rolle, und dafür danke ich dem Photography Director des Magazins Bruce Perez und dem Designdirektor Jaclyn Steinberg sowie der Bildredakteurin Martha Corcoran. Alle Fakten und Studien wurden von Karen Jacob, Katherine Wessling und Joy Wingfield dreimal überprüft. Alle Rezepte sind von Profis wie Christine Albano, Lori Powell und Susan Spungen entwickelt und von Maryann Pomeranz und Antonina Smith getestet.

Viele externe Experten haben das Buch maßgeblich bereichert. Einige davon sind Kristin Kirkpatrick, R. D., Jacqueline Crockford, M. S., C. S. C. S., Keri Gans, R. D. und Dr. Michael Roizen.

Die Mitarbeiter meiner *The Dr. Oz Show* haben sich ebenfalls für dieses Buch eingesetzt. Vielen Dank an Amy Chiaro, Michael Crupain, Gretchen Goetz, Donna O'Sullivan und Stacy Rader.

Ich fühle mich geehrt, wieder einmal mit Simon & Schuster zusammenzuarbeiten, einem großen Verlag, den die Visionärin Carolyn Reidy leitet. Danke an sie und ihr talentiertes und engagiertes Team bei Scribner, darunter Susan Moldow, Nan Graham, Roz Lippel und Shannon Welch.

Das Managementteam von Hearst hat dieses Projekt frühzeitig unterstützt und unsere Bemühungen durch die Veröffentlichung belohnt. Mein besonderer Dank gilt David Carey, Ellen Levine, Joanna Coles und Fotoulla Damaskos. Eine wichtige Rolle spielten auch die Teammitglieder im Marketing von Hearst: Jim Miller, Will Michalopoulos und Michelle Spinale. Vielen Dank an die Herausgeber des Magazins *Dr. Oz The Good Life* und die Geschäftsführerin Jill Seelig.

Für ihre Promotion für mein Buch möchte ich mich bei mehreren Chefredakteurinnen und einem Chefredakteur der Hearst-Verlagsgruppe bedanken: Glenda Bailey, Rachel Barrett, Jane Francisco, Anne Fulenwider, Lucy Kaylin, Robbie Myers, Michele Promaulayko, Meredith Rollins, Susan Spencer und Stellene Volandes.

Schließlich bin ich Jacqueline Deval zu Dank verpflichtet, die dieses Projekt fachkundig geleitet und die Bemühungen aller oben genannten Personen koordiniert hat.

Zu guter Letzt vielen Dank an die Meisterin in meinem Haus und meinem Leben: Lisa Oz.

ÜBER DEN AUTOR

Der Herz-Lungen-Chirurg Dr. Mehmet Oz hat acht Daytime Emmy Awards für die *Dr. Oz Show* gewonnen. Er ist Professor für Chirurgie an der Columbia University und leitet das komplementärmedizinische Programm am NewYork-Presbyterian Hospital. Er führt über 50 Herzoperationen pro Jahr durch. Vor diesem Buch unter dem Originaltitel *Food Can Fix It* hat Dr. Oz bereits sieben Bücher geschrieben, die alle auf der Bestsellerliste der *New York Times* standen, darunter *YOU: The Owner's Manual, YOU: The Smart Patient, YOU: On a Diet, YOU: Staying Young* sowie das preisgekrönte *Healing from the Heart*.

Radiobeiträge von Mehmet Oz werden unter dem Titel *Daily Dose* von iHeartRadio in zahlreichen Radiomärkten verkauft, und seine Zeitungskolumne verbreitet Hearst auf 175 Märkten in aller Welt. Er ist Mitbegründer von sharecare.com und der dazugehörigen App AskMD, die 2014 den Preis für die beste medizinische App erhalten hat. Dr. Oz hat auch eine regelmäßige Kolumne in *O, The Oprah Magazine*.

Dr. Oz gehört allen großen Fachgesellschaften für Herzchirurgen an. Das Nachrichtenmagazin *Time* zählt ihn zu den 100 einflussreichsten Persönlichkeiten, das Magazin *Esquire* zu den 75 einflussreichsten Persönlichkeiten der Gegenwart. Auch das Magazin *Forbes* hat ihn zu einer der wichtigsten Persönlichkeiten gekürt. Das World Economic Forum verlieh ihm den Titel Global Leader for Tomorrow. Dr. Oz gehört zu den 100 einflussreichsten Alumni der Universität Harvard und ist Träger der Ellis Island Medal of Honor. Er erhielt das renommierte Gross Surgical Research Scholarship (chirurgisches Forschungsstipendium) sowie die Ehrendoktorwürde der Universität Istanbul. Er wird vom Castle Connolly Guide und anderen großen Ranglisten-Gruppen jährlich in die Rangliste der Ärzte mit dem höchsten Qualitätsstandard aufgenommen. Neben seinem Hauptberuf fungiert er als ehrenamtlicher Polizeiarzt in New York City. Er lebt mit seiner Frau Lisa im Norden von New Jersey. Die beiden haben vier Kinder und zwei Enkelkinder.

BILDNACHWEIS

Jorgen Ahlstrom/Prêt-a-manger: 138
Alamy: 290
Burcu Avsar: 1146, 241
Jesus Ayala/Studio D: 169
Andrew Brooks/Gallery Stock: 102
Jamie Chung: 62 (unten)
Christopher Coppola: 152, 157
Craig Cutler: 62
Zach DeSart: 41, 61, 95, 335 (oben)
Marc Dimov/Offset: 136 (Torpedobarsch)
Philip Friedman/Studio D: 121
Beth Galton: 18
Bryan Gardner: 35, 38, 162 (oben), 180, 194, 273
Getty Images: 30 (Brokkoli), 49 (Brokkoli), 63, 72, 136 (Zackenbarsch), 151, 279, 331; Two Meows: 4; Thomas Northcut: 36; Joseph De Leo: 68 (oben); Maren Caruso: 88, 172, 243; Patrizia Savarese: 100; Rita Maas: 111, 122; Microzoa: 116; Gerhard Bumann/ StockFood: 119; Tetra Images: 127; David Murray: 128; Keith Ferris: 133; Roger Dixon: 136 (Makrele), 178 links; Robert George Young: 137 (Schnapper); Flickr RF: 137 (Sardelle); Greg Pease: 137 (Krebs); MIXA Co. Ltd: 137 (Forelle); Steve Cohen: 141 (unten); StockFood Creative: 150; Sally Williams Photography: 152 (Knoblauch); Karl Newedel: 158; Stockbyte: 159 (unten); Siede Preis: 160; Fotografia Basica: 168; Ian O'Leary: 170; Cultura RM Exclusive/Danielle Wood: 182; Jill Fromer: 256 (unten rechts); Sino Images: 267; The Picture Pantry/Violeta Pasat: 268; Daniel Boud: 274; Maximilian Stock Ltd: 300; Imagewerks: 336 (Gewürze); Laura Flugga: 336 (Popcorn)
Jeff Harris/Studio D: 60 (oben), 110, 118, 129, 141 (oben), 248 (oben), 270, 278, 312
Patricia Heal: 112, 148, 152 (Süßkartoffel, Pilze), 153, 164
Raymond Hom: 109, 212, 302–305, 319, 321, 322, 324, 334, 335 (unten)
iStock: 24, 29, 30 (Huhn, Pommes), 39 (obere Reihe), 47, 48, 49 (alle außer Brokkoli), 54 (alle), 58 (alle), 60 (unten), 74, 78, 93, 115, 120, 124, 135, 136 (Zackenbarsch), 137 (Karpfen), 166, 178 (Mitte), 178 (rechts), 306, 307, 314
Devon Jarvis: 125
Matt Jones: 66
John Kernick: 184
Yunhee Kim: 44, 55, 97, 174
David A. Land: 188
Erika LaPresto/Studio D: 62 (oben)
David Lawrence/Studio D: 108
Stephen Lewis/Art + Commerce: 142
Ryan Liebe: 190, 210
Jeff Lipsky: U1, 13, 59, 80, 83 (rechts)
Pernille Loof: 96, 192, 311
Cindy Luu: 26
Charles Masters: 68 (unten), 201, 220, 225, 247 (unten), 248–249
Claire McCracken: 25, 27, 103
Marko Metzinger: 32, 37
Johnny Miller: 142, 313, 329, 332
Mark Allen Miller: 99
Marcus Nilsson: 202, 230, 237
Dr. Mehmet Oz: 33, 82, 83 (links)
Bruce Peterson: 30 (Avocado), 39 (unten)
Con Poulos: 46, 52, 76, 84, 209, 223, 253, 317
Travis Rathbone: 7, 34, 107, 252, 254, 258–263, 265, 317
Peter Rees/ StockFood: 136 (Schwertfisch)
Emily Kate Roemer: 171, 277, 281
Matthew Rolston: 250
Tom Schierlitz: 162 (unten), 316
Martin Schoeller: 282
Shutterstock: 136 (Blaubarsch), 137 (Goldmakrele)
Paul Sirisalee/Offset: 296
Art Streiber: 14, 90
Christopher Testani: 71, 159 (oben), 232, 235, 310, 325, 327
The Dr. Oz Show: 22
Kenji Toma: 163
Marshall Troy: 43, 130, 264
Sarah Anne Ward: 20, 104, 195, 196, 198, 205, 207, 214, 216, 218, 226, 229, 234, 238, 247 (oben), 271, 286–289, 291, 292, 294, 295, 297, 298
Luke Wilson (Porträt von Dr. Oz): 196, 203, 206, 215, 217, 221, 232, 234, 239, 240, 256, 261, 262, 294, 325, 333, 334
James Worrell/Studio D: 106, 156
Romulo Yanes: 40, 70, 186, 293, 330
Yasu + Junko: 149

REGISTER

Dunkelrot gedruckte kursive Seitenzahlen verweisen auf *Rezepte,* grün gedruckte auf die *Hauptzutaten* von Rezepten.

A

B

C

G

H

I

J

K

L

M

N

O

P

Q

R

S

T

U

V

W

Y

Z

IMPRESSUM

1. Auflage

Hinweis: Das vorliegende Buch ist sorgfältig erarbeitet worden. Dennoch erfolgen alle Angaben ohne Gewähr. Weder der Autor noch der Verlag können für eventuelle Nachteile oder Schäden, die aus den im Buch gegebenen Hinweisen resultieren, eine Haftung übernehmen.

Sollte diese Publikation Links auf Webseiten Dritter enthalten, so übernehmen wir für deren Inhalte keine Haftung, da wir uns diese nicht zu eigen machen, sondern lediglich auf deren Stand zum Zeitpunkt der Erstveröffentlichung verweisen.

FSC
www.fsc.org
MIX
Papier aus verantwortungsvollen Quellen
FSC® C106600

Verlagsgruppe Random House FSC® N001967

Projektleitung: Hannes Frisch
Übersetzung: Claudia Callies
Lektorat und Satz: Knipping Werbung GmbH, Berg bei Starnberg
Umschlaggestaltung und Konzeption: *zeichenpool, München,
unter Verwendung eines Motivs von Jeff Lipsky
Druck und Bindung: DZS Grafik, d.o.o., Ljubljana
Printed in Slovenia
ISBN 978-3-517-09665-0